AF581843

BUREAU
[illegible]STRUCTION
PUBLIQUE.

4e. Division

Dictionnaire des Médecins, Chirurgiens et Pharmaciens Français, légalement reçus avant et depuis la fondation de la République, publié sous les auspices du Gouvernement.

Enreg. du Dep.
N°. 318.

lesquels il corresp[illegible] [illegible]ement, et de les inviter à le communiquer aux Médecins, Chirurgiens, etc. résidant dans l'étendue des mêmes Arrondissemens.

Liberté — Egalité

Paris, le 4 Prairial an 9 de la République Française, une et indivisible.

Le Ministre de l'Intérieur,

Au citoyen **MOREAU**, Libraire, quai des Augustins, N°. 42.

J'ai reçu, Citoyen, avec votre Lettre du 11 Floréal, le Prospectus que vous m'avez adressé d'un Dictionnaire des Médecins, Chirurgiens et Pharmaciens légalement reçus avant et depuis la fondation de la République. La précaution que vous avez d'indiquer les titres et la date de leur réception, et les noms des Professeurs qui auront signé leurs Lettres ou Diplomes; l'engagement que vous prenez de n'y insérer aucun nom de Médecin, Chirurgiens, etc., sans l'attestation des Préfet, Sous-Préfet ou Maire du lieu où il résidera; tous ces motifs doivent donner à ce Dictionnaire un caractère d'authenticité qui ne peut que le rendre recommandable aux yeux de l'Autorité. Je ferai parvenir sous mon couvert les exemplaires que vous me proposez d'adresser gratuitement à tous les Préfets de la République.

Je vous salue — Chaptal

Depuis long-tems on criait de toute part contre l'insuffisance de certains hommes, auxquels une patente aussi impudemment demandée que facilement obtenue, donnait le droit d'exercer l'Art de guérir. Le Gouvernement dont l'intention ne fut jamais de spéculer sur la santé des Citoyens, s'occupait de réprimer un pareil désordre, lorsque le plan de cet Ouvrage fut présenté au Ministre de l'intérieur. Depuis ce tems, rien n'a été négligé pour le rendre complet, et offrir au Gouvernement un tableau exact des Français exerçant la plus difficile comme la plus précieuse des professions ; et déjà une ligne de démarcation serait établie dans toute la République, entre les véritables Médecins et les hommes qui abusent de la crédulité de leurs semblables, si dans quelques Départemens des mains coupables et qu'on s'occupe de reconnaître, n'avaient soustrait cet avertissement aux yeux des Autorités auxquelles il avait été adressé, soit sous le couvert du Ministre, soit directement par la poste, la Commission est bien persuadée que cette cause seule a pu retarder l'envoi total des titres des Médecins, Chirurgiens et Pharmaciens français : elle a été surprise de voir qu'il est des villes où sur quinze hommes de l'art, quelques-uns seulement se sont conformés aux intentions du Ministre, elle ne peut pas croire qu'une protection exclusive ait pu priver d'autres hommes estimables d'occuper une place dans ce Dictionnaire ; du reste, elle prévient que si des omissions lui étaient un jour reprochées ; elle trouverait son excuse dans les précautions qu'elle a prises et qu'elle prend encore pour s'assurer de l'arrivée de cet avertissement à ses différentes destinations.

La Commission chargée d'examiner les titres ou diplômes des Médecins, Chirurgiens et Pharmaciens légalement reçus, etc., s'étant fait rendre compte du nombre de ceux qui depuis le 4 Prairial jusqu'au 15 Nivose, ont été mis sous ses yeux par le cit. MOREAU, *et acceptés par elle pour être insérés dans le Dictionnaire ; ayant considéré qu'il reste dans quelques Départemens des arrondissemens communaux, dont les Officiers de Santé légalement reçus et ignorant sans doute encore l'existence prochaine d'un Ouvrage où ils regretteraient de ne point se trouver compris, a arrêté le premier pluviose que le cit.* MOREAU *serait autorisé à différer de trois mois, pour tout délai, à dater du 1er nivose, l'impression du Dictionnaire des Médecins, Chirurgiens et Pharmaciens, et que les Préfets et Sous-Préfets seraient invités par une lettre particulière qui leur parviendrait, ainsi que cela a été pratiqué jusqu'à ce jour pour ce Dictionnaire sous le couvert du Ministre de l'intérieur, à faire parvenir le présent avertissement aux Maires des arrondissemens communaux dont les noms ne se trouvent point sur le tableau à elle présentée par le cit.* MOREAU, *et contenant seulement ceux des arrondissemens dont les Maires se sont empressés de correspondre à des mesures aussi urgentes que nécessaires ; elle est persuadée d'avance que ceux qui n'ont point encore reçus le présent avertissement s'empresseront de concourir à la perfection d'un ouvrage dont l'impression pèse peu sur les hommes qui ont des droits à y être inscrits, et n'exige du Gouvernement d'autre dépense que de faire parvenir, franc de port, les avertisssemens à leurs adresses.*

NOTE DES ÉDITEURS.

D'après l'arrêté ci-dessus, il est nécessaire que les titres des Médecins, Chirurgiens ou Pharmaciens qui ont droit d'être compris dans cet Ouvrage soient sous les yeux de la Commission, au plus tard le 15 Germinal prochain.

Nous sommes autorisés à annoncer que ceux qui exercent avant la révolution dans une ville de la République française, sont dispensés de faire légaliser leurs titres par les Préfet, Sous-Préfet, ou Maire du lieu de leur résidence, pourvu qu'ils le soient par le plus ancien d'entre eux, que chacun appose sa signature au bas de son titre, et que leur nombre excède celui de six.

RENÉ, *Directeur de l'Ecole de Médecine*, au Cit. MOREAU, *Libraire*, *à Paris*.

Montpellier, le 5 Frimaire, l'an 10 de la République française une et indiv.

CITOYEN,

L'Ecole de Médecine de Montpellier, dont j'ai l'honneur d'être l'organe, me charge de vous exprimer combien nous applaudissons à la sagesse des motifs qui vous ont déterminé à publier le tableau exact des Médecins, Chirurgiens et Pharmaciens qui, reçus légalement, ont seuls droit à la confiance publique, et méritent d'être distingués d'une foule d'intrus et de charlatans qui, disséminés dans tous les points de la France, déshonorent journellement la science. Empressé de répondre à vos vues, je vous adresse l'état fidèle des divers Membres qui composent notre Ecole. J'ai cru devoir le former par rang d'ancienneté de grades. Veuillez bien l'insérer tel que je vous le transmets. Je vous observe qu'il réside à Montpellier plusieurs Officiers de Santé exerçant l'une ou l'autre des branches de l'art de guérir, autres que ceux portés dans l'état ci-joint, mais je me persuade qu'ils ont répondu à l'invitation qui leur a été faite par le Préfet de notre Département, en vous envoyant leurs noms et la date de leurs réceptions.

Salut et fraternité, RENÉ.

Formule des Extraits.

B..... (Antoine Simon) natif de âgé de reçu { Chirurgien, Médecin, ou Pharmacien. } en l'année à département d ont signé sur ses { Diplômes ou Lettres } les citoyens et exerce depuis dans la ville de Département de

Certifié véritable. à ce an X de la République.

B.....

PRÉFET, SOUS-PRÉFET OU MAIRE.

Tous les Médecins, Chirurgiens et Pharmaciens qui ont rempli les conditions nécessaires à l'exercice de leur profession, doivent désirer que leurs droits et même leurs personnes soient bien connus; ils ont donc un véritable intérêt à la publication de ce Dictionnaire. Chacun d'eux s'empressera, sans doute, de faire parvenir un extrait de son titre aux Editeurs, avec la somme de vingt-cinq centimes pour chaque ligne de vingt-six lettres. Les Editeurs s'engagent à déduire sur le prix de la vente, qu'ils ne peuvent encore fixer, le montant de son insertion, à celui qui souscrira pour un exemplaire.

Le prix de l'insertion des articles et la lettre d'envoi doivent être adressés, franc de port, au citoyen MOREAU, *Libraire, actuellement rue des Grands-Augustins, N°. 21.*

DICTIONNAIRE

DES

MÉDECINS, CHIRURGIENS

ET

PHARMACIENS FRANÇAIS,

LÉGALEMENT REÇUS.

DICTIONNAIRE

DES

MÉDECINS, CHIRURGIENS

ET

PHARMACIENS FRANÇAIS,

Légalement reçus, avant et depuis la fondation de la République française, publié sous les auspices du Gouvernement.

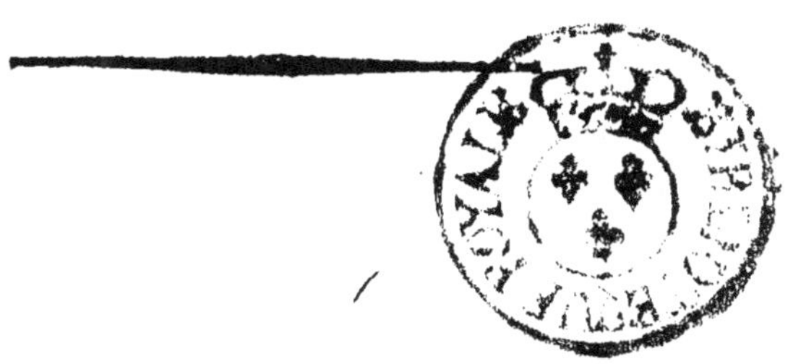

A PARIS,

Chez Moreau et Compagnie, libraire, rue des Grands-Augustins, N°. 21, quartier Saint-André-des-Arts.

AN X.

AVIS.

On s'est déterminé à publier cet ouvrage, quoiqu'incomplet, pour satisfaire l'impatience des Souscripteurs, et pour dissiper les inquiétudes qu'ont fait naître sur son impression plusieurs délais successivement accordés. Il y a lieu d'espérer que de nouveaux efforts qui vont être faits, rendront plus parfaite la seconde édition, qui paraîtra au plus tard le 15 janvier prochain. On y inserra gratuitement tous les extraits inscrits dans la première, et on mettra le plus grand soin à corriger toutes les fautes qui peuvent s'y être glissées. On est invité, en conséquence, à faire part de celles qu'on y remarquera. Les Médecins, Chirurgiens et Pharmaciens sont prévenus que le classement sera fini au premier octobre prochain, et que les extraits arrivés après cette époque, ne pourront être placés qu'à la fin de l'ouvrage, article *envois tardifs*. Ceux qui s'y trouvent, dans cette première édition, parce qu'ils n'ont envoyé leur extrait qu'après l'expiration du dernier délai, seront remis dans la seconde, à leurs départemens respectifs. Les étoiles servent à désigner les auteurs; on donnera une notice de leurs ouvrages dans la deuxième édition.

Nota. Les lettres continueront d'être adressées au cit. Moreau, Libraire, et Compagnie, éditeur de cet Ouvrage, et devront être affranchies.

DICTIONNAIRE
DES
MÉDECINS, CHIRURGIENS,
ET
PHARMACIENS FRANÇAIS,

Légalement reçus avant et depuis la fondation de la République française.

ECOLES SPÉCIALES DE MÉDECINE
DE LA RÉPUBLIQUE FRANÇAISE.

Etablies par la loi du 14 frimaire an 3.

ÉCOLE DE MÉDECINE DE PARIS.

Noms des Professeurs; les Citoyens,

THOURET, *directeur*, président du comité central de Vaccine, membre du Tribunat, à l'Ecole de Médecine.

* CHAUSSIER, membre de l'Institut, à l'Ecole Polytechnique.

HALLÉ, membre de l'Institut, rue Pierre-Sarrasin.

* SABATIER, membre de l'Institut, aux Invalides.

* FOURCROY, conseiller d'Etat, membre de l'Institut, au Museum d'Hist. Naturelle.

* LEROY (*Alphonse*), rue Pavée-Saint-André, n°. 8.

* CORVISART, médecin du Gouvernement, et de l'hospice

de l'Unité, ci-devant la Charité, membre de l'Institut, Grande rue Taranne.

* LASSUS, membre de l'Institut, au Louvre.

* PERILHE, rue Hyacinthe.

PELLETAN, médecin de l'Hôtel-Dieu, et membre de l'Institut, cloître Notre-Dame.

DUBOIS, à l'Hospice de l'Ecole, rue de l'Observance.

* PINEL, médecin de la Salpêtrière, de l'hospice de Vaccination gratuite, membre du comité central de Vaccine, et de la Société Académique des Sciences de Paris.

* PERCY, membre de l'Institut, rue Meslée.

BOURDIER, médecin de l'Hôtel-Dieu, et membre de l'Institut, rue de Lille, n°. 485.

* BOYER, chirurgien adjoint de la Charité.

* DÉYEUX, membre de l'Institut, rue de Tournon, n°. 6.

* BAUDELOCQUE, rue de Thionville.

LECLERC, rue de la Liberté.

RICHARD, rue Copeau, n°. 531.

LALLEMENT, à la Salpêtrière.

* THILLAYE, *conservateur*, à l'Ecole de Médecine.

SUE, *bibliothécaire*, à l'Ecole de Médecine.

LEROUX (*J. J.*), médecin de l'hospice de l'Unité, de celui de Vaccination gratuite, et du comité central de Vaccine, rue de Tournon, n°. 1163; nommé le 12 messidor an 3.

* CABANIS, membre du Sénat et de l'Institut, à Auteuil, le 9 ventôse an 5.

* PETIT-RADEL, membre de l'Athénée des Arts, rue Thiroux, n°. 897; le 19 pluv. an 6.

* DESGENETTES, président de l'Ecole, au Val de-Grace, le 19 fructidor an 7.

DUMÉRIL, membre de la Société Philomatique, rue des Fossés-Saint-Jacques, n°. 18; le 19 ventôse an 9.

Nota. Tous les professeurs ci-dessus dénommés sont membres-nés de la société de l'Ecole de Médecine de Paris, qui remplace l'ancienne Société Royale de Médecine, et l'Académie de Chirurgie.

Elle tient ses séances à l'Ecole de Médecine.

TABLEAU des Professeurs de l'Ecole de Médecine de Montpellier (1) ; les Citoyens ,

RÉNÉ (*Gaspard-Jean*), directeur de l'Ecole, médecin, reçu à l'ancienne université le premier mai 1754.

* GOUAN (*Antoine*), membre de l'Institut, médecin, reçu à l'ancienne Université, le 25 août 1752.

* BARTHEZ (*Pierre-Joseph*), médecin du Gouvernement, membre de l'Institut; reçu à l'ancienne Université, ex-chancelier, le 3 août 1753.

FOUQUET (*Henri*), médecin, reçu à l'ancienne université, le 20 mai 1760.

POUTINGON (*Jean*), reçu à l'ancien collége de Chirurgie, le 20 août 1766.

LAFABRIE (*Pierre*), médecin, reçu à l'ancienne université, le 7 mai 1771.

MONTABRÉ (*Antoine-Louis*), médecin, reçu à l'ancienne univ., le 22 août 1771.

MÉJAN (*André*), reçu à l'ancien collége de Chirurgie, le 5 avril 1773.

* CHAPTAL (*Jean-Antoine*), conseiller d'Etat, ministre de l'Intérieur, membre de l'Institut, de la Société de l'Ecole de Médecine de Paris, médecin, reçu à l'ancienne université, le 1er mai 1777.

* BAUMES (*Jean-Baptiste-Timothée*), médecin, reçu à l'ancien. univer., le 2 mai 1777.

BROUSSONET (*Auguste-Pierre*), membre de l'Institut, médecin, reçu à l'ancienne université, le 27 mai 1779.

* VIGAROUS (*Joseph-Marie Joachim*), médecin, reçu à l'ancienne université, le 16 mai 1780.

VIRINQUE, (*Guillaume-Joseph*), conservateur, médecin, reçu à l'ancienne université, le 8 août 1781

BERTHE, (*Jean-Nicolas*), médecin, reçu à l'ancienne univer., le 24 décembre 1782.

SENEAUX (*Jean*), reçu à l'ancien collége de Chirurgie, le 10 juin 1785.

---

(1) Je soussigné, directeur de l'école de Médecine de Montpellier, certifie le présent état véritable. Montpellier, le 5 frimaire an 10 de la république. RENÉ, *Directeur*. VINCENT, *Médecin*, *Secrétaire*.

*DUMAS, (*Charles-Louis*), membre de l'Institut, et de la Société Académique des Sciences de Paris, médecin, reçu à l'ancienne université, le premier juillet 1785.

*BROUSSONET (*Jean-Louis-Victor*), médecin, reçu à l'ancienne université, le 4 novembre 1790.

PIRON (*Jean-Laurent*), secrétaire.

VINCENT (*Jean-Barthelemi*), secrétaire, médecin, reçu à l'ancienne université, le 12 novembre 1793.

FABRE (*Etienne*), chef des préparations anatomiques, reçu à l'ancien collége de Chirurgie, le 8 août 1789.

DELMAS (*Bernard*), prosecteur, médecin, opérant à la nouvelle école de Montpellier, le 27 messidor an 7.

SENEAUX (*Jean-François*), prosecteur, reçu à la nouvelle école de Montpellier, le 21 prairial an 6.

DUPORTAL, (*Antoine-Simon*), chef du laboratoire, reçu à la nouvelle école de Montpellier, le troisième jour complémentaire an 6.

FORSANS (*François*), aide conservateur, reçu à la nouvelle école de Montpellier, le 14 fructidor an 5.

PRUNELLE, (*Clément-Victor*), aide bibliothécaire, reçu à la nouvelle école de Montpellier, le 18 ventôse an 9.

BANAL (*Antoine*), botaniste, reçu à la nouvelle école de Montpellier, le

---

TABLEAU des Professeurs de l'Ecole de Médecine de Strasbourg; les Citoyens,

NOEL (*Joseph*), directeur.

LAUTH (*Thomas*), professeur.

BEROT (*Bernard*), professeur adjoint.

Nota. Le citoyen Berot est associé correspondant de la Société Académique des Sciences de Paris.

MASUYER (*Gabriel*), professeur.

GERBOIN (*Ant.-Claude*). professeur adjoint.

Nota. Le citoyen Gerboin est associé correspondant de la Société Académique des Sciences de Paris.

TOURDES, professeur.

MEUNIER (*Bonaventure*), professeur adjoint.

FLAMANT (*René*), professeur.

CAIUIOT (*René*), professeur adjoint.

COZE (*Pierre*), professeur.

ROCHARD (*Claude-Toussaint*), professeur adjoint.

THIBAUT, professeur.

BRISORGUEIL (*François-Joseph*), professeur adjoint.

TINCHANT (*Jean-Louis*), conservateur et professeur.

MEMBRES du Conseil de Santé pour le service des Armées de terre; les Citoyens,

COSTE, premier médecin des Armées, aux Invalides.

* HEURTELOUP, premier chirurgien des Armées, rue Favart, n°. 419.

* PARMENTIER, premier pharmacien des Armées, rue Saint-Maur, faubourg Saint-Germain, n°. 1243.

VERGEZ, chirurgien en chef aux Armées, secrétaire, rue de la Loi, n°. 748.

NOMS des Médecins, Chirurgiens et Pharmaciens inscrits sur l'Almanach National, par ordre alphabétique (1).

MÉDECINS; *les Citoyens,*

ADET, rue du Regard, faubourg S. Germain, n°. 810.

ALIBERT, membre de la Société de l'Ecole de Médecine, rue de Savoie, n°. 23.

ALLEAUME, à Montlhéry.

ANDRY, médecin en chef de l'hospice de la Maternité, de la Société de l'Ecole de Médecine, rue des Ecouffes, au Marais, n°. 8.

ASSELIN, médecin de l'hospice S. Merry, et de l'Hôtel-Dieu, rue Transnonain, n°. 49 et 214.

* BACHER, rue de la Convention n°. 2.

BAIGNERES, rue des Champs Elysées.

BENON, absent.

* BERTHOLLET, membre de l'Institut, rue de Belle-Chasse n°. 215.

* BERTIN, médecin de l'Hospice du Sud, et de l'hospice des Vénériens, rue S. Jacques.

* BICHAT, médecin expectant de l'Hôtel-Dieu, de la Société de l'Ecole de Médecine.

BOISROT DE JONCHERES, à Moluson.

BORIE, rue de la Sourdière, n°. 96.

* BOSQUILLON, au collége de France, place Cambray.

BOURDOIS DE LA MOTTE, rue S. Honoré, n°. 1502.

BOURRU, rue des Maçons, n°. 407.

CAILLE, rue de Tournon, n°. 1126.

* CHAMBON DE MONTAUX, rue Guénégaud, près le Pont-Neuf.

CROCHET, absent.

DANIÉ DES PATUREAUX rue des Francs-Bourgeois, au Marais, n°. 703.

DEFRAISNE, rue Meslée, n°. 21.

DEJUSSIEU, rue S. Dominique, n°. 735.

* DEJUSSIEU, membre de l'Institut, de la Société de

(1) Cette inscription sur cet Almanach les a dispensés de donner extrait de leurs titres.

l'Ecole de Médecine, rue de Seine, au Jardin des Plantes.

Delalouette, rue Jacob.

Delaporte, de la Société de l'Ecole de Médecine, rue Neuve-des-P.-Champs, n. 16.

* Delaroche, médecin de l'hospice de Vaccination gratuite, et membre du comité central de Vaccine.

Demontaigu, médecin de l'Hôtel-Dieu, rue S. André-des-Arts, n°. 93.

Demours, rue Mazarine, n°. 1578.

Descemet, médecin en chef du Prytanée français.

* Desessarts, membre de l'Institut, cul-de-sac Sourdis.

Dewenzel, rue Charlot, n°. 34.

* Doussin-Dubreuil, médecin de l'hospice de Vaccination gratuite, membre du comité central de Vaccine, et de la Société Académique des Sciences de Paris, rue Pavée S. André des-Arts, n°. 17.

* Duchanoy, rue S. Marc, n°. 14.

Ducos, ex-médecin de l'hôpital militaire de Saint-Denis, à Versailles.

Duhaume, médecin de l'hôtel-Dieu, rue des Vieilles-Etuves S. Honoré, n°. 6.

Dumangin, rue Cassette n°. 911.

Duval, aux armées.

* Geoffroy, près Fismes.

Géraud, rue de la Harpe, vis-à-vis celle de l'Ecole de Médecine.

Gillé, cul-de-sac du Doyenné.

Guilbert, à Montlhéry.

Guilloneau, médecin de l'hospice de l'Est, à l'hospice.

Guillotin, médecin de l'hospice de Vaccination gratuite, et membre du comité central de Vaccine, rue Neuve-S. Roch, n°. 116.

* Husson, médecin de l'hospice de Vaccination gratuite et secrétaire du comité central de Vaccine, à l'Ecole de Médecine.

* Jadelot, médecin en chef des Elèves de la Patrie, de l'hospice de Vaccination gratuite, et membre du comité central de Vaccine, de la Société de l'Ecole de Médecine, rue des Mathurins S. Jacques, hôtel de Cluny.

* Jeannet de Longrois, rue Beaubourg.

Jeanroy, rue du Doyenné, n°. 292.

JEANROY, de la Société de l'Ecole de Médecine, rue du Ponceau, n°. 18.

JUMELIN, membre de la Société des Inventions et Découvertes, séant au palais national des Sciences et Arts, au Prytanée Français.

LAFISSE, membre de l'Athénée des Arts de Paris, rue Traversière S. Honoré, n°. 24.

LANEFRANQUE, médecin de Bicêtre, pour les hommes seulement, au Petit-Gentilly.

LANIGAN, aux armées.

LASERVOLLE, rue de la Harpe, n°. 132.

LAUBRY, aux armées.

LAVERNE, rue Bon-Conseil, n. 11.

LEBEGUE DE PRESLE, rue S. Jacques, près celle des Mathurins, n. 38.

LEMOINE, rue des Vieux-Augustins, n. 232.

LENDORMY LAUCOUR, à Amiens.

LEPREUX, de la Société de l'Ecole de Médecine, rue du Perche, au Marais, n. 11.

LEROY, rue Pavée, n. 8.

LETENNEUR, rue S. Claude, près le boulevard, n. 347.

LYS, rue Poupée, au coin de celle Haute-Feuille.

LOUICHE DES FONTAINES, rue de Seine, près le Jardin des Plantes.

MACQUART, à Fontainebleau.

MAIGRET, à Montfort-Lamaury.

MALLET, rue de Jouy, n. 26.

MALOET, rue d'Antin, n. 919.

MARINIER, rue du Théâtre Français.

MONGENOT, médecin des hospices de l'Ouest, des orphelines, de Vaccination gratuite, et membre du comité central de Vaccine.

NOLLAN, à Calais.

PAULET, à Fontainebleau.

PAUTIER DE LABREUILLE, rue des Capucines près la place Vendôme.

PETIT, rue de la Liberté, n. 92.

PLUVINET, à Rouen.

*PORTAL, profes. d'Anatom. au col. de Fran., memb. de l'Institut, rue Pavée S. André.

PUJO, rue des Moulins, butte S. Roch.

RAIMOND, absent.

RECAMIER, médecin expectant de l'Hôtel-Dieu, rue S. Honoré, n. 80, près S. Roch.

ROSE DE LÉPINOY, à Châtillon sur Loing.

ROUSSEL DE VAUZESME, rue des Fossoyeurs, n. 1058.

ROUSSILLE DE CHAMSERU, membre de la Société Académique des Sciences de Paris, rue Basse du Rampart, n. 332.

SAILLANT, rue de Bièvre, place Maubert, et à Villiers-le-Bel.

* SALMADE, médecin de l'hospice de Vaccination gratuite, membre du comité central de Vaccine et de la Société Académ. des Sciences de Paris.

TESSIER, cloître Notre-Dame, n. 8.

THAURAUX, médecin de l'Hôtel-Dieu, cloître Notre-Dame, n. 9.

THERY, rue des Prouvaires, n. 546.

THOMAS D'ONGLÉE, rue de Verneuil, n. 823.

VACHIER, rue Montorgueil, à côté de celle du Bout du Monde.

CHIRURGIENS.

ADOUE, *absent.*

ALLAN, rue Montmartre, n. 115, à côté du cul-de-sac Saint-Pierre.

ALLOUEL, *à Chantilly.*

AMY, *absent.*

ANDRAVY, rue S. Benoît, près celle des Deux-Anges.

ANDRÉ, rue et porte Montmartre.

ARRACHART, 1er, quai Egalité.

AUVITY, chirurgien en chef de l'Hospice de la Maternité, de la Société de l'Ecole de Médecine, rue du Bacq, vis-à-vis les Dames Sainte-Marie.

BABEL, rue S. Martin, vis-à-vis la rue de Montmorency.

BAJET, rue Geoffroi-Langevin.

BALLAY, rue des Bourdonnois.

BASEILHAC, rue S. Honoré, près celle ci-devant Dauphin.

BAUDUIN, rue de Marivaux.

BECQUET, rue Neuve S. Roch, vis-à-vis celle d'Argenteuil.

BERDOLIN, rue des Vieux-Augustins, près celle Coquillière.

BERTHOLET, rue Thibauthaudé.

BOBILIER, porte et carré Saint-Martin.

BODIN, rue Saint-Denis, vis-à-vis le Sépulcre.

BONJOUR, quai des Ormes, au coin de la rue des Nonaindières.

BOULAY, rue Charlot, près le Boulevart.

BOUQUOT, *à Troyes.*

BOUSQUET, 1er, rue Neuve des Bons-Enfans.

BOUSQUET, 2e, cloître S. Jacques de la Boucherie.

BOTENTUIT-LANGLOIS, rue Montmartre, vis-à-vis celle du Jour.

BRASDOR, chirurgien en chef de l'hospice de l'Est, rue du Hasard.

BRUN, chirurgien en chef de la Pitié, à la Pitié.

BURARD, rue ci-dev. Condé.

BUSNEL, rue de Cléry.

BY, rue Grenetat.

CATHELOT, rue S. Antoine, vis-à-vis la place des Fédérés.

CATTIN, rue Bourtibourg.

CARON, chirurgien en chef de l'hospice du Sud, rue de Vaugirard, près celle des Francs-Bourgeois.

CERVENON, rue Michel-le-Pelletier.

CEZERAC, rue Neuve-Sainte Geneviève.

CHAMPENOIS, rue S. Denis, vis-à-vis le Sépulcre.

COLON, maison du Temple.

COQUART, rue de Tournon, près la maison de Laval.

COSSON, rue des Juifs, au Marais.

COSTE, 1er, à l'entrée du faubourg S. Honoré, près la rue de la Madeleine.

COSTE, 2e, rue Mauconseil.

COURTIN, rue des Sept-Voies, au collège de Fortet.

COUTOULY, rue du Temple, près celle Pastourelle.

D'AILIEZ, rue Pot-de-Fer, Saint-Germain.

DE BAUVE, rue Coquillière.

DE CHEVERRY, rue de Poitou, au Marais.

DE LA ROCHE, rue Croix-des-Petits-Champs, n. *96*.

* DESCHAMPS, hospice de la Charité ou de l'Unité.

DESNOUES, rue de Seine, faubourg S. Germain, vis-à-vis l'Egoût.

DE VILLIERS, Carrefour S. Jacques.

DIDIER, rue S. Denis, près celle du Ponceau.

DUBERTRAND, rue et vis-à-vis le Temple.

DUBOIS, rue Montmartre, près celle Saint-Joseph.

DUBOIS-FOUCOU, *dentiste*, rue des Bons-Enfans.

Dufouart, chirurgien de l'hospice du Val-de-Grace.

Dufour, rue des Rosiers, au Marais.

Dumas, chirurgien en chef de l'hospice des Incurables, rue de Séve, faubourg S. Germain.

Dumont, rue Saint-Martin, près celle de Venise.

Dupuid, cloître Notre-Dame.

Duval, rue et place des Fédérés, au Pavillon.

Eclancher, rue des Fossés S. Germain des-Prés, faubourg Saint-Germain.

Evrat, rue de Sèves, vis-à-vis les Petites-Maisons.

Favier, rue du Dauphin.

Fiesvet, rue de la Calandre, près le Palais.

Forestier, rue Helvétius, près celle Sainte-Thérèse, n. 28.

Gallée, rue de Séve, près la Croix-Rouge.

*Gardanne-Duport, rue Coquillère.

Gaultier de Claubry, rue de Grenelle Saint-Honoré.

Gay, rue du Bacq, n. 6.

Girard, rue du Fouare, n. 14.

Girardeau, rue Regrattière, île de la Fraternité.

Goulliart, faubourg S. Antoine, maison des Quinze-Vingts.

Grattereau, rue de l'Arbre-Sec, vis-à vis celle Baillette.

Hevin, *à Versailles.*

Huttier, rue S. Honoré, n. 282, en face de la rue du Four.

Laborde, *accoucheur*, rue et île de la Fraternité, n. 24.

Lacase-Pelarouy, chirurgien en chef de l'hospice du Roule.

La Fond, *herniaire*, rue des Prouvaires.

La taste, rue du Bacq, près les Convalescens.

Leger, *à Versailles.*

Levacher, *à Parme.*

Marchais, rue de l'Arbre-Sec, près celle Baillette.

Maret, chirurgien en chef des Petites-Maisons.

Marin, chirurgien de l'hospice central de Vaccination gratuite, membre du comité central de Vaccination gratuite, et chirurgien-major du Prytanée français.

Nota. Le citoyen Marin est membre associé de l'Athénée des Arts de Paris.

Maugras, rue d'Argenteuil, près celle Saint-Roch, n. 289.

MERTRUD, rue des Juifs.

MICHAUD, rue Aumaire, vis à-vis Saint-Nicolas-des-Champs.

MONNIER, rue de l'Arbre-Sec, près celle Bailleul.

MOUTARD-MARTIN, rue Neuve S. Eustache n. 6.

NAURY, rue Sainte-Croix de la Bretonnerie.

PARFAIT, chirurgien de l'hospice de Vaccination gratuite, et membre du comité central de Vaccine, au conseil de santé des armées.

PAROISSE.

PÉAN, [e], *à Naples.*

PERRON, *herniaire*, rue Bonconseil.

PETITBEAU, rue et porte S. Honoré.

PICQUET, rue des Fossés S. Germain-l'Auxerrois.

PIET, *accoucheur*, chargé, par brevet, de secourir les femmes indigentes dans les accouchemens difficultueux, rue J. J. Rousseau.

PIPELET, *pour les hernies*, rue Mazarine, n. 1610.

POISSON, rue Neuve S. Marc, n. 10.

ROBERT, rue des Jeûneurs.

ROJARE, rue des Prouvaires.

ROUSIL, *chirurgien herniaire*, chargé de la fourniture des bandages pour les hospices.

RUFFEL, rue Neuve des Petits Champs, n. 1280, vis-à-vis le Trésor public,

RUFIN, rue ci-devant Louis-le-Grand.

SASSARD, rue des SS. Pères, près celle de Grenelle.

SAUTEREAU, rue Contrescarpe, près celle Sainte-Genevieve.

SEDILLOT, 1er, rue Thibautodé.

SEDILLOT, 2e, rue Favart.

SOUPÉ, quai des Orfévres, près le Pont-Neuf.

SOUQUE, rue de la Vieille-Monnoie.

SUE, 1er, à l'Ecole de Médecine.

SUE, 2e, rue Neuve du Luxembourg.

TENON, membre de l'Institut, rue du Jardinet.

THEVENOT, 1er, rue Bonconseil.

THEVENOT, 2e, *accoucheur*, rue S. Sauveur, près les Petits Carreaux.

TOURNAY, rue Guénégaud, près la rue Mazarine, n. 33.

VALENTIN, *absent.*

VIANY, rue ci-devant Princesse, près celle du Four.

VIOLE, *absent.*

OCULISTES.

BESSON, rue Montmartre, vis-à-vis S. Eustache, n. 275.

GRANDJEAN (*L*), rue Gallande près la place Maubert.

PHARMACIENS.

* ALYON, à l'hôpital de la garde des Consuls.

ATHENAS, rue Mouffetard.

AUPRESTRE, rue de Grenelle S. Honoré.

BACOFFE, *ex-prévôt*, rue du Temple.

BAILLEAU, *ex-prévôt*, rue S. Severin.

BARBET, rue S. Honoré.

BARÉ, rue Montmartre.

BAS, rue S. Paul.

BATAILLE, rue de Beaune.

* BAUMÉ, *membre de l'Institut national de France*, et membre honoraire de la Société Académique des Sciences de Paris, cimetière S. Jean.

BECQUERET, *ex-prévôt*, rue de Condé.

BORDE, cour Mandar.

BOUDET, rue du Four S. Germain.

BOUDET, 2e, à la Croix-Rouge.

BOUDROT, rue de la Ville-l'Evêque.

BOULLAY, rue des Fossés Montmartre.

* BOUILLON-LAGRANGE, à l'Ecole Polytechnique.

BOUQUET, rue S. Antoine.

BOURIAT, rue du Bacq.

BOURET, rue Chaussée d'Antin.

BOUVIER, à la Croix-Rouge.

BRONGNIART, *professeur de Chimie*, au Jardin des Plantes.

CADET-GASSICOURT, rue S. Honoré.

CADET DE VAUX, rue de Grenelle S. Germain.

Nota. Le citoyen Cadet de Vaux est membre de la Société Académique des Sciences de Paris, et de la Société d'Agriculture du département de la Seine.

CAUBET, rue de Grenelle S. Honoré.

CELARIER, rue Montorgueil.

CHAGNET, rue . . .

CHALLANT, rue Montmartre.

CHARLARD, rue Basse, porte S. Denis.

CHÉRADAME, *ex-directeur*, rue S. Denis.

CHÉRADAME, 2e, rue de Séve, à la Croix-Rouge.

CHOMET, faubourg Saint-Honoré.

CLUZEL, rue des Bons-Enfans.

CONSTANTY, *ex-prévôt*, à l'armée.

COSTEL fils, rue de la Vrillère.

COZETTE, 1er, rue et porte S. Jacques.

COZETTE, 2e, même demeure.

CRESSON, rue du Faubourg S. Martin.

DANZEL, rue de Bussy.

DEHARAMBURE, rue et porte S. Martin.

DELAGROUX, rue Pavée S. Sauveur.

DELAPLANCHE, rue de la Loi.

DELONDRE, rue S. Honoré.

DELONDRES, rue de la Verrerie.

DELUNEL, rue S. Honoré.

Nota. Le citoyen Delunel est membre de la Société Académique des Sciences de Paris.

DEMACHY, *ex-prévôt*, rue Neuve-Notre-Dame.

DEPILLE, place S. Michel.

DEROSNE, rue S. Honoré.

DESCHALLERIS, rue Saint-Martin.

DESCHAMPS, père, rue du faubourg Montmartre.

DESCHAMPS, fils, même demeure.

DESPREZ, *ex-prévôt*, rue Mouffetard.

DIDIAUX, rue Beauregard.

DIGUET, rue de Séve.

DIZÉ, à l'Ecole Militaire.

DUBLANC, rue S. Martin.

DUCHATELLE, rue de Condé.

DUFILHO, rue de Richelieu.

DUPONCHEL, rue des Lombards.

DUPONT, à la Croix-Rouge.

DUPRÉEL, rue de la Juiverie.

DUROSIER, rue de Séve.

DUTAILLIS, *absent.*

ESTEVENY, rue Saint-André-des-Arts.

FAURE, rue S. Dominique, faubourg S. Germain.

FESSARD, rue des Cinq Diamans.

FLAMANT, rue Montmartre.

FOLLOPPE, rue et porte Saint-Honoré.

FOURCY, rue Coquillière.

FRANÇOIS, *ex-prévôt*, rue de la Harpe.

FROIDEFOND, à l'armée.

FOUGERES, rue des Cordeliers.

GAILLARD, rue de Seine.

GALLÉ, *à Meulan.*

GALTIÉ, rue Saint-Jacques.

GESSARD, *à Saint-Denis.*

GODART, rue Caumartin.

GOUPIL, 1er., rue Helvétius.

GOUPIL, 2e., même demeure.

GRIFFON, *à Soissons.*

GUÉTAND, rue du Four Saint-Honoré.

GUIRAUDET, rue Neuve-Notre-Dame.

GUIART père, *directeur-adjoint*, au Collège.

GUIART fils, rue Saint-Honoré.

HALLÉ, rue de la Monnoie.

HAUCHECORNE, rue de la Juiverie.

HENRY, parvis Notre-Dame.

HUMBERT, *à l'armée.*

JOSSE 2e. rue des Cinq-Diamans.

LABADIE-PARIS, rue Montmartre.

LABBÉ-DUMESNIL, rue de la grande Truanderie.

LABRIC, rue de Sèves.

LACOUR-FRAISE, à l'armée.

LAINÉ, place Maubert.

LAMÉGIE, rue du Bacq.

LANGLOIS, rue du Temple.

LARTIGUE, *à Bordeaux.*

LAUGIER, à l'armée.

LAURON, rue Neuve des Petits-Champs.

LEBEL, *ex-prévôt*, rue Saint-Antoine.

LEBON, rue de Beaune.

LECANU, Marché aux Poirées.

LECLERC, rue de la Barillerie.

LEGRAND, 1er., rue des Ursins.

LEGRAND, 2e., *absent.*

LEHOUX, *ex-prévôt*, rue Saint-Honoré.

LEMAIRE, à Montfort-l'Amaury.

LEMAITRE DE LA GUETTERIE, rue Saint-Antoine.

LEMIERRE, place Beaudoyer.

LEMOINE, à la Pharmacie centrale des hospices civils.

LEMUET, rue Saint-Jacques la Boucherie.

LEPERE, place Maubert.

LEPIC, rue Saint-Avoye.

LEPIN, rue de la Tisseranderie.

LEROUX, *à Versailles*.

LESCOT, rue de Grammont.

MARGUERON, cimetière Saint-Jean.

MARIN, rne Saint-André-des-Arcs.

MARTIN, rue de la Tisseranderie.

MÉLOT, *absent*.

MIFOUART, rue Coquillière.

MILLET, *à Chartres*.

* MORELOT, *ex-secrétaire-adjoint*, au Collège.

MORINGLANE, *ex-secrétaire*, rue Saint-Pierre, Pont aux-Choux.

NACHET, *ex-secrétaire* vieille rue du Temple.

NERET, rue Saint-Honoré.

OPERMAE, *à Strasbourg*.

PABEN, rue et faubourg Saint-Antoine.

* PARMENTIER, *de l'Institut national*, rue de Grenelle, faubourg Saint-Germain.

PETIT, rue Montmartre.

PIA, 1er., Boulevart du Temple.

PIA, 2e., rue du faubourg Saint-Antoine.

PICARD, rue de la Ville-l'Evêque.

PIERRON, à l'armée.

PLANCHE, rue de Poitou.

PLUVINET, rue des Lombards.

PORCHER, Marché Saint-Martin.

PUJO, rue Neuve des Petits-Champs.

QUINQUET, Marché aux Poirées.

REGNAULT, rue de la Harpe.

RISSOAN, aux Petits-Carreaux.

ROCQUE, rue Saint-Avoye.

ROLAND, rue Aubry-le-Boucher.

RONDEAU, rue des Lombards.

ROUELLE, *absent*.

SAGE, rue de Bussy.

SAGOT, rue de la Roquette.

SAULNIER, rue des Lombards.

SEGUIN, membre de l'Institut national, rue Saint-Honoré.

SERREAU, rue du faubourg Saint-Jacques.

SILLANS, rue Saint-Louis, près le Palais.

SOLOMÉ,

SOLOMÉ, *ex prévôt*, rue Beautreillis.

STEINACHER, rue de Thionville.

SUREAU, rue Favart, près la Comédie Italienne.

TROUILLET, rue du faubourg du Temple.

TRUET, rue Saint-Dominique, faubourg Saint-Germain.

TRUSSON, *ex-directeur*, rue et Montagne Ste-Geneviève.

VAILLANT, rue des Lombards.

VALLETTE, rue St-Honoré.

* VALMONT-BOMARE, *de l'Institut national*, rue de la Verrerie.

VASSAL, *absent.*

VAUQUELIN, *de l'Institut national*, au Conseil des Mines.

ZANETTI, membre de la Société Académ. des Sciences de Paris, rue Sainte-Marguerite, faubourg Saint-Germain.

MÉDECINS, CHIRURGIENS ET PHARMACIENS

EXERÇANS DANS LES DÉPARTEMENS.

DÉPARTEMENT DE L'AIN.

Médecins.

CYVOIT (*André*), natif de Massignien de Belmont, âgé de 26 ans, reçu D. Médecin en l'an sept, à Paris; ont signé sur son diplome, les cit. Dubois, président; Thouret, directeur; Suë, secrétaire; et exerce depuis deux ans à Belley.

Nota. Le citoyen Cyvoit est membre de la société Médicale d'Emulation de Paris, et médecin adjoint à l'hospice civil de Belley.

DELORME (*Jean-Marie*), natif de Montrevel, âgé de 51 ans, reçu D. médecin en l'année 1771, à Montpellier, département de l'Hérault (1); ont signé sur ses lettres, les citoyens Lamure, doyen de l'université; et Vincent, secrétaire; et exerce depuis 31 ans à Châtillon sur Chalaronne.

DOMBEY (*Claude-Marie-François*), natif de Pont de Veyle, âgé de 45 ans, reçu D. médecin en l'année 1777, à Montpellier, département de l'Hérault; ont signé sur ses lettres, les citoyens Imbert, chancelier de l'université; et Vincent, secrétaire; et exerce depuis 23 ans à Pont de Veyle.

FONTANEL (*Joseph*), natif de Vauzy, âgé de 27 ans, reçu D. médecin en l'an 8, à Montpellier, département de l'Hérault; ont signé sur son diplome, les citoyens René, directeur de l'Ecole; et Vincent, secrétaire; et exerce depuis un an à Châtillon Michailles.

GAUTHIER (*Valérien-Joseph*), natif de Bourg, âgé de 49 ans, reçu D. médecin en l'année 1774, à Montpellier, département de l'Hérault; a signé sur ses lettres, le cit. Barthès, chancelier; et exerce à Bourg.

Nota. Le citoyen Gauthier a été pourvu du titre d'associé correspondant de la société de Médecine de Paris, le 14 juin 1777.

GUICHENON (*Etienne-Jérôme*), natif de Saint-Didier, âgé de 36 ans, reçu D. médecin en l'année 1788, à Montpellier, département de l'Hérault; ont signé sur ses lettres, les citoyens René, directeur; et Vincent, secrétaire; et exerce depuis 14 ans à Thoissey.

LACHANAL (*Paul*), natif de Montluel, âgé de 33 ans, reçu médecin en l'an deux, à Montpellier, département de

---

(1) On sera peut-être surpris que nous répétions le mot département pour Montpellier et autres villes généralement connues, mais nous suivons en cela la formule adoptée pour tous les endroits, indistinctement.

l'Hérault; ont signé sur son diplome, les citoyens René, directeur, etc.; et Vincent, secrétaire; et exerce depuis 5 ans à Montluel.

LORIN (*Louis*), natif de Thoissey, âgé de 51 ans, reçu D. médecin en l'année 1771, à Montpellier, département de l'Hérault; ont signé sur ses lettres, les citoyens Imbert, Lamure, Barthès, etc.; et exerce depuis 28 ans à Thoissey.

MOUTANIER (*Pierre*), natif de Billiaz, âgé de 46 ans, reçu D. médec. en l'année 1786, à Orange, département de Vaucluse; ont signé sur ses lettres, les citoyens Icard, Augier, et Vitalis; et exerce depuis 14 ans à Nantua.

NIVIERE (*Roch*), natif de Belley, âgé de 59, reçu D. médecin en l'année 1762, à Montpellier, département de l'Hérault; a signé sur ses lettres, le citoyen Imbert, chancelier; et exerce à Bourg.

Nota. Le citoyen Nivière a exercé à S. Trivier de Courtes en qualité de médecin pensionné jusqu'à la révolution, et depuis il est médecin de l'hospice civil de Bourg.

PAVONY (*Dom François*), reçu D. médec. en l'année 1793, à Naples; ont signé sur son diplome, MM. Caricci, vice-grand chancelier, et Bonaventure, D. M.; et exerce à Bourg.

Nota. Le cit. Pavoni a été également reçu chirurgien à Naples en 1794.

PRAT (*François-Pierre-Augustin*), natif de Louhans, âgé de 42 ans, reçu D. médecin en l'année 1787, à Montpellier, département de l'Hérault; ont signé sur ses lettres, les citoyens René, doyen, et Vincent, secrétaire; et exerce à Bourg.

Chirurgiens.

BONNARDEL (*C.-Jean*), natif de Bourg, âgé de 48 ans, reçu chirurgien en l'année 1779, à Bourg, départ. de l'Ain; ont signé sur ses lettres les cit. Bernard, lieutenant du 1er chirurgien; Bolliet, greffier; et exerce depuis 23 ans à Meximieu.

Bruillot (*Jean*), natif de Mervans, âgé de 35 ans, reçu chirurgien en l'année 1790, à Châlons, département de Saône et Loire; ont signé sur ses lettres, les citoyens Gauthey, Robert et Lépine; et exerce depuis 6 ans à Saint-Trivier de Courtes.

Chambard (*Guillaume-François*), natif de Bourg, âgé de 56 ans, reçu chirurgien en l'année 1783, à Bourg, département de l'Ain; ont signé sur ses lettres, les citoyens Bernard, lieutenant; Falconnet, greffier; et exerce depuis 19 ans à Bourg.

Depallière (*Joseph*), natif de Saint-Sorlin, âgé de 44 ans, reçu chirurgien en l'année 1788, à Belley, département de l'Ain; ont signé sur ses lettres, les citoyens Bonifax, Jonuet, Barquet, Brandon, Brun, secrétaire; et exerce depuis 14 ans à Saint-Sorlin.

Falconnet (*Vincent*), natif de Bourg, âgé de 48 ans, reçu chirurgien en l'année 1776, à Bourg, département de l'Ain; ont signé sur ses lettres, les citoyens Bernard, lieutenant; Bon, doyen; etc. et exerce depuis 26 ans à Bourg.

Gudin (*Antoine*), natif de Sulignac, âgé de 60 ans, reçu chirurgien en l'année 1769, à Bourg, département de l'Ain; ont signé sur ses lettres, les citoyens Bernard, lieutenant; Moisin, greffier; et exerce depuis 33 ans à Bourg.

Laveinière (*Philibert*), natif de Virieu-le-Grand, âgé de 53 ans, reçu chirurgien en l'année 1783, à Bourg, département de l'Ain; a signé sur ses lettres, le citoyen Bernard, lieutenant; et exerce depuis 19 ans à Chalamart.

Monestier (*C.-Guillaume*), natif de Charly, âgé de 53

ans, reçu chirurgien en l'année 1771, à Bourg, département de l'Ain; ont signé sur ses lettres, les citoyens Bernard, lieutenant; Berthet, greffier; et exerce depuis 30 ans à Méximieux.

MONESTIER (*Henri*), natif de Charlieu, âgé de 50 ans, reçu chirurgien en l'année 1774, à Bourg, département de l'Ain; ont signé sur ses lettres les citoyens Bernard, lieutenant; et Bon, greffier; et exerce depuis 28 ans à Loyes.

SAMION (*Gilbert*), natif de S. Trivier de Courtes, âgé de 67 ans, reçu chirurg. en l'année 1750, à Bourg, département de l'Ain; ont signé sur ses lettres, les citoyens Bernard, lieutenant; etc.; Mortier, greffier; et exerce depuis 37 ans à Saint-Trivier de Courtes.

DÉPARTEMENT DE L'AISNE.

Médecins.

BOILEAU (*Guillaume*), natif de Rheims, âgé de 40 ans, reçu médecin en l'année 1788, à Rheims, département de la Marne; ont signé sur ses lettres, les citoyens Fillion et Caqué, et exerce depuis douze ans dans la ville de Soissons.

Nota. Le cit. Boileau a été breveté par le Conseil exécutif provisoire en 1793, médecin des hôpitaux de l'armée de réserve, et est depuis 6 ans médec. de l'hospice civil de Soissons.

DIEU (*C. J. Baptiste-Joseph*), natif de Laon, âgé de 57 ans; reçu D. méd. en l'année 1786, à Rheims, dép. de la Marne, ont signé sur ses lettres, les citoyens Raussin, doyen de la Faculté; l'Arbre, docteur régent; et exerce depuis 35 ans à Soissons.

Nota. Le citoyen Dieu a été nommé médecin de l'hospice civil de Soissons, en 1767, l'un des 20 de l'Académie des belles-lettres de la même ville en 1774, correspondant de la Société de médecine de Paris, en 1777; médecin ordinaire de l'armée du Nord, division de l'intérieur, en l'an 4 de la répub.

Hennequin (*Nicolas*), natif du Mont Saint-Jean, âgé de 60 ans, reçu D. médecin en l'année 1768 à Rheims, département de la Marne; ont signé sur ses lettres les citoyens Lecamus et Raussin; et exerce depuis 33 ans à Moncornet.

Jehenos (*Antoine*), natif de Bouſſus en Fague, âgé de 51 ans, reçu D. médecin en l'année 1775 à Rheims, département de la Marne; ont signé sur ses lettres les citoyens Lecamus, Fillion et Caqué, et exerce depuis 27 ans à Lafère.

Nicaise (*Jean-François*), natif de Sechault, âgé de 39 ans, reçu D. médecin à Nancy, département de la Meurthe, en l'année 1787; ont signé sur son diplome, les cit. Guillemin, et Tournay secrétaire; et exerce à Château-Thierry.

Von Mittag Midi (*Charles-François*), natif de Douai, âgé de 82 ans, reçu D. médecin en l'année 1745, à Rheims, département de la Marne; a signé sur ses lettres le citoyen Joſnet, président; et exerce depuis 57 ans à Saint-Quentin.

Nota. Le citoyen Von Mittag Midi a été pourvu du titre d'associé correspondant de la Société de médecine de Paris, et est médecin de l'hospice civil et militaire de Saint-Quentin.

Chirurgiens.

Brigot (*Simon*), natif de Neuilly Saint-Front, âgé de 62 ans, reçu chirurgien en l'année 1764 à Soissons, département de l'Aisne; ont signé sur ses lettres les citoyens Perrault, Petit, Verlaque et Bouchot; et exerce depuis 38 ans à Neuilly Saint-Front.

Nota. Le cit. Brigot a été employé en qualité de chirurgien dans les hôpitaux militaires en 1762.

Camatte (*François*), natif de Landrecy, âgé de 50 ans, reçu chirurgien en l'année 1770, à Laon, département de l'Aisne;

ont signé sur ses lettres, les citoyens Nachet, père et fils; Lobjois, etc; et exerce depuis 33 ans à Bruyères.

CAPPON (*Charles*), natif de Manancourt, âgé de 40 ans, reçu chirurgien en l'année 1785, à Guise, département de l'Aisne; ont signé sur ses lettres les citoyens Duplessis, lieutenant, Labeyrie, prévost; Lavary, doyen, etc.; et exerce depuis 15 ans à Sains.

CHEVALIER (*Jean-Marie*), natif de La Ferté-Milon, âgé de 34 ans, commissionné chirurgien de première classe à l'armée de l'intérieur en l'année 1793; a signé sur sa commission le cit. Gauthier, adjoint du ministre de la guerre; et exerce depuis neuf ans dans la ville de La Ferté-Milon.

Nota. Le citoyen Chevalier a reçu sa commission après avoir été examiné par les membres du conseil de santé: l'attestation qui le prouve est signée des citoyens Heurteloup, Daignant, Pelletier, Parmentier et Coste, tous membres de ce conseil, et contresignée par le citoyen Biron, secrétaire.

COLOMBIER (*Guillaume*), natif de Chagny, âgé de 54 ans, reçu maître en chirurgie en l'année 1778 à Rethel-Mazarin, département de l'Aisne; et exerce dans la ville de Soissons.

Nota. 1°. Le citoyen Colombier a été chirurgien adjoint de l'Hôtel-Dieu de Soissons en 1780; chirurgien en chef de la maison de travail de la même ville, en 1781; chirurgien major de l'Hôpital militaire de la même ville, par brevet du roi en 1782; correspondant libre de l'Académie de chirurgie de Paris, qui lui a adjugé une médaille d'or en 1782, correspondant de la Société de médecine de Paris et de l'Académie d'Arras.

2°. Les signatures des membres de la communauté qui a reçu le citoyen Colombier se trouvent omises, mais l'extrait de ce chirurgien assez connu a été adressé à l'éditeur de cet ouvrage par le citoyen maire de Soissons.

COTREAU (*N.-Ch.*), natif de Rumigny, âgé de 55 ans, reçu chirurgien en l'année 1772, à Sainte-Menehould, département de la Marne; ont signé sur ses lettres, les citoyens Delabaume, Toublan, Buirete, etc.; et exerce depuis 30 ans à Rumigny.

COURTOIS (*Jean-Nicolas*), natif de Messy, près Meaux, âgé de 44 ans, reçu chirurgien en l'année 1782, à Compiègne, département de l'Oise; ont signé sur ses lettres, les cit. Richard, lieutenant; et Poulletier, greffier; et exerce depuis 6 ans à Biérancourt.

Nota. Le cit. Courtois a été pendant 4 ans chirurgien-major aux armées.

DELARSILLE (*Jean-Nicolas*), natif de Saint-Nicolas, âgé de 40 ans, reçu chirurgien-major dans le 7e bataillon de Paris, en l'année 1792, à Paris, département de la Seine;

Nota. Les signatures des autorités qui ont signé sur son brevet ne s'y trouvent point; mais le citoyen sous-préfet de l'arrondissement de Château-Thierry garantit l'authenticité des pièces. Le citoyen Delarsille exerce à Château-Thierry, département de l'Aisne, depuis l'an 5, où il s'est retiré, après avoir obtenu son licenciement.

DUCHEMIN (*Charles*), natif du Ménil-Saint-Denis, âgé de 37 ans, reçu chirurgien en l'année 1791, à Chauny, département de l'Oise; ont signé sur ses lettres, les citoyens Valet, médecin; Penant, Neyronis, chirurgiens; et exerce depuis 15 ans à la Fère.

Nota. Le cit. Duchemin est chirurgien des hospices de la Fère.

DUPLESSIS (*Louis-François-Honoré*), natif d'Anizy-le-Château, âgé de 37 ans, reçu chirurgien en l'année 1788, à Laon, département de l'Aisne; ont signé sur ses lettres, les citoyens Gaignière, lieutenant; E. A. Nachet; et exerce depuis 14 ans à Anizy.

ESPIAUD (*Pierre*), natif des Echelles, âgé de 57 ans, reçu chirurgien en l'année 1773, à Soissons, département de l'Aisne; et exerce à Soissons.

Nota. 1°. En 1783, le cit. Espiaud reçut une médaille d'or de la société d'Agriculture de

Soissons, et bientôt après, une autre médaille de l'académie de Chirurgie de Paris; ses succès sur les individus qu'il tailla de la pierre, lui valurent une pension de 400 fr. de l'intendant de la Généralité, laquelle lui fut continuée par l'Assemblée provinciale. 2°. La signature des chirurgiens de la communauté qui a reçu le citoyen Espiaud, a été omise; mais cet extrait a été adressé à l'éditeur de cet ouvrage par le citoyen maire de Soissons.

Foulloy (*Louis-Charles*), natif de Danizy, âgé de 45 ans, reçu chirurgien en l'année 1781, à Chauny, département de l'Ain; ont signé sur ses lettres, les citoyens Penant, lieutenant; Delécluze, prevôt, etc.; et exerce depuis 6 ans à la Fère.

Nota. Le cit. Foulloy a été chirurgien-major du 2ᵉ bataillon de l'Aisne.

François (*Frédéric-Victor*), natif de Condé, âgé de 30 ans, reçu chirurgien en l'année 1792, à Laon, pour résider à Crécy, département de l'Aisne; et exerce depuis 9 ans à Soissons, où il a été employé en qualité de chirurgien de deuxième classe dans les hôpitaux militaires.

Nota. La signature des chirurgiens de la communauté qui a reçu le cit. François, a été omise; mais cet extrait a été adressé à l'éditeur de cet ouvrage par le cit. maire de Soissons.

Hourdé (....), natif de Soissons, âgé de 30 ans, reçu chirurgien en l'année 1788, à Soissons, département de l'Aisne; et exerce depuis 14 ans à Soissons.

Nota. Le citoyen Hourdé a été nommé chirurgien en chef par quartier de l'hospice civil de Soissons.

Il en est de même quant à l'omission des signatures, que du précédent.

Nachet (*Edme-Antoine*), natif de Laon, âgé de 47 ans, reçu maître en chirurgie en l'année 1778, à Laon, département de l'Aisne; ont signé sur ses lettres, les citoyens Gaignère père, lieutenant Lobgeois, prévôt, etc.; et exerce depuis 24 ans à Laon.

Neyronis (*Emmanuel-Innocent-Suzanne*), natif de Villemar, âgé de 46 ans, reçu maître en chirurgie en l'année 1783, à Chauny, pour Saint-Gobans, département de l'Aisne; ont signé sur ses lettres, les citoyens Penant, lieutenant; Chevalier, chirurgien; et Vallet, médecin; et exerce depuis 19 ans à Saint-Gobans.

Perrault (*Nicolas-Cosme*), natif de Neuilly-Saint-Front, âgé de 27 ans, reçu maître en chirurgie en l'année 1774, à Villers-Cotterets, département de l'Aisne; ont signé sur ses lettres, les citoyens Tacheron, lieutenant; Renard et Thomas, professeurs; et Lacour, greffier; et exerce depuis 2 ans à Vervins

---

Petit (*Nicolas-Joseph*), natif de Watigny, âgé de 42 ans, reçu chirurgien en l'année 1787, à Guise, département de l'Aisne; ont signé sur ses lettres, les citoyens Duplessis, lieutenant; et Fontaine, greffier; et exerce depuis 15 ans à Daubenton.

Petit-Jean (*Dagobert*), natif de Baijon, âgé de 40 ans, reçu chirurgien en l'année 1786, à Rosière, département de la Meurthe, ont signé sur ses lettres, les citoyens Relagu, lieutenant; Kuper, prévôt, etc.; et exerce depuis 15 ans à Lacapelle.

Ployard (*Nicolas*), natif de Tracy-le-Mont, âgé de 49 ans, reçu chirurgien en l'année 1777, à Soissons, département de l'Aisne; ont signé sur ses lettres, les citoyens Delabarre, lieutenant; Verlac, greffier; et exerce depuis 25 ans à Vic-sur-Aisne.

Riviere (*Nicolas-Joseph*), natif de Sacy, âgé de 40 ans, reçu chirurgien en l'année 1788, à Guise, département de l'Aisne; ont signé sur ses lettres, les citoyens Gellé, lieutenant; Labery, etc.; et exerce depuis 14 ans à Nouvion.

RIVIERE (*Pierre-Thomas*), natif de Ville-Domanze, âgé de 56 ans, reçu chirurgien en l'année 1770, à Rheims, département de la Marne ; ont signé sur ses lettres, les cit. N. Musseux, et Rainssent, greffier ; et exerce depuis 32 ans, à Lacapelle et Hirson.

SOBAUX (*Joseph*), natif de Neuve-Maison, âgé de 66 ans, reçu chirurgien en l'année 1761, à Laon, département de l'Aisne ; ont signé sur ses lettres les citoyens Nachet, Gaignière, Lobjeois, etc. ; et exerce depuis 41 ans à Origny et à Neuve-Maison.

Pharmaciens.

BASTON (*Jean-Charles-Etienne*), reçu pharmacien en l'année 1779, à Laon, département de l'Aisne ; et exerce depuis onze ans à Laon.

Nota. Le maire atteste qu'il est de notoriété publique que le citoyen Baston a été admis à la maîtrise en l'année précitée, mais qu'il a été impossible de découvrir les registres de cette communauté, qui ont été perdus lors de la suppression des jurandes. Cette admission est confirmée d'ailleurs par la signature du cit. Baston, apposée sur les lettres du cit. Dupuis, et dont extrait suit.

DUPUIS (*Jean-Jacques-Philippes*), natif de La Fère, âgé de 48 ans, reçu pharmacien en l'année 1788, à Laon, département de l'Aisne ; ont signé sur ses lettres les citoyens Labrusse, médecin ; Baston, Manchouard et Vaudin, pharmaciens ; et exerce depuis 14 ans à Lafère.

---

(1) GRÉVIN (*Jean-Pierre-Joseph*), natif de Soissons, âgé de 41 ans, reçu pharmacien en l'année 1783 à Soissons, département de l'Aisne, et exerce depuis 19 ans audit Soissons.

---

(1) Les signatures apposées sur les titres de réception du citoyen Grévin ont été omises dans l'envoi qui nous a été fait de son extrait ; mais il nous a été adressé directement par le maire de Soissons, qui l'a certifié.

MANCHOUART (*Louis-Joseph*), natif de Bapaume, âgé de 52 ans, reçu pharmacien en l'année 1777 à Paris ; ont signé sur ses lettres, les citoyens Lethieullier, Philip, Desessart, etc. et exerce depuis 25 ans à Laon.

Nota. Le cit. Manchouart a été reçu médecin en 1790, par l'Université de Nancy : ses lettres sont signées Jadelot, Guillemin, Nicolas et Tournay, secrétaire.

PETIT, père (*P.-Nicolas*), natif de Chaudun, âgé de 68 ans, reçu pharmacien en l'année 1758, à Soissons, département de l'Aisne ; et exerce depuis 44 ans à Soissons.

PETIT, fils (*L. Elisabeth*), natif de Soissons, âgé de 39 ans, reçu pharmacien en l'année 1789, à Soiſſons, département de l'Aisne ; et exerce depuis 13 ans à Soissons.

Nota. Le cit. Petit a été nommé pharmacien de 1re. classe des armées de la répub.

QUINQUET (*Gilles-Arnoud*), natif de Soissons, âgé de 69 ans, reçu pharmacien en l'année 1762 à Soiſſons, département de l'Aisne; et exerce depuis 40 ans à Soiſſons.

Nota. Le citoyen Quinquet a été nommé pharmacien de première classe des hôpitaux des armées (campagnes d'Hanovre), membre de la Société d'agriculture et du Jury d'instruction publique de Soissons, et commissaire-inspecteur des objets de salubrité pour la même ville.

TINGRI (*Louis-Augustin*), natif de Soissons, âgé de 37 ans, reçu pharmacien en l'an 4 à Soissons, département de l'Aisne ; et exerce depuis 6 ans à Soissons.

WILLESME (*Jean-Louis*), natif de Sédan, âgé de 33 ans, reçu pharmacien en l'an 9, à Soissons, département de l'Aisne (1); et exerce depuis un an à Soiſſons.

---

(1) Les signatures apposées sur les titres de réception des citoyens Petit, Quinquet, Tingri et Willesme, ont été omises dans l'envoi qui nous a été fait de leurs extraits ; mais ils nous ont été adressés directement par le maire de Soissons, qui les a certifiés.

Nota. Le citoyen Willesme a éte nommé pharmacien de première classe des armées de la république.

DÉPARTEMENT DE L'ALLIER.

Médecins.

ARNAUD (*Jacques*), natif de Saint-Pourçain, âgé de 50 ans, reçu D. médecin en l'année de 1781, à Valence, département de la Drome; ont signé sur ses lettres, les citoyens Daumont et Merange, secrétaire; et exerce depuis 21 ans à Moulins.

Nota. Le citoyen Arnaud avoit été reçu précédemment maître en chirurgie en ladite ville de Moulins.

ARTAUD (le Monseu) (*Claude-Antoine*), natif de Varennes-Sur-Allier, âgé de 50 ans, reçu D. médecin en l'année 1775, à Montpellier, département de l'Hérault; ont signé sur ses lettres les citoyens P. J. Barthez, chancelier, F. Lannier, doyen, etc.; et exerce depuis 26 ans, à Varennes-sur-Allier.

BOUDAL (*Sébastien*), reçu D. médec. en l'année 1775, à Montpellier, département de l'Hérault; ont signé sur ses lettres, les citoyens Barthez, chancelier, et Vincent, secrétaire; et exerce depuis 23 ans à Cusset.

CHARLES (*Annet*), natif de Chatel-Montagne, âgé de 32 ans, reçu D. médecin, en l'année 1794, à Montpellier, département de l'Hérault, ont signé sur ses lettres les citoyens René, directeur, Fouquet et Baumes; et exerce depuis un an à Chatel-montagne.

COINCHON (*Joseph*), natif de Saint-Pourçain, âgé de 45 ans, reçu D. médecin, en l'année 1780, à Montpellier, département de l'Hérault; ont signé sur ses lettres, les citoyens Barthez, chancelier, et Vincent, secrétaire; et exerce depuis 22 ans à Saint-Pourçain.

DESCRANGES (*Gilbert-François Gaulmin*), natif de Montmorault, âgé de 54 ans, reçu D. médecin, en l'année 1771, à Montpellier, département de l'Hérault; ont signé sur ses lettres, les citoyens Lamure, doyen, et Vincent, secrétaire; et exerce depuis 31 ans, à Montmorault.

GROZIEUX DE LAGUERENNE (*Jean*), âgé de 49 ans, reçu D. médecin en l'année 1772, à Montpellier, département de l'Hérault, à la Société de méd. de Paris, et intendant des eaux minérales de Néris, en 1780.

Nota. Comme médecin de la Faculté de médecine de Paris, le cit. de la Guerenne s'est cru dispensé de faire légaliser ses titres.

JEMOIS (*Henry*), natif de Jaligny, âgé de 44 ans, reçu D. médecin en l'année 1780, à Montpellier, département de l'Hérault; ont signé sur ses lettres les citoyens Barthez, chancelier, Vincent, secrétaire; et exerce depuis 21 ans, à Moulins.

Nota. Le cit. Jemois a été membre du ci-devant Collège de médecine de Moulins, intendant des eaux minérales de Barden et Follet près cette ville, et de plus bréveté pour les maladies épidémiques de la ci-devant Généralité.

THOMER (*Claude-Antoine*), natif de Rocles, âgé de 35 ans, reçu D. médecin, en l'année 1793, à Montpellier, département de l'Hérault; ont signé sur ses lettres, les citoyens René, directeur, et Vincent, secrétaire; et exerce depuis 9 ans à Saint-Sornain.

JUTIER (*Antoine*), natif de Saint-Pourçain, âgé de 30 ans, reçu D. Médecin en l'an 1er. de la République, à Montpellier, département de l'Hérault; ont signé sur ses lettres, les citoyens Réné, doyen, et Piron, secrétaire; et exerce depuis 4 ans à Moulins.

MEILHEURAT (*Jacques-Philibert*), natif de Diou, âgé de 42 ans, reçu D. médecin en l'année 1782, à Montpellier, département de l'Hérault ; ont signé sur ses lettres les citoyens René, doyen, et Vincent, secrétaire ; et exerce depuis 18 ans à Moulins.

Chirurgiens.

AUPETIT (*Jean-Baptiste*), natif de Nouzerine, âgé de 55 ans, reçu chirurgien en l'année 1777, à Moulins, département de l'Allier ; ont signé sur ses lettres, les citoyens Boucher, lieutenant, et Estopy Desvignet, Greffier ; et exerce depuis 25 ans à Huriel.

BERNARD (*Antoine*), natif de Moulins, âgé de 35 ans, reçu chirurgien-major du douzième régiment de dragons, en l'an 3 de la république ; ont signé sur sa commission, les citoyens Villard, Verges, Bertholet, etc. et exerce depuis l'an 6 dans la ville de Moulins.

BEZARD (*Jacques*), natif de Lapalisse, âgé de 64 ans, reçu chirurgien en l'année 1779, à Moulins, département de l'Allier ; ont signé sur ses lettres, les citoyens François Bouchet, lieutenant ; et exerce depuis 23 ans à Lapalisse.

COQUERY (*Roger-François*), natif de Viern, âgé de 37 ans, reçu chirurgien en l'année 1788, à Moulins, département de l'Allier ; ont signé sur ses lettres, les citoyens Boucher, Gemois, Stopié, etc. et exerce depuis 1788 à Deux-Chaises.

FALLIER (*Jean-Baptiste*), natif de Doyet, âgé de 70 ans, reçu chirurgien en l'année 1751, à Moulins, département de l'Allier ; ont signé sur ses lettres, les citoyens Picard, Choquiet, Desboiseaux, Tridon, etc. ; et exerce depuis 52 ans à Doyet.

FAYE (*Pierre-Polycarpe*), natif de Bourbon-l'Archambault, âgé de 25 ans, reçu chirurgien de première classe au 5e. régiment de cavalerie, par le premier consul en l'an 8, ont signé sur son brevet le premier consul Bonaparte, le ministre de la guerre Carnot, le secrétaire d'état Hugues-Maret; et exerce depuis fructidor an 9, à Bourbon-l'Archambault.

Nota. Le citoyen Faye a été nommé médecin-inspecteur des eaux minérales et thermales de Bourbon-l'Archambault, par un arrêté du 3 fructidor an 9.

Forichon (*Etienne*) natif de Neris-les-Bains, âgé de 35 ans, reçu chirurgien en l'année 1782, à Moulins, département de l'Allier; ont signé sur ses lettres, les citoyens Boucher, Saulnier, Michel et Prieur; et exerce depuis 6 ans à Néris.

Nota. Le citoyen Forichon est chirurgien honoraire de l'Hospice civil de Néris.

Forichon (*Jean-Michel*), natif de Néris-les-Bains, âgé de 38 ans, reçu chirurgien en l'année 1790, à Moulins, département de l'Allier; ont signé sur ses lettres, les citoyens Boucher, Bertranche, Arnaud et Houdry; et exerce depuis 12 ans à Néris.

Gauthier (*François-Jacques*), natif de Lurcy-Levi, âgé de 71 ans, reçu chirurgien en l'année 1758, à Moulins, département de l'Allier; ont signé sur ses lettres, les citoyens Picard, Choquiet, Aubergier et Perrouin; et exerce depuis 44 ans à Mont-Merault.

Labbaye (*Pierre*), natif de Vernusse, âge de ans, reçu chirurgien en l'année 1764, à Montpellier, département de l'Hérault; ont signé sur ses lettres, les citoyens Méjan, Deidier, Galabert, etc.; et exerce depuis 37 ans à Mont-Marault.

Laplanche (*Mathieu*), natif du Mayet d'Ecolle, âgé de 31 ans, reçu chirurgien en l'année 1791, à Riom, département du Puy-de-Dome; ont signé sur ses lettres, les citoyens Cornudet, Maniere,

Thurrin et Valet ; et exerce depuis 4 ans au Mayot-d'Ecolle.

LEFAUX (*Sébastien*), natif de Varennes, âgé de 55 ans, reçu chirurgien en l'année 1766, à Moulins, département de l'Allier ; ont signé sur ses lettres, les citoyens Boucher, lieutenant, et Desvignet, greffier ; et exerce depuis 36 ans à Varennes.

LOUGNON (*Annet*), natif de Mont-Luçon, âgé de 39 ans, reçu chirurgien en l'année 1785, à Moulins, département de l'Allier ; ont signé sur ses lettres, les citoyens Boucher, lieutenant, et Desvignet, greffier, et exerce depuis 17 ans à Moulins.

MICHEL (*Jean Baptiste-Antoine*), natif de Souvigny, âgé de 45 ans, reçu chirurgien en l'année 1780, à Moulins, département de l'Allier ; ont signé sur ses lettres, les citoyens Boucher, lieutenant ; Nobles ; Simard, etc. et exerce depuis 22 ans à Moulins.

Nota. Le citoyen Michel est en outre chirurgien en chef près la maison du dépôt de mendicité de cette ville, depuis 1792.

MONTMAIN (*Louis*), natif de Saint-Etienne, âgé de 30 ans, reçu chirurgien en l'an 4, à Strasbourg, département du Bas-Rhin ; ont signé sur ses lettres, les citoyens Lacornere, Lombard, Martin et Bailly, etc. ; et exerce à Chavero-che.

NOYER (*Annet*), natif de Mozun, âgé de 56 ans, reçu chirurgien en l'année 1773, à Moulins, département de l'Allier ; ont signé sur ses lettres, les citoyens Boucher, lieutenant, et Simard ; et exerce depuis 29 ans, à Vichi-les-Bains.

PERREUL (*Jacques*), natif de Toulon, âgé de 40 ans, reçu chirurgien-major du bataillon de Molière, en l'an 1792, à Sedan, département des Ardennes ; ont signé sur sa commission les citoyens Chambelle, docteur en médecine, et Philippe, chirurgien-major de l'Hôpital miliaire de Sedan, membres du comité de santé de la même ville, chargés par les autorités de s'assurer de la capacité du cit. Perreul ; et exerce depuis six ans dans la ville de Moulins.

PITAT (*Claude*), natif de Moulins, âgé de 36 ans, reçu chirurgien en l'année 1791, à Moulins, département de l'Allier, ont signé sur ses diplomes, les citoyens Boucher, lieutenant, et Belin, greffier; et exerce depuis 11 ans à Ebreuil.

POUTENIER, (*Claude-Alexis*), âgé de 50 ans, reçu chirurgien en l'année 1771, à Cusset, département de l'Allier; ont signé sur ses lettres, les citoyens Lequin et Devaux, greffier ; et exerce depuis 31 ans à Cusset.

Nota. Le citoyen Poutenier a été nommé (l'année même de sa réception), lieutenant du premier chirurgien.

PRIEUR (*Jean-Baptiste*), natif de Moulins, âgé de 46 ans, reçu chirurgien en l'année 1777, à Moulins, département de l'Allier ; ont signé sur ses diplomes, les citoyens Boucher, lieutenant ; Desvignet, Greffier ; et exerce depuis 25 ans à Moulins.

SECRETAIN (*Jean-Baptiste*), natif de Bellenave, âgé de 34 ans, reçu chirurgien en l'année 1792, à Moulins, département de l'Allier ; ont signé sur ses lettres les citoyens Boucher, lieutenant, et le Greffier en chef; et exerce depuis 10 ans à Bellenave.

SERVANTIER (*Jean-Baptiste*), natif d'Ainay, âgé de 61 ans, reçu chirurgien en l'année 1771, à Moulins, département de l'Allier ; ont signé sur ses lettres, les cit. Boucher, lieutenant, et Desvignet, greffier ; et exerce à Chantel.

Pharmacien.

BURELLE (*Joseph*), natif de Moulins, âgé de 35 ans, reçu pharmacien en l'année 1792, à Moulins, département de l'Allier, a signé sur ses lettres, le cit. Deshommes, syndic-adjoint de la communauté des maîtres apothicaires de la même ville, etc. et exerce depuis 1792 à Moulins.

DÉPARTEMENT DES BASSES-ALPES.

Médecins.

Bouteille (*Etienne-Michel*), natif de Manosque, âgé de 68 ans, reçu D. médecin en l'année 1755, à Montpellier, département de l'Hérault; ont signé sur ses lettres, les citoyens Magnol, doyen et pro-chancelier; Vincent, secrétaire; et exerce depuis 46 ans à Manosque.

Nota. Le citoyen Bouteille a été pourvu du titre de membre de la Société de médecine de Paris, de l'Académie de Marseille, est associé de l'Institut de santé du Gard, de la Société de médecine de Marseille et de celle de Grenoble, et médecin de l'Hospice civil de Manosque.

Bouteille fils (*Joseph-Auguste-Michel*), natif de Manosque, âgé de 32 ans, reçu médecin en l'an 7, à Montpellier, département de l'Hérault; ont signé sur son diplome, les citoyens René, directeur; Broussonnet, président, et Piron, secrétaire; et exerce depuis 2 ans à Manosque.

Nota. Le citoyen Bouteille fils est médecin de l'Hospice civil.

Clarion (*Pierre-Modeste*), natif de Seyne, âgé de 28 ans, reçu D. médecin en l'année 1797, à Padoue; a signé sur ses lettres, M. Caldani; et exerce depuis 3 ans à Brusquet.

Fayolle (*Jean Raymond*), natif de Romans, reçu D. médecin en l'année 1774, à Montpellier, département de l'Hérault, a signé sur ses lettres; le cit. Barthès, chancelier; et exerce depuis 26 ans à Forcalquier.

Nota. Le citoyen Fayolle a été brévеté médecin des hôpitaux de l'armée des Pyrénées orientales.

Galle (*Pierre-Paul-Marie*), natif de Sisteron, âgé de 35 ans, reçu D. médecin en l'année 1790, à Montpellier, département de l'Hérault; a signé sur ses lettres le cit. Barthès, chancelier; et exerce depuis 5 ans à Sisteron.

Jaubert (*Jean-François-Xavier*), natif de Barcelonnette, âgé de 29 ans, reçu médecin en l'an 5 à Montpellier, département de l'Hérault; ont signé sur ses lettres, les citoyens Réné, directeur, Piron et Vincent, secrétaires; et exerce depuis 4 ans à Barcelonnette.

Nota. Le citoyen Jaubert est associé correspondant de la Société de santé de Grenoble.

Laplane (*Jean-Aime*), natif de Sisteron, âgé de 36 ans, reçu D. Médecin en l'année 1790, à Montpellier, département de l'Hérault; a signé sur ses lettres le citoyen René, professeur; et exerce depuis 5 ans à Sisteron.

Nota. Le citoyen Laplane a été breveté en 1793, par le ministre de la guerre, médecin ordinaire de l'armée des Alpes.

Martin (*Pierre*), natif de Mezel, âgé de 33 ans, reçu D. médecin, en l'année 1788, à Avignon, département de Vaucluse; ont signé sur ses lettres, les citoyens Pancin, Ricary, etc. et exerce depuis 4 ans à Mezel.

Oeuf (*Joseph-François*), natif de Mizon, âgé de 47 ans, reçu D. médec. en l'année 1783, à Montpellier, département de l'Hérault; ont signé sur ses lettres, les citoyens René, pro-doyen; Vincent, secrétaire; et exerce depuis 18 ans, à Mizon.

Poitroux (*Jean-Antoine*), natif de Thorame-basse, âgé de 64 ans, reçu D. médecin en l'année 1761, à Montpellier, département de l'Hérault; ont signé sur ses lettres, les citoyens Imbert, chancelier, Vincent, secrétaire; et exerce depuis 40 ans, à Castellanne.

Poitroux (*Jean-Antoine-Maurice-Alexandre*), natif de Thorame-basse, âgé de 34 ans, reçu D. médecin en l'année 1789, à Montpellier, département de l'Hérault; ont signé sur ses lettres, les cit. René, et Vincent, secrétaire; et exerce depuis 12 ans à Castellanne.

Poitroux (*Jacques*), natif de Castellanne, âgé de 22 ans, reçu médecin en l'an 7, à Montpellier, département de l'Hérault; ont signé sur son diplome, les citoyens René, directeur, Dumas, Piron et Vincent, secrétaires; et exerce depuis 3 ans à Castellanne.

Sainmartin (*Pierre-Joseph*), natif de Castellanne, âgé de 24 ans, reçu médecin en l'an 7, à Montpellier, département de l'Hérault; ont signé sur son diplome, les cit. René, directeur, Chaptal, actuellement, ministre de l'intérieur, etc. et exerce depuis 3 ans à Castellanne.

Nota. Le citoyen Sainmartin est membre de la Société médico-philosophique des amis-étudians de Montpellier, organisée par autorisation de l'école de médecine.

Chirurgiens.

Ailhaud (*Thomas-Bonaventure*), natif de Mezel, âgé de 60 ans, reçu chirurgien en l'année 1773, à Riez, département des Basses-Alpes; ont signé sur ses lettres, les citoyens Jordany, Mille, Varrachan, etc. et exerce depuis 29 ans à Mezel.

Audibert (*Antoine*), natif de Lagarde, âgé de 47 ans, reçu chirurgien en l'année 1783 à Castellanne, département des Basses-Alpes; ont signé sur ses lettres, les citoyens Audoul, lieutenant; Audoul, greffier; et exerce depuis 19 ans à Saint-André.

Autran (*Paul*), natif de Sezaire, âgé de 36 ans, reçu chirurgien en l'année 1787, à Montpellier, département de l'Hérault; ont signé sur son diplome, les citoyens Serda, Poutingon, Laborie, etc. etc. et exerce depuis 9 ans à Castellane.

Frison (*Jean-Baptiste*), natif de Digne, âgé de 47 ans, reçu maître en chirurgie en l'année 1786, à Digne, département des Basses-Alpes, et exerce depuis 1786 à Digne.

Les signatures des professeurs qui ont reçu le citoyen Frison ne se trouvent point sur son extrait, mais l'authenticité de ses titres est garantie par le secrétaire-général de la préfecture, le cit. Barbier.

N. B. Le citoyen Frison a été nommé par le gouvernement inspecteur des eaux thermales de Digne.

Guillaume (*Jean-Pierre*), natif de Manosque, âgé de 52 ans, reçu chirurgien en l'année 1775, à Forcalquier, département des Basses-Alpes; ont signé sur ses lettres, les citoyens Viguier, lieutenant; Dantoine, doyen, etc.; et exerce depuis 27 ans à Manosque.

Guérin (*François-Mitre*), natif de Villelaure, âgé de 47 ans, reçu chirurgien en l'année 1781, à Aix, département des Bouches-du-Rhône; ont signé sur ses lettres, les cit. Poutier, lieutenant, et Faucachon, greffier; et exerce depuis 5 ans à Manosque.

Jugy (*Antoine*), natif d'Estoublon, âgé de 29 ans, reçu chirurgien en l'an 2, à Nice, départem. des Alpes-Maritimes; ont signé sur ses lettres, les citoyens Essautier, Bourgine, et Brugnière; et exerce depuis 4 ans à Estoublon.

Laurens (*Pierre*), natif de Barrême, âgé de 42 ans,

reçu chirurgien en 1781, à Castellane, département des Basses-Alpes; ont signé sur ses lettres, les citoyens Audoul, lieutenant; Audoul fils, greffier; et exerce depuis 21 ans à Saint-André.

ROUCHON (*Pierre Michel*), natif de Saint-Etienne-les-Organ, reçu profes. de chimie et de physique pour l'Ecole centr. des Basses-Alpes, le 11 ventôse an 5 de la rép., par les membres du jury d'instruction publ., les cit. Grassy, Thomas-Martin Recavi, et Trabut; et exerce la pharmacie et la chirurgie depuis 1786, à Forcalquier.

SAVORNIN (*Antoine*), natif de Seyne, âgé de 66 ans, reçu chirurgien en l'année 1758, à Digne, département des Basses Alpes; ont signé sur ses lettres, les citoyens Rochebrun, lieutenant; Chènerilles, médecin, etc; et exerce depuis 44 ans à Seyne.

Nota. Le citoyen Savornin a été nommé en 1787, associé correspondant de la société de Médecine de Paris, et est chirurgien de l'hospice civil de Seyne.

SAVY (*Jean-Joseph*), natif de Saint-Michel, âgé de 42 ans, breveté sous l'ancien régime chirurgien de la Marine, en l'année 1779; son brevet signé Louis, et contresigné Sartine, ministre de la Marine; et exerce depuis 20 ans à Saint-Michel, arrondissement de Forcalquier.

SAVY (*Pierre-Joseph*), natif de Saint-Michel, âgé de 67 ans, reçu chirurgien en 1773, à Forcalquier, département des Basses-Alpes; ont signé sur ses lettres, les cit. Vignier, lieutenant; Dantoine, doyen, etc.; et exerce depuis 35 ans à Saint-Michel.

SIMON (*Pierre-Jacques*), natif de Castellane, âgé de 35 ans, reçu chirurgien de la marine en l'année 1789, à Toulon, département des Basses-Alpes; ont signé sur son brevet, les citoyens Barbares, médecin en chef; Verguin, chirurgien en chef; et Auban, médecin et démonstrateur; et exerce depuis cinq ans à Castellane.

Nota. Pendant son activité de service sur mer, le citoyen Simon a été fait deux fois prisonnier, il est actuellement chirurgien de l'hospice civil de Castellane.

Pharmacien.

COURBON (*Joseph-Charles-François*), natif de Corbières, âgé de 30 ans, reçu pharmacien en l'année 1792, à Aix, département des Bouches-du-Rhône; ont signé sur ses lettres, les citoyens Goiran, docteur en médecine et rhéteur de l'Université; Léon et Thomasset, maîtres en pharmacie; et exerce depuis 9 ans à Sisteron.

DÉPARTEMENT DES HAUTES-ALPES.

Médecins.

CHABY (*Joseph-Antoine*), natif de Turin, âgé de 55 ans, reçu D. médec. en l'année 1768, à Turin en Piémont; ont signé sur ses lettres, l'archevêque de Turin, chancelier de l'Université, et Phelipon, secrétaire; et exerce depuis 17 ans à Briançon.

GUIBERT (*Jean-Jacques*), natif de Gréoux-les-Bains, âgé de 47 ans, reçu D. médecin en l'année 1777, à Montpellier, département de l'Hérault; a signé sur ses lettres, le cit. Imbert, chancelier; et exerce depuis 25 ans à Gap.

Nota. Le citoyen Guibert a été commissionné médecin des armées, le 21 ventôse de l'an 2, et depuis le premier germinal de l'an 5, il est professeur d'histoire naturelle à l'école centr. de la ville de Gap.

Chirurgiens.

ALBRAND (*François*), natif des Crotes, âgé de 36 ans, reçu chirurgien en l'année 1792, à Montpellier, département de l'Hérault; ont signé sur ses lettres, les cit. Poutingon, Laborie, Méjan et Courrege, et exerce depuis 10 ans à Baratier.

CHANCEL (*Jean-Louis*), natif de Briançon, âgé de 50 ans, reçu chirurgien en l'année 1769, à Briançon, département des Hautes-Alpes; ont signé sur ses lettres, les citoyens Bianquis, lieutenant; et Louis Mesfre, substitut du greffier; et exerce depuis 33 ans à Briançon.

CLER (*Pierre*), natif de Lens, département des Hautes-Alpes, reçu chirurgien en l'année 1786, à Gap, département des Hautes-Alpes; ont signé sur ses lettres, les cit. Giraud, lieutenant; Ardent, D. médec.; et Giraud, greffier; et exerce depuis 1786 à Serres.

FANTIN (*André*), natif du Château-Queyral, âgé de 48 ans, reçu chirurgien en l'année 1775, à Briançon, département des Hautes-Alpes; et exerce à Briançon.

Nota. Les signatures des professeurs qui ont reçu le cit. Fantin sont omises; mais l'authenticité de son titre est garantie par le sous-préfet. En 1787, il a été reçu docteur en médecine, et chirurgien-major de l'hôpital militaire de la même ville, dont il a rempli les fonctions jusqu'à ce jour.

FAURE (*Antoine*), natif de Saint-Chasfrey, âgé de 51 ans, reçu chirurgien en l'année 1775, à Briançon, département des Hautes-Alpes; ont signé sur ses lettres, les citoyens Jean-Louis Chautel. et Dumolard; et exerce depuis 27 ans à Briançon.

FAURE (*Pierre-François*), natif de Tallard, âgé de 49

ans, reçu chirurgien en l'année 1780, à Gap, département des Hautes-Alpes; ont signé sur ses lettres, les cit. Dhéralde, lieutenant; Giraud, prévôt; Jehan, greffier; et exerce depuis 22 ans à Tallard.

GRESSE (*Jean-Baptiste*), natif de Rozans, âgé de 46 ans, reçu chirurgien en l'année 1776, à Buix, département de la Drôme; ont signé sur ses lettres, les citoyens Brez, lieutenant; Plassard, doyen; et Bremont, secrétaire; et exerce depuis 26 ans à Rozans.

LACROIX (*Antoine-Jacques*), natif de Caveirac, âgé de 38 ans, reçu chirurgien en l'année 1785, à Gap, département des Hautes-Alpes; ont signé sur ses lettres, les cit. Giraud, lieutenant; Giraud cadet, greffier; et exerce depuis 1785 à Saint-Bonnet en Champsaur.

Nota. Le cit. Lacroix a été reçu maître-ès-arts à l'Université d'Orange en 1784.

LONG (*Claude*), natif de Briançon, âgé de 24 ans, reçu chirurgien en l'an 3, à Montpellier, département de l'Hérault; ont signé sur ses lettres, les cit. René, directeur, et Piron, secrétaire; et exerce depuis 6 ans à Monnetier.

MERLE (*François*), natif des Albertes, âgé de 34 ans, reçu chirurgien en l'an 2, à Briançon, département des Hautes-Alpes; ont signé sur ses lettres, les citoyens Fautin, Ferrus et Dumolard; et exerce depuis 8 ans à Briançon.

PEYTIEU (*Jean Joseph*), natif du Grand-Villard, âgé de 44 ans, reçu chirurgien en l'année 1787, à Briançon, département des Hautes-Alpes; ont signé sur ses lettres, les citoyens Jean-Louis Chancel, lieutenant, et Fautin; et exerce depuis 15 ans à Briançon.

PIEROU (*Jean-Claude*), natif de La Roche, âgé de 42 ans, reçu chirurgien en l'année 1787, à Montpellier, département de l'Hérault; ont signé sur son diplome, les citoyens Potingon, Laborie,

Alquié, etc. et exerce depuis 15 ans à Veynes.

PHILIPE (*Jean-Pierre*), natif de Bramons, âgé de 42 ans, reçu chirurgien en l'année 1784, à Briançon, département des Hautes-Alpes; ont signé sur ses lettres, les citoyens J. L. Chancel, lieutenant, et Sylvestre, etc. et exerce depuis 18 ans à Briançon.

Pharmaciens.

CHAPUZEL (*Antoine*), natif d'Embrun, âgé de 33 ans, reçu pharmacien, en l'année 1789, à Montpellier, département de l'Hérault; ont signé sur ses lettres, les citoyens René, doyen; Peyre; etc. et exerce depuis 5 ans, à Gap.

TURIN (*Antoine*), natif de Briançon, âgé de 36 ans, reçu pharmacien en l'an 3, à Briançon, département des Hautes-Alpes; ont signé sur ses lettres, les citoyens Fautin, Ferrus, Turin et Dumolard; et exerce depuis 7 ans à Briançon.

DÉPARTEMENT DES ALPES-MARITIMES.

Médecins.

DONADEN (*Antoine-Marie*), natif de Beuil, âgé de 28 ans, reçu D. médecin en l'an 7, à Turin, en Piémont; ont signé sur ses lettres, les citoyens Dana, Canaveri, Julio, et exerce depuis 3 ans à Beuil.

MILON (*Barthelemy*), natif d'Apremont, âgé de 36 ans, reçu D. médecin en l'année 1788 à Turin; ont signé sur sa patente, les citoyens Gallo, prieur du collège de médecine; et exerce depuis 4 ans à Nice et à Apremont.

Chirurgiens.

Isnard (*Antoine*), natif de Coursegoules, âgé de 40 ans, reçu chirurgien en l'année 1791, à Nice, département des Alpes maritimes; ont signé sur ses lettres, les cit. Orgeas et Montoliro; et exerce depuis 9 ans à Pujet Thenières.

Melon (*François*), natif de Monaco, âgé de 40 ans, reçu chirurgien-major en l'année 1790, pour la place de Monaco, département des Alpes-Maritimes; ont signé sur son brevet, Louis, La Tour-du-Pin, et Essautier, commissaire des guerres; et exerce depuis 4 ans dans la ville de Menton.

Nota. Le cit. Melon a été bréveté en l'an 5, par le directoire exécutif, chirurgien de première classe pour l'armée d'Italie.

Pharmacien.

Imberti (*Zacharie*), natif de Menton, âgé de 43 ans, reçu Pharmacien en l'année 1792, à Gênes; ont signé sur ses diplomes, les citoyens Jérôme Melegari, Comes, Palatinus; et exerce depuis 7 ans à Menton.

DÉPARTEMENT DE L'ARDÈCHE.

Médecins.

Embry (*Claude*), natif d'Aubenas, âgé de 45 ans, reçu D. médecin en l'année 1778, à Montpellier, département de l'Hérault; ont signé sur ses lettres, les citoyens Barthez, chancelier, et Vincent, secrétaire; et exerce depuis 21 ans à Aubenas.

Peirot (*Izaac-Etienne*), natif de Silhac, âgé de 37 ans, reçu D. médecin en l'année 1786, à Montpellier, département de l'Hérault; a signé sur ses lettres, le citoyen René, sous-doyen de l'Université; et exerce depuis 16 ans à Vernoux.

Chirurgiens.

BOUSCHET (*Jean-Joseph*), natif de l'Argentière, âgé de 48 ans, reçu chirurgien en l'année 1788, à Uzès, département du Gard; ont signé sur ses lettres, les cit. Phelip, lieutenant; et Pellin, greffier; et exerce depuis 30 ans dans la ville d'Aubenas, département de l'Ardèche.

Nota. Le cit. Bouschet a été reçu maître ès arts à l'Université d'Orange, le 11 février 1774; avant de se fixer définitivement à Aubenas, il avoit exercé plusieurs années à l'Argentière et à Barjac, département du Gard.

SOULLIERE (*Nicolas*), natif de Cuisery, âgé de 51 ans, reçu chirurgien en l'année 1786 à Nismes, département du Gard; ont signé sur ses lettres, les citoyens Mitier fils, D. M. Martin, lieutenant, etc. et exerce depuis 16 ans à Serrières.

DÉPARTEMENT DES ARDENNES.

Médecins.

HENNEQUIN (*Nicolas*), natif de Séraincourt, âgé de 46 ans, reçu D. médecin en l'année 1780, à Rheims, département de la Marne; ont signé sur ses lettres, les citoyens Raussin et Fillion; et exerce depuis 21 ans à Château-Porcien.

HENNEQUIN (*Jean-Baptiste-Sebastien*), natif de Wasigny, âgé de 32 ans, reçu médecin en l'an 7 à Paris, ont signé sur son diplome, les citoyens Dubois, président; Thouret, directeur; Sue, secrétaire; et exerce depuis 2 ans à Charleville.

Nota. Le citoyen Hennequin a été bréveté chirurgien de deuxième classe en l'an 3 par la commission des secours publics, et nommé le 26 ventôse an 5, chirurgien de première classe, par les inspecteurs-généraux du service de santé des armées.

Henry (*Timothée*) natif de Nancy, âgé de 34 ans, reçu D. Médecin en l'année 1786, à Nancy, département de la Meurthe; ont signé sur ses lettres, les citoyens Jadelot, Tournay et Nicolas; et exerce depuis 4 ans à Givet.

Hérouard (*Vincent-Joseph*), natif de Cambray, âgé de 55 ans, reçu D. médecin en l'année 1769, à Douay, département du Nord; ont signé sur ses lettres, les citoyens Delaunay, president; Melé, professeur; et exerce depuis 33 ans à Mézières.

Nota. Le citoyen Hérouard a été promu au grade de chirurgien prévôt en 1779.

Joly (*Antoine-François-Joseph*), natif de Givet, âgé de 33 ans, reçu D. médecin en l'an 2 à Douai, département du Nord, ont signé sur son diplome, les citoyens Millet et Desir, docteur et professeur; et exerce depuis 8 ans à Givet.

Juppin (*Pierre*), natif de Sevigny, âgé de 52 ans, reçu D. médecin en l'année 1787, à Rheims, département de la Marne; ont signé sur ses lettres, les cit. Caquet, doyen, et Navier; et exerce depuis 25 ans à Sévigny.

Nota. Le citoyen Juppin avait été précédemment reçu maître en chirurgie, 1°. à Sainte-Menehould, en 1777; 2°. à Laon, en 1784, 3°. à Rheims, en 178[illegible].

Lambinet (*Jean-Maurice*), natif de Mezières, âgé de 60 ans, reçu D. médecin en l'année 1784 à Nancy, département de la Moselle; ont signé sur ses lettres, les citoyens Tournay, Jadelot, Guillemin, etc. et exerce depuis dix-huit ans à Charleville.

Scohier (*Joseph*), natif d'Aubrives, âgé de 39 ans, reçu D. médecin en l'année 1786, à Douai, département du Nord; ont signé sur ses lettres, les citoyens Simon, Fiteur, etc. et exerce depuis 16 ans à Vireux-Walerand.

SEGOND (*François-Xavier-Jérôme*), natif d'Avrigney, âgé de 35 ans, reçu D. médecin en l'année 1791, à Besançon, département du Doubs, ont signé sur ses lettres, les cit. Rougnon, Francé et Tourtelle; et exerce depuis onze ans à Mézières.

Nota. Le citoyen Segond a été commissionné médecin pour les maladies épidémiques, dans l'étendue du département des Ardennes; il est membre de la Société d'Agriculture du même département, et médecin de l'Hôpital civil de Mézières.

VIRELLE (*Jean-Baptiste*), natif de Falmignoule, âgé de 37 ans, reçu D. médecin en l'année 1792, à Drêne en Autriche; ont signé sur ses lettres, MM. Gunzinden et Hoffmann, docteurs; et exerce depuis 9 ans à Givet.

Chirurgiens.

AMESTEIN (*Jean-Jacques*), natif de Zurich, âgé de 52 ans, reçu chirurgien en l'année 1775, à Sainte-Menehould, département de la Marne; ont signé sur ses lettres, les citoyens Miche, Delabanne, etc. docteurs; et exerce depuis 27 ans à Léchelle.

BERNARD (*Jacques*), natif de Mogue, âgé de 71 ans, reçu chirurgien en l'année 1756, à Louvain, département de la Dyle; ont signé sur ses lettres, les citoyens Dumont, Prévôt, Dechini, etc. et exerce depuis 40 ans au Chesne.

Nota. Le citoyen Bernard a de plus été reçu maître en chirurgie à Sedan en 1761, et à Rethel-Mazarin, en 1662.

BOSQUET (*Nicolas*), natif de Laneuville aux-Tourneurs, âgé de 75 ans, reçu chirurgien en l'année 1773, à Sainte-Menehould, département de la Marne; ont signé sur ses lettres, les citoyens Toublanc et Delabanne, docteurs; et exerce depuis 29 ans à Signy-le-Petit.

Boucher (*Antoine*), natif de Givet, âgé de 58 ans, reçu chirurgien en l'année 1757, à Vezel en Prusse; a signé sur ses lettres, le citoyen Desport, chirurgien en chef de l'armée d'Hanovre; et exerce depuis 30 ans à Revin.

Carlier (*Nicolas-Alexandre*), natif de Dailly, âgé de 34 ans, reçu chirurgien en l'an 3, à Louvain, département de la Dyle; a signé sur son diplome le citoyen J. J. Vonneck, docteur et professeur; et exerce depuis 8 ans à Couvin.

Carlier (*Paul-Alexandre*), natif de Marle, âgé de 62 ans, reçu chirurgien en l'année 1772, à Sainte-Menehould, département de la Marne; ont signé sur ses lettres, les citoyens Delabeaume, lieutenant, Buirette, etc. et Mouton, greffier; et exerce depuis 44 ans à S. Germain-Mont.

Champenois (*Jean-Baptiste*), natif de Chimay, âgé de 45 ans, reçu chirurgien en l'année 1777, à Liége, département de l'Ourthe; ont signé sur ses lettres, les citoyens Bacot, docteur; Bierfet, président; Beauvoix, préfet; et Baquel, greffier; et exerce depuis 19 ans à Reuwez.

Chapiotin (*Gabriel*), natif d'Orléans, âgé de 35 ans, reçu chirurgien de première classe en l'an 3 par le conseil de santé de Paris; et exerce depuis 1782 à Rethel.

Nota. Les signatures des membres du conseil de santé sont omises; mais l'authenticité de ce titre est garantie par le maire de Rethel. Le citoyen Chapiotin avoit précédemment été nommé chirurgien-major du premier bataillon du Loiret, depuis chirurgien en chef de l'hôpital de Rethel, et la Société d'agriculture du département des Ardennes, l'a admis au nombre de ses membres.

COLLIGNON (*Antoine-Félix*), natif de Brécy, âgé de 46 ans, reçu chirurgien en l'année 1778, à Sainte-Menehould, département de la Marne; ont signé sur ses lettres, les citoyens Labaume, Buirette, Chemery, etc. et exerce depuis 24 ans à Autry.

CORVISIÉ (*Quentin*), natif de Tourteron, âgé de 49 ans, reçu chirurgien en l'année 1778, à Sainte-Menehould, département de la Marne; ont signé sur ses lettres, les citoyens Delabaume, Chemery et Toublanc; et exerce depuis 24 ans à Barricourt.

CORVISY (*Jean*), natif de Chagny-le-Somont, âgé de 50 ans, reçu chirurgien en l'année 1782, à Rethel-Mazarin, département des Ardennes; ont signé sur ses lettres les citoyens Telinge, médecin; Féart, Dufour, Colombier; et exerce depuis 20 ans au Chesne.

COSTEL (*Jean-Joseph*), natif de Toulouse, âgé de 75 ans, reçu chirurgien en l'année 1756, à Mézières, département des Ardennes; ont signé sur ses lettres, les citoyens Leclerc, Denaud, Hubert et Miot; et exerce depuis 36 ans à Charleville.

CRIN (*Pierre-Joseph*), natif de Flaignes, âgé de 34 ans, reçu chirurgien en l'année 1790, à Rheims, département de la Marne; ont signé sur ses lettres, les citoyens Noël; Husson, secrétaire; et exerce depuis 12 ans à Flaignes.

DENIS (*Antoine Joseph*), natif de Signy-le-Petit, âgé de 60 ans, reçu chirurgien en l'année 1773, à Sainte-Menehould, départem. de la Marne, ont signé sur ses lettres, les citoyens Chemery et Debaume, docteurs; et exerce depuis 29 ans à Rumigny.

DUPLESSIS (*Jean-Baptiste*), natif de Lorient, âgé de 33 ans, brévété chirurgien major de la 23e. demi-brigade en l'année 1793 à Cassel, département du Nord; et exerce depuis 5 ans à Cerffontaine.

Nota. Le citoyen Duplessis a oublié de donner les noms des signataires de son brevet; mais son extrait est certifié et envoyé directement par le sous préfet de l'arrondissement de Rocroy.

Gerardin (*Jean - François*), natif de Murtin, âgé de 75 ans, reçu chirurgien en l'année 1747, à Mézières, département des Ardennes; ont signé sur ses lettres, les citoyens Penaud, Léglise, et Miot, greffier; et exerce depuis 55 ans à Reuwez.

Gillet (*Antoine*), natif de Beaureing, âgé de 71 ans, ancien chirurgien-major, ayant fait les guerres d'Hanovre; et exerce à Fumay.

Nota. Le citoyen Gillet a déclaré au maire de Fumay qu'il avoit perdu son brevet dans une retraite.

Girardin (*Nicolas*), natif de Reuwez, âgé de 48 ans, reçu chirurgien en l'année 1777, à Mézières, département des Ardennes, ont signé sur ses lettres, les citoyens Chemery et Toublanc, D. M.; et exerce depuis 25 ans à Rimogne.

Gouget (*Charles - Antoine*), âgé de 56 ans, reçu chirurgien en l'année 1772, à Rethel-Mazarin, département des Ardennes; ont signé sur ses lettres, le citoyen Séard, lieutenant; Dufour, secrétaire; et exerce depuis 1772, à Brieules-sur-Bar.

Henrionnet (*Pierre Charles*), natif de Soudron, âgé de 36 ans, reçu chirurgien en l'année 1789 à Nancy, département de la Meurthe; ont signé sur ses lettres, les citoyens Didelot, Antoine, médecins, Valentin, professeur, etc.; et exerce depuis 11 ans à Bourg.

Huet (*Jean - François*), natif de Givet, âgé de 65 ans, reçu chirurgien en l'année 1758 à Givet, département des Ardennes; et exerce depuis 44 ans à Givet.

Nota. Le citoyen Huet a omis les noms des personnes qui ont signé ses lettres; mais ses titres sont garantis par le sous-préfet de l'arrondissement de Rocroy, qui nous a lui-même adressé cet extrait.

JACQUET (*Louis*), natif de Bayonville, âgé de 60 ans, reçu chirurgien en l'année 1767, à Sedan, département des Ardennes; ont signé sur ses lettres, les citoyens Granger, Lafays, greffier; et exerce depuis 35 ans à Buzancy.

LANGE (*Jacques*), natif de Boulloy, âgé de 37 ans, reçu chirurgien en l'année 1785, à Mons, département de Jemmappes; ont signé sur ses lettres les citoyens Durieux et Chemery, D. M.; et exerce depuis 17 ans à Maubert-Fontaine.

LIMOGE (*Jean*), natif de Givry, âgé de 61 ans, reçu chirurgien en l'année 1762, à Rheims, département de la Marne; ont signé sur ses lettres, les citoyens Muzeaux, Caquet, Delarbre, Macquart, etc. et exerce depuis 40 ans à Amagne.

Nota. Le citoyen Limoge a été nommé, sous l'ancien gouvernement, démonstrateur pour les accouchemens, et étoit pensionné en cette qualité.

MABON (*Jean-Louis*), natif de Saint-Terme, âgé de 57 ans, reçu chirurgien en l'année 1784 à Rheims, département de la Marne; a signé sur ses lettres, le citoyen Caquet; et exerce depuis 26 ans à Asfeld.

MANTEAU (*Joseph*), natif de Saint-Germain-Mont, âgé de 64 ans, reçu chirurgien en l'année 1775, à Sainte-Menehould, département de la Marne; ont signé sur ses lettres, les citoyens Toublanc, D. médecin; Delabaume, lieutenant; Buirette, Chemery, et Mouton, greffier; et exerce depuis 42 ans à Saint-Germain-Mont.

PÉCOUX, natif de Sarre-Libre, âgé de 60 ans, reçu chirurgien en l'année 1779, à Sarre-Libre, département de la Moselle; et exerce depuis 1779 à Prèz.

Nota. Les noms des professeurs qui ont signé les lettres de maîtrise du citoyen

Pécoux sont omises; mais l'authenticité de son titre est garantie par le maire de Prèz.

ROBINET (*Jean-Marie*), natif de Remancourt, âgé de 66 ans, reçu chirurgien en l'année 1774, à Sainte-Menehould, département de la Marne; ont signé sur ses lettres, les citoyens Toublanc, Delabaume, Buirette, Chemery et Mouton; et exerce depuis 28 ans à Remancourt.

SASSET (*Jérôme*), natif d'Aspremont, reçu chirurgien en l'année 1769, à Sainte-Menehould, département de la Marne; ont signé sur ses lettres, les citoyens Delabeaume, lieutenant; Toublanc, D. médecin; et exerce depuis 33 ans à Aspremont.

VARROQUIER (*Louis-Nicolas*), natif de Varennes, âgé de 41 ans; reçu chirurg. en l'année 1786, à Sedan, département des Ardennes; ont signé sur ses lettres, les citoyens Desparos, lieutenant; Thomas, prévôt, etc.; et exerce depuis 15 ans à Charleville.

Nota. Le cit. Varroquier est suppléant, avec survivance, du chirurgien en chef de l'Hôtel-Dieu de Charleville.

Pharmaciens.

DEBRÉAUX (*Franç. Gilles*), natif de Givet, âgé de 41 ans, reçu pharmacien en l'an 6, à Namur, départ. de Sambre et Meuse; ont signé sur son diplome, les cit. Gillain, Briart et Blimont, pharmaciens examinateurs; et exerce depuis 4 ans à Givet.

FAGOT (*E. B.*), natif de Thuin, âgé de 45 ans, reçu pharmacien en l'année 1785, à Liége, département de l'Ourthe; ont signé sur ses lettres, les citoyens Depaix, président; Duchateau, secrétaire; et exerce depuis 17 ans à Couvin.

VAUTHIER (*Jacques*), natif de Moriamez, reçu pharmacien en l'année 1788, à Douai, département du Nord; ont signé sur ses lettres, les cit. Mellet, Terroge, Delaunay, prof. et docteurs; et exerce depuis 14 ans à Givet.

DÉPARTEMENT DE L'ARRIÈGE.

Médecins.

Belou (*François*), natif de Hauterive, âgé de 44 ans, reçu D. médec. en l'année 1781, à Montpellier, depart. de l'Hérault; a signé sur ses lettres, le citoyen Lamure, doyen; et exerce depuis 21 ans à Saint-Lizier.

Dauby (*Jean-Marc*), natif de Saint-Girons, âgé de 63 ans, reçu D. médecin en l'année 1770, à Montpellier, département de l'Hérault; ont signé sur ses lettres, le cit. Imbert, chancelier; et exerce depuis à Saint-Girons.

Nota. Le citoyen Dauby compte 31 ans de service comme médecin des armées.

Daudié (*Joseph*), natif d'Ambre, agé de 58 ans, reçu D. médecin en l'année 1780, à Montpellier, département de l'Hérault; ont signé sur ses lettres, les citoyens Chrétien, Montabré, Crespin, etc; et exerce depuis 9 ans à Ducarla-le-Peuple.

Duran (*Jean-Jacques*), natif de Saint-Girons, âgé de 45 ans, reçu D. médecin en l'année 1775, à Toulouse, département de la Haute-Garonne; ont signé sur ses lettres, les citoyens Defoye, chancelier; Dubernard, professeur; et Vaissière; et exerce depuis 18 ans à Saint-Girons.

Fau (*Gabriel*), natif de Lavelanet, âgé de 32 ans, reçu chirurgien de première classe à l'armée des Pyrénées-Orientales, après avoir subi des examens; ont signé sur sa commission, les cit. Benezet, Lagrésie, et Boizot, chirurgiens-majors de la même armée; et exerce à Lavelanet.

Nota. L'année où le cit. Fau a été pourvu de son grade est omise, le même citoyen avait été précédemment reçu chirurgien de 2e classe au collége de chirurgie de Montpellier en 1793, certifié véritable par le citoyen maire de Calvanet.

FROMENT (*Jean-Marie-Bernard*), natif de Seisses, âgé de 40 ans, reçu D. médecin en l'année 1787, à Toulouse, département de la Haute-Garonne; ont signé sur ses lettres, les citoyens Druilhe, prochancelier; Pérolle, professeur; et Vaissière, secrétaire; et exerce depuis 15 ans à Foix.

GALY-CHIPEU (*Jean*), natif de Massat, âgé de 44 ans, reçu D. Médecin en l'année 1779, à Toulouse, département de la Haute Garonne; ont signé sur ses lettres, les citoyens Cambon, chancelier; Dubernard, doyen; et Truilhe, secrétaire; et exerce depuis 15 ans à Foix.

HÉRISSON (*Jean-Paul*), natif de Mazères, âgé de 61 ans, reçu D. médecin en l'année 1765, à Montpellier, département de l'Hérault; ont signé sur ses lettres, les cit. Imbert, Haguemet, Barthès, etc.; et exerce depuis 30 ans à Mazères.

MONNÉREAU (*Louis-Hector*), natif de Lara-du-Montjoie, âgé de 22 ans, reçu médecin en l'an 9, à Montpellier, département de l'Hérault; ont signé sur son diplome, les citoyens René, Beaumes, Montabré, Vigarous, etc.

Nota. Le citoyen Monnéreau a déclaré n'avoir point encore choisi de lieu pour y exercer.

PAGÈS (*Jean*), natif de Seix, âgé de 41 ans, reçu D. médecin en l'année 1783, à Toulouse, département de la Haute-Garonne; ont signé sur ses lettres; les citoyens Defaye, chancelier; Caussonet, professeur; et Vaissière, secrétaire; et exerce depuis 13 ans à Seix.

PILHES (*François*), natif de Tarascon, âgé de 59 ans, reçu D. médecin en l'année 1763, à Montpellier, département de l'Hérault; a signé sur ses lettres, le cit. Imbert, chancelier; et exerce depuis 30 ans à Pamiers.

Nota. Le citoyen Pilhes a été professeur d'accouchemens, correspondant de plusieurs académies, et est encore aujourd'hui inspecteur des eaux minérales du département de l'Arriège.

Prom (*Joseph*), natif de Tremengons, âgé de 60 ans, reçu D. médecin en l'année 1773, à Montpellier, département de l'Hérault; ont signé sur ses lettres, les citoyens Barthez, chancelier; et Vincent, secrétaire; et exerce depuis 23 ans à Saint-Girons.

Saint-André (*Dominique*), natif de Tarascon, âgé de 60 ans, reçu D. médecin en l'année 1764, à Montpellier, département de l'Hérault; ont signé sur ses lettres, les cit. Imbert, Lamure, Aguenau, Sauvage, etc.; et exerce depuis 38 ans à Tarascon.

Subra (*Mathieu*), natif de Sentein, âgé de 48 ans, reçu D. médecin en l'année 1780, à Toulouse, département de la Haute-Garonne; ont signé sur ses lettres, les citoyens Ruffat, recteur; Dubernard, professeur; et Trecilhe, secrétaire; et exerce depuis 21 ans à Castillon.

Nota. Le citoyen Subra a traité avec succès, sous les auspices du Gouvernement, plusieurs épidémies; ces faits sont constatés par une lettre de M. de Lachapelle, ci-devant intendant d'Auch, par un extrait du jugement de la société de Médecine de Paris, en date du 30 janvier 1787, et signé Vicq-d'Azir, et par une lettre du président du comité de Salubrité de la construction navale.

Teulière (*Jean-Baptiste*), natif de Miglos, âgé de 49 ans, reçu D. médecin en l'année 1788, à Toulouse, département de la Haute-Garonne, ont signé sur ses lettres, les citoyens Drulhe, pro-chancelier; Dubor, professeur; et Vaissière, secrétaire; et exerce depuis 12 ans à Tarascon.

Chirurgiens.

ARISPURE (*Jean-Pierre*), natif de Rabat, âgé de 50 ans, reçu chirurgien en l'année 1775, à Montpellier, département de l'Hérault ; ont signé sur ses lettres, les citoyens Méjan, Vigarous, Baumelle, Laborie, etc. ; et exerce depuis 27 ans à Rabat.

BOULIÉ (*Jean-Baptiste*), natif d'Ax, âgé de 52 ans, reçu chirurgien en l'année 1781, à Pamiers, département de l'Arriège ; ont signé sur ses lettres, les cit. Doumene, lieutenant de M. Pichaut de la Martinière, et Castanet, greffier d'office ; et exerce depuis 21 ans à Ax.

CANAL (*Denis*), natif de Roquefixad. âgé de 66 ans, reçu chirurgien en l'année 1775 à Montpellier, département de l'Hérault ; ont signé sur ses lettres, les citoyens Rousset, lieutenant ; et exerce depuis 27 ans à Roquefixade.

Nota. Le citoyen Canal avait été commissionné chirurgien pour la ville de Mirepoix en 1760, par M. Pichaud de la tinière.

CARBONNE (*Jean-Baptiste*), natif de Saurat, âgé de 60 ans, reçu chirurgien en l'année 1766 à Pamiers, département de l'Arriège ; ont signé sur ses lettres, les citoyens Dubourg et Castanet ; et exerce depuis 36 ans à Saurat.

DUBUC (*Marc*), natif d'Orgibeth, âgé de 58 ans, reçu chirugien en l'année 1773, à Saint-Lizier, département de l'Arriège ; ont signé sur ses lettres, les citoyens Soum, lieutenant, Duclos, commissaire ; et exerce depuis 29 ans à Castillon.

FAUP (*Jean-François*), natif de Seix, âgé de 42 ans, reçu chirurgien en l'année 1787 à Rieux, département de la Haute-Garonne ; ont signé sur ses lettres, les cit. Carbonnier, lieutenant ; Lafaîlhe, greffier ; et exerce depuis 14 ans à Seix et à Lacourt.

GAILHARD (*J. L. Jos.*), natif de Châtillon, âgé de 64 ans, reçu chirurgien en l'année

1770, à Saint-Lizier, département de l'Arriège ; ont signé sur ses lettres, les cit. Soum, lieutenant, Gaby, greffier ; et exerce depuis 37 ans à Castillon.

GALY (*Pierre*), natif de Saurat, âgé de 38 ans, reçu chirurgien en l'an 7, à Montpellier, département de l'Hérault ; ont signé sur son diplome, les citoyens René, directeur, Piton, secrétaire ; et exerce depuis deux ans à Varilhes.

JOULET (*Jean*), natif de Varilhes, âgé de 50 ans, reçu chirurgien, en l'année 1784, à Pamiers, département de l'Arriège ; ont signé sur ses lettres, les citoyens Doumenc, lieutenant, et Baudon, greffier ; et exerce depuis 18 ans, à Varilhes.

LAMARQUE (*Jean*), natif de Castelneau-Durban, âgé de 41 ans, reçu chirurgien en l'année 1791, à Montpellier, département de l'Hérault ; ont signé sur ses lettres, les citoyens Laborie père et fils Mejean, Poutingon, etc. ; et exerce depuis 6 ans à Dumas-Dazil.

LAMARQUE (*Jean-Baptiste*), natif de Castelnau-Durban, âgé de 42 ans, reçu chirurgien en l'année 1791, à Montpellier, département de l'Hérault ; ont signé sur ses lettres, les citoyens Dupin, Verney, Serda, Seneaux, etc. ; et exerce depuis 6 ans à Castelnau-Durban.

RITOURET (*Germain*), natif de Saint-Ulary, âgé de 51 ans, reçu chirurgien en l'année 1781 à Fulizier, département de l'Arriège ; ont signé sur ses lettres, les citoyens Soum, lieutenant, Galey, greffier ; et exerce depuis 27 ans à Saint-Ulary, arrondissement de Castillon.

RITOURET (*Marc*), natif de Saint-Ulary, âgé de 48 ans, reçu chirurgien en l'année 1781 à Saint-Lizier, département de l'Arriège ; ont signé sur ses lettres, les citoyens Soum, lieutenant, Galey, greffier ;

et exerce depuis 20 ans à Castillon.

SENTEIN (*Pierre*), natif de Sentein, âgé de 34 ans, commissionné chirurgien de première classe des armées; ont signé sur sa commission les citoyens Lagresie, chirurgien en chef, Perrot, ordonnateur en chef; et exerce depuis 6 ans à Saint-Girons.

Nota. Le citoyen Sentein compte 5 ans de service comme aide-major de l'Hôpital-général de Toulouse, et 3 ans comme chirurgien de première classe dans les armées de la république.

SOUM (*Jean-Paul*), natif d'Oust, âgé de 55 ans, reçu chirurgien en l'année 1777, à Saint-Lizier, département de l'Arriège; ont signé sur ses lettres, les citoyens Soum, lieutenant, et Galey, greffier; et exerce depuis 24 ans à Oust.

TARRIOL (*Etienne*), natif de Saurat, âgé de 60 ans, reçu chirurgien en l'année 1782, à Pamiers, département de l'Arriège, ont signé sur ses lettres, les citoyens Doumenc et Castanet; et exerce depuis 28 ans, à Tarascon.

TOUSSAINT (*Antoine*), natif de Foix, reçu chirurgien en l'année 1792, à Montpellier, département de l'Hérault; ont signé sur ses lettres, les citoyens Bourquenod, Poutingon, Laborie, etc.; et exerce depuis 10 ans à Foix.

Nota. Le citoyen Toussaint est chirurgien-major de l'hospice militaire et civil de Foix.

Pharmacien.

PELOUZE (*Jean-Pierre*), natif de Foix, âgé de 46 ans, reçu pharmacien en l'année 1779, à Castelnaudary, département de l'Aude; ont signé sur ses lettres, les citoyens Larroque, médecin; Suffrons, Roux aîné et jeune, Mercier, apothicaires; et Combes, secrétaire; et exerce depuis 8 ans à Foix.

DÉPARTEMENT DE L'AUBE.

Médecins.

AUBERTIN (*François*), natif d'Is, âgé de 48 ans, reçu D. médecin en l'année 1786, à Besançon, département du Doubs; ont signé sur ses lettres, les citoyens G. Lange, Doyen, et Solicard, secrétaire; et exerce depuis 23 ans à Bar-sur-Aube.

FREGONNEAU (*Roch*), natif de Pargues, âgé de 43 ans, reçu D. médecin en l'année 1784, à Montpellier, département de l'Hérault; ont signé sur ses lettres, les citoyens René, vice-doyen; et Vincent, secrétaire; et exerce depuis 16 ans aux Riceys.

Chirurgiens.

AMYOT (*Jean-Baptiste*), natif de Bar-sur-Seine, âgé de 32 ans, reçu chirurgien en l'année 1789, à Saint-Lô, département de la Manche; ont signé sur ses lettres, les cit. Milot, Nolet, Camot, Buffont, etc.; et exerce depuis 6 ans à Bar-sur-Seine.

BERTRAND (*Bernard*), natif de Méry-sur-Seine, âgé de 34 ans, reçu chirurgien en l'année 1790, à Méry-sur-Seine, département de l'Aube; ont signé sur ses lettres, les cit. Bertrand, lieutenant; et Croala, greffier; et exerce depuis 11 ans à Méry-sur-Seine.

BLANCHARD (*Claude*), natif de Paris, âgé de 45 ans, reçu chirurgien en l'année 1786, à Sens, département de l'Yonne; ont signé sur ses lettres, les citoyens Aublet, lieutenant; et Salgues fils, greffier; et exerce depuis 16 ans à Musly.

BOUILLANCY (*Jean*), natif

de Brienon-sur-Armançon, âgé de 58 ans, reçu chirurgien en l'année 1769, à Sens, département de l'Yonne; ont signé sur ses lettres, les citoyens Dalmières, lieutenant; et Salgues, greffier; et exerce depuis 21 ans à Pont-sur-Seine.

BUISSOT (*Cécile-Edme-Julien*), natif de Courceaux, âgé de 40 ans, reçu chirurgien de la marine en l'année 1791, à la Rochelle, département de la Charente-Inférieure; ont signé sur ses lettres, les cit. Fleury, et Beauregard; et exerce depuis 4 ans à Nogent-sur-Seine.

CHÉREAU (*Louis*), natif de Montpon, âgé de 53 ans, reçu chirurgien en l'année 1782, à Sens, département de l'Yonne; ont signé sur ces lettres, les citoyens Dalmières, lieutenant; et Salguet, père et fils; et exerce depuis 20 ans aux Riceys.

DOREZ (*Edme*), natif de Villenauce, âgé de 68 ans, reçu chirurgien en l'année 1734, à Villenauce, département de l'Aube; ont signé sur ses lettres, les citoyens Claude Dorez père, lieutenant; Carré, prévôt; Camus, doyen; Bertrand, greffier; et exerce depuis 1763 à Villenauce.

Nota. Le citoyen Edme Dorez s'est de nouveau fait recevoir chirurgien à Sezanne pour le village de Courgiveaux, où il a exercé jusqu'en 1763, qu'il est retourné exercer dans son pays natal.

DUCROT (*Jean-Baptiste*), natif de Chassenay, âgé de 41 ans, reçu chirurgien-major en 1783 aux hôpitaux de la marine de Brest, département du Finistère; ont signé sur son brevet, les cit. Lapoterie, Billard, Duret, Guillot, intendant; et Saint-Perrugourel, commissaire ordonnateur; et exerce depuis 18 ans à Chervey.

GRUEST (*Jean-Baptiste*), natif des Riceys, âgé de 56 ans, reçu chirurgien en l'année 1785, à Sens, département de l'Yonne; ont signé sur ses lettres, les citoyens Aublet, lieutenant; et Salgues, fils, greffier; et exerce depuis 17 ans aux Riceys.

HAUMONTÉ (*Joseph*), natif de Bar-sur-Aube, âgé de 29 ans, reçu chirurgien en l'année 1792, à Troyes, département de l'Aube; ont signé sur ses lettres, les citoyens Bergerat, lieutenant; et Lebœuf, en l'absence du greffier; et exerce depuis 6 ans à Bar-sur-Aube.

HÉRARD (*Nicolas-Hélie*), natif de Gié-sur-Seine, âgé 63 ans, reçu chirurgien en l'année 1759, à Sens, département de l'Yonne; ont signé sur ses lettres, les cit. Dalmière, lieutenant; et Ducasse, greffier; et exerce depuis 42 ans aux Riceys.

HERBELOT (*Sylvain*), natif d'Auxon, âgé de 44 ans, reçu chirurgien en l'année 1779, à Saint-Florentin, département de l'Yonne; ont signé sur ses lettres, les cit. Bertrand, lieutenant; Niel, médecin, et autres; et exerce depuis 23 ans à Auxon.

JAMIN (*Jean-Barthélemy*), âgé de 52 ans, reçu chirurgien en l'année 1771, à Troyes, département de l'Aube; ont signé sur ses lettres, les cit. Simon, Bertrand, prévôt; Bouquot, doyen; Bergerat, lieutenant, et Picard, greffier; et exerce depuis 31 ans à Vallière.

LENFUMEY (*Magloire*), natif d'Auxon, âgé de 31 ans, reçu chirurgien en l'année 1790, à Saint-Florentin, département de l'Yonne, ont signé sur ses lettres, les cit. Niel, médecin; Bertrand, lieutenant; et Mourée, greffier; et exerce depuis 5 ans à Auxon.

MAIGNAN (*René-Joachim*), natif de Trainel, âgé de 47 ans, reçu chirurgien en l'année 1786, à Sens, département de l'Yonne; ont signé sur ses lettres, les cit. Aublet, lieutenant; et Salgues, greffier; et exerce depuis 2 ans à Nogent.

Marequordt (*Jean-Baptiste*), natif de Vertu, âgé de 41 ans, reçu chirurgien en l'année 1783, à Chaumont, département de la Haute-Marne : ont signé sur ses lettres, les citoyens Chaloin, lieutenant; et Mollot, greffier; et exerce depuis 7 ans à Briennes.

Marnat (*Gabriel*), natif de Hampigny, âgé de 38 ans, reçu chirurgien en l'année 1790, à Landau, département du Bas-Rhin, ont signé sur ses lettres, les cit. Jacques Huot, Nicolas Champin, Thourin et Massin; et exerce depuis un an à Bagneux.

Petit (*Marie-Hilaire*), natif d'Eclaron, âgé de 33 ans, reçu chirurgien en l'année 1789, à Chaumont, département de la Haute-Marne; ont signé sur ses lettres, les citoyens Chaloin, lieutenant; et Barotte, en l'absence du greffier; et exerce depuis 13 ans à Bar-sur-Aube.

Pissier (*Edme-Joseph*), natif de Ricey-Haut, âgé de 54 ans, reçu chirurgien en l'année 1769, à Troyes, département de l'Aube; ont signé sur ses lettres, les cit. Bergerat, lieutenant; Picard, greffier; Bouquot père; et exerce depuis 34 ans à Troyes.

Nota. Le citoyen Pissier a été nommé démonstrateur en l'art des accouchemens, par le ci-devant intendant de Champagne, le 10 octobre 1779, et nommé de nouveau par le cons. gén. du départ. de l'Aube, dans une de ses séances publiques, le 8 février an 2 de la république.

Reglen (*Nicolas-Edme*), natif des Riceys, âgé de 70 ans, reçu chirurgien en l'année 1751, à Sens, département de l'Yonne; ont signé sur ses lettres, les cit. Dalmière, lieutenant : et Ducasse, greffier; et exerce depuis 50 ans aux Riceys.

Pharmaciens.

GENTIL (*François-Edme*), natif de Troyes, âgé de 61 ans, reçu pharmacien en l'année 1768, à Troyes, département de l'Aube; ont signé sur ses lettres, les citoyens Thiesset, Jonnard et Collet, médecins; Sergent, et autres; et exerce depuis 42 ans à Troyes.

REGNOULD (*Joseph*), natif d'Orléans, âgé de 46 ans, reçu pharmacien en l'année 1784, à Orléans, département du Loiret; ont signé sur ses lettres, les citoyens Mounier, médecin du roi, Porel, syndic; Lagon, et autres; et exerce depuis 18 ans à Nogent-sur-Seine.

DÉPARTEMENT DE L'AUDE.

Médecins.

CAPTIER (*Grégoire-Gabriel*), âgé de 52 ans, reçu D. médecin en l'année 1766, à Montpellier, département de l'Hérault; ont signé sur ses lettres, les citoyens Barthez, chancelier et juge; et Vincent, secrétaire; et exerce depuis 25 ans à Desparaza.

MARTIN (*Guillaume*), natif de Narbonne, âgé de 27 ans, reçu D. médecin en l'an 2, à Montpellier, département de l'Hérault; ont signé sur ses lettres, le citoyen René, doyen; et exerce depuis 8 ans à Narbonne.

Nota. Le citoyen Martin est médecin des hospices civils de Narbonne.

PECH (*Jean*), natif de Narbonne, âgé de 62 ans, reçu D. médecin en l'année 1759, à Montpellier, département de l'Hérault; ont signé sur ses lettres, les citoyens Sauvage, professeur; Chicoineau, chancelier; et Vincent, secrétaire; et exerce depuis 43 ans à Narbonne.

Peyre (*Joseph*), natif de Limoux, âgé de 52 ans, reçu D. médecin en l'année 1774, à Toulouse, département de la Haute-Garonne; ont signé sur ses lettres, les citoyens Defayes, Aubans, Brion et autres; et exerce depuis 28 ans à Limoux.

Pourret (*Jean*), natif de Narbonne, âgé de 47 ans, reçu D. médecin en l'année 1776, à Montpellier, département de l'Hérault; ont signé sur son diplome, les citoyens Barthez, chancelier; et Vincent, secrétaire; et exerce depuis 26 ans à Sainte-Vallière.

Reboulh (*Jean-Rose*), natif de Carcassonne, âgé de 49 ans, reçu D. médecin en l'année 1776, à Montpellier, département de l'Hérault; a signé sur ses lettres, le cit. Barthez; et exerce depuis 25 ans à Carcassonne.

Riol (*Guillaume*), natif d'Espalion, âgé de 37 ans, reçu D. médec. en l'année 1791, à Toulouse, départemenr de la Haute-Garonne, ont signé sur ses lettres, les citoyens Prussut, Benet, Arazat et Roger, secrétaire; et exerce depuis 4 ans à Montréal.

Sabatier (*Paul*), natif de Montréal, âgé de 47 ans, reçu D. médecin en l'année 1777, à Montpellier, département de l'Hérault; ont signé sur ses lettres, les cit. Lmbert, chancelier, et Vincent, secrétaire; et exerce depuis 25 ans à Montréal.

Vignier (*Jean-Antoine-Benoit*), natif de la Grasse, âgé de 50 ans, reçu D. médecin en l'année 1774, à Montpellier, département de l'Hérault; ont signé sur ses lettres, les cit. Barthez, chancelier adjoint, et Vincent, secrétaire; et exerce depuis 28 ans à la Grasse.

Chirurgiens.

Chirurgiens.

Arnaud (*Jean*), natif de Montréal, âgé de 43 ans, reçu chirurgien en l'année 1788, à Carcassonne, département de l'Aude; ont signé sur ses lettres, les citoyens Vignier, lieutenant, et Blatgier, greffier; et exerce depuis 14 ans à Montréal.

Bastié (*Charles*), natif de Roques, âgé de 50 ans, reçu chirurgien en l'année 1780, à Carcassonne, département de l'Aude; ont signé sur ses lettres, les citoyens Vignier, lieutenant, et Laborde, secrétaire, et exerce depuis 22 ans à Montolieu.

Boistard (*Louis-André*), natif de Mézidon, âgé de 37 ans, reçu chirurgien de première classe par le conseil de santé de Paris; et exerce à Lésignan.

Nota. Les noms des memb. du cons. de santé qui ont dû signer la commis. du cit. Boistard sont omis, mais le maire et l'adjoint de Lézignan en garantissent l'authenticité. Le citoyen Boistard avoit été précédemment nommé chirurgien-major sur les vaisseaax de l'Etat; à l'armée des Pyrénées-Orientales en 1793, et envoyé de l'armée des Pyrénées-Orientales à Lésignan, en qualité de chirurgien en chef de l'hôpital militaire, titre qu'il a conservé jusqu'à la paix avec l'Espagne.

Cuguillère cadet (*Jean*), natif de Limoux, âgé de 52 ans, reçu chirurgien en l'année 1774, à Limoux, département de l'Aude; ont signé sur ses lettres, les citoyens Rives, Bernard Rousset, et Captier, et exerce depuis 28 ans à Limoux.

Délibéros (*Joseph*), natif de la Grasse, âgé de 44 ans, reçu chirurgien en l'année 1781, à Narbonne, département de l'Aude; ont signé sur ses lettres, les citoyens Cuffort aîné, et Calmelet; et exerce depuis 14 ans à Castelnaudari.

Dellong (*Jean-Baptiste*), natif de Bagés, âgé de 35 ans, reçu chirurgien en l'année 1793, à Montpellier, département de l'Hérault; ont signé sur ses lettres, les citoyens Verney et Courcels, Labourée et autres; et exerce depuis 10 ans à Saint-Nazaire.

Démarque (*Pierre*), natif de Cuxal, âgé de 38 ans, reçu chirurgien en l'année 1785, à Montpellier, département de l'Hérault; ont signé sur ses lettres, les citoyens Poutingon, Laborie pére, Vigaroux, etc.; et exerce depuis 1789 à Saint-Nazaire.

Falc (*Jean Pierre*), natif de Lésignan, âgé de 53 ans, reçu chirurgien en l'année 1770, à Narbonne, département de l'Aude; ont signé sur ses lettres, les cit. Piccarel, lieutenant; Alibert, doyen; Mibert, prévôt, etc.; et exerce depuis 32 ans à Lésignan.

Falc fils (*Jean-Pierre*), natif de Lésignan, âgé de 29 ans, reçu chirurgien en l'année 1792, à Montpellier, département de l'Hérault; ont signé sur ses lettres, les citoyens Laborie, Dupin, Senaux, Combes, etc.; et exerce depuis 4 ans à Narbonne.

Figeac (*Antoine*), natif de Coursan, âgé de 65 ans, reçu chirurgien en l'année 1766, à Narbonne, département de l'Aude; ont signé sur ses lettres, les cit. Gellabert, Piccarel, Patan et autres; et exerce depuis 36 ans à Sainte-Valiere.

Galinier (*Pierre*), natif de Caunet, âgé de 38 ans, reçu chirurgien en l'année 1786, à Montpellier, département de l'Hérault; ont signé sur ses lettres, les citoyens Vigaroux, Dupin, Laborie, Verney, etc.; et exerce depuis 10 ans à Peyriac.

Granier fils (*Michel*),

natif de la Bastide, âgé de 43 ans, reçu chirurgien en l'année 1782, à Montpellier, département de l'Hérault ; ont signé sur ses lettres, les citoyens Verney, Courrèche, Laborie père et autres ; et exerce depuis 19 ans à Mailhac.

GUILHAUMON père (*Pierre*), natif de Bize, âgé de 65 ans, reçu chirurgien en l'année 1759, à Narbonne, département de l'Aude ; ont signé sur ses lettres, les cit. Alibert, doyen, et Roqueyrol, greffier d'office ; et exerce depuis 1759, à Bize.

GUIRAUD (*Martin*), natif de Limoux, âgé de 41 ans, reçu chirurgien en l'année 1786, à Montpellier, département de l'Hérault ; ont signé sur ses lettres, les cit. Vernez, Mejean, Vigaroux et autres ; et exerce depuis 16 ans à Limoux.

MOLINIER (*Antoine*), natif de Verdun, âgé de 54 ans, reçu maître en chirurgie en l'année 1781, à Castelnaudari, département de l'Aude ; ont signé sur ses lettres, les citoyens Deponton, lieutenant, et Pujo, secrétaire ; et exerce depuis 23 ans à Castelnaudari.

PALAISSY (*Jacques*), natif de Cuxac, âgé de 55 ans, reçu chirurgien en l'année 1760, à Montpellier, département de l'Hérault ; ont signé sur ses lettres, les citoyens Lamure, doyen ; Laborie, Goulard, etc. ; et exerce depuis 31 ans à Cuxac.

PEYTAVY (*René*), natif de Faujeaux, âgé de 52 ans, reçu chirurgien en l'année 1788, à Carcassonne, département de l'Aude ; ont signé sur ses lettres, les citoyens Bertrand, Vignier, lieutenant du premier chirurgien ; Duroi, et Labarde, greffier ; et exerce depuis 30 ans à Faujeaux.

PONS (*François*), natif de Cailhau, âgé de 49 ans, reçu chirurgien en l'année 776, à Limoux, département de l'Aude ; ont signé sur ses lettres les citoyens Rousset, Bonnet, Vives, Aiguilleres; et exerce depuis 26 ans à Cailhau.

Rougés (*Pierre-Martin*), natif de Bonac, âgé de 38 ans, reçu chirurgien en l'année 1789, à Toulouse, département de la Haute-Garonne; ont signé sur ses lettres, les citoyens Cazabon, Vissar, Rose, etc; et exerce depuis 13 ans à Saint-Mariel.

Saignes (*Antoine*), natif de Carlipa, âgé de 33 ans, reçu chirurgien en l'année 1793, à Montpellier, département de l'Hérault; ont signé sur ses lettres, les citoyens Vernay, Courech, Dupin, Combes, etc.; et exerce depuis 5 ans à Villepinte.

Sernin (*Dominique*), natif de Saint-Léonard, âgé de 57 ans, reçu chirurgien en l'année 1771, à Narbonne, département de l'Aude; et exerce depuis 22 ans à Narbonne.

Nota. Les noms des signataires des lettres du cit. Sernin sont omis, mais l'authenticité de ses titres est garantie par les maire et adjoints de la commune de Narbonne. Le citoyen Sernin a été chirurgien-major des hospices civils et militaires de cette ville; il était en outre correspondant de l'Académie de Chirurgie de Paris.

Tallavignes (*Jean-Ant.*), natif de Trausse, âgé de 44 ans, reçu chirurgien en l'année 1783, à Carcassonne, département de l'Aude; ont signé sur ses lettres, les citoyens Vignier et Laborde; et exerce depuis 17 ans à Trausse.

Trey (*Pierre*), natif d'Avignonet, âgé de 66 ans, reçu chirurgien en l'année 1766, à Castelnaudary, département de l'Aude; ont signé sur ses lettres, les citoyens Sarlan, Vidal, Bels et Layasse; et exerce depuis 36 ans à Saint-Michel de Lanés.

Vabre (*Joseph*), natif de Louzac, âgé de 39 ans, reçu

chirurgien en l'année 1787, à Carcassonne, département de l'Aude; ont signé sur ses lettres, les citoyens Vignier, Cros, Moulins, etc, et exerce depuis 13 ans à Peyriac.

Pharmaciens.

FABRE (*Guillaume*) natif de Carcassonne, âgé de 38 ans, reçu pharmacien en l'année 1788, à Narbonne, département de l'Aude; et exerce depuis 14 ans à Narbonne.

Nota. Les noms des signataires des lettres du cit. Fabre sont omis, mais l'authenticité de ses titres est garantie par le maire et les adjoints de la commune de Narbonne.

MOSSEL (*Olivier*), natif de la Grasse, âgé de 64 ans, reçu pharmacien en l'année 1757, à Montpellier, département de l'Hérault; ont signé sur ses lettres les citoyens Haguenot, Peyre, Roux, syndic, et autres; et exerce depuis 45 ans à la Grasse.

DÉPARTEMENT DE L'AVEYRON.

Médecins.

AFFRE (*Jean-Louis*), natif de Saint-Rome de Tarn, âgé de 34 ans, reçu D. médecin en l'année 1788, à Montpellier, département de l'Hérault; ont signé sur ses lettres, les citoyens René, doyen, et Vincent, secrétaire; et exerce depuis 14 ans à Saint-Rome de Tarn.

ANCESSY (*Jean-Pierre*), natif de Saint-Affrique, âgé de 24 ans, reçu médecin en l'an 8, à Montpellier, département de l'Hérault; ont signé sur son diplome, les citoyens Montabré, Séneaux, Vireuque, Dumas, Pontingon, etc.; et exerce depuis un an à Saint-Affrique.

Aurejac (*Pierre*), natif de Pinet, âgé de 40 ans, reçu D. médecin en l'année 1785, à Montpellier, département de l'Hérault; a signé sur ses lettres, le citoyen René, pour le doyen; et exerce depuis 14 ans à Broquiet.

Bernardon (*Louis-Eloi*), natif de Saint-Izaire, âgé de 26 ans, reçu médecin en l'an 7, à Montpellier, département de l'Hérault; ont signé sur son diplome, les citoyens René, directeur; Gouan, Fouquet, Petiot, Montabré, etc.; et exerce depuis 3 ans à Saint-Izaire.

Bessoles (*Honoré-Félix*), natif de Lavabre, âgé de 30 ans, reçu médecin et chirurgien en l'an 5, à Paris; ont signé sur son diplome, les cit. Pinel, Chaussié, Corvisar, Déyeux, Lassus, Boyer et Sabatier; et exerce depuis 2 ans à Requista.

Nota. Le citoyen Bessoles a été promu en l'an 5 au grade de chirurgien-major près l'armée d'Italie, et a servi trois ans en cette qualité.

Bonnefoux (*Léonard-Victor-Yves*), natif d'Arvieu, âgé de 36 ans, reçu D. médecin en l'année 1787, à Montpellier, département de l'Hérault; ont signé sur ses lettres, les cit. René, doyen; Vincent, secrétaire; et exerce depuis 15 ans à Arvieu.

Bonnet (*Jean-Etienne*), natif de Laissac, âgé de 39 ans, reçu D. médec. en l'année 1783, à Montpellier, département de l'Hérault; ont signé sur ses lettres, les citoyens Delamure, René, Gouan, etc.; et exerce depuis 16 ans à Gailhac.

Borniol-Fonbonne (*Jean-Baptiste*), natif de Fonbonne, âgé de 65 ans, reçu D. médecin en l'année 1778, à Montpellier, département de l'Hérault; ont signé sur ses lettres, les cit. Barthez, Delamure, Leroy, René, Gouan, etc.; et exerce depuis 24 ans à Salmiech.

Brengues (*Clément-Victor*), natif de Saint-Rome de Tarn, âgé de 32 ans, reçu médecin en l'année 1793, à Montpellier, département de l'Hérault; ont signé sur son diplome, les citoyens René, doyen, et Gouan, sous-doyen; et exerce depuis 9 ans à Saint-Rome de Tarn.

Broussy (*Julien*), natif de Vimenet, âgé de 40 ans, reçu D. médecin en l'année 1790, à Montpellier, département de l'Hérault; ont signé sur ses lettres, les citoyens Barthez, René, doyen; et exerce depuis 12 ans à Vimenet.

Carrière (*Pierre-Jean*), natif de la Selve, âgé de 40 ans, reçu médecin, en l'an 7, à Montpellier, département de l'Hérault; ont signé sur son diplome, les citoyens René, directeur; Gouan, Méjan, Poutingon, etc.; Vincent et Piron, secrétaires; et exerce depuis 3 ans, à la Selve.

Caucanas (*Paul*), natif de Saint-Hippolyte, âgé de 41 ans, reçu D. médecin, en l'année 1780, à Montpellier, département de l'Hérault; ont signé sur ses lettres, les cit. Barthez, Broussonnet, Gouan, Sabatier, Vigarous, etc.; et exerce depuis 19 ans à Saint-Jean-Dubruel.

Espinasse (*L. S.*), natif de Plaisance, âgé de 27 ans, reçu Médecin en l'an 7, à Montpellier, département de l'Hérault; ont signé sur ses lettres, les citoyens René, Fouquet, Petiot, Chaptal, Dumas, etc.; et exerce depuis 3 ans à Plaisance.

Flaugergues (*Pierre*), natif de Conques, âgé de 56 ans, reçu D. médecin en l'année 1766, à Montpellier, département de l'Hérault; ont signé sur ses lettres; les cit. Imbert, chancelier; Vincent, secrétaire; et exerce depuis 36 ans à Rhodez.

Fontange-Lacam (*Ant.*), natif du Mur-de-Barrès, âgé de 35 ans, reçu D. médecin en l'année 1790, à Montpellier, département de l'Hérault ; ont signé sur ses lettres les citoyens René, doyen; Vincent, secrétaire; et exerce depuis 12 ans au Mur-de-Barrès.

Nota. Le citoyen Fontange a été commissionné médecin près l'armée des Pyrénées, le 29 septembre 1792, par Pache, ministre de la guerre, et n'a quitté le service qu'à la paix.

FRAICINHES (*Jean-Joseph*), natif du Fau, âgé de 52 ans, reçu D. médecin en l'année 1775, à Montpellier, département de l'Hérault, ont signé sur ses lettres les citoyens Barthez, chancelier et juge; Vincent, secrétaire; et exerce depuis 25 ans à Salles-Curan.

FRAYSSINOUX (*Amable*), natif de Cuiserex, âgé de 28 ans, reçu médecin en l'an 7, à Montpellier, département de l'Hérault; ont signé sur son diplome, les citoyens Dumas, René, et Piron, secrétaire; et exerce depuis ce tems à Bozoul.

GALTIER (*Jean Antoine*), natif de Lavabré, âgé de 60 ans, reçu D. médecin en l'année 1738, à Toulouse, département de la Haute-Garonne ; ont signé sur ses lettres, les citoyens Gouasé, recteur de l'Université; Boyer, secrétaire; et exerce depuis 14 ans, à Lavabré.

GENIÈS (*Charles*), natif de Mezerac, âgé de 62 ans, reçu D. médecin en l'année 1765, à Montpellier, département de l'Hérault; ont signé sur ses lettres, les citoyens Imbert, chancelier, et Vincent, secrétaire; et exerce depuis 36 ans à Rodez.

LAFORET (*Henri*), natif de la Cavalerie, âgé de 39 ans, reçu D. médecin en l'année 1791, à Montpellier, département de l'Hérault; ont signé sur ses lettres, les citoyens René, doyen, et Vincent, secrétaire; et exerce depuis 11 ans à Sainte-Eulalie du Larzac.

LALO (*Hugues-Valeri*), natif de Pons, âgé de 28 ans,

reçu médecin en l'an 9, à Montpellier, département de l'Hérault; ont signé sur son diplome, les cit. René, directeur; Vireuque, Dumas, Lafabrie, etc.; Vincent et Piron, secrétaires; et exerce depuis près d'un an à Pons.

LAVAISSE (*Marc-Ant.*), natif du Mur-de-Barrès, âgé de 32 ans, reçu médecin en l'an 2, à Montpellier, département de l'Hérault; ont signé sur son diplome, les citoyens René, doyen; Piron, secrétaire; et exerce depuis 7 ans au Mur-de-Barrès.

Nota. Le citoyen Lavaisse a été commissionné médecin près l'armée des Pyrénées-Orientales, le 17 fructidor an 2, et a servi en cette qualité jusqu'à la conclusion de la paix avec l'Espagne.

LIVINHAC (*Antoine*), natif de Vimenet, âgé de 58 ans, reçu D. médecin en l'année 1780, à Orange, département de Vaucluse; ont signé sur ses lettres les citoyens Rouvière, Nard, Augier, Vitalis, professeurs, etc.; Abrigeon, secrétaire; et exerce depuis 22 ans, à Vimenet.

PHARAMOND (*Pierre*), natif du Viala du Tarn, âgé de 43 ans, reçu D. médec. en l'année 1777, à Montpellier, département de l'Hérault; ont signé sur ses lettres, les citoyens Imbert, chancelier, et Vincent, secrétaire; et exerce depuis 6 ans au Viala du Tarn.

Nota. Le cit. Pharamond a exercé en Amérique pendant 17 ans.

PONS (*Amans-César*), natif de Thérondel, âgé de 29 ans, reçu médecin, en l'an 7, à Montpellier, département de l'Hérault, ont signé sur son diplome, les citoyens René, directeur, Dumas, Poutingon, Seneaux, professeurs, etc.; Vincent et Piron, secrétaires; et exerce depuis 2 ans à Thérondels.

RICHARD (*George*), natif de Rhodez, âgé de 47 ans, reçu D. médecin, en l'année

1784, à Montpellier, département de l'Hérault; ont signé sur ses lettres, les cit. René, sous-doyen, et Vincent, secrétaire; et exerce depuis 18 ans à Rodez.

Nota. Le cit. Richard a de plus été reçu pharm en 1787, à Rodez, ainsi qu'il conste de ses lettres signées, Colomb, médecin; Herroux, Cuc et Azemar cadet, pharmaciens.

ROGERY (*Simon*), natif de Saint-Geniez, âgé de 28 ans, reçu médecin en l'an 7, à Montpellier, département de l'Hérault; ont signé sur ses lettres, les citoyens René, directeur; Gouan, Fouquet, Petiot, Montabré, etc, professeurs; et exerce depuis 3 ans à Saint-Geniez.

ROZIER (*Laurent-Franç.*), natif de Rodez, âgé de 27 ans, reçu Médecin en l'an 6, à Montpellier, département de l'Hérault; ont signé sur son diplome, les citoyens René, directeur; Dumas, Berthe, Lafabrie, Broussonnet, etc.; professeurs; Vincent et Piron, secrétaires; et exerce depuis 3 ans à Rodez.

TISSANDIER (*Antoine*), natif de Rodez, âgé de 45 ans, reçu D. médecin en l'année 1783, à Montpellier, département de l'Hérault; ont signé sur ses lettres, les cit. René, sous-doyen; Vincent, secrétaire; et exerce depuis 19 ans à Rodez.

Chirurgiens.

AMIEL (*Jean-Pierre*), natif de Rodez, âgé de 31 ans, reçu chirurgien en l'année 1790, à Montpellier, département de l'Hérault; ont signé sur ses lettres, les citoyens Poutingon, lieutenant; Beauméle, prévôt; Rouvière, Méjan, Laborie père et fils, etc. professeurs; et exerce depuis 11 ans à Rodez.

Nota. Le citoyen Amiel a été nommé le 6 brumaire an 10 au concours, professeur de l'école d'Accouchement établie à Rodez, par le jury d'instructruction du département de l'Aveyron.

Ancessy (*Guill. Jean*), natif du Pont-de-Camarès, âgé de 56 ans, reçu chirurgien en l'année 1769, à Villefranche, département de l'Aveyron; ont signé sur ses lettres les cit. Fraissé, medecin; Delpech, lieutenant; Linières, prévôt; Delpech, doyen; Ytié, etc.; et exerce depuis 33 ans à S. Félix de Sorgue.

Bellocq (*Arnaud*), natif de Bagnères, âgé de 45 ans, reçu chirurgien en l'année 1792, à Paris; ont signé sur ses lettres, les cit. Lauverjat, Sue, Lassus, Pelletan, etc. professeurs; et exerce depuis 9 ans à Comps la Grand-Ville.

Bernardon (*André*), natif de Peirefiche, âgé de 65 ans, reçu chirurgien en l'année 1770, à Villefranche de Rouergue, département de l'Aveyron; ont signé sur ses lettres, les citoyens Delpech, lieutenant; Delpech, greffier; et exerce depuis 32 ans à S. Isaire.

Bonhomme (*Antoine*), natif de Villefranche, âgé de 51 ans, reçu chirurgien en l'année 1773, à Villefranche, département de l'Aveyron; ont signé sur ses lettres, les cit. Delpech, lieutenant; Linières, greffier; et exerce depuis 29 ans à Villefranche.

Nota. Le citoyen Bonhomme est chirurgien-major de l'hospice civil de Villefranche, et associé correspondant de la Société médicale d'Emulation de Paris.

Bonnet (*François*), natif de Laissac, âgé de 70 ans, reçu chirurgien en l'année 1752, à Rodez, département de l'Aveyron; ont signé sur ses lettres, les citoyens Noé, Vidal, Reymont, Vireuque, etc.; et exerce depuis 50 ans à Laissac.

Bourguet (*Guillaume*), natif d'Espalion, âgé de 40 ans, reçu chirurgien en l'année 1788, à Rodez, département de l'Aveyron; ont signé sur ses lettres, les citoyens Geniés, médecin; Maisonnabe, et Noé, chirurgiens; et exerce depuis 14 ans à Rodez.

BRALEY (*Alexis*), natif de Cambon de Rodelle, âgé de 56 ans, reçu chirurgien en l'année 1769, à Montpellier, département de l'Hérault; ont signé sur ses lettres, les cit. Galabert, Sarda, Sarrau, Poutingon, etc.; et exerce depuis 33 ans à Rodelle.

DELAURE (*Antoine*), natif de la Selve, âgé de 47 ans, reçu chirurgien en l'année 1787, à Montpellier, département de l'Hérault; ont signé sur ses lettres, les cit. Poutingon, Laborie, Vigaroux, Serre, etc.; et exerce depuis 15 ans à la Selve.

DURAND (*Jean-Alexand.*), natif de S. George de Luzençon, âgé de 69 ans, reçu chirurgien en l'année 1758, à Villefranche de Rouergue, département de l'Aveyron; ont signé sur ses lettres, les citoyens Delpech, lieutenant; Rollandes, médecin; Ferran, interrogateur; Linières, greffier; et exerce depuis 44 ans à S. George de Luzençon.

DURAND fils (*Alexandre*), natif de S. George de Luzençon, âgé de 33 ans, reçu chirurgien en l'année 1785, à Villefranche de Rouergue, département de l'Aveyron; ont signé sur ses lettres les citoyens Delpech, lieutenant; Linières; Cormejauls, greffier; et exerce depuis 17 ans Saint-George-de Luzençon.

DURANTIS (*Paul*), natif de Saint-Jean-du-Bruël, âgé de 35 ans, reçu chirurgien en l'année 1786, à Montpellier, département de l'Hérault; ont signé sur ses lettres les citoyens Sareau, Laborie, Poutingon, etc.; et exerce depuis 16 ans à Saint-Jean du Bruël.

ROCOPLO (*Cirice*), natif de Campagnac, âgé de 36 ans, reçu chirurgien en l'année 1789, à Rodez, département de l'Aveyron; ont signé sur ses lettres, les citoyens Maysonnabe, Geniez et Bourguet; et exerce depuis 13 ans à Palmas.

VIALA (*Jacques*), natif de Sainte-Rome de Tarn, âgé de 48 ans, reçu chirurgien en l'année 1775, à Villefranche de Rouergue, département de l'Aveyron; ont signé sur ses lettres, les citoyens Delpech, lieutenant; Linières, prévôt; Delpech, doyen, etc.; et exerce depuis 27 ans à Sainte-Rome de Tarn.

VIGUIER (*Joseph*), natif de Pons, âgé de 38 ans, reçu chirurgien en l'année 1789, à Villefranche, département de l'Aveyron; ont signé sur ses lettres, les citoyens Latapie et Granier; et exerce depuis 13 ans à Pons.

Pharmaciens.

AZEMAR cadet (*Joseph*), natif de Rodez, âgé de 41 ans, reçu pharmacien en l'année 1786, à Rodez, département de l'Aveyron; ont signé sur ses lettres, les citoyens Colomb, médecin; Lerroux, Cuc et Veruhes, pharmaciens; et exerce depuis 16 ans à Rodez.

CUC (*François*), natif de Rodez, âgé de 75 ans, reçu pharmacien en l'année 1757, à Rodez, département de l'Aveyron; ont signé sur ses lettres, les citoyens Colomb, médecin; Lerroux, Garrigous, et Chauchard, pharmaciens; et exerce depuis 45 ans à Rodez.

DÉPARTEMENT DES BOUCHES-DU-RHONE.

Médecins.

ACHARD (*Claude-Franç.*), natif de Marseille, âgé de 50 ans, reçu D. médecin en l'année 1772, à Avignon, département de Vaucluse; ont signé sur ses lettres, les citoyens Calvet, 1er. professeur; Joubert, chancelier; Tessier; Chambard, secrétaire; et exerce depuis 27 ans à Marseille.

Nota. Le citoyen Achard a été aggrégé en 1775 au collége des médecins de Marseille, est bibliothécaire et conservateur du Musée, et membre de la Société de Médecine de la même ville.

ASTOUD (*Louis-Barnabé*), natif de Crillon, âgé de 44 ans, reçu D. médec. en l'année 1784, à Montpellier, département de l'Hérault; ont signé sur ses lettres, les citoyens René, doyen; Vincent, secrétaire; et exerce depuis 17 ans à Arles.

AULAGNIER (*Alexis-François*), natif de Grasse, âgé de 35 ans, reçu D. médecin en l'année 1789, à Montpellier, département de l'Hérault; ont signé sur ses lettres, les cit. René, doyen; Vincent, secrétaire; et exerce depuis 11 ans à Marseille.

Nota. Le citoyen Aulagnier a été nommé en l'an 2 médecin des hôpitaux militaires, et est membre de la Société de Médecine de Marseille.

BOUGE (*Jean-Baptiste-Nicolas*), natif de Marseille, reçu D. médecin à Montpellier, département de l'Hérault; ont signé sur ses lettres, les citoyens Imbert, chancelier; Fizes, Sauvage, etc.; et exerce à Marseille.

Nota. Le citoyen Bouge a servi plusieurs années en qualité de médecin de l'armée de Corse, a été aggrégé au collége des médecins de Marseille, et est médecin en second de l'hospice civil, médecin en chef du Lazaret, et membre de la Société de Médecine de la même ville.

BRET (*Louis*), natif de Arles, âgé de 54 ans, reçu D. médecin en l'année 1767, à Montpellier, département de l'Hérault; ont signé sur ses lettres, les citoyens Imbert, chancelier; Vincent, secrétaire; et exerce depuis 19 ans à Arles.

Nota. Le citoyen Bret a été nommé en 1783 associé correspondant de la Société de Médecine de Paris, et en l'an 9 associé de l'Institut de Santé de Nîmes.

CHARRIER (*Pierre*), natif de Chaudesaignes, reçu D. médecin en l'année 1792, à Montpellier, département de l'Hérault; ont signé sur ses lettres, les citoyens René, doyen; Gouan, Broussonnet, Brun, Fouquet, Baumes, etc.; et exerce depuis 4 ans, à Arles.

DÉMOLLINS (*Claude-François*), natif de Marseille, âgé de 36 ans, reçu D. médecin en l'année 1787, à Montpellier, département de l'Hérault; ont signé sur ses lettres, les citoyens René, doyen; Vincent, secrétaire; et exerce depuis 12 ans à Marseille.

Nota. Le citoyen Demollins a été aggrégé au collège des médecins de Marseille, en 1790, et est memb. de la société de médecine de la même ville.

ESTIENNE (*Joseph-Felix-Severin*), natif d'Auriol, âgé de 48 ans, reçu D. médecin en l'année 1777 à Montpellier, département de l'Hérault; ont signé sur ses lettres, les citoyens Imbert, chancelier; Vincent, secrétaire; et exerce depuis 25 ans à Auriol.

GRASSOT (*Louis*), natif de Moulins, âgé de 53 ans, reçu D. médecin en l'année 1784, à Montpellier, département de l'Hérault; ont signé sur ses lettres, les citoyens Farjou, Péquiot, Fouquet,

Lamur, etc.; et exerce depuis 10 ans à Marseille.

JOYEUSE (*Abraham Moïse*), natif de Montagnac, âgé de 67 ans, reçu D. médecin en l'année 1753, à Montpellier, département de l'Hérault; ont signé sur ses lettres, les citoyens Magnol, Fizes, Serane et Sauvage, et exerce depuis 49 ans à Marseille.

Nota. Le citoyen Joyeuse est membre de la Société de médecine de Marseille, et depuis 1753 premier médecin de la marine.

LABRIC (*Pierre-Louis-Alexandre*), natif de Milan, âgé de 34 ans, reçu D. médecin en l'année 1789, à Montpellier, département de l'Hérault; ont signé sur ses lettres, les citoyens René, doyen; Vincent, secrétaire; et exerce depuis 11 ans, à Marseille.

Nota. Le citoyen Labric est membre de la Société de médecine de Marseille.

LAUDUN (*Jean*), natif de Tarascon, âgé de 41 ans, reçu D. médecin, en l'année 1780, à Montpellier, département de l'Hérault; ont signé sur ses lettres, les citoyens Barthez, chancelier; Vincent, secrétaire; et exerce depuis 15 ans à Arles.

Nota. Le citoyen Laudun a été correspondant de la Société de médecine de Paris, est associé de l'Institut de santé et de salubrité du département du Gard, et du Lycée du département de Vaucluse.

MARTIN (*Gabriel*), natif de Saint-Remy, âgé de 56 ans, reçu D. Médecin en l'année 1779, à Montpellier, département de l'Hérault; ont signé sur ses lettres les citoyens Barthèz, chancelier; Lamure, René, Vigaroux, etc. Vincent, secrétaire; et exerce depuis 22 ans à Saint-Remis.

MOULLARD (*François*), natif de Marseille, âgé de 87 ans, reçu D. médecin en l'année 1735, à Montpellier, département de l'Hérault; ont signé

gné sur ses lettres, les citoyens Chicoineau, chancelier; Fizes, et Sauvage; et exerce depuis 64 ans à Marseille.

Nota. Le citoyen Moullard a été aggrégé en 1738 au Collége des médecins de Marseille; il est membre de la Société de médecine, et depuis 50 ans médecin en chef de l'Hospice civil de la même ville.

PELLISSIER (*Denis-Marie*), natif de Saint Remy, âgé de 37 ans, reçu D. médecin en l'année 1785, à Montpellier, département de l'Hérault; ont signé sur ses lettres, les citoyens René, pour le doyen; Mosière, pour le chancelier; et Vincent, secrétaire; et exerce depuis 17 ans à Saint-Remy.

BERNARDIN RAMEL (*M. F.*) natif d'Aubagne, âgé de 50 ans, reçu D. médecin, à Aix, département des Bouches-du-Rhône; ont signé sur ses lettres, les citoyens Goiraud, Joannis, et Etienne, secrétaire; et exerce à la Ciotat.

Nota. Le cit. Bernardin est inscrit dans le Dictionnaire des hommes illustres de Provence, à l'article des auteurs vivans, et est auteur d'un ouvrage dont nous donnerons le titre à la fin de ce Dictionn., ainsi que ceux des cinq mémoires qui lui ont mérité cinq médailles d'or au jugement de la Société royale de médecine.

SEGAUD (*Jean-Joseph*), natif de Montpellier, âgé de 36 ans, reçu D. médecin en l'année 1791, à Montpellier, département de l'Hérault; ont signé sur ses lettres, les citoyens René, Fouquet, Gouan, Brun et Baume; et exerce depuis 11 ans à Marseille.

Nota. Le citoyen Segaud est membre de la Société de médecine de Marseille.

SEUX (*Vincent*), natif d'Eygalières, âgé de 41 ans, reçu D. médecin en l'année 1784, à Valence, département de la Drôme; ont signé sur ses lettres, les citoyens Daumont, Blein, et Saint-Geneys; et exerce depuis 7 ans à Marseille.

Nota. Le citoyen Seux est membre de la Société de Médecine de Marseille.

TANT (*Jacques-Joseph*), natif de Watou, âgé de 37 ans, reçu D. médecin en l'année 1784, à Montpellier, département de l'Hérault; ont signé sur ses lettres les cit. René, doyen; Vincent, secrétaire; et exerce depuis 18 ans à Marseille.

Nota. Le citoyen Tant est membre de la Société de Médecine de Marseille.

VIDAL (*Barthélemi*), natif de Martigues, âgé de 60 ans, reçu D. médecin en l'année 1760, à Montpellier, département de l'Hérault; ont signé sur ses lettres, les cit. Imbert, Hagueneau, Sauvages, Lamure et Fizes; et exerce depuis 18 ans à Marseille.

Nota. Le citoyen Vidal a été aggrégé en 1784 au collége des Médecins de Marseille, et est membre de la Société de Médecine de la même ville.

Chirurgiens.

LAFOSSE (*Clair-Joseph*), natif de Granville, âgé de 50 ans, reçu chirurgien en l'année 1778, à Constance, département de la Manche; ont signé sur ses lettres, les citoyens Bonté, méd. Lemaître, lieutenant; Lavocquerie, etc.; et exerce depuis 5 ans à Martigues.

ROUSSIN (*Jean*), natif d'Istre, âgé de 40 ans, reçu chirurgien en l'année 1787, à Martigues, département des Bouches-du-Rhône; ont signé sur ses lettres les citoyens Terlier, lieuten.; et Bonnefoi, secrétaire; et exerce depuis 7 ans à Marignan.

TESTON (*Joseph-Bernard*), natif de Saint-Remi, âgé de 36 ans, reçu chirurgien en l'année 1790, à Marseille, département des Bouches-du-

Rhône; ont signé sur ses lettres, les citoyens Tardieu, Serdei fils, Fabre, etc.; et exerce depuis 2 ans à Saint-Remi.

TABLEAU des Membres du Collège de Pharmacie de Marseille, tel qu'il a été adressé par les citoyens Vernet *et* Besson, *syndics; et visé par le citoyen* Charles Delacroix, *prefet du département.*

RIMBAUD (*Franç.-André*), âgé de 71 ans, aggrégé le 10 décembre 1752.

LAMBERT (*Joseph*), âgé de 70 ans, aggrégé le 18 septembre 1761.

AUBERT (*Jean-Baptiste-Joseph*), âgé de 65 ans, aggrégé le 21 juillet 1764.

MONNET (*Jean Antoine*), âgé de 78 ans, aggrégé le 2 août 1766.

CASTELLAN (*Jacques-Marie*), âgé de 55 ans, aggrégé le 11 septembre 1769.

ESCAILLON (*Jean Joseph*), âgé de 60 ans aggrégé le 4 octobre 1769.

VERNET (*Jacques*), âgé de 56 ans, aggrégé le 6 mai 1774, premier syndic.

CANRON (*Laurent*), âgé de 52 ans, aggrégé le 21 février 1780.

BESSON (*Charles-Franç.*), âgé de 46 ans, aggrégé le 23 août 1788, 2e. syndic.

VERNET fils (*Jean-Franç.*), âgé de 25 ans, aggrégé le 19 germinal an 9.

COMBAZ (*Franç.-Victor*), âgé de 35 ans, aggrégé le 2 prairial an 9.

BOISSIN (*Jean-Baptiste*), âgé de 36 ans, aggrégé le 15 messidor an 9.

CHIROL (*Joseph-Delphin*), âgé de 26 ans, aggrégé le 15 messidor an 9.

MARSEILLE (*Joseph Baptiste-Antoine*), âgé de 35 ans, aggrégé le 15 messidor an 9.

Pharmaciens.

Combeau (*Elzéar*), natif d'Arles, reçu pharmacien en l'année 1790, à Arles, département des Bouches-du-Rhône; ont signé sur ses lettres, les citoyens Laudun et Ferrand, médecins; Sautrier, et Paris, chirurgiens; Foucaud, pharmacien; et exerce depuis 4 ans, à Arles.

Nota. Le citoyen Combeau a été mis en réquisition en l'an 2, par le ministre de la guerre, pour le service de l'armée d'Italie, et a été confirmé dans ses fonctions le 4 pluviôse an 4, par le conseil de Santé de Paris.

Gagen (*Jean-Pierre*), natif de Villefranche, âgé de 68 ans, reçu pharmacien en l'année 1768, à Arles, département des Bouches-du-Rhône; ont signé sur ses lettres, les citoyens Gros, médecin; Bret, pharmacien, etc.; et exerce depuis 34 ans à Arles.

Peyre (*Jean-Joseph*), natif d'Istres, âgé de 61 ans, reçu pharmacien en l'année 1767, à Aix, département des Bouches-du-Rhône; ont signé sur ses lettres, les citoyens Serandi, médecin; Bertrand, Topin, Brousse, etc. pharmaciens; et exerce depuis 34 ans à Martigues.

DÉPARTEMENT DU CALVADOS.

Médecins.

Bellaise (*Jean-François*), natif de Mortain, reçu D. médecin en l'année 1786, à Caen, département du Calvados; ont signé sur ses lettres, les cit. Lecanu, doyen, et Burnel, secrétaire; et exerce depuis 5 ans à Vire.

Nota. Le citoyen Bellaise a été employé comme médecin à l'armée du nord, par brevet du 3 germinal an 2, et ensuite à l'armée de l'Océan, division de l'Est, par brevet du 30 floréal an 4.

Capelle (*Louis-Jacques-Charles*), natif de Falaise, âgé de 49 ans, reçu D. médecin en l'année 1777, à Caen, département du Calvados; ont signé sur ses lettres les cit. Deschamps, Desroussel et Lecanu; et exerce depuis 25 ans à Falaise.

Dubosc de la Robardiere (*Jean-Thomas Guillaume*), natif de Vire, âgé de 52 ans, reçu D. médecin en l'année 1772, à Caen, département du Calvados; ont signé sur son diplome, les citoyens Goubin, Desmoueux, Lecanu; et exerce depuis 30 ans à Vire.

Nota. Le citoyen Duboscq de la Robardière a été associé du ci-devant Collège royal des médecins de Nancy, de la ci-devant Société royale de médecine de Paris.

Il est actuellement associé au conseil de santé du département du Calvados.

Gardin (*Jacques-François*), natif de Dorbois, âgé de 39 ans, reçu D. médecin en l'année 1789, à Caen, département du Calvados; ont signé sur ses lettres, les citoyens Deschamps, doyen; Desmoueux et de Laporte, pour le secrétaire; et exerce depuis 13 ans à Treviers.

GUILLAIN DES VALLÉES, (*Jean-Jacques*), natif de Falaise, âgé de 52 ans, reçu D. médecin en l'année 1775, à Caen, département du Calvados; ont signé sur son diplome, les citoyens Lecanu, Desmoueux et Deschamps; et exerce depuis 25 ans à Falaise.

HARIBEL (*Jean-François*), natif de Vaux-sur-Seuller, âgé de 36 ans, reçu médecin en l'an 5, à Caen, département du Calvados; ont signé sur ses lettres, les citoyens Bonvoisin, doyen, et Lanjoley; et exerce depuis 3 ans à Vaux-sur-Seulle.

HELEINE (*Jacques*), natif d'Aunay, âgé de 50 ans, reçu D. médecin en l'année 1773, à Caen, département du Calvados; ont signé sur ses lettres, les citoyens Desmoueux, Deschamps et Bunel, secrétaire; et exerce depuis 22 ans à Bayeux.

HELLOUIN (*Jean-Baptiste*), natif de La Ferrière, âgé de 45 ans, reçu D. médecin en l'année 1784, à Caen, département du Calvados; ont signé sur ses lettres, les citoyens Deschamps, Lecanu, Desmoueux; et exerce depuis 22 ans, à Vire.

HÉRAULT (*François-Elie*), natif de Honfleur, âgé de 50 ans, reçu D. médecin en l'année 1779, à Caen, département du Calvados; ont signé sur ses lettres, les citoyens Desmoueux, Deparfouru, de Roussel; et exerce depuis 23 ans à Honfleur.

HUREL (*Pierre*), natif de Saint-Etienne Lathillaye, âgé de 71 ans, reçu D. médecin en l'année 1755, à Caen, département du Calvados; ont signé sur ses lettres, les citoyens Leducquerie, doyen; et Bunel, secrétaire; et exerce depuis 39 ans à Honfleur.

LEGRAND (*Jacques-Toussaint*), natif de Falaise, âgé de 50 ans, reçu D. médecin en l'année 1792, à Reims, département de la Marne; ont signé sur ses diplomes, les cit. Navier et Fillion; et exerce depuis 5 ans à Falaise.

LEMAIGNAN (*Charles-Henry-Pierre*), natif de Vire, âgé de 39 ans, reçu D. médecin en l'année 1786, à Caen, département du Calvados; ont signé sur ses lettres, les citoyens Lecanu, doyen; Regnard de Barentin, et exerce à Vire.

MOREL (*Jean-François*), natif de Pont-Favey, âgé de 45 ans, reçu D. médecin en l'année 1780, à Caen, département du Calvados; ont signé sur ses lettres, les citoyens Roussel, Desmoueux, Lecanu, et Bunel; et exerce depuis 19 ans à Pont-Favey.

Nota. Le citoyen Morel a été chirurgien-major ur les vaisseaux de l'état en 1781, 82 et 83, ainsi qu'il est constaté par un certificat signé de l'Intendant de la marine, en Bretagne, et par le Commissaire des ports et arsenaux de marine à Brest.

MORIN (*Jacques-François*), natif de Jurgues, âgé de 40 ans, reçu D. médecin en l'année 1791, à Caen, département du Calvados, ont signé sur ses lettres, les cit. Desmoueux, Deroussel, Lange; et exerce depuis 9 ans à Aunay.

PILLON (*Jacques-Michel*), natif de Dargenton, âgé de 54 ans, reçu D. médecin en l'année 1771, à Caen, département du Calvados; ont signé sur ses lettres, les citoyens Goubin, Parfouru, Deschamps, et exerce depuis 28 ans à Falaise.

POLINIERE (*Pierre-Julien-François*), natif de Vire, âgé de 62 ans, reçu D. médecin en l'année 1763, à Caen, département du Calvados; ont signé sur ses lettres, les cit. Boullard, doyen, et Bunel, secrétaires; et exerce depuis 38 ans à Vire.

Nota. Le citoyen Polinière est médecin de deux hôpitaux

de la ville de Vire, depuis 1770, époque de sa nomination à cette place.

Restout (*Thomas-Bernard*), natif de Saint-Martin de Salaon, âgé de 54 ans, reçu D. médecin en l'année 1773 à Caen, département du Calvados; ont signé sur ses lettres, les citoyens Leplex, doyen; et Bunel, secrétaire; et exerce depuis 15 ans à Harcourt.

Reverend Duménil (*Jacques-Léonard*), natif de Falaise, âgé de 49 ans, reçu D. médecin en l'année 1778, à Caen, département du Calvados; ont signé sur ses lettres, les citoyens Desmoueux, Lecanu, Roussel; et exerce depuis 22 ans à Falaise.

Trolong Dutaillys (*Clément-Georges-Jean*), natif de Caen, âgé de 42 ans, reçu D. médecin en l'année 1783, à Caen, département du Calvados; ont signé sur ses lettres, les citoyens Lecanu, doyen; et Bunel, secrétaire, et exerce depuis 20 ans à Livry.

Chirurgiens.

Bacon (*Hubert*), natif de Fontaine-Halbout, âgé de 36 ans, reçu chirurgien-major en l'année 1784; et exerce depuis l'an 9 à Falaise.

Nota. La signature du ministre qui a breveté le citoyen Bâcon est omise; mais l'authenticité de son titre est attestée par le sous-préfet de Falaise. Le citoyen Bâcon a depuis été nommé chirurgien de première classe, et en a rempli les fonctions depuis le 1er mai 1793, jusqu'au 17 floréal an 10.

Benjamin (*Denis-Pierre-Alexandre*), natif d'Argentan, âgé de 52 ans, reçu chirurgien en l'année 1775, à Falaise, département du Calvados; ont signé sur ses lettres, les citoyens Despatis, lieutenant, et Lefevre, greffier; et exerce depuis 27 ans à Saint-Julien-le-Faucon.

BOUCHARD (*Charles-Guillaume-François*), natif de Vire, âgé de 42 ans, reçu chirurgien en l'année 1784, à Vire, département du Calvados; ont signé sur ses lettres, les citoyens Poliniere, Burnel, Duboscq, et Lepesant; et exerce depuis 17 ans à Vire.

BOURDEL (*Jean-Jacques*), natif d'Honfleur, âgé de 36 ans, reçu chirurgien en l'année 1791, à Honfleur, département du Calvados; ont signé sur ses lettres, les citoyens Beaudequin, Boussi, Hurel, etc. et exerce depuis 10 ans à Honfleur.

Nota. Le citoyen Bourdel a aussi exercé dans les armées, en qualité de chirurgien de première classe.

BRUNEAU (*Pierre-Honoré*), natif de Saint-Servin, âgé de 36 ans, reçu chirurgien-major de la marine, en l'année 1786, et exerce depuis 1795 à Honfleur.

La signature du ministre qui a breveté le cit. Bâcon est omise; mais l'authenticité de son titre est attestée par le secrétaire du maire de Honfleur.

Nota. Le citoyen Bruneau a été agrégé au Collège de médecine et de chirurgie de la ville de Neuwyork, aux états unis d'Amérique, en 1794.

CABOULET (*Nicolas*), natif de Saint-Aubin-sur-Auquainville, reçu chirurgien en l'année 1786, à Orbre, département du Calvados; ont signé sur ses lettres, les citoyens Thuribout, Lebugle et Chausson; et exerce depuis 16 ans à Fervaques.

Nota. Le citoyen Caboullet, avant l'époque de sa réception, avait été chirurgien-major en second sur le vaisseau de l'état le petit Annibal.

CHAILLON (*François*), natif de Falaise, âgé de 73 ans, reçu chirurgien en l'année 1753, à Falaise, département du Calvados; ont signé sur ses lettres, les citoyens Lamorignière, lieutenant, Dercotis, etc.; et exerce depuis 50 ans à Falaise.

Nota. Le citoyen Chaillon est chirurgien des hospices de Falaise.

CHEVALIER (*Jean-François*), natif de Neufchâtel en Bray, âgé de 72 ans, reçu chirurgien en l'année 1760, à Rouen près Honfleur, département du Calvados; ont signé sur ses lettres, les citoyens Dambin, Drouet, etc.; et exerce depuis 42 ans à Honfleur.

Nota. Le citoyen Chevalier est chirurgien en chef de l'hospice civil d'Honfleur, depuis 1769.

DEFRANCE (*Jean-Louis-Marin*), natif de Caen, âgé de 44 ans, reçu chirurgien en l'année 1785, à Caen, département du Calvados; ont signé sur ses lettres, les citoyens Morille, Benard, Coste, etc.; et exerce depuis quinze ans à Argence.

DEGOURNAY (*Jean-Baptiste*), natif de Vire, âgé de 66 ans, reçu chirurgien en l'année 1758, à Vire, département du Calvaldos; ont signé sur ses lettres, les citoyens Duchemin, Bunel et le Pesant; et exerce depuis 43 ans à Vire.

DESCHAMPS (*Michel*), natif de Bayeux, âgé de 50 ans, reçu chirurgien en l'an. 1774, à Bayeux, département du Calvados; ont signé sur ses lettres, les citoyens Lecieux, médecin; Liégeard, sécrétaire; et exerce depuis 28 ans à Trevières.

DUBOSCQ (*Jean François*), natif de Vire, âgé de 51 ans, reçu chirurgien en l'ann. 1776, à Vire, département du Calvados; ont signé sur ses lettres, les citoyens Lemaignen, Duchemin, Degournay, etc.; et exerce depuis 27 ans à Vire.

FLAHAUT (*Joseph-Marie*), natif de Neuville près Montreuil, âgé de 57 ans, reçu chirurgien en l'année 1768, à Honfleur, département du Calvados; ont signé sur ses lettres, les citoyens Meaudequin, le Blanc, etc.; et exerce depuis 34 ans à Honfleur.

FLAUST (*Michel*), natif de Coulvain, âgé de 28 ans, reçu chirurgien major, en l'année 1792, au Hâvre, département de la Seine Inférieure; ont signé sur ses lettres, les citoyens Planchon et Barbier; et exerce depuis trois ans à Creuilly.

GASPARD (*Pierre*), natif de Mâcon, âgé de 35 ans, reçu chirurgien, en l'année 1789, à Conches, département de l'Eure; ont signé sur ses lettres, les citoyens Letellier, Théribout, Broutin, etc.; a exercé depuis 12 ans à Dreux, et maintenant à Pont-Lévêque.

HARNAIS (*Jean-Alexandre*), natif de Courson, âgé de 45 ans, reçu chirurgien, en l'année 1786, à Vire, département du Calvados; ont signé sur ses lettres, les citoyens Degournay, lieutenant; Pouliière, médecin, et Pesant, greffier; et exerce depuis 15 ans à Vire.

LABORDETTE (*Jean-François*), natif d'Abos, âgé de 28 ans, reçu chirurgien de 1re. classe, en l'an 3 de la république, à Paris, département de la Seine; ont signé sur son brevet, les citoyens Vergez, Villar, Bertholet, etc., membres de la commission de santé; et exerce depuis cinq ans à Lizieux.

LECORDIER (*Thomas-Charles*), natif de Ticheville, âgé de 42 ans, reçu chirurgien en l'année 1787, à Vire, département du Calvados; ont signé sur ses lettres, les citoyens Degournay, Dubosq, Marie, etc.; et exerce depuis 15 ans au Plessis-Grimont.

LERICHE (*Georges-François*), natif de S. Martin de Bonne-Maison, âgé de 50 ans, reçu chirurgien en l'ann. 1776, à Tinchebray, département de l'Orne; ont signé sur ses lettres, les citoyens Adrien, et

Pitot, greffier; et exerce depuis 25 ans, à S. Samson-d'Aunay.

LEROI (*Jean-Charles-François*), natif de Graverie, âgé de 53 ans, reçu chirurgien en l'année 1783, aux Andelys, département de la Seine Inférieure; ont signé sur ses lettres, les citoyens Aubert, lieutenant, et Lefèvre, greffier; et exerce depuis 15 ans à Saint Selvin.

MORIN (*Jean-Guillaume-Alexandre*), natif de Falaise, âgé de 44 ans, reçu chirurgien en l'année 1778, à Falaise, département du Calvados; ont signé sur ses lettres, les citoyens Chalange, Despatis, lieutenant; et exerce depuis 22 ans à S. Pierre-sur-Dives.

Nota. Le citoyen Morin a été employé pendant deux ans aux armées.

PINÇON (*Jacques-Thomas*), natif de Bieville, âgé de 48 ans, reçu chirurgien en l'année 1779, à Orbec, département du Calvados; ont signé sur ses lettres, les citoyens Vattemare, Huëte, Laboullaye, etc.; et exerce à Lisieux.

PORQUET (*Jean-Pierre*), natif de Vire, âgé de 40 ans, reçu chirurgien en l'ann. 1791, à Vire, département du Calvados; ont signé sur ses lettres, les citoyens Degournay, Dubosq, Robordière, etc.; et exerce depuis 11 ans à Vire.

POSTEL (*Jacques-François*), natif de Pont-Favey, âgé de 43 ans, reçu chirurgien en l'année 1783, à Granville, département de la Manche; ont signé sur ses lettres, les citoyens de Caissac, Fuec et Beurt; et exerce depuis 13 ans à Pont-Favey.

Nota. Le citoyen Postel a été chirurgien major sur un navire de l'état, en 1782 et 1783.

RESTOUT (*Thomas*), natif de Beuvrigny, âgé de 53 ans, reçu chirurgien en l'année 1773, à Thorigny, département de la Manche; ont signé

Reliure serrée

sur ses lettres, les citoyens Brières, Deschamps, Bassinières, etc.; et exerce depuis vingt cinq ans à Pont-Favay.

SALERNE (*Jacques*), natif de Courtonnel, âgé de 72 ans, reçu chirurgien en l'ann. 1751, à Pont Levêque, département du Calvados; ont signé sur ses lettres, les citoyens Lecordier, lieutenant; Lapaire, Thesard, etc.; et exerce à Lisieux.

VIOLARD (*Nicolas-Thomas*), natif de Courseulles, âgé de 40 ans, reçu chirurgien de la marine marchande, en l'année 1783, à Honfleur, département du Calvados; ont signé sur ses lettres, les cit. Baudequin, Chevalier, Lemonnier, lieutenant; et exerce à Courseulles.

Pharmaciens.

AUVRAY (*Jacq.-Amand*), âgé de 46 ans, reçu pharmacien en l'année 1791, à Caen, département du Calvados; ont signé sur ses lettres, les cit. Fauconnier, syndic; Vasse et Sossey; et exerce depuis 12 ans à Lisieux.

CAUVIN (*Jacques*), natif d'Authies, âgé de 60 ans, reçu pharmacien en l'année 1778, à Caen, département du Calvados, ont signé sur ses lettres, les cit. Fauconnier et Soſſey; et exerce depuis 22 ans à Creully.

COFFIN (*Claude*), natif de Sainte-Vaubourg, âgé de 69 ans, reçu pharmacien en l'année 1757, à Falaise, département du Calvados; ont signé sur ses lettres, les cit. Hebert, Capelle, Lemarié, etc.; et exerce depuis 45 ans à Falaise.

COFFIN (*Franç.-Edouard*), natif de Falaise, âgé de 38 ans, reçu pharmacien en l'an 9 de la république à Falaise, département du Calvados, ont signé sur ses lettres, les cit. Coffin, Lesassier, St.-Laurent, etc.; et exerce depuis 2 ans à Falaise.

Dufour (*Nicolas-Pierre*), natif de Saint-Pierre-du-Châtelet, reçu pharmacien en l'an 6, à Caen, département du Calvados ; ont signé sur ses lettres, les cit. Fauconnier, Auvray, Bisson ; et exerce depuis quatre ans dans la ville de Lisieux.

Duménil (*Léon-François-André*), natif de Méry, arrondissement d'Argenton, âgé de 26 ans, reçu pharmacien en l'an 9 de la république, à Falaise, département du Calvados ; ont signé sur ses lettres, les citoyens Cossin, Lesassier, S. Laurent, etc. ; et exerce depuis 1 ans à Falaise.

Frilay (*Jean-François*), natif de May, âgé de 32 ans, reçu pharmacien en l'an 6, à Caen, département du Calvados ; ont signé sur son diplome, les citoyens Vasse, Daumenil, Auvray ; et exerce depuis 4 ans à Caen.

Halbique (*Louis-André*) ; natif d'Hérouvillette, âgé de 52 ans, reçu pharmacien en l'année 1778, à Caen, département du Calvados ; ont signé sur ses lettres, les citoyens Thiery, Lefauconnier, Auvray ; et exerce depuis 24 ans à Argences.

Hamelin (*Auguste*), natif d'Honfleur, âgé de 29 ans, reçu pharmacien en l'an 5, à Honfleur, département du Calvados ; ont signé sur ses lettres, les citoyens Guerrin, Delasalle, Rebut ; et exerce depuis 5 ans à Honfleur.

Hannelin (*Jean-Baptiste*), natif de Pont-Levêque, âgé de 64 ans, reçu pharmacien en l'année 1762, à Honfleur, département du Calvados ; ont signé sur ses lettres, les citoyens Brierre, Descloset, Rouelle, etc. ; et exerce depuis 40 ans à Honfleur.

Labbé (*Pierre*), natif d'Aunay, âgé de 34 ans, reçu pharmacien en l'an 10, à Vire, département du Calvados ; ont signé sur ses lettres, les citoyens Marie, Lenormand,

Mabire etc. ; et exerce depuis 12 ans à Aunay.

LEMARCHAND (*François*), âgé de 30 ans, reçu pharmacien en l'an 8, à Falaise, département du Calvados ; ont signé sur ses lettres, les citoyens Fourneaux, Desvalées, Dufour, etc. ; et exerce depuis 2 ans à Falaise.

LEPETIT-SAINT-LAURENT (*Isaac-Gérome*), natif de Falaise, âgé de 50 ans, reçu pharmacien en l'année 1772, à Falaise, département du Calvados; ont signé sur ses lettres, les citoyens Coffin, Brousse, Lesassier, pharmac., et Fourneaux, médecin ; et exerce depuis 30 ans audit Falaise.

LESASSIER (*Abraham-Louis-Jean*), natif de Falaise, âgé de 61 ans, reçu pharmacien en l'année 1767, à Falaise, département du Calvados ; ont signé sur ses lettres, les citoyens Capelle, Coffin, Brousse, pharmacien, et Legot, médecin ; et exerce depuis 35 ans audit Falaise.

LINARD (*Augustin*), natif de Dieppe, âgé de 30 ans, reçu pharmacien en l'an 9, à Falaise, département du Calvados ; ont signé sur ses lettres, les citoyens Coffin, Lesassier, Lepetit, Desruisseaux, pharmac., et Réverent, médecin ; et exerce depuis 1 ans audit Falaise.

MALCOURONNE (*Charles-François-Xavier*), natif de Noyers, âgé de 30 ans, reçu pharmacien en l'an 9, à Vire, département du Calvados ; ont signé sur son diplome, les citoyens Dubosq, Delaroberdiere, Marie, Lenormand, et Saillofest ; et exerce depuis 1 ans à Caen.

MIGNOT (*Frédéric*), natif de Balleroi, âgé de 29 ans, reçu pharmacien en l'an 6, à Caen, département du Calvados; ont signé sur ses lettres, les citoyens Dumesnil, Fossay, secrét.-pharmacien ; Godfroi, et Leboucher, médecin ; et exerce depuis 2 ans à Balleroi.

Nota. Le citoyen Mignon a été employé comme pharmacien de 2e. classe près les armées de la république.

Mouillard (*Jean-François*), natif de Louviers, âgé de 46 ans, reçu pharmacien en l'année 1779, à Rouen, département de la Seine Inférieure; ont signé sur ses lettres, les citoyens d'Aurignac, Danois, le jeune, Baillere et Lechandellier; et exerce depuis 23 ans à Trevieres.

Pielle - Desruisseaux (*François-Pierre*), natif de Falaise, âgé de 41 ans, reçu pharmacien en l'année 1785, à Falaise, département du Calvados; ont signé sur ses lettres, les citoyens Coffin, Brousse, Lesassier, S. Laurent, pharmacien, et Fourneaux, médecin; et exerce depuis 18 ans à Falaise.

Rebut (*Pierre*), natif de Libertot, âgé de 44 ans, reçu pharmacien en l'année 1781, à Honfleur, département du Calvados; ont signé sur ses lettres, les citoyens Lepech, médecin; Lecarpentier, Descroizilles et le Carbonnier; et exerce depuis 16 ans à Honfleur.

Vattier Descours (*Gabriel-François-Michel*), natif de Lisieux, âgé de 43 ans, reçu Pharmacien en l'ann. 1783, à Caen, département du Calvados; ont signé sur ses lettres, les citoyens membres du Collége de pharmacie; et exerce depuis 20 ans à Lisieux.

Nota. Les noms des signataires sont omis, mais l'authenticité de son titre est garantie par le maire de Lizieux.

Vimard (*Jean-Baptiste*), natif de Bayeux, âgé de 33 ans, reçu pharmacien en l'an 4, à Paris, département de la Seine: ont signé sur ses lettres, les citoyens Grossier, Lepreux, Ruffin, d'Aignant, Parmentier, et Verger, membres du conseil de santé; et exerce depuis 6 ans à Bayeux.

DÉPARTEMENT DU CANTAL.

Médecins.

BOUTAL (*Guillaume*), natif de Riom, âgé de 30 ans, reçu D. médecin en l'an 2, à Montpellier, département de l'Hérault; ont signé sur son diplome, les citoyens René, doyen; Vincent, secrétaire; et exerce depuis 8 ans à Riom.

CLAVIÈRE (*Antoine-François*), natif de Pierrefont, âgé de 37 ans, reçu D. médecin en l'année 1788, à Rheims, département de la Marne; ont signé sur ses lettres, les cit. Fillion, doyen; Caqué, etc.; et exerce depuis 14 ans à Pierrefont.

CRUÈGE (*Antoine*), natif de Crandelle, âgé de 30 ans, reçu D. médecin en l'année 1792, à Montpellier, département de l'Hérault; ont signé sur ses lettres, les citoyens René, doyen; Gouan, sous-doyen; Brun, Broussonet, Baumes, Fouquet, prof.; Vincent, secrétaire; et exerce depuis 10 ans à Aurillac.

DELZANGLES-LABASTIDE (*Pierre-Guillaume*), natif de Fontanges, âgé de 46 ans, reçu D. médecin en l'année 1776, à Montpellier, département de l'Hérault; ont signé sur ses lettres, les citoyens Barthèz, chancelier, Vincent, secrétaire; et exerce depuis 21 ans à Fontanges.

DURAT LASSALE (*Jean-Baptiste*), âgé de 58 ans, reçu D. médecin en l'année 1775, à Valence, département de la Drôme; et exerce depuis 2 ans à Aurillac.

Nota. Les noms des professeurs, qui ont signé les lettres du citoyen Durat Lassale, sont omis; mais l'authenticité de son titre est attestée par le secrétaire général du département du Cantal, en l'absence du préfet. Le cit. Durat-Lassale s'est depuis fait recevoir chirur. pour la ville d'Aurillac en 1776 ; ses lettres sont signées du citoyen Dubuisson, lieutenant. En 1780, il a été pourvu par M. Delamartinière de la commission de son lieutenant, dans la communauté des chirurgiens d'Aurillac. En 1787, l'académie royale de chirurgie lui a décerné un prix d'émulation, et l'a admis au nombre de ses associés correspondant ; ce titre est signé du citoyen Louis, secrétaire perpétuel de cette académie ; enfin, le citoyen Durat Lassale, est depuis 28 ans chirurgien en chef de l'hospice général d'Aurillac.

Faliès (*Jean*), natif de Junhac, âgé de 33 ans, reçu D. médecin en l'année 1792, à Montpellier, département de l'Hérault ; ont signé sur ses lettres, les citoyens Laborie, Mejan, Poutingon, Serda, etc. ; et exerce depuis 9 ans à Junhac.

Ferlue (*Antoine-André*), natif d'Aurillac, âgé de 36 ans, reçu médecin en l'an 8, à Montpellier, département de l'Hérault ; ont signé sur son diplome, les cit. Fouquet, Poutingon, Vigaroux, René, etc ; et exerce depuis 2 ans à Aurillac.

Juery (*Jean-François*), natif de Valenge, âgé de 44 ans, reçu D. médecin en l'année 1784, à Montpellier, département de l'Hérault ; ont signé sur ses lettres, les citoyens René, pour le doyen, et Vincent, secrétaire ; et exerce depuis 18 ans à S. Flour.

Nota. Le citoyen Juery est chargé gratuitement du service de la Charité ; médecin des maisons de justice, en chef de l'Hospice civil et militaire, et professeur d'histoire naturelle à l'école centrale du Cantal.

Lalo (*Jean-Guillaume*), natif de Fleaux, âgé de 71 ans, reçu. D. médecin en l'année 1754, à Avignon, département de Vaucluse ; ont signé sur ses lettres, les citoyens Viala, Roux, Gautier, Calvet, professeurs, Bernard, secrétaire ;

et exerce depuis 48 ans à Mauriac.

LALO (*Henry*), natif de Mauriac, âgé de 34 ans, reçu D. médecin en l'année 1790, à Montpellier, département de l'Hérault; ont signé sur ses lettres, les citoyens Barthez, Chancelier; Vincent, secrétaire; et exerce depuis 12 ans à Mauriac.

LIAUBET (*Joseph-Damien*), natif de Ladinhac, âgé de 25 ans, reçu médecin en l'an 9, à Montpellier, département de l'Hérault; ont signé sur son diplome, les citoyens René, directeur, Montabré, Vireuques, etc., professeurs; Pison, et Vincent, secrétaires; et exerce à l'Adinhac.

LOMBARD (*JeanBaptiste*), natif de Pleaux, âgé de 69 ans, reçu D. médecin en l'année 1742, à Montpellier, département de l'Hérault; ont signé sur ses lettres, les cit. Imbert, chancelier, etc.; et exerce depuis 40 ans à Pleaux.

MONTJOLI (*Gabriel*), reçu médecin en l'année 1793, à Montpellier, département de l'Hérault; ont signé sur son diplome, les citoyens René, doyen; Vincent, secrétaire; et exerce depuis 9 ans à Saint Martin-Vasmeroux.

NAUDET (*J.-F.-Benoit*), natif de Fleaux, âgé de 39 ans, reçu D. médecin en l'année 1786, à Montpellier, département de l'Hérault; a signé sur ses lettres, le cit. René; et exerce depuis 16 ans à Pleaux.

RONNAT (*Dominique*), natif de Mauriac, âgé de 69 ans, reçu D. médecin en l'année 1755, à Montpellier, département de l'Hérault; ont signé sur ses lettres, les citoyens Magnol, doyen, vice-chanchelier; et Vincent, secrét.; et exerce depuis 46 ans à Mauriac.

SARRAUSTE (*François-Louis*), natif de la Capelle

d'Elfraisse, âgé de 38 ans, reçu D. médecin en l'année 1787, à Montpellier, département de l'Hérault; ont signé sur ses lettres, les citoyens René, Gouan, Sabatier, Broussonet, etc.; et exerce depuis 15 ans à Aurillac.

TOURNIER (*Claude-Amable*), natif de Murat, âgé de 37 ans, reçu D. médecin en l'année 1788, à Montpellier, département de l'Hérault; ont signé sur ses lettres, les cit. Broussonet, Vigaroux, Grimaud, Brun; etc. et exerce depuis 13 ans à Murat.

VIC (*Antoine*), natif de Chaniez, âgé de 39 ans, reçu D. médecin en l'an 2, à Montpellier, département de l'Hérault; ont signé sur ses lettres, les citoyens Barthez, chancelier; René, doyen; Gouan, etc. et exerce depuis 7 ans à Thiézac.

Chirurgiens.

BASTIDE (*Pierre*), natif de Montsalvy, âgé de 49 ans, reçu chirurgien en l'année 1777, à Vic en Carladez, département du Cantal; ont signé sur ses lettres, les citoyens Cavaroc, lieutenant; Beleshe, Cavaroc fils aîné, Cavaroc jeune, et Rougier, secrétaire; et exerce depuis 25 ans, à Montsalvy.

CABANES (*Bernard*), natif de Cros-de-Montvert, âgé de 37 ans, reçu chirurgien en l'année 1787, à Aurillac, département du Cantal; ont signé sur ses lettres, les citoyens Vanel, médecin, doyen; Durat Lassale, lieutenant; Revel, prévôt, etc.; Gauthier, greffier; et exerce depuis 15 ans à la Capelle Vics-camp.

DELMAS (*Joseph*), natif de Pons, âgé de 60 ans, reçu chirurgien en l'année 1776, à Vic en Carladez, département du Cantal; ont signé sur ses lettres, les citoyens Cavaroc, lieutenant; Rougier, secrétaire; et exerce depuis 16 ans à Pons.

DEMAY (*François*), natif de Mauriac, âgé de 42 ans, reçu chirurgien du 1er. bataillon des volontaires du Cantal, en l'année 1792, à Aurilhac, département du Bas-Rhin; ont signé sur sa commission, les citoyens Durat Lassale, lieutenant; Roquier et Delon, médecins; et exerce depuis à Mauriac.

Nota. Le citoyen Demay a été nommé chirurgien du 21e. régiment de cavalerie, par une commission, le 28 pluviôse an 2 à Landau, par les représentans du peuple. Il a depuis servi à l'armée des Pyrénées orientales comme chirurgien de première classe, et chirurgien en chef des prisons civiles et militaires de la même armée.

DESLANDES (*Jean*), natif de Murat, âgé de 41 ans, reçu chirurgien en l'année 1789, à Vic en Carladez, département du Cantal; a signé sur ses lettres, le citoyen Cavaroc, lieutenant; et exerce depuis 13 ans à Murat.

EDAIN (*Jean-Claude*), natif du Luc de Saint-Didier, âgé de 34 ans, reçu chirurgien en l'année 1790, à Vic-en-Carladès, département du Cantal; ont signé sur ses lettres, les citoyens Cavaroc, lieutenant; Redanty, greffier; et exerce depuis 12 ans à Vic.

Nota. Le citoyen Edain remplit les fonctions de chirurgien près l'Hospice civil et auxiliaire de Vic.

GILBERT (*Pierre*), natif de Condat, reçu chirurgien en l'an 2, à Clermont, département du Puy-de-Dôme; et exerce depuis l'an 4 à Condat.

Le nom des signataires des lettres du citoyen Gilbert ont été omis; mais l'authenticité de son titre est garantie par le sous-préfet de l'arrondissement de Murat.

Nota. Le citoyen Gilbert a, dans le même temps, reçu une commission d'officier de santé du conseil de santé de Paris, signée des citoyens Bertholet, Parmentier et Vergez.

GOUDAL père (*Jean-Baptiste*), natif de Mauriac, âgé

de 67 ans, reçu chirurgien en l'année 1784, à Aurillac, département du Cantal; ont signé sur ses lettres, les cit. Durat, Lassale, lieutenant; Bland et Drappeau, greffier; et exerce depuis 18 ans à Mauriac.

Olivier (*Jean*), natif de Marsillac, âgé de 41 ans, reçu chirurgien en l'année 1786 à Aurillac, département du Cantal; ont signé sur ses lettres, les citoyens Durat Lassale, lieutenant; Morel, Revel, prévôt; Gauthier, greffier; et exerce depuis 16 ans à Marcolés.

Vaissiere (*Ignace*), natif de Pleaux, âgé de 54 ans, reçu chirurg. en l'ann. 1773, à Paris.

Nota. Les noms des signataires des lettres du cit. Vaissière sont omis, mais l'authenticité de son titre est garantie par le maire de Pléaux.

Pharmaciens.

Besse (*Jean-Baptiste*), natif d'Aurillac, âgé de 47 ans, reçu pharmacien en l'année 1790, à Vimes, département du Gard; ont signé sur ses lettres, les citoyens Rebaul, Fabre, Blazin et Villeboin; et exerce depuis 5 ans à Aurillac.

Bouygnes, père (*Antoine*), natif d'Aurillac, âgé de 63 ans, reçu pharmacien en l'année 1771, à Clermont-Ferrand, département du Puy-de-Dôme; ont signé sur ses lettres, les citoyens Duvernin, médecin, Ozis, Dulac, Montignac, etc.; et exerce depuis 30 ans audit Aurillac.

Bouygnes, fils (*J.-Antoine*), natif d'Aurillac, âgé de 28 ans, reçu pharmacien en l'an dix, à Aurillac, département du Cantal; ont signé sur ses lettres, les citoyens Roquier, Delolmlalaubie, Lacarrière, médec., Breu, doyen, Bouygnes et Boysson, pharmaciens; et exerce audit Aurillac.

BOYSSON (*Pierre*), natif d'Aurillac, âgé de 51 ans, reçu pharmacien en l'année 1777, à Aurillac, départem. du Cantal ; ont signé sur ses lettres, les cit. Breu, médec., Majairac et Bouygnes, pharmaciens ; et exerce depuis 24 ans à Aurillac.

Nota. Le cit. Boysson a été pourvu du titre de membre de la ci-devant société de médecine de Paris.

BREU (*Gabriel*), natif d'Aurillac, âgé de 74 ans, reçu pharmacien en l'année 1771, à Clermont-Ferrand, département du Puy-de-Dôme ; ont signé sur ses lettres, les cit. Duvernin, médecin, Ozis, Bompar, Dulac, etc.; et exerce depuis 51 ans à Aurillac.

TRAVADE (*Jean*), natif d'Albepierre, âgé de 53 ans, reçu pharmacien en l'année 1780, à Versailles, département de Seine et Oise ; ont signé sur ses lettres, les cit. Lieutaud, premier médecin, Laservolle, secrét. ; et exerce depuis 22 ans à S.-Flour.

Nota. Le cit. Travade est en outre professeur de chimie et de physique à l'école centrale du Cantal.

VIGIER (*Louis*), natif d'Aurillac, âgé de 26 ans, reçu pharmacien en l'an 9, à Aurillac, département du Cantal ; ont signé sur ses lettres, les citoyens Roquier, Delolm-Lalaubie, Lacarrière, médec., Breu, doyen, Bouygnes et Boysson, pharmac. ; et exerce depuis 1 an audit Aurillac.

DÉPARTEMENT DE LA CHARENTE.

Chirurgiens.

Balland (*Pierre*), natif de Ruffec, âgé de 57 ans, reçu Chirurgien en l'année 1772, à Angoulême, département de la Charente, ont signé sur ses lettres, les cit. Blanc, lieutenant; Dulac, greffier; et exerce depuis 30 ans à Ruffec.

Bordet (*Pierre*), natif de la Rochette, âgé de 47 ans, reçu chirurgien en l'an 1783, à Angoulême, département de la Charente; ont signé sur ses lettres, les cit. Richard-Demay, président; Roullet, greffier; et exerce depuis 19 ans à Verteuil.

Bouteau (*Pierre*), natif de Mareuil, âgé de 32 ans, reçu chirurgien en l'an sept, à Paris; ont signé sur ses lettres les cit. Dubois, président; Thouret, directeur; Suë, secrétaire; et exerce depuis 3 ans à Larochefoucaud.

Crousit (*Jean-Baptiste*), natif de Massignac, âgé de 29 ans, reçu chirurgien en l'an 6, à Angoulême, département de la Charente; ont signé sur son diplome, les cit. Thomas, Chénusac, Vigneron, médecins; Sicard, Roulet, etc.; Robin, secrétaire; et exerce depuis 4 ans à Massignac.

Nota. Le cit. Crousit a servi depuis 1793, jusqu'en l'an 6, en qualité de chirurgien, près les armées de la République, par commission du ministre de la Guerre.

Doche la Quitane (*Jean*), reçu chirurgien en l'an 1785, à Saint-Claude, département de la Charente; ont signé sur ses lettres, les cit. Demay, lieutenant; Roullet, greffier; et exerce depuis 10 ans à Saint-Claude.

Nota. Le citoyen Doche, compte 5 ans de service en sa qualité de chirurgien, tant dans les hôpitaux de la Marine, que sur les vaisseaux de ligne; le fait est constaté par un certificat délivré à Brest, à la date du 29 avril 1784. Signé Lapoterie, Fournier, aide-major de la Marine.

DUBUQUET (*Pierre*), natif de Châlus, âgé de 31 ans, reçu chirurgien en l'an 9, à Angoulême, département de la Charente; ont signé sur son diplome, les cit. Vigneron, médecin; Chenesac, président; Sicard, Roullet, Mérillon, chirurgiens; Robin, secrétaire.

Nota. Le cit. Dubuquet, a été commissionné chirurgien, de 2e.classe, par la commission de Santé, établie à Paris; et a servi 3 ans en cette qualité, dans la Marine.

GUTIEREZ (*Joseph*), natif de Grenade en Espagne, âgé de 35 ans, reçu chirurgien en l'an 6, à Angoulême, département de la Charente; ont signé sur son diplome, les cit. Thomas, président; Sicard, Mérillon, Roullet, ect. Robin, secrétaires; et exerce depuis 4 ans à St. Claude.

Nota. le cit. Gutierez a servi 3 ans en qualité de 1er chirurgien d'un corps d'infanterie Espagnole; fait prisonnier dans la dernière guerre; il a été autorisé à s'établir en France et à se fixer à Confolens, par arrêté du comité de salut public, du 11 nivôse an 3.

IMBAUD (*Louis*), natif de Cognac, âgé de 53 ans, reçu chirurgien en l'année 1772, à Cognac, département de la Charente; ont signé sur ses lettres, les cit. Coffre-Dupré, lieutenant; Lacour, prévôt; Bruneau, Béquet, et Neveu, Greffier; et exerce depuis six ans à Cognac.

Nota. Le cit. Imbaud a précédemment exercé à Cognac, depuis sa réception jusqu'en 1791, époque à laquelle il est parti pour l'armée en qualité de chirurgien-major du 1er bataillon de la Charente, et ne s'est retiré du service que par suite d'infirmités occasionnées par les fatigues de la Guerre.

MARQUET (*Antoine*), natif de Rochefort, âgé de 38 ans, reçu chirurgien en l'année 1790, à Rochefort, département de la Charente - Inférieure ; ont signé sur ses lettres, les cit. Chambellant, lieutenant ; Savornin, Greffier ; et exerce depuis 12 ans à Cognac.

POUMEAU (*Jean*), natif de Beaulieu, âgé de 87 ans, reçu chirurgien en l'année 1789, à Angoulême, département de la Charente ; ont signé sur ses lettres, les cit. Demai, lieutenant ; Roullet, Greffier ; et exerce depuis 13 ans à Beaulieu.

Nota. Le citoyen Poumeau, avoit été précédemment reçu à l'amirauté de Bordeaux.

VACQUIER (*Pierre*), reçu chirurgien de 1ere classe en l'an 2, à Brest, département du Finistère ; ont signé sur son diplome, les membres du conseil de salubrité Navale ; Billard, Dupré, Pichon et Dubrueil ; et exerce depuis 8 ans à Barbezieu.

Pharmaciens.

REVEILLON (*Gabriel*), natif de Château-Neuf, âgé de 27 ans, reçu pharmacien en l'an 8, à Angoulême, département de la Charente ; ont signé sur son diplome, les cit. Vigneron, Thomas, médecin ; Roullet, Sicard, chirurgiens ; Faverau et Limouzin, pharmacien ; et exerce depuis 2 ans à Angoulême.

THAUMUR (*J. B. L.*), natif de Cognac, âgé de 57 ans, reçu pharmacien en l'année 1776, à Cognac, département de la Charente ; ont signé sur ses lettres, les cit. Bernard, Thaumur père, pharmacien ; Benaté, D. médecin ; et exerce depuis ....ans à Cognac.

DÉPARTEMENT DE LA CHARENTE INFÉRIEURE.

Médecins.

Bobe (*Jean*), natif de Poitiers, âgé de 40 ans, reçu D. médecin en l'année 1790, à Reims, département de la Marne; ont signé sur ses lettres, les citoyens Navier et Fillion; et exerce depuis 12 ans à Rochefort.

Bonin (*Louis*), natif de l'Isle de Rhé, âgé de 46 ans, reçu D. médecin en l'année 1785, à Valence, département de la Drôme; ont signé sur ses lettres, les citoyens R. P. Bolilius, Bergeron, Francis, Mésangère, secrétaire; et exerce depuis 10 ans à Ars, Isle de Rhé.

Nota. Le citoyen Bonin a servi dans la dernière guerre, avant la révolution, sur les vaisseaux de l'état, en qualité d'officier de santé en chef.

Poybellaud (*Antoine*), natif de Roussignac, âgé de 51 ans, reçu D. médecin en l'année 1772, à Montpellier, département de l'Hérault; ont signé sur ses lettres, les cit. Delamure, doyen; Vincent, secrétaire; et exerce depuis 26 ans à Cozes.

Bridault (*Ami-Félix*), natif de la Rochelle, âgé de 63 ans, reçu D. médecin en l'année 1759, à Montpellier, département de l'Hérault; ont signé sur ses lettres, les cit. Chicoineau, chancelier et juge, et Haguenot, sous-doyen; et exerce depuis 32 ans à La Rochelle.

Faye (*Jean-Roch*), natif de Rochefort, âgé de 46 ans, reçu D. médecin en chef et en second des ports et armées navales, par arrêté des consuls, du 29 pluviôse an 9, pour servir au port de Rochefort, où il exerce depuis 29 ans.

Ganipel (*François Augustin*), natif de Meschers,

âgé de 37 ans, reçu D. médecin en l'année 1787, à Montpellier, département de l'Hérault; ont signé sur ses lettres, les citoyens René, doyen; et Vincent, secrétaire; et exerce depuis 15 ans à Meschers.

Nota. Le citoyen Ganipel est membre du conseil de santé établi à Saintes, par le préfet du département de la Charente-inférieure.

GOUT (*Jacques-Justin*), natif de Pons, âgé de 40 ans, reçu D. médecin en l'année 1785, à Montpellier, départ. de l'Hérault; ont signé sur ses lettres, les citoyens René, doyen; et exerce depuis 15 ans à Pons.

JEAN (*Jacques*), natif de Sainte-Soulle, âgé de 33 ans, reçu D. médecin en l'année 1792, à Montpellier, département de l'Hérault; ont signé sur ses lettres, les citoyens René, doyen; et Vincent, secrétaire; et exerce depuis 9 ans à Sainte-Soulle.

POUTIER (*Gilles*), reçu D. médecin en l'année 1791, à Nancy, département de la Meurthe; ont signé sur ses lettres, les citoyens Jadelot, Guillemin, Nicolot et Tournay; et exerce depuis 19 ans à la Rochelle.

Nota. Le citoyen Poutier a rempli en 1790, les fonctions de chirurgien-major à l'hôtel des Invalides, à Paris, en l'absence du citoyen Sabatier, titulaire. Il a été envoyé comme chirurgien de première classe à l'armée de l'Ouest, en 1793, sur l'ordre du ministre de la guerre; et il est actuellement chirurgien en chef du dépôt de mendicité et de l'hospice d'Auffredy, à la Rochelle.

TARDY (*G. M.*), natif de Rochefort, reçu D. médecin en l'année 1785, à Montpellier, depart. de l'Hérault; ont signé sur ses lettres, les citoyens René et Sabatier, professeurs; et exerce depuis 17 ans à Rochefort.

Nota. Le citoyen Tardy est médecin en chef du port de Rochefort, depuis le 15 vendémiaire an 5. Son brevet est signé du ministre de la marine Truguet.

TABLEAU des Chirurgiens et Pharmaciens de la Marine, entretenus au port de Rochefort, département de la Charente-Inférieure, tel qu'il a été envoyé aux Éditeurs de cet Ouvrage, par le Conseil de Santé de la même ville.

ARNOUX (*Jean-François-Marie*), né à Rochefort, département de la Charente-inférieure, âgé de 39 ans, chirurgien au service de la marine, depuis le 1 février 1778.

BELLOT (*François*), né à Vallans, département des Deux-Sèvres, âgé de 46 ans, chirurgien au service de la marine depuis le 1er. juillet 1773.

BABIN (*Pierre-François*), né à Burie, département de la Charente-inférieure, âgé de 29 ans, chirurgien au service de la marine, depuis 1792.

CAILLAUD (*Jean*), né à Rochefort, département de la Charente-inférieure, âgé de 40 ans, chirurgien au service de la marine depuis....

CHASLON (*Maurice*), né à la Rochelle, département de la Charente-inférieure, âgé de 30 ans, chirurgien-professeur au service de la marine depuis 1792.

GABET (*Joseph*), né à Balon, département de la Charente-inférieure, âgé de 62 ans, chirurgien au service de la marine depuis le 15 mars 1755.

GIBOUIN (*Philippe*), né à Ancigny, département des Deux-Sèvres, âgé de 51 ans, chirurgien au service de la marine, depuis le 1 juin 1770.

LASSEU (*Jean-François*), né à Toulon, département du Var, âgé de 70 ans, chirurgien au service de la marine, depuis le 29 mai 1748.

Lambert (*Jean-François*), né à Salles, département de la Charente, âgé de 62 ans, chirurgien au service de la marine, depuis 1754.

Marafret-Layssard (*Eutrope*), né à Rochefort, département de la Charente-inférieure, âgé de 30 ans, pharmacien au service de la marine depuis le 24 juillet 1790.

Moras (*Auguste-Louis*), né à Boulogne-sur-mer, département du Pas-de-Calais, âgé de 37 ans, chirurgien au service de la marine depuis le 15 janvier 1780.

Pain (*Louis-Gaspard*), né à Rochefort, département de la Charente inférieure, âgé de 33 ans, chirurgien au service de la marine, depuis 1781.

Reynaud (*Baltazard*), né à Rochefort, département de la Charente-inférieure, âgé de 52 ans, chirurgien au service de la marine depuis le 1 juin 1764.

Rejou (*Pierre*), né à Rochefort, département de la Charente-inférieure, âgé de 27 ans, pharmacien-professeur au service de la marine, depuis 1792.

Rivaud (*Mathieu*), né à Surgères, département de la Charente-inférieure, âgé de 33 ans, chirurgien au service de la marine depuis 1783.

Roi (*Antoine*), né à Saintes, département de la Charente-inférieure, âgé de 30 ans, chirurgien au service de la marine, depuis le 3 mars 1792.

Senné (*Henri-Joseph*), né à Gray, département de la Charente-inférieure, âgé de 51 ans, chirurgien au service de la marine depuis le 1 juillet 1770.

Tuffet (*Pierre-Louis-Agathe*), né à Saint-Maixent,

département des deux-Sèvres, âgé de 33 ans, chirurgien-professeur au service de la marine, depuis 1790.

Nota. Le citoyen Tuffet a toujours été employé en chef depuis 1793, sur frégates, vaisseaux de ligne, dans les hôpitaux de Brest, de Rochefort, et aux hôpitaux et prisons en Angleterre.

VIVEZ (*François*), né à Rochefort, département de la Charente-inférieure, âgé de 58 ans, chirurgien au service de la marine depuis le 27 juin 1756.

Nota. Le citoyen Vivez s'est fait aggréger à la communauté des chirurgiens de la ville de Rochefort, en 1786; ses lettres sont signées des cit. Chambellant et Savournin.

Chirurgiens.

CHAMBELLAN (*Yacinthe*), reçu chirurgien en l'année 1767, à Rochefort, département de la Charente-Inférieure; a signé sur ses lettres, le cit. Goison, lieutenant; et exerce depuis 35 ans à Rochefort.

Nota. Le cit. Chambellan a été nommé lieutenant du premier chirurgien en 1786.

CHASTANG (*Jean-Augustin*), natif de Tonnay-Charente, âgé de 44 ans, reçu chirurgien en l'année 1786, à Marennes, département de la Charente-inférieure; ont signé sur ses lettres, les citoyens Laroche, lieutenant, et Delagrave, greffier; et exerce depuis 16 ans au Gua.

CLEMOT (*Joachim*), natif de Rochefort, âgé de 60 ans, aggrégé à la communauté des maîtres en chirurgie de Rochefort, département de la Charente-inférieure, en 1770, ont signé sur ses lettres, les cit. Goïson, lieutenant; et Chambellant, greffier; et exerce depuis 32 ans à Rochefort.

Nota. Le citoyen Clemot a été bréveté chirurgien-major de vaisseau en 1767 et en l'an 9, second officier de santé en chef de l'hospice maritime au port de Rochefort.

Douyau (*Bernard*), natif d'Hair, âgé de 45 ans, reçu chirurgien en l'année 1785, à Marennes, département de la Charente-Inférieure; ont signé sur ses lettres, les cit. Laroche, lieutenant; et Bromand, greffier; et exerce depuis 17 ans à Charente.

Hervé (*Amateur*), natif de Lamballe, âgé de 42 ans, recu chirurgien pour la Marine, en l'année 1788, à Nantes, département de la Loire-Inférieure; a signé sur ses lettres, le cit. d'Arbefeuille, chirurgien examinateur pour la Marine; et exerce depuis 11 ans à Cozes.

Huet (*Pierre-Jacques*), natif de Charente, âgé de 33 ans, reçu chirurgien en l'année 1791, à Marennes, département de la Charente-Inférieure; ont signé sur ses lettres, les cit. Laroche, lieutenant; et de la Grave, greffier; et exerce depuis 12 ans à Charente.

Hutin (*Charles*), natif de Bienville, âgé de 34 ans, nommé chirurgien de 1re classe en l'an 5, à Paris, départ. de la Seine; ont signé sur son brevet, le cit. Aubert-Dubayet, ministre de la Guerre; et est depuis l'an 8 chirurgien-major-d'infanterie, attaché à la 68e demi-brig. actuellement en garn. à l'isle de Rhé.

Jobert (*Jean-Baptiste*), natif de Lyon, âgé de 48 ans, reçu chirurgien en l'ann. 1775, à la Rochelle, département de la Charente-Inférieure; ont signé sur ses lettres, les cit. Philibert Charault, lieutenant, et Gabaude, greffier; et exerce depuis 26 ans à Courçon.

Joubin des Mazieres (*François-Charles*), natif de Donnemarie, âgé de 70 ans, reçu chirurgien en l'année 1752, à Paris, département de la Seine; ont signé sur ses lettres, les cit. Bordeu, Verdelau, Morand, Sabathier, Suë et Andouillé; et exerce depuis 1764, à St.-Martin, isle de Rhé.

Nota. Le cit. Joubin des Mazieres, qui depuis l'époque où il s'est établi à l'isle de Rhé, est chirurgien-major de l'hospice civil et militaire de la ville de St.-Martin, avoit d'abord successivement exercé sa profession

fession à Grenoble, Seiles, Brest, Saintes et Clermont-Ferrand.

KROHNE (*Pierre-François-Joseph*), natif de Rochefort, âgé de 62 ans, reçu chirurgien en l'année 1773, à Boulogne-sur-Mer, département du Pas-de-Calais; ont signé sur ses lettres, les cit. Butot, lieutenant; et Lhureux, greffier à la Rochelle, chirurgien de la Marine marchande; et exerce depuis 1773, à Muzon.

Nota. Le cit. Krohne, s'étoit fait recevoir en 1760, et depuis à St-Jean d'Angely, département de la Charente-Inférieure, par la communauté des chirurgiens de cette ville; ses lettres sont signées du cit. Rocquet, lieutenant; et Durand, greffier.

MONNERON (*Jean-Baptiste*), natif d'Ambazac, âgé de 58 ans, reçu chirurgien, en l'année 1772, à la Rochelle, département de la Charente-Inférieure; ont signé sur ses lettres, les cit. Charault, lieutenant et Gabaude, greffier; et exerce depuis 30 ans à Dumpierre.

QUOY (*Jean*), natif de Maille, âgé de 43 ans, reçu chirurgien, en l'année 1785, à Fontenay-le-Peuple, département de la Vendée; ont signé sur ses lettres, les cit. P. Rolland, lieutenant; et Ballard, greffier; et exerce depuis 17 ans à Liversay.

RHUMEAU (*Jean Baptiste*), natif de Rochefort, âgé de 35 ans, reçu chirurgien en l'année 1787, à Rochefort, departem. de la Charente Inférieure; ont signé sur ses lettres, les cit. Chambellant, lieutenant; et Dubreuil, greffier; et exerce depuis 1 an à Charente.

Nota. Le cit. Rhumeau a été de plus commissionné par le conseil de santé de Paris, d'après la loi du 12 pluviôse an 3, officier de santé de deux^e^ classe auxiliaire au département de la marine de Brest. Sa commission, signée par les cit. Heurteloup, Sauserotte, Castagnoux, Sabatier, etc.

VILLE FUMADE (*Jean-Baptiste*), natif de Riberac, âgé de 35 ans, reçu chirurgien en l'année 1786, à Périgueux, département de la Dordogne; ont signé sur ses lettres, les cit. Brachet, lieutenant; Darpès, greffier; Buissous, doyen, etc.; et exerce depuis 12 ans à Montendre.

VIVEZ (*François*), natif de Rochefort, âgé de 58 ans, aggrégé chirurgien en l'année 1786, à Rochefort, département de la Charente Infér.; ont signé sur ses lettres, les cit. Chambellant et Savournin; et exerce depuis 40 ans audit lieu.

Nota. Le cit. Vivez est en outre chirurgien au service de la marine, depuis 1756.

Pharmaciens.

BLANCHARD (*François-Jean*), natif de Fontenay-le-Peuple, âgé de 32 ans, reçu pharmacien en l'an 10, à Larochelle, département de la Charente Inférieure; ont signé sur ses lettres, les cit. Fleury, Jambu, Robert, Nadeau, etc.; tous maîtres en pharmacie; plus, Bridault, président; et Casimir, secrétaire du conseil de santé; et exerce à Saint Martin, île de Ré.

LATOUR (*Joseph-Louis*), natif de Rochefort, âgé de 44 ans, reçu pharmacien en l'année 1783, audit lieu, département de la Charente Infér.; ont signé sur ses lettres, les cit. Lucadon, médec., Reyoux, père, doyen; Laysard, sindic, pharmac.; et Petit, greffier; et exerce depuis 19 ans à Rochefort.

REJOU (*Jean*), natif de S.-Germain, âgé de 60 ans, reçu pharmacien en l'année 1771, à Rochefort, département de la Charente Infér., ont signé sur ses lettres, les maîtres en pharmacie de cette ville, et le premier médecin ordinaire, et contre-signé, Goulard, conseiller de l'Hotel de Ville; et exerce depuis 31 ans audit lieu.

DÉPARTEMENT DU CHER.

Médecins.

CARRÉ (*Louis - Edme*), natif de Bourges, âgé de 58 ans, reçu D. médecin en l'année 1767, à Bourges, département du Cher; ont signé sur ses lettres, les cit. Edme Carré, doyen; Brisson, Duperrin, docteurs; et exerce depuis 33 ans à Bourges.

Nota. Le cit. Carré est médecin en chef de l'hospice civil.

DEVILLANTROYS (*François*), natif de Vierzon, âgé de 50 ans, reçu D. médecin en l'année 1775, à Montpellier, département de l'Hérault; ont signé sur ses lettres, les cit. Delamure, doyen; Venel, Leroy, Gouan, professeurs; Barthez, chancelier; et exerce depuis 19 ans à Vierzon.

Nota. Le cit. Devillantroys a exercé précédemment à Romorantin, département de Loir et Cher.

MARJOLIN (*René*), natif d'Ivoy le-Pré, âgé de 27 ans, reçu médecin en l'an 9, à Paris; ont signé sur son diplome, les cit. Baudelocque, président; Thouret, directeur; Leclerc, secrétaire; et exerce depuis 1 an à Ivoy-le-Pré.

NADAUD - VALLETTE (*Cl-Franç. R.*), natif de Lignières, âge de 38 ans, reçu D. médecin en l'année 1789, à Montpellier, département de l'Hérault; ont signé sur ses lettres, les cit. René, doyen; Vincent, secrétaire; et exerce depuis 11 ans à Lignières.

ROCHETTE (*Paul-Gilb.*), natif de Montluçon, âgé de 41 ans, reçu D. médecin en l'année 1784, à Montpellier, département de l'Hérault; ont signé sur ses lettres, les cit. Delamure, doyen; Barthez, chancel., Gouan, Broussonnet, etc. ; et exerce depuis 18 ans à Bourges.

VILLATTE (*Louis*), natif de Lignières, âgé de 31 ans, reçu D. médecin en l'année 1791, à Montpellier, départe ment de l'Hérault ; ont signé sur ses lettres, les cit. René, Gaspard, doyen ; Vigaroux, Brun, etc. ; et exerce depuis 5 ans à Saint-Amand.

Chirurgiens.

BEDU (*François*), natif de Leré, âgé de 43 ans, reçu chirurgien en l'année 1783, à S. Pierre-le-Moutier, département de la Nièvre ; ont signé sur ses lettres, les cit. Donet, lieutenant ; Narjot, greffier ; et exerce depuis 19 ans à Leré.

BOUCHERON (*Philippe*), natif de Cluy, âgé de 63 ans, reçu chirurgien en l'ann. 1768, à Bourges, département du Cher ; ont signé sur ses lettres, les cit. Barbier, lieutenant ; Virtelle, greffier et chirurgien-juré ; et exerce depuis 34 ans à Bourges.

BOURBON (*Yves-Louis*), natif d'Alegre, âgé de 43 ans, reçu chirurgien en l'ann. 1787, à Bourges, département du Cher ; ont signé sur ses lettres, les citoyens Labbé, lieutenant ; Rossignol, greffier ; et exerce depuis 15 ans à Bourges.

CHANGEUX (*Etienne*), natif de Châteaux-Neuf, âgé de 35 ans, reçu chirurgien en l'année 1785, à Issoudun, département de l'Indre ; ont signé sur ses lettres, les cit. Pérault, lieutenant ; Pellerin, chirurg. de l'Hôtel-Dieu ; et exerce depuis 12 ans à Château-Neuf.

DAVRIL (*Claude*), natif de Château-Neuf, âgé de 56 ans, reçu chirurgien en l'ann. 1776, à Dunleroy, département du Cher ; ont signé sur ses lettres, les cit. Pichault de la Martinière, président ; Lecomte, lieutenant ; Lefevre, doyen, etc.; et exerce depuis 26 ans à Château-Neuf.

LARIPPE (*Jean-Baptiste*), natif de Nevers, âgé de 46 ans, reçu chirurgien en l'ann. 1780, à Moulins, département de l'Allier; ont signé sur ses lettres, les citoyens Bouché, Prieur, Simar, etc.; et exerce depuis 6 mois à Bourges.

Nota. Le cit. Larippe a en outre été reçu en 1789 à Saint Pierre-le-Moutier, départ. de la Nièvre, a été commissionné chirurgien de première classe, près les armées, et a servi 8 ans en cette qualité.

LECOMTE (*Jean*), natif de Dun-sur-Oron, âgé de 52 ans, reçu chirurgien en l'ann. 1770, à Dun-sur-Oron, département du Cher; ont signé sur ses lettres, les citoyens Remy, lieutenant; Lefévre, doyen; et Mousse, interrogateur; et exerce depuis 32 ans à Dun-sur-Oron.

Nota. Le cit. Lecomte a été nommé lieutenant en 1771, professeur d'accouchement, en 1782, et commis aux rapports en 1783.

LECOMTE DEBORDAS (*Louis-Joseph*), natif de Dun-sur-Oron, âgé de 63 ans, reçu chirurgien et oculiste en l'année 1763, à Dun-sur-Oron, département du Cher, ont signé sur ses lettres, les citoyens Remy, lieutenant; Lefèvre, doyen; Lecomte, greffier; et exerce depuis 39 ans à Dun-sur-Oron.

Nota. Le cit. Lecomte a été nommé greffier le 15 septembre 1773, et doyen le 10 mai 1790.

LEFEVRE (*Jean-Robert*), natif de Dun-sur Oron, âgé de 40 ans, reçu chirurgien en l'année 1788, à Dun-sur-Oron, département du Cher; ont signé sur ses lettres, les cit. Lecomte (Jean), lieutenant; Lefèvre, doyen; Mousse, interrogateur; Lecomte (Louis-Joseph), greffier; et exerce depuis 14 ans à Dun-sur-Oron.

LESELLIER père (*Guillaume*), natif de Bourges, âgé de

89 ans, reçu chirurgien en l'année 1743, à Bourges, départ. du Cher; ont signé sur ses lettres, les cit. Labbé, Virtelle, greffier; et exerce depuis 59 ans à Bourges.

LESELLIER fils, (*Claude*), natif de Bourges, âgé de 46 ans, reçu chirurgien en l'année 1781, à Bourges, département du Cher; et exerce à Bourges.

Nota. Les noms des signataires des lettres du cit. Lesellier, sont omis; mais son extrait a été envoyé aux éditeurs sur un tableau qui contenoit plusieurs de ses confrères de la même ville, et signé des cit. Bourbon-Lesseyer père, Lesseyer fils, Boucheron, Porcher. L'année même de sa réception; il fut reçu chirurgien juré aux rapports, près le ci-devant Baillage de Bourges.

MARCHAND (*Antoine-Nicolas*), natif de Castelet, âgé de 46 ans, reçu chirurgien en l'année 1780, à Paris, pour Saint Denis; ont signé sur ses lettres, les cit. Lassus, lieutenant, et Petit; et exerce depuis 15 ans à Boulleret.

Nota. Le cit. Marchand a exercé l'espace de 7 ans à Saint Denis.

MOUSSE (*Michel*), natif de Saint Amand, âgé de 62 ans, reçu chirurgien en l'année 1768, à Dun-sur-Oron, département du Cher; ont signé sur ses lettres, les cit. Remy, lieutenant; Lefevre, Davyen, Lecomte, greffier; et exerce depuis 34 ans à Dun-sur-Oran.

Nota. Le cit. Mousse a constamment rempli les fonctions d'interrogateur, jusqu'à la suppression des Jurandes.

PORCHET (*Pierre*), natif de Dun-Sur-Oron, âgé de 62 ans, reçu chirurgien en l'année 1768, à Dun-sur-Oron, département du Cher; ont signé sur ses lettres, les cit. Poisson, lieutenant; Virtelle, greffier, et exerce depuis 34 ans à Dun-sur-Oron.

RAILLARD (*Antoine*), natif de la Verdiere, âgé de 52

ans, reçu chirurgien en l'année 1773, à Moulins, département de l'Allier ; ont signé sur ses lettres, les cit. Bouchet, lieutenant ; Estoon. et Hewianet, greffier ; et exerce depuis 7 ans à Bourges.

Nota. Le citoyen Raillard a exercé depuis l'époque de sa réception, jusqu'en 1793, à Nérondes, a servi l'espace de 3 ans près les armées, en qualité de chirurgien aide-major, et de première classe, en vertu d'une commission du ministre de la Guerre, et est actuellement chirurgien en chef de l'hôpital général de Bourges.

REFFATIN (*Michel*), natif de Château-Chinon, âgé de 58 ans, reçu chirurgien en l'année 1768, à Nevers, département de la Nièvre ; ont signé sur ses lettres, les cit. Monge, lieutenant ; Lucas, doyen ; Maublanc, prévot, etc. ; et exerce depuis 34 ans à la Guerche.

ROSSIGNOL (*Silvin-Ursin*), natif de Bourges, âgé de 44 ans, reçu chirurgien en l'année 1788, à Bourges, département du Cher ; ont signé sur ses lettres, les cit. Labbé, lieutenant ; Grelet, greffier ; et exerce depuis 14 ans à Bourges.

Nota. Le cit. Rossignol a servi pendant six ans comme aide-chirurgien-major, tant des armées du général Rochambeau, en Amérique, que de l'hôpital militaire de Brest, et est depuis 1791, chirurgien en chef de l'hospice civil et Militaire de Bourges.

ROYER (*Joseph*), natif du Blanc, âgé de 43 ans, reçu chirurgien en l'année 1789, à Issoudun, département de l'Indre ; ont signé sur ses lettres, les cit. Badon, médecin ; Pérault, lieutenant ; Pellerin, greffier ; et exerce depuis 13 ans à Lignières.

Pharmaciens.

LUZARCHE (*Nicolas*), natif de Virzo, âgé de 31 ans, reçu pharmacien en l'an 7, à Orléans, département du

Loiret ; ont signé sur son diplome, les citoyens Lanoix, D. médecin; Luzarche, doyen; Prozet, Lagon, etc. ; et exerce depuis six mois à Bourges.

MÉALIN (*Silvain*), natif de Bourges, âgé de 43 ans, reçu pharmacien en l'année 1787, à Bourges, département du Cher ; ont signé sur ses lettres, les cit. Thoret et Carré, D. médecin; Moireau et Aumerle, pharmaciens ; et exerce depuis 15 ans à Bourges.

DÉPARTEMENT DE LA CORRÈZE.

Médecins.

BARGY (*Vincent*), natif d'Egleton, âgé de 28 ans, reçu médecin en l'an 8, à Montpellier, département de l'Hérault; ont signé sur son diplome, les cit. René, directeur ; et Vincent, secrétaire ; et exerce depuis l'an 8 à Egleton.

CROISSY (*Louis-Hilaire*), natif d'Argentac, âgé de 25 ans, reçu médecin en l'an 8, à Montpellier, département de l'Hérault ; ont signé sur son diplome, les cit. René, Fouquet, et Piron, secrétaire; et exerce depuis l'an 8 à Argentac.

DEMATHIEU (*Joseph*), natif de S.-Merd, âgé de 33 ans, reçu D. médecin en l'année 1789, à Orange, département de Vaucluse ; ont signé sur ses diplomes, les cit. Augier et Guillemont, pour le chancelier; et exerce depuis 1789 à Neuvis.

EIXGUES-PARCE (*L. Théodose*), natif de Saint-Hilaire-Foissac, âgé de 32 ans, reçu D. médecin en l'ann. 1792, à Paris, département de la Seine ; ont signé les cit. Gille, Laverne, Jumelin et Geraud ;

et exerce depuis 1792 à Saint-Hilaire-Foissac.

PLANCHE LABISSIERE (*Jean-Jacques-Joseph*), natif de la Roche, âgé de 25 ans, reçu médec. en l'an 8, à Montpellier, département de l'Hérault ; ont signé sur son diplome, les cit. René, Fouquet, Broussonnet, Dumas ; et exerce depuis l'an 9 à la Roche.

LEYRAL (*Jean*), natif de Boulerat, âgé de 60 ans, reçu D. médecin en l'année 1775, à Montpellier, département de l'Hérault ; ont signé sur son diplome, les cit. Barthez, chancelier ; Lamure, le Roy et Vincent, secrét. ; et exerce depuis 25 ans à Brive.

LACAZE (*Léonard*), natif de Neuvic, âgé de 51 ans, reçu D. médecin en l'année 1775, à Montpellier, département de l'Hérault ; ont signé sur ses lettres, les citoyens Barthez, chancelier ; Lamure et Vincent, secrétaires ; et exerce depuis 1775 à Neuvic.

LABOUNON (*Antoine*), natif de la Roche-Canillac, âgé de 29 ans, reçu médecin en l'an 8, à Montpellier, département de l'Hérault ; ont signé sur son diplome, les citoyens Dumas, Fouquet, Vigaroux et Lafabrie ; et exerce depuis l'an 8 à la Roche.

RIVIERE (*Pierre*), natif de Chamboulive, âgé de 52 ans, reçu D. méd. en l'année 1773, à Montpellier, département de l'Hérault ; ont signé sur ses lettres, les citoyens Barthez, chancelier et juge ; et Vincent, secrétaire ; et exerce depuis 1773 à Chamboulive.

SÉGERAL (*Guillaume*), natif de Mansac, âgé de 32 ans, reçu D. médecin en l'année 1793, à Toulouse, département de la Haute-Garonne ; ont signé sur ses lettres, les citoyens Clausoles, recteurs de l'université ; et exerce depuis 3 ans à Brives.

SPINASSE (*Jean-Baptiste*), natif d'Egleton, âgé de 34 ans, reçu D. médecin en l'année

1789, à Montpellier, département de l'Hérault; ont signé sur ses lettres, les citoyens René, doyen, et Vincent, secrétaire; et exerce depuis 1789 à Egleton.

Tabanon (*Etienne*), natif de Tulle, âgé de 36 ans, reçu médecin en l'année 1792, à Montpellier, département de l'Hérault; ont signé sur ses lettres, les citoyens Barthez, chancelier; René, doyen, etc.; et exerce depuis 9 ans à Tulle.

Chirurgiens.

Beaune (*Antoine*), natif d'Ussel, âgé de 66 ans, reçu chirurgien en l'année 1761, à Tulle, département de la Corrèze; ont signé sur ses lettres, les citoyens Rigolle, lieuten.; et Leyralle, greffier d'office; et exerce depuis 1760 à Ussel.

Nota. Le cit. Beaune a reçu la commission de lieutenant de M^r^. le premier chirurgien, dans la communauté d'Ussel, l'année même de sa réception.

Calary (*L. François*), nat. de St.-Angel, âgé de 41 ans, reçu chirurgien en l'ann. 1787, à Tulle, département de la Corrèze; ont signé sur ses lettres, les citoyens Eyrolle, Rigolle, et Baroy, greffier; et exerce depuis l'an 6 à Saint-Angel.

Nota. Le citoyen Calary a été nommé chirurgien-major de la 38e demi-brigade de ligne, titre qu'il a conservé jusqu'en l'an 6.

Chammard (*Michel*), natif de Saint-Salvador, âgé de 30 ans, reçu chirurgien en l'an 3, à Paris, département de la Seine; ont signé sur ses lettres, les citoyens Antoine-Dubois, Bertholet et Pelletier; et exerce depuis 3 ans à S.-Salvador.

Chapouille (*Jean-Antoine*), natif de Soursac, âgé de 35 ans, reçu chirurgien en l'année 1790, à Clermont-Ferrand, département du Puy-de-

Dôme ; a signé sur ses lettres, le cit. Bonnet, chirurgien et corresp. de l'académie ci-dev. royale de chirurgie ; et exerce depuis 11 ans à Soursac.

DELBOS (*Pierre*), natif de Langueunes, âgé de 65 ans, reçu chirurgien en l'ann. 1762, à Tulle, département de la Corrèze ; ont signé sur ses lettres, les cit. Rigolle, lieutenant, et Duffour ; et exerce depuis 1763 dans la ville de Tulle.

HUGON (*Antoine*), natif de St-Exupery, âgé de 33 ans, reçu chirurgien de 1re classe en l'an 3, à Figuièrre en Espagne ; ont signé sur sa commission, les citoyens Lagresie et Boisot, chirurgiens en chef de l'armée des Pyrennées ; et Probst, commissaire-ordonnateur en chef.

RIGOLE (*Ant.*), natif de Tulle, âgé de 47 ans, reçu chirurgien en l'année 1775, à Tulle, département de la Corrèze ; ont signé sur ses lettres, les cit. Dubreuil, doyen ; et Leyral, greffier-commis ; et exerce depuis 1775 à Tulle.

Nota. Le cit. Rigole a été nommé lieutenant du premier chirurgien, en 1778 ; ses lettres sont signées, Lamartinière et Leblond-d'Olble.

YVERNAT (*Jean-Baptiste*), natif de Borf, âgé de 48 ans, reçu chirurgien en l'ann. 1780, à Tulle, département de la Corrèze ; ont signé sur ses lettres, les citoyens Rigolle, lieutenant ; Delbos, doyen ; et Rominhac, prévôt ; et exerce depuis 1780 à Tulle.

DÉPARTEMENT DE LA COTE-D'OR.

Médecins.

Bard (*Jean-Baptiste-Joseph*), natif de Beaune, âgé de 24 ans, reçu médecin en l'an 9, à Strasbourg, département du Bas-Rhin; ont signé sur son diplome, les citoyens Noël, directeur; Coze, président; et Dupont, secrétaire; et exerce depuis 1 an à Beaune.

Billardet (*Antoine*), natif d'Autun, âgé de 63 ans, reçu D. médecin en l'ann. 1761, à Montpellier, département de l'Hérault; ont signé sur ses lettres, les citoyens Imbert, chanchelier; et Vincent, secrétaire; et exerce depuis 1762 à Beaune.

Billequin (*Cl... Ph.*), natif de Gissey-le-Viel, âgé de 40 ans, reçu D. médecin en l'année 1782, à Montpellier, département de l'Hérault; ont signé sur ses lettres, les cit. Degranville, pour le chancelier; René, pour le doyen; et Vincent, secrétaire; et exerce depuis 1784 à Arnay-sur-Arroux.

Blandin (*Germain*), natif de Renêsve, âgé de 31 ans, reçu médecin en l'an 6, à Besançon, département du Doubs; ont signé sur son diplome, les citoyens Rougnon, France, et Cusenier; et exerce depuis 4 ans à Renêsve.

Blandin (*Jean*), natif de Renêsve, âgé de 26 ans, reçu médecin en l'an 5, à Besançon, département du Doubs; ont signé sur son diplome, les cit. Rougnon, France et Cusenier; et exerce depuis 1 ans à Mirebeau.

Nota. Le citoyen Blandin a été commissionné chirurgien près les armées, par le ministre de la guerre.

Charcot (*Pierre-Alexandre*), natif de Belley, âgé de 31 ans, reçu D. méd. en l'année 1792, à Montpellier, département de l'Hérault; ont signé sur ses lettres, les citoy. René, doyen; et Vincent, secrétaire; et exerce depuis 1 an à Dijon.

Nota. Le citoyen Charcot a exercé près les armées, en vertu d'une commission.

CHAUSSIER (*Bernard*), natif de Curtil, âgé de 66 ans, reçu D. médecin en l'année 1759, à Montpellier, département de l'Hérault; ont signé sur ses lettres, les citoyens Chycoyneau, chancelier et juge; et Vincent, secrét.; et exerce depuis 36 ans à Dijon.

Nota. Le citoyen Chaussier a été aggrégé en 1762 au Collége de médecine de Dijon, et nommé en 1790, associé correspondant de l'académie des sciences, arts et belles-lettres de Dijon.

GAILLARDOT (*Claude-Pierre*), natif de Dôle, âgé 32 ans, reçu médecin en l'an 8, à Strasbourg, département du Bas-Rhin; ont signé sur son diplome, les citoyens Flamant, président; Noël, directeur; et exerce depuis 2 ans à Pontallier.

GUILLAUME (*Claude-François*), natif de Sussès, âgé de 46 ans, reçu D. médecin en l'année 1778, à Besançon, département du Doubs; ont signé sur ses lettres, les citoyens Atthalin, doyen, et Chandiot, secrétaire; et exerce depuis 1788 à Baigneux-les-Juifs.

LAROCHE (*Placide*), natif de Hagetaubin, âgé de 44 ans, reçu D. médecin en l'ann. 1788, à Orange, département de Vaucluse; ont signé sur ses lettres, les citoyens Guillomot, pour le chancelier; Abragon, secrétaire; et exerce depuis 1782 à Montigny.

LATAUD (*Louis*), natif de Romenay, âgé de 32 ans, reçu D. médecin en l'année 1792, à Besançon, département du Doubs; ont signé sur ses lettres, les cit. Rougnon, France, Tourtelle; et exerce depuis 5 ans à Beaune.

Savettier (*Charles*), natif d'Epoisses, âgé de 62 ans, reçu D. médecin en l'année 1761, à Montpellier, département de l'Hérault; ont signé sur ses lettres les cit. Imbert, chancelier; et Vincent, secrétaire; et exerce depuis 41 ans à Epoisses.

Chirurgiens.

Blandin (*Jacques*), natif de Beze, âgé de 30 ans, reçu chirurgien en l'an 6, à Dijon, département de la Côte-d'Or; ont signé sur son diplome, les citoyens Enoux, président de la commission de santé; et Brenet, secrétaire; et exerce depuis l'an 6 à Frolois, arrondissement de Semur.

Blandin (*Jean-Baptiste*), natif de Lédavrée, âgé de 60 ans, reçu chirurgien en l'année 1764, à Saulieu, département de la Côte-d'Or; ont signé sur ses lettres, les citoyens Joyrot, Pichenot, Lafilant, et Digon, greffier; et exerce depuis 38 ans à la Motte.

Blandin (*Lazare-Germain*), natif de Braux, âgé de 50 ans, reçu chirurgien en l'ann. 1774, à Langres, département de la Haute-Marne; ont signé sur ses lettres, les citoyens Moncler; lieuten.; Legoux, greffier; et exerce depuis 14 ans à Lavilleneuve.

Nota. Le cit. Blandin a en outre été reçu en 1788, à Chatillon-sur-Seine.

Blondel (*Pierre*), natif d'Auxonne, âgé de 46 ans, reçu chirurgien en l'année 1788, à Auxonne, département de la Côte-d'Or; ont signé sur ses lettres; les citoyens Debelgrand, lieutenant; Peltey, prévôt, etc; et exerce depuis 14 ans à Auxonne.

Boussard (*François*), natif de Noiront-lès-Citeaux, âgé de 52 ans, reçu chirurg. en l'année 1775, à Saint-Jean-de-l'Orne, département de la Côte-d'Or;

ont signé sur ses lettres, les cit. Dareies et Balbastre ; et exerce depuis 27 ans à Aizerey.

Dumont (*Jean*), natif d'Auberive, âgé de 40 ans, reçu chirurgien en l'année 1787, à Dijon, département de la Côte-d'Or ; ont signé sur ses lettres, les citoyens Enaux, lieutenant ; Houin, Tarnier, etc. ; et exerce depuis 15 ans à Mirebeau.

Guillemin (*François*), natif de Buxerolles, âgé de 50 ans, reçu chirurgien en l'année 1781, à Langres, département de la Haute-Marne ; ont signé sur ses lettres, les cit. Mutel, Rathier, Verdot, Aubry, etc. ; et exerce depuis 21 ans à Buxerolles.

Guyot (*Jean*), natif de Saint-Prix, âgé de 54 ans, reçu chirurgien en l'année 1776, à Dijon, département de la Côte-d'Or ; ont signé sur ses lettres ; les cit. Enaux, lieutenant ; marchand, greffier ; et exerce depuis 26 ans à Messigny.

Lacordaire (*Nicolas*), natif de Bussières-les-Belmont, âgé de 43 ans, reçu chirurgien en l'année 1787, à Châtillon-sur-Seine, département de la Côte-d'Or ; ont signé sur ses lettres, les cit. Bourru, Bourgin et Montenot ; et exerce depuis 15 ans à Recey.

Nota. Le cit. Lacordaire a servi en qualité de chirurgien près les armées, tant de Rochambeau, que des côtes de l'Océan, en 1780, 81, 82 et 83.

Lavernel (*Louis-Benoist*), natif de Chany, âgé de 39 ans, reçu chirurgien en l'année 1789, à Châlons-sur-Saône, département de Saône-et-Loire ; ont signé sur ses lettres, les cit. Robert, lieutenant ; Forcy, Pernet, etc., et exerce depuis 11 ans à Seurre.

Leblanc (*Pierre*), natif de Reignac, âgé de 48 ans, reçu chirurgien en l'année 1789, à Châtillon-sur-Seine, département de la Côte-d'Or ; ont signé sur ses lettres, les cit. Garnier, lieutenant ; Bourgin,

Bourru et Montenot, greffier; et exerce depuis 13 ans à St.-Seine.

Melot (*François*), natif de Semur, âgé de 35 ans, reçu chirurgien en l'année 1790, à Semur, départem. de la Côte-d'Or; ont signé sur ses lettres, les citoyens Laignelet et Sadrin; et exerce depuis 1790 à Semur.

Morelot (*Simon-Etienne*), natif de Beaune, âge de 50 ans, reçu chirurgien en l'année 1776, à Beaune, département de la Côte-d'Or; ont signé sur ses lettres, les cit. Morelot, lieuten.; Guilhempé, greffier; et exerce depuis 26 ans à Beaune.

Nota. Le cit. Morelot a de plus été reçu D. médecin à Besançon en 1777.

Noirot (*Nicolas*), natif d'Espoisses, âgé de 60 ans, reçu chirurgien en l'année 1764, à Semur, département de la Côte-d'Or; ont signé sur ses lettres, les cit. Verdier, Didier, Moreau, Sudin, etc.; et exerce depuis 1764 à Epoisses.

Paissel (*Jean-François*), âgé de 49 ans, reçu chirurgien en l'année 1778, à Gray, département de la Haute-Saône; a signé sur ses lettres, le cit. Vinet, lieutenant; et exerce depuis 23 ans à Montigny.

Nota. Le cit. Paissel a de plus été reçu en 1779, à Langres, par le cit. Mutil, lieutenant.

Parizot (*Nicolas*), natif de Château-neuf, âgé de 37 ans, reçu chirurgien en l'année 1785, à Beaune, département de la Côte-d'Or; ont signé sur ses lettres, les cit. Morelot, lieutenant, et Guilhempe, greffier; et exerce depuis 13 ans à Château-Neuf.

Nota. Le citoyen Parizot a exercé précédemment à Bligny-sur-Ouche, et a été aggregé en 1789, à la communauté d'Arnay.

Patrial (*Denis-Joseph*), natif de Viliaux, âge de 50 ans, reçu chirurgien en l'année 1781, à Semur, département de de la Côte-d'Or, pour exercer dans la ville de Viteaux.

Les noms des signataires des lettres du cit. Patrial, sont omis; mais l'authenticité de ses titres est garantie par le maire de Viteaux.

Nota. Le cit. Patrial a été nommé en l'an 3, par les membres du comité de santé de Paris, chirurgien-major de l'hôpital de Vesoul.

RIGOINE (*Etienne*), natif de Lucenay, âgé de 30 ans, reçu chirurgien en l'an 6, à Dijon; ont signé sur son diplome, les cit. Enaux, J. B. Tarnier, Duchaux, Antoine Trenet, et Jacques Hoin; et exerce depuis l'an 6 à Lucenay.

ROUHIER (*François-Huges*), natif d'Auxonc, âgé de 42 ans, reçu chirurgien en l'année 1785, à Châtillon-sur-Seine, département de la Côte-d'Or; ont signé sur ses lettres, les citoyens Garnier, Bourru, Montenot, etc.; et exerce depuis 17 ans à Aignai.

ROUHIER (*Noel*), natif d'Aignay, âgé de 51 ans, reçu chirurgien en l'année 1771, à Châtillon-sur-Seine, département de la Côte-d'Or; ont signé sur ses lettres, les cit. Garnier, Boudot, Lamotte et Montenot, greffier; et exerce depuis 1771 à Beaunote.

SENNEQUIER (*François*), natif de Précy, âgé de 56 ans, reçu chirurgien en l'année 1779, à Saulieu, département de la Côte-d'Or; ont signé sur ses lettres, les cit. Imbault, lieutenant; et Mongin, greffier; et exerce depuis 19 ans à Précy.

VIARD (*Claude-Louis*), âgé de 72 ans, reçu chirurgien en 1769, à Langres, département de la Haute-Marne; a signé sur ses lettres, le citoyen Mauclerc, lieutenant; et exerce à Valon.

Nota. Le citoyen Viard a exercé précédemment à Saint-Maurice-sur-Vingenne.

DÉPARTEMENT DES COTES-DU-NORD.

Médecins.

Besson (*Jacques*), natif de S. Brieux, âgé de 35 ans, reçu D. médecin en l'année 1792, à Reims, département de la Marne; ont signé sur ses lettres, les citoyens Navier et Fillion; et exerce depuis 1972 à Saint-Brieux.

Nota. Le citoyen Besson est depuis sept ans médecin de l'Hospice civil et militaire de la même ville.

Delaunay (*Jacques-Marie*), natif de Becherel, âgé de 73 ans, reçu D. médecin en l'année 1755, à Reims, département de la Marne; ont signé sur ses lettres, les cit. Larbre et Lecamus; et exerce depuis 1755 à Dinan.

Nota. Le citoyen Delaunay est depuis 47 ans médecin des hôpitaux civils et militaires de Dinan.

Gleyo (*Jacques-André*), natif de Saint-Brieux, âgé de 54 ans, reçu D. médecin en l'année 1777, à Reims, département de la Marne; ont signé sur ses lettres, les cit. Lecamus, doyen; Caqué et Raussin; et exerce depuis 1777 à Saint-Brieux.

Goguelin (*Joseph-Grégoire*), natif de Dinan, âgé de 52 ans, reçu D. médecin en l'année 1777, à Reims, département de la Marne; ont signé sur ses lettres, les cit. Lecamus, doyen; R. Fillion; et exerce depuis 1777 à Montcontour.

Guyomard de Kermorin (*Jacques-Pierre-Marie*), natif de Guingamp, âgé de 40 ans, reçu D. Médecin en l'année 1785, à Caen, département du Calvados; ont signé sur ses lettres, les citoyens Lecanu, doyen; Desmoueux, et Bunel, secrétaire; et exerce depuis 1791 à Lannion.

Nota. Le citoyen Guyonmard est médecin des hospices civils de l'arrondissement de Lannion.

KERALLIN (*Ysi.-Prigeat*), natif de Plouaret, âgé de 47 ans, reçu D. médecin en l'année 1777, à Caen, département du Calvados ; ont signé sur ses lettres, les cit. Demoueux, doyen ; Deparfouru et Bunel, secrétaire ; et exerce depuis 5 ans à Lannion.

LEGAL-LASALLE (*Joseph*), natif de Saint Brieux, âgé de 55 ans, reçu D. médecin en l'année 1771 à Reims, département de la Marne ; ont signé sur ses lettres, les citoyens L. H. Roussin, et R. Fillion, et exerce depuis 1772 à Saint-Brieux.

LELOUTRE (*René-Ange*), natif de Moncontour, âgé de 32 ans, reçu D. médecin en l'année 1791, à Reims, département de la Marne ; ont signé sur ses lettres, les cit. J. C. Navier, doyen ; et R. Fillion, Collega ; et exerce depuis 1791 à Moncontour.

LEMERCIER (*Jean-Pierre*), natif de Dinan, âgé de 40 ans, reçu D. médecin en l'année 1788, à Nancy, département de la Meurthe ; ont signé sur ses lettres, les citoy. Tournay, Jadelot, Guillemain ; et exerce depuis 1788 à Dinan.

LYMON (*Joseph-Michel*), natif de Saint-Brieux, âgé de 43 ans, reçu D. médecin, en l'année 1786, à Montpellier, département de l'Hérault ; ont signé sur ses lettres, les cit. Delamure, doyen; René et Demazière, pour monseigneur de Matilde, évêque de Montpellier, et chancelier de l'université ; et exerce depuis 1788 à Saint-Brieux.

Nota. Le cit. Lymon est médecin de l'Hôpital civil et militaire de Saint-Brieux depuis 1791.

MAIGNON (*Thibaut*), natif de Plounez, âgé de 35 ans, reçu D. médecin en l'année

1791, à Reims, département de la Marne; ont signé sur ses lettres, les cit. Navier, doyen, et Fillion; et exerce depuis 9 ans à Paimpol.

RAOUL CHAMPMANOIR (*Jean-Baptiste*), natif de Fougères, âgé de 57 ans, reçu D. Médecin en l'année 1782, à Montpellier, département de l'Hérault; ont signé sur ses lettres les citoyens René, professeur, pour le doyen; et Vincent, secrétaire; et exerce depuis 19 ans à Dinan.

ROQUELIN (*Jean-Mathieu*), natif de Morlaix, âgé de 34 ans, reçu D. médecin en l'année 1790, à Angers, département de Maine et Loire; ont signé sur ses lettres, les citoyens Alexander, Tessier, et Brevet, secrétaire; et exerce depuis 1795 à Pleco-le-Petit.

VILLENEUFVE (*Louis*), natif de Treguier, âgé de 34 ans, reçu D. médecin en l'année 1792, à Nancy, département de la Meurthe; ont signé sur ses lettres, les citoyens Jadelot, Guillemain, et Toumay, secrétaire; et exerce depuis 1792 à Treguier.

Chirurgiens.

BEUSCHER (*Charles-Marie*), natif de Guingamp, âgé de 35 ans, reçu chirurg. de la marine marchande, en l'ann. 1788, à Morlaix, départ. du Finistère; ont signé sur ses lettres, les citoyens Brunot et Lechartier; et exerce depuis 8 ans à Quintin.

Nota. Le citoyen Beuscher s'est fait de nouveau recevoir chirurgien à l'Amirauté de Nantes en 1788; ses lettres sont signées des citoyens Bissou et Godebert.

BOULLAND (*Denis*), natif de Cirey, âgé de 51 ans, reçu chirurgien en l'année 1789, à Strasbourg, département du Bas-Rhin; ont signé sur ses lettres, les cit. Jean Hermann, Thomas Lanth, et Jacob Spilman; et exerce depuis 1789 à Dinan.

Nota. Le citoyen Boulland

avoit précédemment, en 1781, été nommé chirurgien-major d'infanterie.

Bouvier Desnoel (*Guillaume*), natif de Broon, reçu chirurgien en l'année 1789, à Dinan; département des Côtes-du-Nord; ont signé sur ses lettres, les citoyens Lefevre, Dubuat, et Moreau, greffier; et exerce depuis 1789 à Broon.

Carilliet (*Pierre-Ch.*), âgé de 36 ans, natif de Dinan, reçu chirurgien en l'année 1788, à Saint-Brieux, département des Côtes-du-Nord; ont signé sur ses lettres, les citoyens Balais, maître-ès-arts, et Conar, greffier; et exerce depuis l'an 4 à Dinan.

Nota. Le citoyen Carilliet est chirurgien-major en survivance de l'hospice civil de Dinan.

Cloutier (*Pierre*), natif de Dinan, reçu chirurgien en l'année 1780, à Rennes, dé-département d'Ille et Vilaine; ont signé sur ses lettres, les citoyens Lefevre, lieutenant; et Toulmouche; et exerce depuis 25 ans à Pleudichen.

Conan (*Yves-Meriadec*), natif de St-Brieux, âgé de 57 ans, reçu chirurgien en l'année 1775, à St-Brieux, département des Côtes-du-Nord; a signé sur ses lettres, le citoyen Brionne, lieutenant; et exerce depuis 1745 à St-Brieux.

Nota. Le cit. Comand n'a cessé d'être attaché aux hôpitaux civils et militaires, depuis le moment de sa réception.

Connen (*Alain*), natif de St-Brieux, âgé de 36 ans, reçu chirurgien en l'année 1792, à St-Brieux, département des Côtes-du-Nord; ont signé sur ses lettres, les citoyens Conac, lieutenant; et Dubée, greffier; et exerce depuis 1792 à Saint-Brieux.

Delfour (*Pierre*), natif de Caillac, âgé de 40 ans, reçu chirurgien major du 84e régiment d'infanterie; ont signé sur son brevet, les cit. Deforgue et Bouchotte, ministre de la Guerre; et exerce depuis 2 ans à Lannion, département des Côtes du Nord.

Nota. Le citoyen Delfour, a été, en l'an 4, nommé chirurgien-major de la neuvième demi-brigade.

ELOY (*François*), natif de Plurguer, âgé de 38 ans, reçu chirurgien de la marine marchande, à St-Malo, département d'Ille-et-Vilaine; ont signé sur ses lettres, les cit. Lemesle, Gouard et Roy; et exerce depuis 3 ans à Evran.

Nota. Le citoyen Eloy a été pendant 4 ans, chirurgien-major de la 92e demi-brigade d'infanterie.

FERRAY (*Claude*), natif de Saint-Brieux, âgé de 44 ans, reçu chirurgien en l'année 1785, à Rennes; ont signé sur ses lettres, les citoyens Toulmouche, lieutenant; et Picot, greffier; et exerce depuis 1792, en qualité de chirurgien de 1ere classe, à la suite des armées, et fait sa résidence à St.Brieux.

FOURNIER (*Jean-Charles*), natif de Pleherel, âgé de 62 ans, reçu chirurgien en l'année 1781, à Rennes, département d'Ille-et-Vilaine; a signé sur ses lettres, le cit. Toulmouche, lieutenant; et exerce depuis 1781 à Pleherel.

GOUILLARD (*Louis*), natif de Dinan, âgé de 36 ans, reçu chirurgien en l'année 1784, à Saint Brieux, département des Côtes-du-Nord; ont signé sur ses lettres, les cit. Ballais et Conar; et exerce à Dinan.

Nota. Le cit. Gouillard a été employé aux armées, en qualité de chirurgien de première classe.

GUILLEMOT (*Laurent-Mathurin*), natif de Tredias, âgé de 35 ans, reçu chirurgien en l'année 1789, à Dinan, département des Côtes-du-Nord; ont signé sur ses lettres, les cit. Lefèvre, Dubus et Moreau, greffier; et exerce depuis 1689 à Corseul.

Nota. Le cit. Guillemot a été nommé le 9 prairial an 2, par le conseil général du district de Dinan, chirurgien pour les secours publics, dans les cantons de Corseul, Plancoët et Meloir.

HAYE (*Julien*), natif de Trebedan, âgé de 50 ans, reçu chirurgien en l'année 1787, à Megrit, département des Côtes-du Nord; ont signé sur ses lettres, les cit. Herouard et Morault, greffier; et exerce depuis 8 ans à Broon.

ISSALY (*Jean-Antoine*), natif de Saint Germain, reçu chirurgien en l'année 1743, à Rennes, département d'Ille-et-Vilaine; ont signé sur ses lettres, les cit. Toulmouche, lieutenant; et Picot, greffier; et exerce à Plenée.

JOSSET (*Jean-Pierre*), natif de Rennes, âgé de 45 ans, reçu chirurgien en 1783, a Ploërmel, département du Morbihan; ont signé sur ses lettres, les cit. Lendormi, et Sanson, greffier; et exerce depuis 1783, à Merdrignac.

JOUVIN (*Maurice*), natif de Saint-Brieux, âgé de 32 ans, reçu chirurgien en l'année 1789, à Saint Brieux, département des côtes-du-Nord; ont signé sur ses lettres, les cit. Jean Marie, Vincent, et Yves Mesidec, Conan; et exerce depuis l'an 9 à Lauvollon.

LABBE (*Jean*), natif de Trelivan, âgé de 38 ans, reçu chirurgien en l'année 1792, à Rennes, département d'Ille-et-Vilaine, ont signé sur ses lettres, les cit. Rapatel, président; et Picot, greffier; et exerce depuis l'an 4 à Pontrieux.

LANGLOIS (*François*), natif d'Erguy, âgé de 40 ans, reçu chirurgien en l'année 1788, à Saint-Brieux, département des Côtes-du-Nord; ont signé sur ses lettres, les cit. Conan, lieutenant; et Dubée, greffier; et exerce depuis 1788 à Saint Brieux.

LAVERGNE (*Joseph*), natif de Loudeac, âgé de 50 ans, reçu chirurgien en l'année 1776, à Pontivy, département du Morbihan; ont signé sur ses lettres, les citoyens Thibaut, lieutenant; et Yve-Corniquel; greffier; et exerce depuis 1776 à Uzel.

LEFEVRE (*Pierre*), natif de Saint-Brieux, âgé de 35 ans, reçu chirurgien de la marine marchande en l'année 1788, à Saint-Brieux; ont signé sur ses lettres, les citoyens Balais et Conan; et exerce depuis l'an 4 à Châteaudun.

Nota. Le citoyen Lefevre a aussi souvent servi en qualité de chirurgien - major des vaisseaux de la nation, et en l'an 3, il a été nommé chirurgien-major du premier bataillon de réquisitions de Nantes.

LEMARCHANT (*Jean-Baptiste*), natif de Saint-Malo-de-Dinan, âgé de 54 ans, reçu chirurgien en l'année 1774, à Dinan, département des Côtes-du-Nord; a signé sur ses lettres, les citoyens Lefèvre, lieutenant; et exerce depuis 1774 à S.-Jouan.

LOY (*Jean-Marcel*), natif de Rennes, âgé de 30 ans, reçu chirurgien en l'année 1790, à Rennes, département d'Ille et Vilaine; ont signé sur ses lettres, les citoyens Duval, Islin, Elleviou et Noblet; et exerce depuis 4 ans à Callac.

Nota. Le citoyen Loy a été commissionné chirurgien de l'hôpital militaire de Morlaix en l'an 4, par le ministre de la guerre d'alors.

MERVAL (*Gilles-François*), natif de Dinan, âgé de 37 ans, reçu chirurgien en l'année 1788, à Rennes, département d'Ille et Vilaine; ont signé sur ses lettres, les citoyens Toulmouche, lieutenant; et Picot, greffier; et exerce à Dinan.

Nota. Le citoyen Merval a été chirurgien de première classe à l'hôpital militaire de Dinan, depuis l'an 2 jusqu'en l'an 5.

MORVAN (*Jean*), natif de Plombieres, âgé de 53 ans, reçu chirurgien en l'ann. 1777, à Tréguier, département des Côtes-du-Nord; ont signé sur ses lettres, les citoyens Villeneuve, lieutenant, et Dauple; Prevot, pour le greffier; et exerce depuis 1777 à Loguévy-lès-Lannion.

OLLIVOY (*François*), natif de Quintin, âgé de 35 ans, reçu chirurgien de la marine marchande en l'année 1788, à Saint-Brieux, département des Côtes-du-Nord; ont signé sur ses lettres, les citoyens Ballais et Vincent, examinateurs de l'amirauté; et exerce depuis l'an 7 à Quintin.

Nota. Le cit. Ollivoy a aussi embarqué en qualité de chirurgien-major de la marine militaire.

PLESSY (*Toussaint*), natif de Dinan, âgé de 50 ans, reçu chirurgien de la marine marchande en l'année 1769, à S.-Malo, département d'Ille et Vilaine; ont signé sur ses lettres, les citoyens Lagon et Auvray; et exerce depuis 1769 à Saint-Juval.

POËNCES KILLY, natif de Bonqueho, âgé de 51 ans, reçu chirurgien en l'année 1776, à Rennes, département d'Isle et Vilaine; ont signé sur ses lettres, les citoyens Toulmouche, lieutenant; et Picot, greffier; et exerce depuis 1 ans à Plæne.

PREVEL (*Pierre-Jean-Baptiste*), natif de Feins, âgé de 55 ans, reçu chirurgien en l'année 1774, à Rennes, département d'Ile et Vilaine; et exerce depuis l'an 10 à Lamballe.

Nota. La signature des professeurs qui ont reçu le cit. Prével est omise; mais l'authenticité de son titre est attestée par le maire de Lamballe.

ROLLAND (*Charles-Marie*), natif de Plourescant, âgé de 37 ans, reçu chirurgien en l'année 1786, à Saint-Brieux, département des Côtes-du Nord; ont signé sur ses lettres, les citoyens Conan, lieuten., et Dubée, greffier; et exerce depuis 15 ans à Pontrieux.

SOLIER (*J.-L.-S.*), natif de Dol, âgé de 59 ans, reçu

chirurgien en l'année 1775, à Treguier, département des Côtes-du-Nord; ont signé sur ses lettres, les citoyens Villeneufve, lieuten.; et Lemorvan, greffier; et exerce depuis 1780 à Lannion.

Nota. Le citoyen Solier s'est fait de nouveau recevoir chirurgien en 1780, à Rennes.

TEJOURNEL (*Ange-Louis-Joseph*), natif de S. Brieux, âgé de 31 ans, reçu chir. de la marine march. en l'ann. 1792, à S.-Brieux, départ. des Côtes-du-Nord; ont signé sur ses lettres, les cit. Vincent et Conan, chirurgiens-examinateurs de l'amirauté; et exerce depuis l'an 9 à Quintin.

TILLY (*Louis-François-Sébastien*), natif d'Uzel, âgé de 35 ans, reçu chirurgien en l'année 1791, à Pontivy, département du Morbihan; ont signé sur ses lettres, les cit. Thibaut, lieutenant; et exerce depuis 1791 à Uzel.

VINCENT (*Jean-Marie*), natif de Saint-Brieux, âgé de 59 ans, reçu chirurgien en l'année 1774, à Saint-Brieux, départem. des Côtes-du-Nord; ont signé sur ses lettres, les citoyens Ballais et Boisseau; et exerce depuis 1774 à Saint-Brieux.

Nota. Le citoyen Vincent a été bréveté chirurgien de l'amirauté en 1784, et reçu au concours professeur d'accouchement, dans le département des Côtes-du-Nord.

Pharmaciens.

BESNIER (*Théodore*), natif de Martigne, âgé de 45 ans, reçu pharmacien en l'année 1786, à Rennes, département d'Ille et Vilaine; ont signé sur ses lettres, les citoyens Duval et Lebeaupain; et exerce depuis 1786 à Saint-Brieux.

FERRARY (*Thomas*), natif de Saint-Brieux, âgé de 50 ans, reçu pharmacien en l'ann. 1775, à Rennes, département d'Ille et Vilaine ; ont signé sur ses lettres, les citoyens Vincent, Legland, médecin ; et Lebeaupin, syndic ; et exerce depuis 1775 à St.-Brieux.

FOUQUE (*François*), né à Quimper, âgé de 41 ans, reçu pharmacien en l'an 6, à Vire, département du Calvados, ont signé sur ses lettres, les cit. Dumont, Etienne, Marie, Philippe, Leblanc, Rouxel et Mabire; et exerce depuis 1788 à Vire.

GERARD (*Guillaume*), natif de Dinan, âgé de 57 ans, reçu pharmacien en l'ann. 1774, à Rennes, département d'Ille et Vilaine ; ont signé sur ses lettres, les citoyens Lebeaupin, premier syndic ; Duplesse, et Moulin, second syndic; et exerce depuis 20 ans à Dinan.

Nota. Le cit. Gerard avoit précédemment exercé à Guingamp.

LECONTE DE LILLE (*Charles-Marie*), natif d'Avranches, âgé de 35 ans, reçu pharmacien en l'année 1787, à Rennes, département d'Ille et Vilaine; ont signé sur ses lettres, les citoyens Guynard, D. méd. ; Mouton et Duval ; et exerce depuis 1787, à Dinan.

ROBERT fils (*Joachim*), natif de Dinan, âgé de 28 ans, reçu pharmacien en l'an 8, à Dinan, département des Côtes-du Nord ; ont signé sur son diplome, les citoyens Denonal, D. méd., Marval et Gerard; et exerce depuis l'an 8 à Dinan.

Nota. Le citoyen Robert a reçu en l'an 3, du conseil de santé de Paris, une commission de pharmacien des armées.

ROBERT (*Thomas*), natif de Dinan, âgé de 60 ans, reçu pharmacien en l'année 1766, à Rennes, départem. d'Ille et Vilaine; ont signé sur ses lettres, les citoyens Raussin, D. médecin ; Fleurigaud et Lebeaupin; et exerce depuis 1766 à Dinan.

DÉPARTEMENT DE LA CREUSE.

Médecins.

AUBUSSON DUCLOU (*Mathieu*), natif de Bourganeuf, âgé de 42 ans, reçu médecin en l'année 1781, à Montpellier, département de l'Hérault; ont signé sur ses lettres, les citoyens Barthèz, chancelier et juge; et Vincent, secrétaire; et exerce depuis 21 ans à Bourganeuf.

BOURDEAUX (*Jean*), natif de Boussac, âgé de 33 ans, reçu D. médec. en l'année 1791, à Reims, département de la Marne; ont signé sur ses lettres, les citoyens P. C. Navier, doyen; et R. Fillon; et exerce depuis 4 ans à Boussac.

DELAPORTE (*François*), natif d'Aubusson, âgé de 55 ans, reçu D. médecin en l'année 1770, à Bourges, département du Cher; ont signé sur ses lettres, les citoyens Giraudou, Duperin, Carré père et fils, etc. et exerce depuis 18 ans à Aubusson.

DUBAYLE (*Jean-Baptiste*), natif de Bourganeuf, âgé de 45 ans, reçu médecin en l'année 1781, à Toulouse, département de la Haute-Garonne; ont signé sur ses lettres, les citoyens Defaye, chancelier, et Ménard, professeur; et exerce depuis 21 ans à Bourganeuf.

FILLIAS (*Jean-Baptiste*), natif de Basville, âgé de 58 ans, reçu D. médecin en l'année 1767, à Montpellier, département de l'Hérault; ont signé sur ses lettres, les citoyens Imbert, chancelier; Lamure, doyen; Leroy, etc. et exerce depuis 35 ans à la Chapelle-Laillefat.

LAFOREST (*Etienne*), natif de Bénévent, âgé de 48 ans, reçu D. médecin en l'année 1785, à Montpellier, département de l'Hérault; ont signé sur ses lettres les cit. Vigaroux, Lamure; doyen; René, sous-doyen, etc.; et exerce depuis 17 ans à Bénévent.

MONTAUDON (*Jean-Baptiste*), natif de Bessinne, âgé de 32 ans, reçu D. médecin en l'année 1792, à Montpellier, département de l'Hérault; ont signé sur ses lettres, les citoyens, René, doyen; Vincent, secrétaire; et exerce depuis 8 ans, à La Souteraine.

Chirurgiens.

BARRAUD (*Pierre*), natif d'Auzance, âgé de 57 ans, reçu chirurgien en l'année 1781, à Riom département du Puy-de-Dôme; ont signé sur ses lettres, les citoyens Cornudel, lieutenant; et Vialette, greffier; et exerce depuis 20 ans à Auzance.

BOYRON (*Jean-Baptiste*), natif de Chatelus, âgé de 30 ans, reçu chirurgien-major du dixième bataillon de Paris, en l'an 2, à Paris; ont signé sur ses lettres, les cit. Leroux, agent supérieur; et Piron, secrétaire du conseil de santé; et exerce depuis 6 ans à Chatelus.

Nota. Le citoyen Boyron a été employé à l'Hospice de Bicêtre, comme chirurgien.

DORDET (*Jean-Baptiste*), natif de Benevent, âgé de 61 ans, reçu chirurgien en l'année 1778, à Limoges, département de la Haute-Vienne; et exerce depuis 37 ans à Bénevent.

Nota. Le citoyen Dordet ayant été forcé de faire le sacrifice de ses lettres de maîtrise, qui ont été la proie des flammes dans un moment d'effervescence révolutionnaire, n'a pu nous donner les noms de ceux qui l'ont reçu; mais 38 ans d'exercice dans la même commune, et l'attestation du maire de Bénévent, qui certifie la vérité de ce que le citoyen Dordet a avancé à cet égard, et de plus l'estime dont jouit ce chirurgien nous ont paru devoir y suppléer.

DUBAYLE (*Jean-Baptiste*), le jeune, natif de Bourganeuf, âgé de 40 ans, reçu chirurgien en l'année 1791, à Paris, département de la Seine; ont signé sur ses lettres, les citoyens Louis, Lebas, Perilhe, Sue, Sabatier, Pelletau, etc. et exerce depuis 12 ans à Bourganeuf.

DUMAS FAURE (*Simon*), natif de Saint-Martin-Château, âgé de 32 ans, reçu chirurgien en l'année 1793, à Paris, département de la Seine; ont signé sur ses lettres, les cit. Perilhe, Lassus, Lebas, Baget, etc. et exerce depuis 8 ans à Bourganeuf.

ENOUT (*Pierre*), natif de Rouen, âgé de 43 ans, reçu chirurgien en l'année 1787, à Rouen, département de la Seine-inférieure; ont signé sur ses lettres, les citoyens Duparc et Marais; et exerce depuis 1787 à Chesnier, canton de Bonat.

FAYOLLE père (*Jean-Christophe*), natif de Guéret, âgé de 60 ans, reçu chirurgien en l'année 1781, à Paris, département de la Seine; ont signé sur ses lettres, les citoyens Lassus et Petit; et exerce depuis 22 ans à Gueret.

Nota. Le citoyen Fayolle est chirurgien en chef de l'Hôpital civil et militaire de cette ville.

LASNIER DESBARRE (*François*), natif de Fresline, âgé de 75 ans, reçu chirurgien, en l'année 1753, à Guéret, département de la Creuze; ont signé sur ses lettres, les cit. Luche, lieutenant; et Perral, greffier; et exerce depuis 40 ans à Gueret.

MOSNIER (*François*), natif de Bourganeuf, âgé de 42 ans, reçu chirurgien en l'année 1782, à Montmorillon, département de la Vienne; ont signé sur ses lettres, les citoyens

Delascoux, Henau, Roy, Angier et Lemoine; et exerce depuis 20 ans à Bourganeuf.

Poissonnier (*Pierre*), natif de Guéret, âgé de 67 ans, reçu chirurgien en l'année 1765, audit Guéret, département de la Creuse; ont signé sur ses lettres, les citoyens Luche, Blandin, Cusinet et Lasnier; et exerce depuis 50 ans à Guéret.

Rousset (*Pierre*), natif d'Aubusson, âgé de 60 ans, reçu chirurgien à Guéret, département de la Creuse, par la communauté des chirurgiens de cette ville; et exerce depuis 29 ans à Vallière.

Nota. Le citoyen Rousset a omis sur son extrait les noms des membres composant la communauté des chirurgiens; mais cet extrait est certifié véritable par le maire de la commune de Guéret.

Tripiez (*Claude*), natif d'Evaux, âgé de 32 ans, reçu chirurgien en l'an 5, à Paris, département de la Seine; ont signé sur ses lettres, les cit. Lepreux, Heurteloup, Pelletier, Villard et Verges, secrétaire, etc. tous membres du conseil de santé; et exerce depuis cinq ans à Evaux.

DÉPARTEMENT DE LA DORDOGNE.

Médecins.

Bardy-Délisle (*Jean*), natif de Frateau, âgé de 48 ans, reçu D. médecin, en l'année 1778, à Toulouse, département de la Haute-Garonne; a signé sur ses lettres, le cit. Dubor, professeur; et exerce depuis 22 ans à Montagrier.

Blanc Lestrade (*Joseph*), natif du Bignac, âgé de 35 ans, reçu D. médecin en l'année 1790, à Montpellier, département de l'Hérault ; ont signé sur ses lettres, les cit. Barthez, René, Gouan, Broussonet, etc. ; et exerce depuis 12 ans à Bergerac.

BRACHEL-LABOTHIÈRE (*Pierre*), natif de Montagrier, âgé de 68 ans, reçu D. médecin en l'année 1763, à Montpellier, département de l'Hérault ; ont signé sur ses lettres, les cit. Aubert, chancelier ; Haguenot, doyen ; Delanure, etc. ; et exerce depuis 1766 à St. Apre.

CHAROUSSEUIL (*Pierre*), natif de Verteillac, reçu D. médecin, en l'an 3, à Montpellier, département de l'Hérault ; ont signé sur son diplome, les cit. René, doyen ; et Vincent, secrétaire ; et exerce depuis 7 ans à Verteillac.

COQ (*Pierre*), natif de Monsaguel, âgé de 55 ans, reçu D. médecin en l'année 1772, à Montpellier, département de l'Hérault ; ont signé sur ses lettres, les cit. Lamure, doyen ; et Vincent, secrétaire ; et exerce depuis 30 ans à Monsaguel.

DESCHAMPS (*Elie*), natif de Monsac, âgé de 40 ans, reçu D. médecin, en l'année 1783, à Montpellier, département de l'Hérault ; ont signé sur ses lettres, les cit. René, sous-doyen ; et Vincent, secrétaire ; et exerce depuis 19 ans à Monsac.

DESTALS (*Jean*), natif de Salles-de-Belves, âgé de 29 ans, reçu médecin en l'an 7, à Montpellier, département de l'Hérault ; ont signé sur son diplome, les cit. Broussonet, Berthe, Lafabrie, René, directeur ; et Vincent, secrétaire ; et exerce depuis 3 ans à Belves.

DESVOISIN (*Louis*), natif de Suris, âgé de 29 ans, reçu chirurgien en l'an 6, à Angoulême, département de la Charente ; ont signé sur son diplome, les cit. Mérillon, Sicard, Vigneron, Limousin, Roullet, Membres de la commission de santé ; et Robin, secrétaire

secrétaire ; et exerce depuis 4 ans à Montron.

Ducluzeau (*Pierre-Pasguy*), natif de Montagrier, âgé de 71 ans, reçu D. médecin en l'année 1762, à Toulouse, département de la Haute-Garonne ; ont signé sur ses lettres, les cit. Cambarieux et Latour, professeurs ; et exerce depuis 39 ans à Montagrier.

Dudoignon - Verneuil (*Guillaume*), natif de Condac, âgé de 42 ans, reçu médecin, en l'année 1788, à Caen, département du Calvados ; ont signé sur ses lettres, les cit. Deschamps, doyen ; Chibourg, Briard, Desroussel ; et Dunel, secrétaire ; et exerce depuis 14 ans à Verneuil.

Dujaric de la Veyssière (*Geraud*), natif de Scimeriol, âgé de 78 ans, reçu D. médecin, en l'année 1744, à Montpellier département de l'Hérault ; ont signé sur ses lettres, les cit. Chicoyneau, chancelier ; Zidlux, doyen ; etc. et exerce depuis 54 ans à Simeirol.

Gasquet (*François*), natif de Saint Assier, âgé de 46 ans, reçu D. médecin, en l'année 1776, à Montpellier, département de l'Hérault ; ont signé sur ses lettres, les cit. Barthez, chancelier adjoint ; Vincent, secrétaire ; et exerce depuis 10 ans à Périgueux.

Germillac (*Antoine*), natif de Varenne, âge de 55 ans, reçu D. médecin, en l'année 1765, à Montpellier, département de l'Hérault ; ont signé sur ses lettres, les cit. Imbert, chancelier et juge ; Vincent, secrétaire ; et exerce depuis 22 ans à Périgueux.

Nota. Le cit. Germillac a été aggrégé en 1790, au collége de chirurgie de Périgueux, depuis, nommé lieutenant du premier chirurgien, et professeur dans l'art des accouchemens.

Goudour (*Jean*), natif de Sarlat, âgé de 26 ans, reçu médecin en l'an 9, à Montpellier, département de l'Hérault ;

ont signé sur ses lettres, les cit. Barthez, René, Berthe, Montabré, Dumas; Vincent, et Piron, secretaires; et exerce depuis 1 an à Sarlat.

GREZIS (*Jean-Evariste*), natif d'Aglan, âgé de 39 ans, reçu D. médecin, en l'année 1789, à Montpellier, département de l'Hérault; ont signé sur ses lettres, les cit. René, doyen; Gouan, Vigaroux, Sabatier, etc.; et exerce depuis 13 ans à d'Aglan.

LABONNE (*Mathurin*), natif d'Alex, âgé de 33 ans, reçu D. médecin, en l'année 1790, à Montpellier, département de l'Hérault; ont signé sur ses lettres, les cit. Barthez, Fouquet, Vigaroux, Brun, etc.; et exerce depuis 12 ans à Riberac.

LABORIE (*Jean*), natif de Castillionnen, âgé de 52 ans, reçu D. médecin, en l'année 1777, à Montpellier, département de l'Hérault; ont signé sur ses lettres, les cit. Barthez, chancelier; et Vincent, secrétaire; et exerce depuis 25 ans à Issigeac.

LACOSTE (*Elie*), natif de Montignac, âgé de 56 ans, reçu D. médecin, en l'année 1767, à Montpellier, département de l'Hérault; ont signé sur ses lettres, les cit. Delamure, Venel, Leroy, Barthez, etc.; et exerce depuis 32 ans à Montignac.

LARROCHE (*Jean*), natif de Sarlat, âgé de 64 ans, reçu D. Médecin en l'année 1761, à Toulouse, département de la Haute-Garonne; ont signé sur ses lettres, les cit. Daspe, vice-chancelier; Latour, président; et Veysière, secret.; et exerce depuis 41 ans à Sarlat.

LATHOUMÉTYE (*Lestang*), natif de Mommadi, âgé de 49 ans, reçu D. médecin en l'année 1774, à Montpellier, département de l'Hérault; ont signé sur ses lettres, les citoyens Barthez, chancelier et juge; et Vincent, secrétaire; et exerce depuis 25 ans à Thenon.

Lescot-Gay (*Jean*), natif de Saint-Georges-de-Monclard, âgé de 33 ans, reçu D. médecin en l'année 1792, à Montpellier, département de l'Hérault; ont signé sur ses lettres les cit. René, doyen; et Vincent, secrétaire; et exerce depuis 10 ans à Lamousie-Montasbruc.

Marmier (*Michel*), natif de Sarlat, âgé de 67 ans, reçu D. médecin en l'année 1758, à Montpellier, département de l'Hérault; ont signé sur ses lettres, les citoyens Chauvaneau, chancelier; Vincent, secrétaire; et exerce depuis 44 ans à Sarlat.

Mournaud (*Bertrand*), natif de Montignac, âgé de 37 ans, reçu D. médecin en l'ann. 1785, à Montpellier, département de l'Hérault; ont signé sur ses lettres, les citoyens René, sous-doyen; Broussonet, Vigaroux et Sabatier; et exerce depuis 14 ans à Montignac.

Ramond (*Jean*), natif d'Eymet, âgé de 33 ans, reçu D. médecin en l'année 1791, à Montpellier, département de l'Hérault; ont signé sur ses lettres, les citoyens René, Broussonet, Fouquet, Vigaroux; et exerce depuis 4 ans à Eymet.

Rebeyre-Lagrange (*Mathieu*), natif d'Excideuil, âgé de 63 ans, reçu D. médecin en l'année 1762, à Toulouse, département de la Haute-Garonne; ont signé sur ses lettres, les citoyens Daspe, pro-chancelier; Latour, Dubernard, etc.; et exerce depuis 40 ans à Excideuil.

Ricand (*Pierre*), natif de Varenne, âgé de 38 ans, reçu médecin en l'an 7, à Montpellier, département de l'Hérault; ont signé sur son diplome, les citoyens René, direc.; Gouan, Méjean, etc., et exerce depuis 3 ans à Varenne.

Siozard (*Raymond*), natif de Limeuil, âgé de 34 ans, reçu médecin en l'an 8, à

Montpellier, département de l'Hérault; ont signé sur son diplome, les citoyens Vigaroux, Broussonet, René, directeur; Vincent, secrétaire; et exerce depuis 2 ans à Limeuil.

TAILLEFER (*Jean-Guillaume*), natif de Domme, âgé de 38 ans, reçu D. médecin en l'année 1783, à Montpellier, département de l'Hérault; ont signé sur ses lettres, les citoyens Barthez, vice-chancelier; Lamure, doyen; René, vice-doyen, etc.; et exerce depuis 19 ans à Domme.

TIBEYRANT (*Jacques-Philippe*), natif de Lalinde, âgé de 56 ans, reçu D. médecin en l'année 1784, à Montpellier, département de l'Hérault; ont signé sur ses lettres, les cit. René, pour le doyen; Vincent, secrétaire; et exerce depuis 18 ans à Lalinde.

Chirurgiens.

BOUDET, père, natif de S.-Julien-Lampon, âgé de 66 ans, reçu chirurgien en l'ann. 1761, à Sarlat, département de la Dordogne; ont signé sur son diplome, les cit. Langlade, S.-Redon, greffier; et exerce depuis 1761, à Saint-Julien-Lampon.

BROU (*Pierre*), natif de Saint-Alvaire, âgé de 52 ans, reçu chirurgien en l'ann. 1776, à Périgueux, département de la Dordogne; ont signé sur ses lettres, les citoyens Cluzeau, méd.; Dumoulins, lieutenant; et Buzis, greffier; et exerce depuis 26 ans à Condrieux.

CHEVALIER (*Jean*), natif de Fleyn, âgé de 44 ans, reçu chirurgien en l'année 1782, à Périgueux, département de la Dordogne; ont signé sur ses lettres, les citoyens Brache et Buis; et exerce depuis 10 ans à Saint-Vincent.

DUMAS (*Frédéric*), natif de Liberac, âgé de 32 ans, reçu chirurgien en l'année 1792, à Bordeaux, département de la Gironde ; ont signé sur ses lettres, les citoyens Dubruel et Mestivier ; et exerce depuis 3 ans à Saint-Aulaye.

Nota. Le citoyen Dumas a servi 4 ans au cap St-.Domingue, et 3 ans à Brest, en vertu d'une commission des citoyens Pichon, Genois et Billard.

FARGEOT-LAGANE (*Jean*), natif de Saint-Apre, âgé de 52 ans, chirurgien en l'année 1780, à Périgueux, départem. de la Dordogne ; ont signé sur ses lettres, les citoyens Bracher, lieutenant ; Buis, greffier ; et exerce depuis 25 ans à Saint-Apre.

GAGNEBÉ (*Jean*), natif de Calvia, âgé de 35 ans, reçu chirurgien-major à la suite des hôpitaux militaires de l'armée du Rhin en l'année 1792, à Paris, département de la Seine ; a signé sur son brevet le ministre de la guerre Degrave ; et exerce à Carzac.

GOUDOUR (*Etienne*), natif de Vitrad, âgé de 59 ans, reçu chirurgien en l'ann. 1774, à Sarlat, département de la Dordogne ; ont signé sur ses lettres, les citoyens Langlade, lieutenant ; et Andrieux, greffier ; et exerce depuis 28 ans à Sarlat.

Nota. Le cit. Goudour a été nommé lieutenant du 1er chirurgien en l'année 1777.

DAUGIER (*Pierre*), âgé de 34 ans, reçu chirurgien en l'année 1787, à Montpellier, département de l'Hérault ; ont signé sur ses lettres, les cit. Laborie père et fils, Méjean, Vigaroux, et Bourguenot ; et exerce depuis 15 ans à Iffigeac.

LABORIE (*Antoine*), natif de Cornille, âgé de 81 ans, reçu chirurgien en l'année 1760, à Périgueux, département de la Dordogne ; ont signé sur ses lettres ; les citoyens Negre, Doyrier, Parade, Lacombe, Dumoulins, lieutenant, etc. ; et exerce depuis 42 à Périgueux.

Lacombe (*Jean-Baptiste*), natif de Lalinde, âgé de 41 ans, reçu chirurgien en l'année 1788, à Périgueux, département de la Dordogne; ont signé sur ses lettres les cit. Brachet, lieutenant; Germillon, D. médecin, et greffier; et exerce depuis 14 ans à Lalinde.

Lacroix (*Pierre*), natif de Saint Cyprien, âgé de 55 ans, reçu chirurgien en l'année 1776, à Sarlat, département de la Dordogne; ont signé sur ses lettres, les cit. Langlade, lieutenant; Andriew, greffier; et exerce depuis 26 ans à St.-Cyprien.

Laforest (*Antoine*), natif de Brantôme, âgé de 70, reçu chirurgien en l'année 1773, à Périgueux, département de la Dordogne; ont signé sur ses lettres, les cit. Dumoulins, lieutenant, et Buis, greffier; et exerce depuis 29 ans à Brantôme.

Laforest (*Louis*), natif de Brantôme, âge de 36 ans, reçu chirurgien en l'année 1786, à Larochelle, département de la Charente-Inférieure; ont signé sur ses lettres, les cit. Toulant, Boregard, Fleury, Harouard, et Dubreuil, greffier; et exerce depuis 16 ans à Brantôme.

Lagarigue (*Pierre-Philippe*), natif de Borése, âgé de 71 ans, reçu chirurg. en l'année 1768, à Sarlat, département de la Dordogne; ont signé sur ses lettres, les citoyens Langlade, lieutenant; et Redon, greffier; et exerce depuis 18 ans à Sarlat.

Nota. Le cit. Lagarrigue, a servi depuis l'époque de sa réception, jusqu'en 1784, en qualité de chirurgien de première classe.

Lasfargues (*Jean-Traverse*), natif de Carlux, âgé de 46 ans, reçu chirurgien en l'année 1782, à Sarlat, département de la Dordogne; ont signé sur ses lettres, les cit. Gondour, lieutenant; Andrieu, greffier; et exerce depuis 20 ans à Carlux.

LASSERRE (*Jean Baptiste*), natif de Belisle-en-Mer, agé de 49 ans, reçu chirurgien en l'année 1780, à Sarlat, département de la Dordogne; ont signé sur ses lettres, les citoyens Gondour, lieutenant; Andrieu, greffier; et exerce depuis 22 ans à Domme.

MERCIER (*Jean*), natif de Sarlat, âgé de 53 ans, reçu chirurgien, en l'année 1781, à Sarlat; département de la Dordogne; ont signé sur ses lettres, les cit. Gondour, lieutenant; Andrieu, greffier; et exerce depuis 21 ans à Sarlat.

MATHIEU (*François*), natif de Sarlat, âgé de 55 ans, reçu chirurgien en l'année 1769, à Sarlat, département de la Dordogne; ont signé sur ses lettres, les cit. Gondour, lieutenant, et Andrieu, greffier; et exerce depuis 33 ans à Couze.

Nota. Le cit. Mathieu a été reçu médecin, en 1787.

PONTARD (*Jean-Bapt.*), natif de Mussidan, âgé de 49 ans, reçu chirurgien en l'année 1782, à Périgueux, département de la Dordogne; ont signé sur ses lettres, les cit. Germilhac et Laborie, sous la présidence du citoyen Brachet, lieutenant; et exerce depuis 20 ans à Mussidan.

TERS (*Louis*), natif de Beaumont, âgé de 60 ans, reçu chirurgien en l'année 1766, à Sarlat, département de la Dordogne; ont signé sur ses lettres, les cit. Langlade fils, lieutenant; Rédon, greffier, et exerce depuis 36 ans à Beaumont.

VILLOTTE (*Léonard*), natif d'Hautefort, âgé de 36 ans, reçu chirurgien major de la 38e demi-brigade à la suite d'un concours, en l'an 2, à Paris, département de la Seine; ont signé sur sa commission, les cit. Nohel et Rosapelly; et exerce depuis l'an 6, à Lalinde.

Pharmaciens.

QUOIQUE nous nous soyons obligés à n'inscrire dans cet Ouvrage que les noms des Médecins, Chirurgiens et Pharmaciens pourvus de titres légaux, nous ne croyons pas manquer à notre engagement en y plaçant trois Pharmaciens de Sarlat, dont la capacité est garantie par les Médecins et Chirurgiens de cette ville, qui nous ont écrit ce qui suit :

» Les Médecins et Chirurgiens soussignés, vous observent que les trois Pharmaciens portés dans l'état (ce sont ceux dont les noms suivent), n'ont point été reçus, attendu qu'il n'y a jamais eu à Sarlat de jurande de Pharmacien; mais ils pensent que, par l'entière connoissance qu'ils ont de leur état, la manière dont ils l'ont constamment pratiqué, leur probité, la confiance et l'estime publique dont ils jouissent, ils doivent être portés au Dictionnaire, et vous invitent à les y placer. *Signé*, Marmier, D. médecin; Laroche, Goudour fils, Laguarigue, Goudour père, et Mérieux.

LAVERGNE (*Hugues*), natif de Brives, âgé de 56 ans; et exerce la pharmacie avec distinction, depuis 30 ans à Sarlat.

LAVERGNE (*Jean*), natif de Sarlat, âgé de 26 ans, et exerce la pharmacie avec distinction, depuis treize ans à Sarlat.

PEYROUENNE (*Bertrand*), natif de Fressinet, âgé de 38 ans, et exerce avec distinction la pharmacie, depuis 14 ans à Sarlat.

DÉPARTEMENT DU DOUBS.

Médecins.

Bobilier (*François-Xavier*), natif des Gras, âgé de 32 ans, reçu D. médecin en l'année 1793, à Besançon, département du Doubs; ont signé sur ses lettres, les citoyens Rouguon, France et Tourtelle; et exerce depuis 4 ans à Morteau.

Cart (*Jean-Claude-François*), natif de Mouthe, âgé de 46 ans, reçu D. médecin en l'année 1777, à Besançon, département du Doubs; ont signé sur ses lettres, les citoyens Atthalin, doyen; Chaudiot, secrétaire; et exerce depuis 23 ans à Mouthe.

Choufle (*Jean-Pierre*), natif de Bouclans, âgé de 33 ans, reçu médecin en l'année 1793, à Besançon, département du Doubs; ont signé sur son diplome, les citoyens Rougnon, France, et Cusenier; et exerce depuis 10 ans à Bouclans.

Compagny (*Charles-Emilien*), natif de Baume, âgé de 25 ans, reçu D. médecin en l'an 5, à Besançon, département du Doubs; ont signé sur son diplome, les cit. Rougnon, France, Cusenier; et exerce depuis 5 ans à Baume.

Damotte (*Jean-Baptiste*), natif de Verne, âgé de 46 ans, reçu D. médecin en l'an. 1785, à Besançon, département du Doubs; ont signé sur ses lettres, les cit. Lange, doyen; Joliard, secrétaire; et exerce depuis 17 ans à Baume.

Favrot (*Pierre-Antoine*), natif de Mouthe, âgé de 54 ans, reçu D. médecin en l'année 1778, à Besançon, département du Doubs; ont signé sur ses lettres, les citoyens Athalin, doyen; Chaudiot, secrétaire; et exerce depuis 24 ans à Mouthe.

LOISEAU (*Antoine-Joseph*), natif de Frasne, âgé de 39 ans, reçu D. médecin en l'année 1783, à Besançon, département du Doubs; ont signé sur ses lettres, les citoyens Lange, Rougnon et France; et exerce depuis un an, à Frasne.

Nota. Le citoyen Loiseau a été en 1792 commissionné médecin pour le service des hôpitaux de la sixième division militaire, et il y a été employé jusqu'en l'an 9.

LOYE (*Alexandre*), natif de Longeville, âgé de 30 ans, reçu D. médecin en l'année 1791, à Besançon, département du Doubs; ont signé sur ses lettres, les cit. Rougnon, France et Tourtelle; et exerce depuis 12 ans à Frasne.

LOYE (*Alexandre-Basile*), natif de Longeville, âgé de 29 ans, reçu D. médecin en l'année 1791, à Besançon, département du Doubs; ont signé sur ses lettres, les citoyens Rougnon, France et Tourtelle; et exerce depuis 12 ans à Frasne.

MAULGUIEN (*Pierre-François*), natif d'Arçon, âgé de 34 ans, reçu médecin en l'année 1793, à Besançon, département du Doubs; ont signé sur son diplome, les citoyens Rougnon, France et Tourtelle; et exerce depuis 10 ans à Arçon.

NICOD (*Hugues-Alexandre*), natif de Frasne, âgé de 55 ans, reçu D. médecin en l'année 1783, à Besançon, département du Doubs; ont signé sur ses lettres, les cit. Athalin, Lange et Roujon; et exerce à Besançon.

Nota. Le citoyen Nicod a été nommé en 1783, par le ci-devant intendant de Franche-Comté, médecin des épidémies du ci-devant comté de Bourgogne, et inspecteur des inoculations gratuites de la même province.

POURCELOT (*Pierre-Philippe-François*), natif de Besançon, âgé de 38 ans, reçu D. médecin en l'année 1782, à Besançon, département du Doubs; ont signé sur ses lettres les cit. composant l'Université; et exerce depuis 10 ans à Vauclusotte.

Nota. Les signatures des membres qui ont reçu le citoyen Pourcelot, sont omises; mais on a dû s'en rapporter à la légalisation du maire qui a vu les originaux des titres.

POUTHIER (*Simon*), natif de Besançon, âgé de 56 ans, reçu D. médecin en l'an. 1768, à Besançon, département du Doubs; ont signé sur ses lettres, les cit. Athalin, Jeannerot et Rougnon; et exerce depuis 38 ans à l'Isle sur le Doubs.

Nota. Le cit. Pouthier avoit déjà été reçu chirurgien en 1766.

Chirurgiens.

LOYE (*Claude-Joseph*), natif de Longeville, âgé de 81 ans, reçu chirurgien en l'année 1775, à Pontarlier; département du Doubs; ont signé sur ses lettres, les cit. Nicod, lieutenant; et Richardet, secrétaire; et exerce depuis 27 ans à Longeville.

MARCOU (*Pierre-François*), natif de Vermondan, âgé de 58 ans, reçu chirurgien, en l'année 1772, à Beaume, département du Doubs; ont signé sur ses lettres, les cit. Parichon, Clerc, Courtalin et Douzelot; et exerce depuis 30 ans à Ponsderoide.

Nota. Le citoyen Marcou a aussi été reçu pharmacien.

MEREL (*Charles-Augustin*), natif de Salins, âgé de 43 ans, reçu chirurgien en l'année 1780, à Salins, département du Jura; ont signé sur ses lettres, les cit. Charonvile, Charnaux, Mollet, Bouillot et Roch, secrétaire; tous médecins et chirurgiens; et exerce depuis 18 ans à Morteau.

NICOD (*Louis-Baptiste*), natif de Frasne, âgé de 61 ans, reçu chirurgien en l'année 1764, à Pontarlier, département du Doubs; ont signé sur ses lettres, les cit. Fournaye, Nicod, Gaufre, Guideveau, Vuillet, Gaufre fils; et exerce depuis 12 ans à l'Abergemont.

Nota. Le cit. Nicod a été aggrégé à la communauté des chirurgiens de St-Claude, en 1773.

SIMONIN (*J. F.*), natif de l'Isle sur le Doubs, âgé de 38 ans, reçu chirurgien en 1791, à Douay, départem. du Nord; ont signé sur ses lettres, les cit. d'Arc, chirurgien-major; Ramboz, Chédieu, Thomassin, tous 3 médecins; Morel, chirurgien; Lambert et Ferrand, pharmaciens; et exerce depuis 12 ans à l'Isle sur le Doubs.

TOURNIER (*Gabriel*), natif de Fontaine, âgé de 38 ans, reçu chirurgien en l'année 1786, à Baume, départem. du Doubs; ont signé sur ses lettres, les cit. Leclerc, St-Courtalin, Lonchamp, Faivre et Poussot; et exerce depuis 16 ans à Fontaine.

VIETTE (*J.*), natif de Blamont, âgé de 72 ans, reçu chirurgien en l'année 1753, à Baume, département du Doubs; ont signé sur ses lettres, les cit. N. Cler, lieutenant; Cler et Ducharme; et exerce depuis 49 ans à l'Isle sur le Doubs.

DÉPARTEMENT DE LA DROME.

Médecins.

BRÉS (*Charles Louis*), natif de Venteral, âgé de 52 ans, reçu D. médecin en l'an. 1778, à Montpellier, département de l'Hérault; ont signé sur ses lettres, les citoyens Barthès et Lamure; et exerce depuis 22 ans à Nyons.

CHARRIERE (*Henri*), natif de Livron, âgé de 22 ans, reçu médecin en l'an 7, à Montpellier, département de l'Hérault; ont signé sur son diplome, les citoyens René, Dumas, Vigaroux, etc.; et exerce depuis trois ans à Chabreuil.

ESPERANDIEU (*Joseph Nicolas*), natif d'Orgon, âgé de 45 ans, reçu D. médecin en l'année 1777, à Montpellier, département de l'Hérault; ont signé sur ses lettres, les cit. Imbert, chancelier et juge; Vincent, secrétaire; et exerce depuis 25 ans à Dorgon-Vaison.

Nota. Le citoyen Esperandieu est pensionné par la commune du Buis.

GRANET (*J. Henry*), natif de Château-Neuf-du-Rhône, âgé de 33 ans, reçu médecin en l'an 8, à Montpellier, département de l'Hérault; ont signé sur son diplome, les cit. René, Fouquet, Vigaroux, Dumas; et Vincent, secrét.; et exerce depuis 2 ans à Montelimart.

MARCOU DU COLOMBIER (*Etienne*), natif du Pousin, âgé de 44 ans, reçu. D. médecin en l'année 1779, à Montpellier, département de l'Hérault; ont signé sur ses lettres, les citoyens Barthès, chancel.; Delamure, doyen;Réné, etc.; et exerce depuis 7 ans à Montelimart.

MONTFORT (*Jean-Antoine-Henry*), natif de Romans,

âgé de 67 ans, reçu D. médec. en l'année 1760, à Valence, département de la Drôme ; ont signé sur ses lettres, les citoyens Pervillhac, Mathieu, Bergeron, etc. ; et exerce depuis 36 ans à Romans.

Chirurgiens.

BAZARD (*Jean-François*), natif de Saint-Donat, âgé de 45 ans, reçu chirurgien en l'année 1783, à Lyon, département du Rhône ; ont signé sur ses lettres, les citoyens Dijon, Brodier, Laurent, Rousselin et Vionnel ; et exerce depuis 19 à Saint-Donat.

BENOIST (*Joseph*), natif de Montrun, âgé de 54 ans, reçu chirurgien en l'ann. 1773, au Buis, département de la Drôme ; ont signé sur ses lettres, les citoyens Brest, lieutenant ; et Bremont, greffier ; et exerce depuis 30 ans à Nyons.

BERENGUIER (*Etienne*), natif de Sauzet, âgé de 49 ans, reçu chirurgien en l'ann. 1779, à Montelimart, département de la Drôme ; ont signé sur ses lettres, les citoyens Menuret, Simon, Maurice et Duchanot, et exerce depuis 21 ans à Sauzet.

CAGERE (*F ançois*), natif de Paris, âgé de 37 ans, reçu chirurgien-major du 6e. régim. d'hussards en l'an 3, à Paris ; ont signé sur sa commission, les citoyens Heurteloup, Saucerote, Coste, Parmentier, etc., membres du conseil de santé ; et exerce depuis 2 ans à Valence.

Nota. Le citoyen Cagere avoit déjà en 1792 été nommé chirurgien-major à la suite par le même conseil, qui ne lui a fait délivrer son brevet qu'après lui avoir fait subir les examens d'usage.

CHARIERE (*Franç.-Dominique*), natif de Livron, âgé de 28 ans, reçu chirurgien en l'année 1791, à Grenoble, département de l'Isère ; ont signé sur ses lettres, les cit. Villar, Lallemant, professeur; Talochon, chirurgien-major; et Hérand, médecin; et exerce depuis 3 ans à Loriot.

CHARIERE (*Paul*), natif de Loriot, âgé de 49 ans, reçu chirurgien en l'année 1777, à Valence, département de la Drôme; ont signé sur ses lettres, les citoyens Barthe, Blein, Bourbosson, Vidal et autres; et exerce depuis 9 ans à l'Etoile.

Nota. Le citoyen Chariere a été bréveté chirurgien-major par le ministre de la guerre Bouchotte, en l'an 2; il s'est retiré du service par suite de ses blessures, et il est pensionné du gouvernement.

DUCOMBEAU (*J. L. Jh. P.*), natif de Bourdeaux, âgé de 45 ans, reçu chirurgien en l'année 1783, à Dyé, département de la Drôme; ont signé sur ses lettres, les citoyens Leroux, lieutenant; Brun, doyen; et Planel, greffier; et exerce depuis 19 ans à Bourdeaux.

DUMAS (*Charles-Antoine*), natif de Baume-de-Transy, âgé de 68 ans, reçu chirurgien-major de la marine de Toulon; exerce depuis 45 ans à Grignan.

Nota. La date de la réception, et les noms des signagnataires du brevet du citoyen Dumas sont omis; mais le maire, l'adjoint, et le secrétaire de Grignan, garantissent l'authenticité de son titre; le citoyen Dumas a fait huit campagnes sur les vaisseaux de l'état.

LACOMBE (*Pierre-Benoit*), natif de Montbrun, âgé de 46 ans, reçu chirurgien en l'année 1780 à Dye, département de la Drôme; ont signé sur ses lettres, les citoyens Roux, lieutenant; et Planel, greffier, et exerce depuis 22 ans à Montbrun.

LATTIER (*Michel*), natif de Rostina, âgé de 50 ans, reçu chirurgien en l'année 1781, à Valence, département de la Drôme; ont signé sur ses lettres, les citoyens Barthe, lieutenant, Bourbousson, Roganez, Vidal et Bellon, médec.; et exerce depuis 20 ans à Montelimart.

LONG (*Jacques*), natif de Venterol, âgé de 68 ans, reçu chirurgien en l'année 1772, à Montelimart, département de la Drôme; ont signé sur ses lettres, les citoyens Menuret, D. médecin; Rivière, lieuten.; Mourier père et autres; et exerce depuis 48 ans à Venterol.

MONTAGNE (*Jean-François*), natif de Saint-Cristol, âgé de 57 ans, reçu chirurgien en l'année 1769, à Apt, département de Vaucluse; ont signé sur ses lettres, les citoyens Archiard, lieuten.; Masse, prévôt; Teyssier et autres; et exerce depuis 28 ans à Remusal.

PANSU (*Jean-Louis*), natif du péage du Roussillon, âgé de 40 ans, reçu chirurgien en l'année 1790, à Valence, département de la Drôme; ont signé sur ses lettres, les cit. Belon, médec. du roi; Barthe, lieutenant; Chollet et Vidal; et exerce depuis 6 ans à Valence.

Nota. En 1792, le cit. Pansu a été nommé au concours chirurgien-major du premier bataillon de la Drôme.

ROUSTAN (*Jean-Baptiste*), natif d'Entrechaux, âgé de 31 ans, reçu chirurgien en l'année 1793, à Montpellier, département de l'Hérault; ont signé sur ses lettres, les citoyens Laborie, sous-doyen; Serda, doyen; Laborie fils; Poutingon, professeur, et autres; et exerce depuis 5 ans au Bourg-de-Mirabel.

TORCUAT (*Felix-Joseph*), natif de Mollans, âgé de 43 ans, reçu chirurgien en l'année 1785, à Montpellier, département de l'Hérault; ont signé sur ses lettres, les citoyens Beaumelle, et Courrege; et exerce depuis 16 ans à Mollans.

VIGNE (*Louis*), natif de Bourdeaux, âgé de 45 ans, reçu

çu chirurgien en l'année 1778, au Hâvre, département de la Seine - Intérieure; ont signé sur ses lettres, les citoyens Prévot, Tourneon, Fouquet et autres; et exerce à Bourdeaux.

Nota. Le citoyen Vigne a servi comme chirurgien dans la marine nationale et marchande; il a été fait prisonnier par les Anglais. Pendant près de deux ans qu'il a passé en Angleterre, il a donné ses soins aux prisonniers françois qui s'y trouvoient avec lui.

En 1789, il s'est fait recevoir de nouveau à Dye, département de la Drôme, par Leroux, lieut.; Brine, doyen; et Blanc, greffier.

Pharmaciens.

Boniface (*Jean-Jacques*), natif de Pierrelatte, âgé de 52 ans, reçu pharmacien en l'année 1788, à Vienne, département de l'Isère; ont signé sur ses lettres, les citoyens Revolat, médecin; Gleysolle et Delorme, pharmac; et exerce depuis 14 ans à Valence.

Chassaignac (*Geoffroy*), natif de Juillac, âgé de 41 ans, reçu pharmacien de première classe, à l'armée des Alpes en l'année 1790; ont signé sur sa commission, les cit. Heurteloup, Coste, Saucerotte, Parmentier, etc, membres du conseil de santé; et exerce depuis 4 ans à Valence.

Daudel (*André*), natif de Pierrelatte, âgé de 39 ans, reçu pharmacien en l'année 1784, à Avignon, département de Vaucluse; ont signé sur ses lettres, les citoyens Liez et l'Alliet; et exerce à Pierrelatte.

Moral (*Louis André*), natif de Montelimart, âgé de 27 ans, reçu pharmacien en l'an 3, à Montpeillier, département de l'Hérault; ont signé sur ses lettres, les citoyens Réné, directeur; Piron, secrétaire; et exerce depuis 7 ans à Montelimart.

ROUGERON (*Venance*), natif de Valence, âgé de 61 ans, reçu pharmacien en l'année 1763, à Valence, département de la Drôme; ont signé sur ses lettres, les citoyens Rougeron père; Dupré et Ladré, tous pharmac.; et exerce depuis 35 ans à Valence.

DÉPARTEMENT DE LA DYLE.

Médecins.

BEAUFAY (*C....*), natif de Roux-Minoir, âgé de 41 ans, reçu D. médecin, en l'année 1785, à Louvain, département de la Dyle; ont signé sur ses lettres, les cit. Vonnek, D. M. profes., et Bronkart; et exerce depuis 17 ans à Wavre.

BERTHELS (*Théodore*), natif de Wavre, âgé de 36 ans, reçu D. médecin, en l'année 1791, à Louvain, département de la Dyle; a signé sur ses lettres, le cit. Vanderbelen, M. D. P.; et exerce depuis 8 ans à Nivelles.

BOMAL (*Godefroy Joseph*), natif de Thinnen, âgé de 45 ans, reçu D. médecin, en l'année 1778, à Louvain, département de la Dyle; a signé sur ses lettres, le cit. Vanrossum, D. M. P.; et exerce depuis 24 ans à Nivelles.

BRIART (*J. P.*), natif de Wavre, âgé de 56 ans, reçu D. médecin, en l'année 1768, à Louvain, département de la Dyle; ont signé sur ses lettres, le cit. Vanrossum, D. M.P.; et exerce depuis 34 ans à Wavre.

CAELS (*Theodoric-Pierre*), natif de Louvain, âgé de 61 ans, reçu D. médecin en l'année 1763, à Louvain, départem. de la Dyle; ont signé sur ses lettres, le cit. Vanrossum, D. M. professeur; et exerce depuis 1763 à Bruxelles.

DECERF (*H....*), natif de Sandernouil, âgé de 46 ans, reçu D. médecin, en l'année 1782, à Louvain, départem. de la Dyle; a signé sur ses lettres, le cit. Vonnek, D. M. professeur; et exerce depuis 20 ans à Wavre.

DESBILLES (*Adrien*), natif de Mircelles, âgé de 43 ans, reçu D. médecin, en l'année 1781, à Louvain, départem. de la Dyle, a signé sur ses lettres, le cit. Vonnek, D. M. professeur; et exerce depuis 21 ans à Nivelles.

HENRY (*Jacques-Joseph*), natif de Grand-Rosière, âgé de 32 ans, reçu médecin en l'an 2, à Louvain, département de la Dyle; a signé sur son diplome, le cit. Vonnek, D. médecin, professeur; et exerce depuis 5 ans à Genape.

JUBERT (*Pierre*), natif de Nivelles, âgé de 67 ans, reçu D. médecin, en l'année 1757, à Louvain, département de la Dyle; a signé sur ses lettres, le cit. Deveillers, D. M. professeur; et exerce depuis 1757 à Nivelles.

LALIÈVRE (*Philippe*), natif de Nivelles, âgé de 32 ans, reçu D. médecin en l'année 1792, à Louvain, département de la Dyle; a signé sur ses lettres, les cit. Vanderbelen, D. M. professeur; et exerce depuis 10 ans à Nivelvelles.

PIGEOLET (*Antoine*), natif de Nivelles, âgé de 33 ans, reçu D. médecin en l'an. 1791, à Louvain, département de la Dyle; a signé sur ses lettres, le cit. Vanderbelen, D. M. professeur; et exerce depuis 1794, à Nivelles.

ROZIN, âgé de 50 ans, reçu D. médecin, professeur d'histoire naturelle à l'école centrale de la Dyle; et exerce à Bruxelles.

Nota. Le cit. Rozin, est membre de la société des sciences et arts de Bruxelles, et président de la société de médecine de la même ville.

TRICO (*G. Joseph-Ghislain*), âgé de 63 ans, reçu D. médecin en l'année 1763, à Louvain, département de la Dyle; a signé sur ses lettres, le cit. Vanderbelen, D.M. professeur; et exerce depuis 1763, à Nivelles.

VAN-ACHTER (*Maximilien*), natif de Braine, âgé de 57 ans, reçu D. médecin en l'année 1769, à Louvain, département de la Dyle; a signé sur ses lettres, le cit. Vanderbelen, D. M. professeur; et exerce depuis 33 ans à Nivelles.

VERLUYTEN (*J. B.*), natif d'Isque, âgé de 36 ans, reçu D. médecin en l'année 1791, à Louvain, départem. de la Dyle; a signé sur ses lettres, le cit. Vanderbelen, D. M. professeur; et exerce depuis 11 ans à Wavre.

Chirurgiens.

BERTRAND, natif de Wavre, âgé de 75 ans, reçu chirurgien en l'année 1755, à Malines, département des Deux-Nèthes; ont signé sur ses lettres, les cit. Delamontagne, Chedeville, Wicart, Delaose, etc.; et exerce depuis 42 ans à Wavre.

BRIART (*F. P.*), natif de Wavre, âgé de 44 ans, reçu chirurgien en l'année 1787, à Louvain, département de la Dyle; a signé sur ses lettres, le cit. Timmermans; et exerce depuis 15 ans à Wavre.

BRIART (*P. F.*), natif de Wavre, âgé de 52 ans, reçu chirurgien en l'année 1789, à Bruxelles, département de la Dyle; a signé sur ses lettres, le cit. Verasselt; et exerce depuis 13 ans à Wavre.

DUVERCHIN (*Jacques-Joseph*), natif de Ternath, âgé de 34 ans, reçu chirurgien en l'année 1789, à Mons, département de Jemmapes; a signé sur ses lettres, le greffier du conseil souverain en Hainault; et exerce depuis 13 ans à Hall.

FAGOU, natif de S. Barthelemy, âgé de 43 ans, nommé chirurgien en chef de la succursale des invalides de Saint-Cyr, en l'année 1793; a signé sur son brevet, le ministre Scherer; et sert actuellement en qualité de chirurgien en chef de la succursale des invalides de Louvain; son brevet est signé Bonaparte, 1er consul.

RAYÉ (*P. F.*), natif de Chaumont, âgé de 38 ans, reçu chirurgien en l'année 1789, à Bruxelles, département de la Dyle; ont signé sur ses lettres, les cit. Jansens, Col. médecin; et Vanoverstracten, greffier; et exerce depuis 13 ans à Wavre.

RÉLY (*Jean-Alexandre*), natif de Betcont, âgé de 32 ans, reçu chirurgien en l'an 9, à Louvain, département de la Dyle; ont signé sur ses lettres, les cit. Mascard, Prévinaire, Vandertaclen, et Michiels; et exerce depuis 1 an à Haecht.

VANDER-TACLEN (*Guillaume*), natif de Werchter, âgé de 35 ans, reçu chirurgien en l'année 1790, à Louvain, département de la Dyle; a signé sur ses lettres, le cit. Timmermans, comme actuaire; et exerce depuis 12 ans à Tervuren.

XIMINÈS (*F. P.*), natif de Wavre, âgé de 73 ans, reçu chirurgien en l'année 1755, à Louvain, département de la Dyle; a signé sur ses lettres, le cit. Hoffmans, greffier; et exerce depuis 47 ans à Wavre.

Pharmaciens.

DECORDES (*J. B.*), natif de Wavre, âgé de 55 ans, reçu pharmacien en l'année 1773, à Bruxelles, département de la Dyle; a signé sur son diplome, le cit. Gilson, pharmacien; et exerce depuis 29 ans à Wavre.

DESPRET (*François-Joseph*), natif de Mons, âgé de

38 ans ; reçu pharmacien en l'année 1786, à Mons, département de Jemmapes; ont signé sur son diplome, les cit. Devergnien et Saulon, alors connétables; et exerce depuis 12 ans à Nivelles.

Fortund (*M.*), natif de Wavre, âgé de 41 ans, reçu pharmacien en l'année 1785, à Louvain, département de la Dyle; a signé sur son diplome, le cit. Crambeck, pharmacien; et exerce depuis 17 ans à Wavre.

Henneau (*P. F.*), natif de Wavre, âgé de 40 ans, reçu pharmacien en l'année 1785, à Bruxelles, département de la Dyle; a signé sur son diplome, le cit. Straemans, pharmacien; et exerce depuis 16 ans à Wavre.

Maillart (*L.*), âgé de 28 ans, reçu pharmacien en l'an 8, à Mons, département de Jemmapes; a signé sur son diplome, le cit. Charles, pharmacien; et exerce depuis 2 ans à Wavre.

DÉPARTEMENT DE L'ESCAUT.

Médecins.

Callenfels (*Geoffroi-Guillaume*), natif de Cads, âgé de 45 ans reçu D. médec. en l'ann. 1775, à Utrecht, république batave; ont signé sur son diplome, les citoyens J. F. A. Rosip, Recton, et A. Naturis, professeur; et exerce depuis 27 ans à l'Ecluse.

Mussot (*Jacques-Antoine*), natif de Middelbourg, âgé de 31 ans, reçu D. médec. en l'an 4 à Louvain, département de la Dyle; ont signé sur son diplome, les citoyens J. J. Vanvonnek, médecin, doyen, et professeur; Rimaire Striote, prieur du Collége de médecine; et exerce depuis un an à Ardenbourg.

Robert (*Louis-Barnabé*), sous-préfet d'Assenede, natif

de Lavoutte, âgé de 43 ans, reçu D. médecin en l'année 1779, à Montpellier, département de l'Hérault ; ont signé sur ses lettres, les citoyens Barthèz, chancelier; Vincent, secrétaire; et exerce à Assenede.

STEFFERS (*Jacques-Henri*), natif de Leissendam, âgé de 54 ans, reçu D. médec. en l'année 1789, à Groening, république Batave ; ont signé sur son diplome, les citoyens Muriks, doyen ; G. Fortten, Verschuis, médecin ; Theor. et pract. prof. ord. h. t. acad. rector magnificus ; et exerce à Hontenisse.

Nota. Le citoyen Steffers a été reçu premier officier de santé de vaisseau en 1769 par le comité de marine d'Amsterdam ; son brevet est signé par les citoyens Loth, J. Steyger.

VAN-CAUTER (*Pierre*), natif de Moorsel, âgé de 60 ans, reçu D. médec. en l'année 1770, à Louvain, département de la Dyle ; a signé sur son diplome le citoyen A. C. J. Vanrossum, D. médecin ; et exerce depuis 31 ans, à Termonde.

VANDERSBECK (*Jean*), natif de l'Ecluse, âgé de 72 ans, reçu D. médec. en l'année 1754, à Utrech, république batave ; ont signé sur son diplome, les citoyens J. G. Woertman, professeur ; et exerce depuis 47 ans à Lécluse.

VANDUYSE (*Joseph-François*), natif de Kieldrecht, reçu D. médec. en l'année 1795, à Louvain, département de la Dyle ; a signé sur son diplome le citoyen Josu Jean Hubert Vounck, D. médecin ; et exerce depuis 7 ans à Termonde.

VEREERCKMOES (*Pierre-François*), natif de Termonde, âgé de 44 ans, reçu D. médecin en l'année 1782, à Louvain, département de la Dyle ; a signé sur son diplome, les cit. J. J. H. Vounck ; et exerce depuis 19 ans à Termonde.

Chirurgiens.

Desaunois (*André*), natif de Boscapelle, âgé de 32 ans, reçu chirurgien en l'année 1789, à Saint-Nicolas, département de l'Escaut; ont signé sur son diplome, les citoyens G. J. Hullin, licencié en médecine; et J. Cundole, chirurgien; et exerce depuis 12 ans à Boscapelle.

Hennino (*Jean-Nicolas*), natif d'Anhalt, âgé de 72 ans, reçu chirurgien en l'année 1772, à Termonde, département de l'Escaut, a signé sur son diplome, le citoyen P. Delacave, secrétaire du collège de médecine; et exerce depuis 30 ans à Termonde.

Jansens (*Jean-Guérin*), natif de Caſtricht, âgé de 47 ans, reçu chirurgien en l'année 1783 à Ardenbourg, département de l'Escaut; ont signé sur son diplome, les citoyens G. N. Cullenfels, médecin; et P. H. Fournier, chirurg. et exerce depuis 19 ans à Ardenbourg.

Lintel (*Mathieu*), natif d'Amsterdam, âgé de 44 ans, reçu chirurgien en l'année 1784, à Paris, département de la Seine; ont signé sur ses lettres, les citoyens Poultier, Louis, Dussaux; exerce depuis 18 ans à l'Ecluse.

Troch (*Charles-Jean*), natif de Termonde, âgé de 32 ans, reçu chirurgien en l'année 1793, à Termonde, département de l'Escaut; a signé sur ses lettres, le citoyen Delacave, secrétaire-greffier de la Chambre de santé; et exerce depuis 8 ans dans ladite commune.

Pharmaciens.

Bruylant (*Josse*), natif de Termonde, âgé de 54 ans, reçu pharmacien en l'année 1790, à Termonde, département de l'Escaut; a signé sur ses lettres, le cit. Delacave, secrétaire du Collège de médecine; et exerce depuis 32 ans à ladite commune.

Bruylant (*Egyde*), natif de Termonde, âgé de 44 ans, reçu pharmacien en l'année 1790, à Termonde, département de l'Escaut; a signé sur ses lettres, le citoyen Delacave, greffier du Collége de médecine; et exerce depuis 12 ans à ladite commune.

Ruytenburg Duivenée (*Guillaume*), natif de Middelbourg, âgé de 30 ans, reçu pharmacien en l'année 1793, à Middelbourg, département de l'Escaut; ont signé sur ses lettres, les citoyens Henry Lange, et Simon de Zoster; et exerce depuis 9 ans à ladite commune.

Sacys (*Josse*), natif de Thermonde, âgé de 39 ans, reçu pharmacien en l'année 1787, à Termonde, département de l'Escaut; a signé sur ses lettres, les cit. Delacave, greffier de la chambre de santé; et exerce depuis 15 ans à ladite commune.

Verbezckmoes (*Grégoire-Henry*), natif de Termonde, âgé de 47 ans, reçu pharmacien en l'année 1780, à Termonde, département de l'Escaut; a signé sur ses lettres, le cit. Delacave, greffier du collège de médecine; et exerce depuis 22 ans à lad. commune.

DÉPARTEMENT DE L'EURE.

Médecins.

BRONARD (*Jacques*), natif de Caen, âgé de 44 ans, reçu D. médecin en l'année 1782, à Caen, département du Calvados; ont signé sur ses lettres, les citoyens Deroussel, doy.; Desmoueux, Deschamps, Lecanu, etc.; Bunel, secrétaire; et exerce depuis 11 ans à Evreux.

Nota. Le citoyen Bronard est depuis 6 ans médecin de l'hospice civil et militaire d'Evreux.

DELZEUZES (*Jean-François*), natif d'Aniane, âgé de 41 ans, reçu médecin en l'an 9, à Paris; ont signé sur son diplome, les citoyens Desgenettes, Sue, Thouret; et exerce depuis 8 ans à Evreux.

Nota. Le cit. Delzeuzes est professeur d'histoire naturelle près l'école centrale du département de l'Eure, correspondant de la société d'émulation de Rouen, membre de celle d'agriculture et de commerce de l'Eure; et a exercé pendant 15 ans dans les principaux hôpitaux de Paris.

DESFEUZ (*Claude-Pierre-Saturnin*), natif d'Avranches, âgé de 48 ans, reçu D. médecin en l'année 1784, à Montpellier, département de l'Hérault; a signé sur ses lettres, le citoyen René, doyen; et exerce depuis 18 ans à Evreux.

LEJEUNE (*Denis-Pierre-Claude Adrien*), natif de St.-Philbert, âgé de 39 ans, reçu D. médecin en l'année 1788, à Montpellier, département de l'Hérault; ont signé sur ses lettres, les cit. René, doyen; Vincent, secrétaire; et exerce depuis 4 ans à Brionne.

LELARGE (*Jean-Baptiste-André*), natif de Caumont, âgé de 48 ans, reçu médecin en l'an 5, à Caen, département du Calvados, ont signé sur son diplome, les citoyens Deroussel, Leboucher, Beauvoisin, doyen; Lanjaley, secrétaire; et exerce depuis 5 ans à Vernon.

MOUCHEL (*Jean*), natif de Plainville, âgé de 40 ans, reçu D. médecin en l'ann. 1786, à Caen, département du Calvados; ont signé sur ses lettres, les citoyens Lecanu, Deroussel, Lange, Dejean, Deschamps, etc.; et Bunel, secrétaire; et exerce depuis 4 ans à Bernay.

REBUT (*Guill.*), natif d'Hébertot, âgé de 55 ans, reçu D. médecin en l'ann. 1771, à Caen, département du Calvados; ont signé sur ses lettres, les citoy. Deparfouru, doyen; Goubin, Desmoueux; Lecanu, professeur; et exerce depuis 27 ans Aux-Andelys.

Nota. Le citoyen Rebut est médecin de l'hospice civil des Andelys.

Chirurgiens.

DAMITTE (*Jean-Baptiste*), natif de Vieille, âgé de 60 ans, reçu chirurgien en l'ann. 1775, à Evreux, département de l'Eure; ont signé sur ses lettres, les citoyens Boulard, lieutenant; Olivier, secrétaire; et exerce à Neuve-Lyre, arrondissement d'Evreux.

Nota. Le citoyen Damitte a été nommé la même année lieutenant du premier chirurgien pour la communauté de Bretheuil, par lettres du 25 avril, signées Lamartinière.

DEREYNAL (*Christophe-Philippe*), natif de Paris, âgé de 42 ans, reçu chirurgien en l'année 1788, à Gisors, département de l'Eure; ont signé sur ses lettres, les citoyens Fournier, lieutenant; et Ingoult, greffier; et exerce depuis 1788 à Evreux.

Nota. Le citoyen Dereynal est de plus docteur en médecine, ex-professeur d'anatomie et de chirurgie, ex-membre et secrétaire du comité central de vaccine du département de l'Eure, ancien médecin et chirurgien-major de l'hospice civil et militaire de Gisors, et a été pourvu en l'an 2 de la commission de médecin des armées, par le comité de Salut public, sur la présentation de la commission de Santé.

FOREY (*Pierre*), natif de Vilbichot, âgé de 46 ans, reçu chirurgien en l'année 1788, à Gisors, départem. de l'Eure; ont signé sur ses lettres, les cit. Fournier, et Ingoult; et exerce depuis 14 ans à Etrépagny.

GAILLARD (*Jean-Pierre*), natif de Navailles, âgé de 59 ans, reçu chirurgien en l'année 1781, à Paris; ont signé sur ses lettres, les cit. Lassus, Tenon, Petit, Bordenave, etc.; et exerce depuis 11 ans à Pont-de-l'Arche.

Nota. Le citoyen Gaillard a exercé pendant dix ans à Paris.

GOULLIART (*Jean-Marie-Joseph*), natif de Saint-Pol, âgé de 41 ans, reçu chirurgien l'an 8, à Pontoise, departem. de Seine et Oise; ont signé sur ses lettres, les citoyens Arnal père et fils, Tannel et Blaige; et exerce depuis 9 ans à Evreux.

Nota. Le citoyen Goulliart a servi depuis 1785 jusqu'en 1789 en qualité de chirurgien-major sur les vaisseaux de l'état, et est depuis 5 ans chirurgien-major de l'hospice civil et militaire, et des prisons d'Evreux.

HACHETTE (*Anne-Pierre-Narcisse*), natif d'Yvetot, âgé de 50 ans, reçu chirurgien en l'année 1779, à Verneuil, département de l'Eure; ont signé sur ses lettres, les citoyens Hubert et Jeandoc; et exerce depuis 23 ans à Verneuil.

LAMARRE (*Nicolas-Julien*), natif de Mellerault, âgé de 51 ans, reçu chirurgien en l'année 1776, à Orbeck, département de l'Eure; ont signé sur ses lettres les cit. Tella de la Potrie, médecin; Huet de la Boullaye; Miluret, Watemare, chirurgiens; et exerce depuis 25 ans à Chambrois.

LAMER (*Michel*), natif de Fleury-la-Forêt, âgé de 36 ans, reçu chirurgien en l'ann. 1791, à Lyons, département de l'Eure; ont signé sur ses lettres les cit. Anquetin, Caze, Despierres; et exerce depuis 11 ans à Lyons-la-Forêt.

MAHEUX (*François-Gabriel*), natif de Chartres, âgé de 31 ans, brévété chirurgien-major de la 98e demi-brigade de ligne, en l'an 7; ont signé sur son brevet, les cit. Bonaparte, premier consul; Carnot, ministre de la guerre; et exerce depuis un an à Evreux.

Nota. Le cit. Maheux a été commissionné en l'an 3, chirurgien près les armées, par le conseil de santé établi à Paris.

MARQUET (*Jean-Louis*), âgé de 71 ans, reçu chirurgien en l'année 1755, à Magny, département de Seine-et-Oise; ont signé sur ses lettres, les cit. Demarne, lieutenant; Vincent et Granier, professeur; et exerce depuis 8 ans à Tourny.

MASSON (*Jean-Louis*), natif du Bus St-Remy, âgé de 43 ans, reçu chirurgien en l'année 1787, à Gisors, département de l'Eure; ont signé sur ses lettres, les cit. Fourniez, lieutenant; et Ingoult, greffier; et exerce depuis 15 ans au Bus S. Remy.

PUSSACQ (*Pierre*), natif d'Irsard, âgé de 48 ans, reçu chirurgien en l'année 1779, à Vernon, départem. de l'Eure; ont signé sur ses lettres, les cit. Aubé, Cheval, Lanoe et Caperon; et exerce depuis 23 ans à Ecos.

PILON (*Louis-François-Etienne*), natif du Neubourg, âgé de 47 ans, reçu chirurgien en l'année 1780, à Beaumont-le-Roger, départem. de l'Eure; ont signé sur ses lettres, les cit. Bénard, Morard, Daviel, Broutin, Marguerit; et exerce depuis 22 ans à Neubourg.

Vernhes (*Claude*), natif de Rabastens, âgé de 66 ans, reçu chirurgien en l'année 1773, aux Andelys, département de l'Eure; ont signé sur ses lettres, les cit. Auber, lieutenant; et Lefebvre, secrétaire; et exerce depuis 9 ans à Evreux.

Nota. Le citoyen Vernhes a exercé l'espace de vingt ans à Gallion.

Pharmaciens.

Delarue (*Louis-Henry*), natif de Versailles, âgé de 32 ans, reçu pharmacien en l'année 1770, à Pontoise, département de Seine-et-Oise; ont signé sur ses lettres, les cit. Lelarge, Boutin, médecins; Duverger, Bruel et Brichot, pharmaciens; et exerce depuis 3 ans à Evreux.

Lamer (*Michel*), natif de Fleury-la-Forest, âgé de 68 ans, reçu pharmacien en l'année 1758, à Rouen, département de la Seine-Inférieure; ont signé sur ses lettres, les cit. Nihell, médecin; Lecarbonnier, Ledannoys, etc.; et exerce depuis 44 ans à Fleury-la-Forest.

Lamer (*Pierre*), natif de Fleury-la-Forest, âgé de 30 ans, reçu pharmacien en 1788, à Rouen, département de la Seine-Inférieure; ont signé sur ses lettres, les cit. Trugard, lieutenant-général de police; Lebourg, Lechandellier, Besserve et Arvers; et exerce depuis 1 ans aux Andelys.

Levere (*Jean-François*), natif de Mont-Ville, âgé de 67 ans, reçu pharmacien en l'année 1771, à Rouen, département de la Seine-Inférieure; ont signé sur ses lettres les cit. Bois-Duval le jeune, Lechandellier, Ledannois jeune, etc.; et exerce depuis 30 ans à Vernon.

Masurier (*Louis-Maurice*), natif de Cuverville, âgé de 35 ans, reçu pharmacien en l'an 5, à Pontoise, département de Seine-et-Oise; ont signé sur ses lettres, les cit. Lelarge Michel, Lelarge J. B. A., médecins; Duverger, Grus, et Brechot, pharmaciens; et exerce depuis 5 ans à Vernon.

MONTIER (*P. Antoine-Jean-Baptiste*), natif des Andelys, âgé de 46 ans, reçu pharmacien en l'année 1783, à Rouen; départem. de la Seine-Inférieure; ont signé sur ses lettres, les cit. Michel, médecin; Hue, Lechandellier et Ledannois le jeune, pharmaciens; et exerce depuis 19 ans aux Andelys.

ROZÉ (*Jacques-Marcel*), natif de Saint Marcel, âgé de 30 ans, reçu pharmacien en l'an 4, à Paris; ont signé sur ses lettres, les cit. Bouru, Laverne, Trusson, Bacoffe, Buisson, etc.; et exerce depuis 6 ans à Vernon.

VANNIER (*Pierre-Nicolas-Victor*), natif du Hâvre-de-Grâce, âgé de 30 ans, reçu pharmacien en l'an 8, à Caen dép. du Calvados; ont signé sur ses lettres, les cit. Leboucher et Godefroi, médecins Fauconnier l'aîné, Vasse et Baudry; et exerce depuis 2 ans à Beuzeville.

DÉPARTEMENT D'EURE ET LOIRE.

Médecins.

Bourgeoin (*Nicolas*), natif de Chartres, âgé de 47 ans, reçu D.méd. en l'an. 1782, à Reims; ont signé sur ses lettres, les citoyens Fillon, Raussin et Caqué; et exerce depuis 2 ans à Brou, après 2 ans d'exercice à Chartres, et 8 ans à Châteaudun.

Chamseru (*Charles-François-Collette*), natif de Dreux, âgé de 53 ans, reçu D. médecin, en l'ann. 1790, à Nancy, département de la Meurthe; ont signé sur ses lettres, les cit. Nicolas, doyen; Jadelot et Guillemin, professeur; Tournai, secrétaire; et exerce depuis 12 ans à Dreux.

Nota. Le cit. Chamseru, est médecin de l'hospice civil et militaire de Dreux, dont il étoit précédemment chirurgien en chef.

Claye (*Jean-Pierre*), natif de Clazelles, âgé de 30 ans, reçu médecin en l'an 9, à Paris; ont signé sur son diplome, les cit. Thouret, directeur; Baudeloque, président; et Leclerc, secrétaire; et exerce depuis un an à Chartres.

Chirurgiens.

André (*Simon-François*), natif d'Anet, âgé de 36 ans, reçu chirurgien en l'an. 1786, à Chartres, département de l'Eure; et exerce depuis 14 ans à Dreux.

Nota. Les noms des signataires des titres du cit. André, ont été omis, mais l'authenticité en est certifié par le maire de Dreux; de plus, le citoyen André a été aggrégé à la communauté de cette ville en 1788, nommé en 1789, lieutenant du 1er chirurgien, et est encore acuellement chirurgien en chef de l'hospice civil et militaire.

Beron (*Philippe*), natif de Pré-en-Pail, âgé de 35 ans, reçu

reçu chirurgien major des vaisseaux, entretenu dans le port de Rochefort en l'an premier à Rochefort, département de la Charente-Inférieure ; et exerce depuis 2 ans à la Louppe.

Nota. Le grade du cit. Beron, se trouve constaté dans une lettre de licentiement que lui a adressé le 3 germinal an 4, le ministre de la marine Truguet; cette lettre est également signée des membres du omité de salubrité navale de Rochefort, les cit. Robe, Tardi et Cochon.

BESNARD (*Alexandre-Gabriel*), natif de Falaise, âgé de 43 ans, reçu chirurgien en l'année 1768, à Châteauneuf, département d'Eure-et-Loir; ont signé sur ses lettres, les cit. Voynne, lieutenant ; Demaliy, greffier ; et exerce depuis 14 ans à Châteauneuf.

COIFFIER (*Jacques-Raphael-François*), natif de Paris, âgé de 58 ans, reçu chirurgien en l'année 1777, à Châteaudun, département d'Eure-et-Loir; ont signé sur ses lettres, les cit. David, lieutenant ; et Busson, greffier; et exerce depuis 25 ans à Châteaudun.

Nota. Le cit. Coiffier a été nommé le 2 mars 1787, chirurgien de l'hospice de Châteaudun.

COMBETTE (*Maurice-Simon*), natif de Paris, âgé de 32 ans, reçu chirurgien-major des vaisseaux de l'état à Toulon, en l'an 3 ; ont signé sur ses lettres, les cit. Aubant, Gal, Leclerc, Guignon, officiers de santé en chef ; et exerce depuis 5 ans à Brou, près Châteaudun.

Nota. Le cit. Combette a cru devoir demander son licentiement qu'il a obtenu le 12 thermidor an 4.

GONDOUIN (*François*), âgé de 73 ans, reçu chirurgien en l'année 1751, à Châteaudun, département d'Eure-et-Loir; ont signé sur ses lettres, les cit. David, lieutenant ; et Barbé, greffier; et exerce depuis 51 an à Châteaudun.

LOISEAU (*Denis*), natif de Cloye, âgé de 69 ans, reçu chirurgien en l'année 1764, à Château-Neuf, département d'Eure-et-Loir; ont signé sur ses lettres, les cit. Galliepe, lieutenant; et Denully, greffier; et exerce depuis 38 ans à Digny.

PRÉHU (*Louis Jacques*), natif de Jouy, âgé de 59 ans, reçu chirurgien en l'année 1767, à Chartres; ont signé sur ses lettres, les cit. Fougère et Calari; et exerce depuis 35 ans à Marville-les-Bois.

VOYENNE (*Guillaume*), natif de Château-Neuf, âgé de 62 ans, reçu chirurgien en l'année 1766, à Château-Neuf; département d'Eure-et-Loir; ont signé sur ses lettres les cit. Laflèche, lieuten.; et Denully, greffier; et exerce depuis 36 ans à Château-Neuf.

Nota. Le cit. Voyenne a été promu en 1787, au grade de lieutenant du premier chirurgien, près la communauté dudit Château-Neuf.

WENDER (*Jean-Joseph*), natif de Grande-Somme, âgé de 41 ans, reçu chirurgien en l'année 1780, à Verneuil, département d'Eure-et-Loir; ont signé sur ses lettres, les cit. Doc, lieutenant; et Hubert, greffier; et exerce depuis 1780, tant à Verneuil, Châteaudun, Château-Neuf, qu'à la Ferté-Vidame, lieu de sa résidence actuelle.

Pharmacien.

FRÉMONT (*Louis*), natif de Châteaudun, âgé de 51 ans, reçu pharmacien en l'an. 1780, à Châteaudun, départ. d'Eure-et-Loir; ont signé sur ses lettres, les cit. Mollard, Dupont, pharmaciens; Morin, médecin, etc.; Boucher, greffier; et exerce depuis 22 ans à Châteaudun.

DÉPARTEMENT DU FINISTÈRE.

Médecins.

BOUESTARD (*Jean - Jacques*), natif d'Angers, âgé de 67 ans, reçu D. méd. en l'ann. 1758, à Caen; ont signé sur ses lettres, les cit. Goubin, doyen; Blot, Leportier, professeurs; et Bunel, secrétaire; et exerce depuis 39 ans à Morlaix.

DECAMPS (*Jean-Baptiste-Dominique*), natif de Hennebon, âgé de 41 ans, reçu D. médecin en l'année 1786, à Nanci, département de la Meurthe; ont signé sur ses lettres, les cit. Tournay, Jadelot, Guillemin et Nicolas, professeurs; et exerce depuis 16 ans à Quimper.

DERM (*Jean-Denis*), natif de Landivisiau, âgé de 37 ans, reçu D. médecin en l'an. 1788, à Caen, département du Calvados; ont signé sur ses lettres, les citoyens Deschamps, doyen; Chibourg, Desmoueux, Briard, Déroussel, professeurs; et Bunel, secrétaire; et exerce depuis 11 ans à Morlaix.

DUQUESNE (*Denis*), natif de Brest, âgé de 51 ans, reçu D. médecin en l'année 1775, à Reims, département de la Marne; ont signé sur ses lettres, les cit. Fillion, doyen; Lecamus, professeur, etc; et exerce depuis 27 ans a Morlaix.

GUÉGOT-TRAOULEN (*Joseph - Marie*), natif de Plougoméen, âgé de 41 ans, reçu D. médecin en l'an. 1785, à Angers; ont signé sur ses lettres, les citoyens Guérin, doyen; Thoudin, Godin, Tessier-Ducloseau, prof., etc.; et exerce depuis 11 ans à Morlaix.

Nota. Le citoyen Guénot-Traoulen est médecin de l'hospice civil de Morlaix, et correspondant de la société de médecine.

LEBRETON, (*J. B. L.*), natif de Brest, âgé de 51 ans, reçu D. médecin en l'année 1773, à Montpellier, département de l'Hérault; ont signé sur ses lettres, les citoyens Lamure, doyen; et Vincent, secrétaire; et exerce depuis 28 ans à Quimper.

Nota. Le citoyen Lebreton est médecin des épidémies depuis 1786.

LOZACH (*Philippe-Guillaume*), natif de Quimper, âgé de 51 ans, reçu D. médecin en l'année 1786, à Caen, département du Calvados; ont signé sur ses lettres, les citoyens Lecamus, Desmoueux, Deroussel, Delaporte, etc.; et exerce depuis 16 ans à S.-Pol-de-Léon.

MARESCHAL (*Louis-Auguste*), natif de Lamballe, âgé de 30 ans, reçu D. médecin en l'année 1792, à Rheims, département de la Marne; ont signé sur ses lettres, les cit. Navier, doyen; et Fillion; et exerce à Quimperlé, après plusieurs années de service auprès des armées.

Chirurgiens.

BAUDIER (*Jean-Nicolas*), natif d'Aix, âgé de 34 ans, commissionné chirurgien de première classe en l'ann. 1793, à Paris, par le conseil de santé; ont signé sur sa commission, les cit. Parmentier, Coste, Heurteloup et Pelletier, membres dudit conseil; et exerce depuis 11 ans à Morlaix.

REUSCHER (*Antoine-François*), natif de Brest, âgé de 66 ans, reçu chirurgien en l'année 1756, à Morlaix, département du Finistère; et exerce depuis 46 ans à Morlaix.

Nota. Les noms des signataires de la lettre du citoyen Reuscher sont omis sur son extrait; mais il fait partie du tableau des officiers de santé de Morlaix, dressé par le maire de ladite ville, qui s'est fait représenter les titres, et en garantit l'authenticité.

Boucher (*Jacques-Marie*), natif de Lemellerault, âgé de de 32 ans, breveté chirurgien de première classe en l'année 1793, sur la présentation du conseil de santé; a signé sur son brevet, le citoyen Petiet, ministre de la guerre; et exerce depuis 9 ans à Morlaix.

Chartier (*Alexandre*), natif du Hâvre, âgé de 46 ans, reçu chirurgien en l'année 1781, à Morlaix, département du Finistère; ont signé sur ses lettres, les citoyens Louis, lieutenant; Guidon, Méret, etc., chirurgiens; et exerce depuis 21 ans à Morlaix.

Cornus (*Philibert*), natif de Dijon, âgé de 45 ans, reçu chirurgien de première classe de la marine nationale en l'an 3, et exerce depuis 4 ans à Brest.

Nota. Les noms des membres du conseil de salubrité navale de Brest, qui ont signé la commission du citoyen Cornus, sont omis; mais le maire de Brest garantit l'authenticité de son titre.

Despré (*Jean-Marie-Souffe*), natif de Pontarceu, âgé de 48 ans, reçu chirurgien en l'année 1788, à Quimper, département du Finistère; ont signé sur ses lettres, les cit. Lanégris, lieutenant; et Jean, greffier; et exerce depuis 1786 à Lesneveu.

Nota. Le citoyen Despré avoit précédemment, en 1780, été reçu chirurgien-major de la marine nationale à Brest.

Dubuisson (*Jean-Marie*), natif de Brest, breveté chirurgien-major de la marine en 1788, à Brest, département du Finistère; ont signé sur son brevet, les citoyens Lapoterie, Sabatier, Brulé, médecin; Billard, Fournier et Duret, chirurgiens majors, et profes. de l'école de la marine; et exerce depuis 14 ans à Brest.

Nota. Le citoyen Dubuisson est aujourd'hui chirurgien en chef de l'hospice civil de Brest.

FALLIER (*Privat*), natif de Bourbon - Larchambault, âgé de 41 ans, reçu chirurgien en l'année 1788, à Brest, département du Finistère; ont signé sur ses lettres, les citoyens Dupré, lieutenant; et Fournier, greffier; et exerce depuis 14 ans à Saint-Renan.

Nota. En 1779, le citoyen Fallier a été nommé par le ministre, chirurgien à l'Hôpital militaire des fiévreux de Brest, et y a exercé 10 ans et demi.

FLOCH (*Louis*), natif de Lesneveu, âgé de 35 ans, reçu chirurgien-major de la Marine nationale, en l'année 1793, à Brest, département du Finistère; ont signé sur sa commission, les membres du conseil de salubrité navale de Brest, les citoyens Billard, Pichon, Duret, etc. et les citoyens Sané, commissaire ordonnateur; et Gouvel, commissaire de marine ayant l'inspection des hôpitaux; et exerce depuis l'an 6 à Lesneveu.

GIGAUD (*Pierre*), natif de Château - Ponsac, âgé de 35 ans, reçu chirurgien-major du 111e. régiment, en l'année 1793, à Lorient, département du Morbihan; ont signé sur sa commission, les citoyens Delacour, chirurgien de marine; Fournier, médecin en chef; et Cayeux, chirurgien-major de la place, chargé de s'assurer de la capacité du citoyen Gigaud; et exerce depuis l'an 3 à Pontcroix.

Nota. Le citoyen Gigaud avoit précédemment été nommé chirurgien-major, 1°. en 1787, au bataillon de la Guyanne; 2°. en 1788, à l'hôpital de Mayenne; 3°. même année à l'hôpital militaire de Sinnamary; et depuis, en l'an 2, il a été nommé chirurgien-major du 3e. bataillon de la 197e. demi-brigade.

GUIDON (*Jacques-Michel*), natif d'Arpajon, âgé de 52 ans, reçu chirurgien en l'année 1780, à Morlaix, département du Finistère; ont signé sur ses lettres, les cit. Louis, lieutenant; Noroy, greffier, etc.; et exerce depuis 22 ans à Morlaix.

Nota. Le citoyen Guidon a été promu au grade de lieutenant du premier chirurgien près la communauté de Morlaix, par lettre signée Lamartinière et Leblond.

GUILLON (*Jean-Louis*), natif de Morlaix, âgé de 34 ans, reçu chirurgien-major des vaisseaux de l'état, en l'année 1791, à Brest, département du Finistère ; ont signé sur son diplome, les cit. Billard, Gesnouin, Duret, Sabatier, Pichon, Dubreuil ; et exerce depuis 6 ans à Saint-Pol de Léon.

LAPORTE (*Bernard-François*), natif de Mauvezin, âgé de 46 ans, reçu chirurgien en l'année 1785, à Quimper, département du Finistère ; ont signé sur ses lettres, les cit. Delannegrie, et Poulliet, greffier ; et exerce depuis 17 ans à Concarneau.

LEBOS (*François*), natif de Saint-Pol-de-Léon, âgé de 30 ans, commissionné chirurgien-major pour la marine de Brest, en l'an 3, par le conseil de santé établi près le comité de salut public ; ont signé sur sa commission les citoyens Rufin, Brogniard, Coste, Heurteloup, etc. membres dudit conseil ; et exerce depuis 6 ans à Lannilis.

LEBRETON (*René-Etienne*), natif de Brest, âgé de 42 ans, promu au grade de chirurgien-major de vaisseau, en l'année 1786, à Brest, département du Finistère ; ont signé sur son diplome, les citoyens Lapoterie, Sabatier et Brulé, médecin ; Billard, Fournier et Duret, chirurgiens-majors et professeurs de l'école de la marine ; et exerce depuis 16 ans à Brest.

LECLERC (*Joseph-François-Marie*), natif de Châteaulin, âgé de 42 ans, reçu chirurgien en l'année 1786, à Quimper, département du Finistère ; ont signé sur ses lettres, les citoyens Delannegrie et K. Jean, pour le greffier ; et exerce depuis 16 ans à Châteaulin.

Nota. Le citoyen Leclerc

compte 8 ans de service sur les vaisseaux de la marine, comme aide, second et chirurgien-major.

LEGROS (*Pierre-Eustache*), natif de Carné, âgé de 42 ans, reçu chirurgien en l'ann. 1785, à Grandville, département de la Manche; ont signé sur ses lettres, les citoy. Fuce, Beaupréy, Delalande, etc. et exerce depuis deux ans à Crozon.

Nota. Le citoyen Legros a exercé en qualité de chirurgien-major, sur des bâtimens de commerce, pendant plusieurs années.

MOREL (*Jacques-Thomas*), natif de Vibré, âgé de 59 ans, reçu chirurgien en l'année 1776, à Quimper, département du Finistere; ont signé sur ses lettres les citoyens Delannegrie, Coqueret, greffier; et exerce depuis 26 ans à Landivisiau.

Nota. Le cit. Morel, à l'époque de sa réception, comptait six ans de service en qualité de chirurgien aide-major au régiment de Guyenne infanterie,

---

POTREL (*Pierre*), natif de Morlaix, âgé de 27 ans, reçu chirurgien en l'an 8, à Paris, ont signé sur son diplome, les cit. Lassus, Leclerc, et Thouret, directeur de l'Ecole de médecine de Paris; et exerce depuis l'an 8 à Morlaix.

THOMAS (*Charles*), natif de Faix, âgé de 49 ans, reçu chirurgien en l'année 1784, à Morlaix, département du Finistère; ont signé sur ses lettres, les citoyens Guidon, lieutenant; et Beuscher, secrétaire; et exerce depuis 18 ans Morlaix.

Nota. Le citoyen Thomas est chirurgien en chef de l'hospice civil de Morlaix.

Pharmaciens.

BIONARD (*Jean-Pierre*), natif de Vesoul, âgé de 47 ans, reçu pharmacien en l'année 1783, à Versailles, département de Seine et Oise; ont signé sur ses lettres, les cit. de la Sône, médecin; Prat, Mauba, pharmacien; et Cornet, secrétaire; et exerce depuis 19 ans à Brest.

DUMAIGE (*Nicolas-Louis*), natif de Nancy, âgé de 49 ans, reçu pharmacien en l'année 1778, à Nancy, département de la Mozelle; ont signé sur ses lettres, les citoyens Dellullus, président; François, médecin; Nicolas, démonstrateur, etc.; et exerce depuis 9 ans à Landerneau.

Nota. Le cit. Dumaige a été nommé, en 1780, chirurgien aide-major de l'armée des côtes de Brest; depuis, près l'hospice civil et militaire de Landerneau; de plus, reçu chirurgien en 1783, à Quimper; ses lettres signées Delannegrie, lieutenant; Poullier, greffier.

KERROUMAN (*Yves-Jean*), natif de Lanil, âgé de 46 ans, reçu pharmacien en l'année 1784, à Morlaix, département du Finistère; ont signé sur ses lettres, les citoyens Durand, Bertevec, Azémar, prévôt; Maréchal; etc. et exerce depuis 11 ans à Brest, après 7 ans d'exercice à Saint-Pol de Léon.

LÉVÊQUE (*Jacques*) natif de Vic, âgé de 48 ans, reçu pharmacien en l'année 1784, à Morlaix, département du Finistère; ont signé sur ses lettres, les citoyens Bouestard-Delatouche, médecin; Durand; Bertaux, syndic; et Azémar, prévot; et exerce depuis 18 ans à Brest.

MARÉCHAL (*Jean-Charles*), natif de Marsal, âgé de 54 ans, reçu pharmacien en l'année 1784, à Morlaix, département du Finistère; ont signé sur ses lettres les citoyens Bouestard-Delatouche, médecin; Bertaud, Durand et Azémar, pharmaciens; et exerce depuis 18 ans à Morlaix.

MOUGEAT (*Pierre-Louis*), natif de Saint-Michel, âgé de 43 ans, reçu pharmacien en 1781, à Morlaix, département du Finistère; ont signé sur ses lettres, les citoyens Mouestard-Delatouche, médecin; Durand, ap. de l'amirauté; Duchatel-Lanier, doyen; Azémar, prévot; Bertaux de la Trumirce, syndic; et exerce depuis 21 ans à Quimper.

DÉPARTEMENT DES FORÊTS.

Médecins.

BAPTISTE (*Jean-Lambert*), natif de Courtil, âgé de 37 ans, reçu D. médecin en l'année 1794, à Vienne en Autriche; ont signé sur son diplome, les citoyens Sonnenfils, conseiller aulique et recteur; Hannaller, d. med. et 1er. doyen; Arz, chancelier, etc.; et exerce à Diekrich.

BRINCOURT (*Dominique*), natif de Luxembourg, âgé de 47 ans, reçu médecin en 1779, à Louvain, département de la Dyle; a signé sur ses lettres, le cit. Van-Rossum, d. med. et doyen de l'Université; et exerce depuis 23 ans à Luxembourg.

HEILBRUNN (*Joachim*), natif de Cosel, âgé de 48 ans, reçu D. médecin en 1792, à Strasbourg, département du Bas-Rhin; ont signé sur ses lettres, les cit. Dédeinh, chancelier; Reiseisen, recteur; et Lauth, doyen de l'Université; et exerce depuis 6 ans à Echternach.

HOFERTIN (*H. J.*), natif de Saviy, âgé de 36 ans, reçu D. médecin, en l'année 1792, à Nancy, département de la Meurthe; ont signé sur ses diplomes, les cit. Jadelot, vice-doyen; Guillemin, prof.;

et Tournay, secrétaire royal; et exerce depuis 10 ans à Bastogne.

Lejeune (*Mathieu-Paul-Joseph*), natif de Neuf-Château, âgé de 39 ans, reçu D. médecin en l'an. 1785, à Reims, département de la Marne; ont signé sur son diplome, les citoyens Navier, doyen; et Caqué; et exerce depuis 17 ans à Offagne.

Merjay (*Mathias*), natif d'Echternac, âgé de 43 ans, reçu D. médecin en l'an. 1791, à Trèves, departement de la Sarre; ont signé sur ses lettres, les citoyens Doernev, doyen, et Schneider, secrétaire; et exerce depuis 12 ans à Echternach.

Munhoven (*Mathias*), natif de Simmingen, âgé de 45 ans, reçu D. médecin en l'année 1779, à Louvain, département de la Dyle; a signé sur ses lettres, le cit. C. J. Vanrossum, D. med., et doyen de l'Université; et exerce depuis 1780 à Remich.

Roquilly (*Pierre*), natif de Luxembourg, âgé de 44 ans, reçu D. médecin en l'année 1791, à Nancy, département de la Meurthe; ont signé sur ses lettres, les citoyens Jadelot, vice-doyen; Guillemin, professeur; et Tournay, secrétaire; et exerce depuis 8 ans à Bittbourg.

Turmes (*Pierre*), natif de Vianden, âgé de 27 ans, reçu D. médecin en l'an. 1796, à Trèves, département de la Sarre; ont signé sur ses lettres, Doerner, doyen; et Schneider, secrétaire; et exerce depuis 5 ans à Vianden.

Verniolles (*Gaspard-Joseph*), natif d'Etalle, âgé de 40 ans, reçu D. médecin en l'année 1786, à Louvain, département de la Dyle; ont signé sur ses lettres, les cit. Vanderbelen, D. med. et prof. prim.; Strict, Prieur; et exerce depuis 17 ans, à Etalle.

Pharmaciens.

HELDENSTEIN (*François*), natif d'Echternach, âgé de 51 ans, reçu pharmacien en l'année 1773, à Luxembourg, département des Forêts; a signé sur ses lettres, le citoyen Hachhertz, pharmacien; et exerce depuis 22 ans à Echternach.

DÉPARTEMENT DU GARD.

Médecins.

BOISSIERE (*Louis-Pierre*), natif de Saint-Hippolite, âgé de 39 ans, reçu D. médecin en l'année 1784, à Montpellier, département de l'Hérault; ont signé sur ses lettres, les cit. Imbert, chancelier; et René, pro-doyen de l'université; et exerce depuis 10 ans audit St.-Hippolite.

BOUCHON (*Victor*), natif d'Uzès, âgé de 36 ans, reçu D. médecin en l'année 1789, à Montpellier, département de l'Hérault; ont signé sur ses lettres, les cit. René, doyen; Gouan, prof.; Degrainville, chancelier; et Vincent, secrétaire; et exerce à Uzès.

Nota. Le cit. Bouchon est médec. de l'hôpit. d'Uzès; et a été employé comme médecin à l'armée d'Italie; et en l'an 9, le 5 germinal, il a obtenu un 1er prix à l'institut du Gard.

BOYER (*Jean-Gilles*), natif de Limoges, âgé de 48 ans, reçu D. médecin en l'an. 1776, à Montpellier, département de l'Hérault; ont signé sur ses lettres, les cit. Delamure, doyen; Venel, Leroi, René; Barthès, chancelier; et exerce depuis 25 ans au Vigan.

BROQUIN (*George-François*), natif de Bort, âgé de

40 ans, reçu D. médecin en l'année 1784, à Montpellier, département de l'Hérault; ont signé sur ses lettres, les citoy. René, pro-doyen; et Vincent, secrétaire; et exerce depuis 14 ans à Lasalle.

CHALBOS (*François*), natif de Cournonterral, âgé de 47 ans, reçu D. médecin en l'ann. 1777, à Montpellier, département de l'Hérault; ont signé sur ses lettres, les citoyens Barthès et Gouan, professeurs; et exerce depuis 14 ans à Sommieres.

MEYRIEU (*Guillaume-Alexand.*), natif de St.-Gilles, âgé de 26 ans, reçu médecin en l'an 9, à Montpellier, département de l'Hérault; ont signé sur son diplome, les cit. Beaume, Gouan, Broussonet, Barthès, René etc.; et exerce depuis 1 an audit Saint Gilles.

REBOUL-DAMALET (*Louis*), natif de Villefort, âgé de 61 ans, reçu D. médecin en l'ann. 1763, à Montpellier, département de l'Hérault; ont signé sur ses lettres, les cit. Imbert, chancelier et juge; Vincent, secrétaire; et exerce depuis 15 ans à Genolhac.

ROUGER (*François-Alexandre*), natif de Montpellier, âgé de 61 ans, reçu docteur médecin en l'ann. 1761, à Montpellier, département de l'Hérault; ont signe sur ses lettres, les cit. Imbert, chancelier; Haguenot, doyen; Delamure, etc.; et exerce depuis 39 ans au Vigan.

TERRASSON (*Jean-Louis*), natif de Langogne, âgé de 30 ans, reçu médecin en l'an 8, à Montpellier, département de l'Hérault; ont signé sur son diplome, les cit. René, directeur; Gouan, Montabri, Broussonet, président; et Vincent, secrétaire; et exerce depuis 2 ans à Saint-Hippolite.

Chirurgiens.

AIROLLE (*François*), natif de Monoblet, âgé de 39 ans, reçu chirurgien en l'ann. 1787, à Montpellier, département de l'Hérault; ont signé sur ses lettres, les cit. Poutingon, Serda, Verney, Vigaroux, Laborie, etc., tous professeurs; et exerce depuis 15 ans à Monoblet.

BANQUIER (*Barthelemy-Regis*), natif de Rivière, âgé de 34 ans, reçu chirurgien en l'année 1786, à Montpellier, département de l'Hérault; ont signé sur ses lettres, les citoyens Poutingon, lieutenant; Courrere, Méjean, Laborie, etc., tous professeurs; et exerce depuis 13 ans à Rivière.

Nota. Le citoyen Banquier est membre de l'institut de santé de Nismes.

BICARD (*Jean-Jac.*), natif de Pujant, âgé de 50 ans, reçu chirurgien en l'année 1783, à Nismes, départem. du Gard; ont signé sur ses lettres, les citoyens Granier, médecin; Martin, lieutenant; et exerce depuis 19 ans à Pujant.

BOISSIERE (*François*) père, natif d'Aimarguet, âgé de 48 ans, reçu chirurgien en l'ann. 1780, à Montpellier, département de l'Hérault; ont signé sur ses lettres, les citoyens Poutingon, Vigaroux, Rouviere, Beaumelle, etc., tous profes.; et exerce depuis 23 ans à Aimarguet.

Nota. Le citoyen Boissière père a aussi été reçu pharmacien en la jurande d'Aimarguet, par les citoyens Degraille, médec.; Lapte, Maurin, Fausse, Pioche, Gervais et Galhier, tous pharmaciens.

BOISSIERE (*Jean-Baptiste*), fils, natif d'Aimarguet, âgé de 28 ans, reçu chirurgien en l'année 1793, à Montpellier, département de l'Hérault; ont signé sur ses lettres, les cit. Laborie, Dupin, Poutingon, Verney, etc.; et exerce depuis 8 ans à Aimarguet.

Nota. Le citoyen Boissiere est membre correspondant de l'institut de Santé du Gard.

Bourely (*François*), natif de Vers, âgé de 37 ans, reçu chirurgien en l'année 1786, à Uzès, départem. du Gard; ont signé sur ses lettres, les citoyens Felix, Seguier, Coulon, Donnet, chirurgiens; Delon, médecin; et Pelin, gref.; et exerce depuis 17 ans à Vers.

Bret (*Louis-Joseph*), natif de Lunelvel, âgé de 35 ans, reçu chirurgien en l'année 1792, à Montpellier, département de l'Hérault; ont signé sur ses lettres, les cit. Pontingon, Mejean, Vernay, Laborie, père et fils, tous professeurs; et exerce depuis 10 ans à Calvisson.

Nota. Le cit. Bret est membre correspondant de l'institut de santé et salubrité de Nismes.

Canonge (*Julien-Didier*), natif du Collet-de-Dezes, âgé de 34 ans, reçu chirurgien en l'année 1790, à Nismes, département du Gard; ont signé sur ses lettres les cit. Martin, chirurgien, à l'hôtel-Dieu; Reboul, adjoint; P. Lemaire, et Librat, secrétaire; et exerce depuis 12 ans à Nismes.

Canonge (*Victor-Amédée*), natif du Collet-du-Dezes, âgé de 29 ans, breveté chirurgien du 24e régiment de chasseurs à cheval, par le directoire exécutif en l'an 5, puis par le 1er consul le 22 thermidor de l'an 8. Lesdits brevets visés par le conseil d'administ. dudit régiment, dont les membres sont: les cit. Daiguirand, capitaine; Meudes, lieutenant; Barthelemi, chef de brigade; vu par l'inspecteur aux armées, Pret, Chambelle; et exerce à Nismes.

Coulomb (*Jean-François*), natif d'Uzès, âgé de 44 ans, reçu chirurgien en l'an. 1778, à Uzès, département du Gard; ont signé sur ses lettres, les cit. Phelip, lieuten. et Pelline, greffier; et exerce depuis 23 ans à Uzès.

Nota. Le cit. Coulomb est

depuis 1781, chirurgien en chef de l'hospice civil et milit. d'Uzès ; il est en outre membre de l'institut de santé de cette ville, et associé de celui de Nismes.

DAGUINDEAU (*Louis*), natif de Chabannais, âgé de 48 ans, reçu chirurgien en l'année 1777, à Uzès, département du Gard; ont signé sur ses lettres, les cit. Phelipe, lieutenant ; et Pellin, greffier ; et exerce depuis 24 ans à Uzès.

DOUAT (*Jean-Guillaume*), natif de Montaren, âgé de 57 ans, reçu chirurgien en l'année 1778, à Uzès, département du Gard ; ont signé sur ses lettres, les cit. Phelipe, lieutenant et Pellin, greffier ; et exerce depuis 24 ans à Uzès.

FABRE (*Lambert*), natif d'Uzès, âgé de 40 ans, reçu chirurgien en l'année 1788, à Uzès, département du Gard; ont signé sur ses lettres, les cit. Felix, Lacoste et Coulomb père et fils ; et exerce depuis 13 ans dans ladite commune d'Uzès.

Nota. Le cit. Fabre en l'année 1788, a gagné le premier prix du collége de chirurgie de Montpellier, ainsi qu'il est constaté par un certificat signé par les cit. Vigaroux, Pouttingon, Laborie père, Broquenot, Duvernet et Mejean; tous professeurs audit collége.

FERAUDY (*Joseph-Charles*), natif de Rigaud, âgé de 58 ans, reçu chirurgien en l'année 1770, à Nismes, département du Gard ; ont signé sur ses lettres, les cit. Mitier, médecin ; Martin, lieutenant ; Prades, doyen ; Granier, prévôt et Nicolas, greffier ; et exerce depuis 32 ans à Vallerange.

FERMAND (*François*), natif de Quissac, âgé de 48 ans, reçu chirurgien en l'an. 1773, à Montpellier, département de l'Hérault ; ont signé sur ses lettres, les cit. Deidier, lieutenant ; Lamorier, doyen ; Rouvière, prévôt; et Mejan, greffier ;

fier; et exerce depuis 29 ans à Quissac.

FERMAND (*Etienne*), natif de Quissac, âgé de 43 ans, reçu chirurgien en l'année 1782, à Montpellier, département de l'Hérault; ont signé sur ses lettres, les cit. Mejcan, lieutenant; Poutingon, profess. royal et greffier du collége; et exerce depuis 20 ans à Monoblet.

FLOUR (*Jean-Baptiste*), natif de Bagnols, âgé de 39 ans, reçu chirurgien en l'année 1788, à Nismes, départem. du Gard; ont signé sur ses lettres les cit. Mitié, Martin, Foby, Colom et Bonnefoi; et exerce depuis 13 ans à Pont-St-Esprit.

Nota. Le cit. Flour a été chirurgien-major de la légion des Alpes, chirurgien de 1re. classe à l'armée du Rhin, et il est membre de l'institut de santé du Gard.

GOLHIÉ (*Etienne*), natif de Quissac, âgé de 72 ans, reçu chirurgien en l'an. 1761, à Montpellier, département de l'Hérault; ont signé sur ses lettres, les cit. Didier, lieutenant; Dortes, prévôt et syndic; Espina, Galabert, professeurs; et exerce depuis 42 ans audit Quissac.

LALANNE (*Louis*), natif d'Anduze, âgé de 63 ans, reçu chirurgien en l'année 1765, à Nismes, département du Gard; ont signé sur ses lettres, les cit. Aubanel, médecin; Roy, Mitier, Foby, Garnier et Brousse, prévôts; et Nicolas, greffier; et exerce depuis 37 ans à Mialet.

LARREY (*François Claude-Hilaire*) natif de Beaudan, âgé de 30 ans, est actuellement professeur d'anatomie et d'accouchement près l'école centrale du Gard; et exerce à Nismes.

Nota. Le cit Larrey qui est en outre chirurgien de deux hôpitaux de Nismes, a servi en qualité de chirurgien de 1re classe des hôpitaux militaires des armées des pyrénées Orientales et des côtes de Brest ; les noms des membres du conseil de santé de Paris et du commissaire ordonnateur, qui ont signé sa commission, sont omis; mais l'extrait a été envoyé aux éditeurs par le préfet du Gard, qui garantit l'authenticité de ses titres.

LINASSET (*Jacques*) fils, natif de Roquemaure, breveté chirurgien-major au 2e bataillon de grenadiers du département du Gard, et ensuite dans la 14e demi-brigade ; et exerce depuis 5 ans à Roquemaure.

Nota. Le citoyen Linasset a omis les noms des signataires de son brevet ; mais on a dû s'en rapporter à l'attestation du maire de Roquemaure, qui a vu les originaux de ses titres.

MARTIN (*Jacques*), natif du hameau de la Ligne, âgé de 77 ans, reçu chirurgien en l'an. 1761, à Montpellier, département de l'Hérault; ont signé sur ses lettres, le cit. Didier, lieutenant ; Mejan, Surdat, Prévôt, syndic ; et Galabert, professeur-juré; et exerce depuis 41 ans à Durfort.

MONTAGON (*Jean-Antoine*), natif de Genolhac, âgé de 55 ans, reçu chirurgien en l'année 1773, à Nismes, département du Gard ; ont signé sur ses lettres, les cit. Marin, lieutenant; Foby, prévôt et Granier, doyen; et exerce depuis vingt-neuf ans à Nismes.

NOYER (*Jean*), natif de Valleraugue, âgé de 49 ans, reçu chirurgien en l'année 1781, à Nismes, département du Gard ; ont signé sur ses lettres, les citoyens Goy, Martin, lieutenant ; Serre, prévôt; Nicolas fils, greffier; et exerce depuis 22 ans à Valleraugue.

POLGE (*François*), natif de Lassale, âgé de 55 ans, reçu chirurgien en l'année 1781, à Nismes, département du Gard; ont signé sur ses lettres, les citoyens Mitier fils; D. médecin ; Martin, lieutenant ; Nicolas fils, greffier ; et exerce depuis 15 an au Vigan.

RECOLIN (*François - Joseph*), natif du Vigan, âgé de 47 ans, reçu chirurgien en l'année 1781, à Nismes, département du Gard; ont signé sur ses lettres, les citoyens Goy, Martin, lieutenant; Nicolas fils, greffier; et exerce depuis 20 ans au Vigan.

RIFFARD (*Louis*), natif de Manduel, âgé de 66 ans, reçu chirurgien en l'année 1776, à Nismes, département du Gard; ont signé sur ses lettres, les citoyens Sabarot, médecin; Martin, lieutenant; et Nicolas, greffier; et exerce depuis 26 ans à Manduel.

SEIGNIEURET (*J. B Noël*), natif de Villeneuve-lès-Avignon, âgé de 60 ans, reçu chirurgien en l'année 1761, à Montpellier, département de l'Hérault; ont signé sur ses lettres, les citoyens Sarreau et Laborie; et exerce depuis 40 ans à Villeneuve-lès-Avignon.

Nota. Le cit. Seignieuret, en 1764, a été breveté chirurgien-major du Fort Saint-André.

SUGIER (*Paul*), natif de Robiac, âgé de 60 ans, reçu chirurgien en l'année 1770, à Nismes, département du Gard; ont signé sur ses lettres, les citoyens Mitier, D. médecin; Martin, lieutenant; Pradel, doyen, etc.; et exerce depuis 2 ans à Barjac.

VIDAL (*Dominique*), natif de Saint-Jean-du-Gard, âgé de 46 ans, reçu chirurgien en l'année 1787, à Nismes, département du Gard; ont signé sur ses lettres, les citoyens Martin, lieutenant; Foby, prévôt; Nicolas, greffier; et exerce depuis 15 ans à Saint-Jean-du-Gard.

VILLENEUVE (*Antoine*), natif de Sauve, âgé de 66 ans, reçu chirurg. en l'année 1761, à Montpellier, département de l'Hérault; ont signé sur ses lettres, les cit Deidier, lieutenant; Serda, prévôt et syndic; Pons, etc.; et exerce depuis 41 ans à Sauve.

Pharmaciens.

BARRAS (*Jean*), natif de Aulas, âgé de 80 ans, reçu pharmacien en l'année 1749, à Montpellier, département de l'Hérault; ont signé sur ses lettres, les citoyens Peyre et autres consuls des maîtres apothicaires jurés; et exerce depuis 66 ans à Vigan.

BOCOYRAN (*François*), natif de Connaux, âgé de 52 ans, reçu pharmacien en l'an 9, à Nismes, département du Gard; ont signé sur son diplome, les citoyens Goy, médecin, président; et Baume, secrétaire perpétuel de l'Institut de santé et de salubrité établi par le préfet du département du Gard; et exerce à Nismes.

BOCOYRAN (*Paul-Gabriel*), natif d'Uzès, âgé de 43 ans, reçu pharmacien en l'année 1783, à Uzès, département du Gard; ont signé sur ses lettres, les cit. Bocoyran, Bouschon et Therondel, pharmaciens; et exerce depuis 18 ans à Uzès.

BOUCHON (*Etienne-Augustin*), natif de Roquemaure, ancien pharmacien de l'hôpital de Chiourme, département des Bouches-du-Rhône; et exerce depuis 32 ans à Roquemaure.

Nota. Le citoyen Bouchon est pharmacien de cette commune.

Les noms de ceux qui l'ont reçu sont omis; mais on a dû s'en rapporter à l'attestation du maire de Roquemaure, qui a vu les originaux de ses titres.

BOUSCHON (*Saint-Ange*), natif d'Uzès, âgé de 26 ans, reçu pharmacien en l'an 9, par l'Institut des arts du département du Gard; ont signé sur ses lettres, les citoyens Montagon, président; Baumes, secrétaire; et exerce depuis un an à Uzès.

CARME (*Pierre*), natif d'Uzès, âgé de 55 ans, reçu pharmacien en l'année 1783, à Uzès, département du Gard; ont signé sur ses lettres, les cit. Bocoyran, Bouchon et Therondel, pharmaciens; et exerce depuis 18 ans à Uzês.

MOUSTARDIER (*Louis-Castor*), natif de Nismes, âgé de 29 ans, reçu pharmacien en l'an 9, à Nismes, département du Gard; ont signé sur ses lettres, les citoyens Goy, médecin; Granier, médecin et professeur; Montagnon, *id.* et Baumes, secrétaire perpétuel de l'Institut de santé; et exerce depuis 1 an à Nismes.

ROBERT (*Jean-Louis*), natif de Nismes, âgé de 41 ans, reçu pharmacien en l'an 9, département du Gard; ont signé sur ses lettres, les cit. Goy, médecin, président; Granier et Solimani, médecins et professeurs; et Baumes, secrétaire-perpétuel de l'Institut de santé; et exerce depuis 6 ans à Nismes.

ROQUE (*Antoine*), natif de Beaucaire, âgé de 27 ans, reçu pharmacien en l'an 9, à Nismes, département du Gard; ont signé sur ses lettres, les citoyens Goy, médecin, président; Granier et Solimani, médecins et professeurs, et Baumes, secrétaire perpétuel de l'Institut de santé; et exerce à Nismes,

---

DEPARTEMENT DE LA HAUTE-GARONNE.

Médecins.

Barrié (*André*), âgé de 45 ans, reçu D. médecin en l'année 1781, à Montpellier, département de l'Hérault ; ont signé sur ses lettres, les cit Barthès, chancelier; Vincent, secrétaire ; et exerce depuis 21 ans à Bagnères de Luchon.

Nota. Le citoyen Barrié est breveté inspecteur des eaux minérales de Bagnères-de-Luchon.

Court (*Philippe*), natif de Mazères, âgé de 41 ans, reçu D. médecin en l'année 1778, à Toulouse, département de la Haute-Garonne; ont signé sur ses lettres, les cit. Defaye, chancelier ; Arrazat, médecin, professeur, et Vayssière, secrétaire ; et exerce depuis 14 ans à St.-Martory, après 6 ans d'exercice à Mazères.

Dussap (*Philippe*), natif de Florentin - en - Albigeois, âgé de 64 ans, reçu D. médecin en l'année 1767, à Toulouse, départem. de la Haute-Garonne ; ont signé sur ses lettres, les cit. Latour, Dubernard, Danbons et Mainard, professeur ; et exerce depuis 29 ans à Villemur.

Loubet (*Jean-François*), âgé de 57 ans, reçu D. médecin en l'année 1773, à Toulouse, départem. de la Haute-Garonne ; et exerce à Saint-Gaudens.

Nota. Les noms des signataires des lettres du cit. Loubet, ont été omis sur son extrait ; mais l'authenticité de ses titres, est garantie par le cit. Roger, sous-préfet de l'arrondissement de St-Gaudens.

Le cit. Loubet est ancien médecin de la charité et de l'hôpital général de la Grave de Toulouse, et membre du Jury d'accouchemens.

Martin-Duburq (*François*), natif de St-Julia, âgé de 38 ans, reçu D. médecin, en l'année 1786, à Toulouse, département de la Haute-Garonne; ont signé sur ses lettres, les cit. Cambon, chancelier; Dubor, reg.; Arrazat, professeur; Vayssière, secrétaire; et exerce depuis 16 ans à Saint-Julia.

Nota. Le cit. Martin-Duburq, a exercé 2 ans dans les hôpitaux de l'armée des pyrénées Orientales.

Pechs (*Antoine-Jerome*), natif de Pratviel, âgé de 53 ans, reçu D. médecin en l'année 1778, à Montpellier, département de l'Hérault; ont signé sur ses lettres, les cit. Barthez, chancelier, juge; Vincent, secrétaire; et exerce depuis 21 ans à St-Félix.

Plantié (*François*), natif de Castillon, âgé de 46 ans, reçu D. médecin en l'année 1789, à Montpellier, département de l'Hérault; ont signé sur ses lettres, les cit. René, Gouay, Sabatier, Vigaroux, etc.; et exerce depuis 11 ans à Revel.

Sastrade (*Barthelemi*), natif de Cier, âgé de 63 ans, reçu D. médecin en l'année 1762, à Toulouse, département de la Haute-Garonne; ont signé sur ses lettres, les cit. Latour, professeur; Daspe, chancelier, et Fondes, secrétaire; et exerce depuis 27 ans à Cier.

Sangez (*Etienne*), natif de Bagnères-de-Luchon, âgé de 41 ans, reçu D. médecin en l'année 1785, à Montpellier, département de l'Hérault; ont signé sur ses lettres, les cit. René, sous-doyen et Vincent secrétaire; et exerce depuis 16 ans à Bagnères.

Soulé (*Jean-Pierre*), natif de Guchen, âgé de 32 ans, reçu médecin en l'an 9, à Montpellier, département de l'Hérault; ont signé sur son diplome, les cit. Montabré, Seneaux, Vigaroux, Potingon, Dumas, etc., René, directeur; et exerce depuis 5 ans à Castillon.

VIOLLE (*Alexis-Rachel*), natif de Caraman, âgé de 32 ans, reçu médecin en l'an 6, à Montpellier, département de l'Hérault; ont signé sur son diplome, le cit. René, Montabré, Seneaux, Vireuque, Gouan, etc.; et exerce depuis 2 ans à Caraman.

Chirurgiens.

ADOUE (*Gabriel*), natif de Gabian, âgé de 47 ans, reçu chirurgien en l'année 1787, à Paris; ont signé sur ses lettres, les cit. Lassus et Petit; et exerce depuis 15 ans à Toulouse.

Nota. Le cit. Adoue a été nommé en 1792, par le citoyen Andouillé, professeur adjoint à l'école pratique de dissections et d'opérations, commissionné par le directoire exécutif en l'an 4, chirurgien de 1re classe près les armées, et membre du Lycée de Toulouse, et correspondant de la société de médecine de Paris.

AGAR (*Benoist*), natif de Villemur, âgé de 34 ans, reçu chirurgien en l'année 1789, à Montpellier, département de l'Hérault; ont signé sur ses lettres, les cit. Vigaroux, Laborie père, Courège, Mejean etc.; et exerce depuis 1789, à Villemur.

BAYLLAC (*François*), natif de Belbeze, âgé de 27 ans, reçu chirurgien en l'an 2, à Toulouse, département de la Haute-Garonne; ont signé sur son diplome, les cit. Larrey, Viguerie, chirurgien; Dubernard et Lafont, médecin; et exerce depuis 8 ans à Montesquieu, sur le canal.

LAFFON (*Jean-Baptiste*), natif de Souilhe, âgé de 48 ans, reçu chirurgien en l'année 1778, à Castelnaudary, département de l'Aude; ont signé sur ses lettres, les cit. Deponton, lieutenant; et Thomas, greffier d'office ; et exerce à Revel, après plusieurs années d'exercice à Castelnaudari.

Latour (*Jean-Bernard*), natif d'Izaourt, âgé de 47 ans, reçu chirurgien en l'année 1777, à Montpellier, département de l'Hérault ; ont signé sur ses lettres, les cit. Méjean, Courrege, Laborie, Vigaroux, Serda, Beaumelle, etc. ; et exerce depuis 20 ans à Saint-Bertrand.

Pharmaciens.

Bellecourt (*Marcellin*), natif de Martres, âgé de 46 ans, reçu pharmacien en l'année 1787, à Versailles, département de Seine-et-Oise ; ont signé sur ses lettres, les cit. Delassône, 1er médecin, et Delatour, D. médecin ; et exerce depuis 15 ans dans la ville de Cazères.

Daure (*Jean*), natif de Bagnères-de-Luchon, âgé de 31 ans, commissionné pharmacien de première classe, en l'an 3, par les membres de la commission de santé ; ont signé sur son diplome, les citoyens Villard, Hego, Bayen, Bertholet, etc. ; et exerce depuis 2 ans à Bagnères-de-Luchon.

Labaut (*Jean-François*), natif de Troubat, âgé de 56 ans, breveté apothicaire-major, des eaux et de l'hôpital de Bagnères-de-Luchon, en l'année 1776, à Versailles, département de Seine-et-Oise ; ont signé sur son brevet, Louis et Amelot ; et exerce depuis 26 ans à Bagnères-de-Luchon.

DÉPARTEMENT DU GERS.

Médecins.

Broqua (*Jean-Joseph*), natif de Marciac, âgé de 36 ans, reçu D. médecin en l'année 1791, à Toulouse, département de la Haute-Garonne; ont signé sur ses lettres, les cit. Gouazé, recteur; et Perolle, prof.; et exerce depuis 7 ans à Marciac.

Campaignolle (*Bernard-Laurent*), natif de Manciet, âgé de 29 ans, reçu médec. en l'an 6, à Montpellier, département de l'Hérault; ont signé sur son diplome, les cit. Fouquet, Dumas, Gouan, René, etc., professeurs; Vincent, et Piron, secrétaire; et exerce depuis 4 ans à Manciet.

Cols (*Joseph*), natif de Marciac, âgé de 63 ans, reçu D. médecin en l'année 1759, à Montpellier, département de l'Hérault; a signé sur ses lettres, le cit. Chicoynau, chancelier; et exerce depuis 35 ans à Marciac.

Corlade cadet (*Louis-Timothée*), natif de Lavardens, âgé de 55 ans, reçu D. médecin en l'année 1770, à Montpellier, département de l'Hérault; ont signé sur ses lettres, les cit. Lamure, doy.; et Vincent, secrétaire; et exerce depuis 28 ans à Auch.

Cortade (*Jean-François-Hilaire*), natif de Lavardens, âgé de 58 ans, reçu D. médecin en l'année 1763, à Montpellier, département de l'Hérault; ont signé sur ses lettres, les citoy. Imbert, chancel.; et Vincent, secrétaire; et exerce depuis 34 ans à Lavardens.

Darroug (*Pascal*), natif de Samatan, âgé de 41 ans, reçu D. méd. en l'ann. 1786, à Toulouse, département de la Haute-Garonne; ont signé sur ses lettres, les cit. Dubos, Druille et Truillé; et exerce depuis 16 ans à Samatan.

Deluc (*Jean-François*), natif de Miradoux, âgé de 42 ans, reçu D. médecin en l'ann. 1781, à Montpellier, département de l'Hérault; ont signé sur ses lettres, les cit. Lamure, doyen; et Vincent, secrétaire; et exerce depuis 18 ans à Miradoux.

Dupetit (*A.*), natif d'Auch, âgé de 34 ans, reçu D. méd. en l'année 1792, à Bordeaux, départem. de la Gironde; ont signé sur ses lettres, les cit. Caze et Teyssonnet; et exerce à Lombez.

Nota. Le citoyen Dupetit a été nommé en l'an 2 par la commission de santé de Paris, pour être employé comme médecin à l'armée des Pyrénées-Orientales; les signataires sont Pelletier, Brabrot, Bayeu, greffier; Dubois, Thony, etc.

Forgues (*Vincent*), natif de Gimont, âgé de 29 ans, reçu médecin en l'an 7, à Montpellier, département de l'Hérault; ont signé sur son diplome, les citoyens Fouquet, Dumas, Barthès, Petiot, Baumes, Vigaroux; et Vincent, secrétaire; et exerce depuis un an à Auch.

Lagardere (*Bernard*), natif de Montréal, âgé de 26 ans, reçu médecin en l'an 8, à Montpellier, département de l'Hérault; ont signé sur son diplome, les citoyens Poutingon, Fouquet, Broussonet, Seneaux; René, directeur; et Vincent, secrétaire; et exerce depuis 2 ans à Montréal.

Lautrac (*François-Michel*), natif de Savamon, âgé de 40 ans, reçu D. médecin en l'année 1783, à Toulouse, département de la Haute-Garonne; ont signé sur ses lettres, les citoyens Dubor, prof.; Defaye, chancelier; Vaissiere, secrétaire; et exerce depuis 19 ans à Auch.

Marre (*Raimond*), natif de Simorre, âgé de 72 ans, reçu D. médecin en l'année 1754, à Toulouse, départem. de la Haute-Garonne; ont signé sur ses lettres, les citoyens Cayrol, chanc.; et Gouazé, prof.; et exerce depuis 8 ans à Lombez.

Romegons (*Jean-Bernard*), natif d'Auch, âgé de 44 ans, reçu D. médecin en l'an. 1787, à Valence, département de la Drôme; ont signé sur son diplome, les citoyens Ruel, Daumont, Bergeron, Bazile, et Meranger, secrétaire; et exerce depuis 14 ans à Auch.

Sarrau (*Pierre*), natif de Montpellier, âgé de 70 ans, reçu D. médecin en l'année 1754, à Montpellier, département de l'Hérault; on signé sur ses lettres, les citoyens Magnol, doyen, vice-chancelier; et Vincent, secrétaire; et exerce depuis 15 ans à Auch.

Seignan (*Adrien*), natif de Saramon, âgé de 38 ans, reçu D. médecin en l'an. 1788, à Toulouse, département de la Haute-Garonne; ont signé sur ses lettres, les citoyens Saint-Felix et Boyer; et exerce depuis 14 ans à Villefranche.

St.-Laurens, natif d'Endouffielle, âgé de 51 ans, reçu D. médecin en l'année 1775, à Toulouse, département de la Haute-Garonne; a signé sur ses lettres, le citoyen Maynard, professeur; et exerce depuis 20 ans à l'Isle-Jourdain.

Chirurgiens.

Bertaud-St.-Laurens (*Antoine*, natif de Levignac, âgé de 72 ans, reçu chirurgien en l'année 1758, à Toulouse, département de la Haute-Garonne; ont signé sur ses lettres, les cit. Camoire, lieutenant; Rameau, doyen; Soie et Decamps, prévôts; et exerce depuis 43 ans à l'Isle-Jourdain.

Borel (*Bertrand*), natif de Condom, âgé de 47 ans, reçu chirurgien en l'ann. 1783, à Mézières, département des

Ardennes; ont signé sur ses lettres, les cit. Penaud, pour le lieutenant; Herouard, Habert, Bouhon; et Mios, greffier; et exerce depuis 15 ans à Condom.

Nota. Le citoyen Borel est aussi chirurgien-oculiste; il a été anciennement chirurgien des camps et armées, et hôpitaux militaires.

Bourred (*Jean-Henry*), natif d'Auterive, âgé de 71 ans, reçu chirurgien en l'année 1769, à Auch, département du Gers; ont signé sur ses lettres, les citoyens Saint-Pierre, Pardiac, Bagneris, Ge[illegible]bere, Thevenin; et Lapeyre, greff.; et exerce depuis 33 ans à Auch.

Bousin (*Jean*), âgé de 63 ans, reçu chirurgien en l'année 1767, à Lombez, département du Gers; ont signé sur ses lettres, les citoyens Desparon, Puntis, Borderie, Verdier et Bajonne; et exerce depuis 35 ans à Montpezat.

Bouzin (*Jean*), natif de Montpezat, âgé de 71 ans, reçu chirurgien en l'année 1776, à Lombez, départem. du Gers; ont signé sur ses lettres, les citoyens Dufour, Dubernard, Borderie, Verdier et Puntis; et exerce depuis 26 ans à Montpezat.

Broquere (*François*), natif de Lombez, âgé de 40 ans, reçu chirurgien en l'année 1784, à Lombèz, département du Gers; ont signé sur ses lettres, les cit. Puntis, lieut.; Camalé, prévôt; Borderie, doyen; et Guitard, greffier; et exerce depuis 18 ans dans ladite ville de Lombez.

Camajon (*Jean*), natif de Saint-Elix, âgé de 53 ans, reçu chirurgien en l'année 1774, à Auch, département du Gers; ont signé sur ses lettres, les citoyens Pardiac, Gimbrere, Gauthier, Saint-Pierre, etc.; et exerce depuis 28 ans à St-Elix.

---

*

CAMPARDON (*Jean-Baptiste*), âgé de 47 ans, reçu chirurgien en l'année 1789, à Auch, département du Gers; ont signé sur ses lettres, les citoyens Saint-Pierre, médec. Pardiac, Benoit, Bourrac et Bagneris; et exerce depuis 6 ans à Auch.

CANTELOUP (*Etienne*), natif de Castelnau, âgé de 56 ans, reçu chirurgien en l'ann. 1774, à Condom, département du Gers, ont signé sur ses lettres, les citoyens Capuran, lieut.; Bore, prévôt; Dubrana et Reynant; et exerce depuis 28 ans à Ligardes.

CARRETTÉ (*Augustin*), natif de Moncla, âgé de 38 ans, reçu chirurgien en l'année 1789, à Auch, département du Gers; ont signé sur ses lettres, les citoyens Pardiac, Toulouse, Boure, Gautier et Bagneris, greffier; et exerce depuis 11 ans à Mirande.

Nota. Le cit. Carretté a été employé à l'armée des Pyrénées-Occidentales, comme chirurgien de première classe; d'après sa nomination par le comité de santé de Bordeaux.

DAROLLE (*Philippe*), natif de Saint-Martin-Ginois, âgé de 48 ans, reçu chirurgien en l'année 1777, à Lombez, dép. du Gers; ont signé sur ses lettres, les citoyens Dufaud; Bajon, Puntis, Borderie et Guitard; et exerce depuis 15 ans à Saint-Martin-Ginois.

DEILTEIL (*Alexis-Louis*), natif de Jegun, âgé de 64 ans, reçu chirurgien en l'année 1767, à Auch, département du Gers, ont signé sur ses lettres, les citoyens Bauduen, lieut., Pardiac, prévôt; Thévenin, doyen, et Baigneris, greffier; et exerce depuis 35 ans à Cezan.

DUBERNARD (*Côme J. J.*), natif de Lombez, âgé de 41 ans, reçu chirurgien en l'ann. 1783, à Combès, département du Gers; ont signé sur ses lettres, les citoyens Puntis, lieutenant; Camalé, prévôt; Borderie, doyen, et Guitard, greffier; et exerce depuis 20 ans dans ladite ville de Lombez.

Nota. Le citoyen Dubernard a été nommé en 1787, lieutenant du premier chirurgien; ses provisions sont signées Andouillé.

FAZUILHE (*Vincent*), natif de Peirouset, âgé de 65 ans, reçu chirurgien en l'année 1764, à Lombez, département du Gers; ont signé sur ses lettres, les citoyens Dufaud, méd.; Puntis, Verdier et Gramont; et exerce depuis 37 ans à Laymont.

FAZUILHE (*Thomas*), natif de Laymont, âgé de 29 ans, reçu chirurgien en l'année 1790, à Montpellier, département de l'Hérault; ont signé sur ses lettres, les cit. Laborie, Dupin, Bourguenot, Méjan, etc.; et exerce depuis 5 ans à Laymont.

LACROIX (*Dominique*), natif de Mont-Ferran, âgé de 53 ans, reçu chirurgien en l'année 1784, à Lombez, département du Gers; a signé sur ses lettres, le citoyen Puntis, lieutenant; et exerce depuis 18 ans à Mont-Ferran.

PRIEUR (*Jean-Marie*), natif de Pessan, âgé de 56 ans, reçu chirurgien en l'année 1770, à Auch, département du Gers; ont signé sur ses lettres, les citoyens Pardiac, Gautier, Bourru, Guimbrere, etc.; et exerce depuis 32 ans, à Auch.

Nota. Le cit. Prieur est chirurgien de l'hospice civil d'Auch, depuis 25 ans, et des maisons d'arrêt depuis 22 ans.

SERIS (*Jean*), natif de St.-Martin-Horgnes, âgé de 48 ans, reçu chirurgien en l'année 1781 à Auch, département du Gers; ont signé sur ses lettres, les citoyens Pardiac, lieut.; Gautier, prévôt, Bourru, doyen, et Bagneris, greffier; exerce depuis 21 ans à Pessan.

SAINT-LAURENS (*J.*), natif d'Andoufielle, âgé de 37 ans, reçu chirurgien en l'année 1790, à Montpellier, département de l'Hérault; ont signé sur son diplome, les citoyens Poutingon, Laborie, Méjan, Rouvière, professeur; et exerce depuis 13 ans à Andoufielle.

TANASPEZE (*Barthélemy*), natif de Montiron, âgé de 51 ans, reçu chirurgien en l'année 1781, à Lombez, département du Gers; ont signé sur ses lettres, les citoyens Puntis, lieut.; Dubernard, prévôt; Borderie, doyen; Guittard, greffier; et exerce depuis 25 ans, à Montiron.

TANDO (*J.*), natif de Sainte-Foi, âgé de 50 ans, reçu chirurgien, en l'année 1778 à Auch département du Gers; ont signé sur ses lettres, les citoyens Pardiac, Saint-Pierre, Gautier, Prieur et Davet; et exerce depuis 24 ans, à Simore.

VIGNOLES (*Jean-Frix*), natif du Gavarret, âgé de 50 ans, reçû chirurgien en l'année 1776, à Auch, département du Gers; ont signé sur ses lettres, les citoyens Pardiac, lieutenant; Bagneris, doyen; Gautier, prévôt; et Davet, greffier; et exerce depuis 1776 à Lavard.

Pharmaciens.

BOUBÉE (*Joseph*), natif de Jegun, âgé de 47 ans, reçu pharmacien en l'année 1785, à Lectoure, département du Gers; ont signé sur ses lettres, les citoyens Guillon, médecin; P. F. Grenier, syndic, et Dupin; et exerce depuis 17 ans, à Auch.

Nota. Le citoyen Boubée a été nommé pharmacien en chef de l'hôpital militaire d'Auch, par les représentans du peuple, et sa nomination a été confirmée par la commission de santé composée des citoyens Hego, Pelletier, Chabrane, Bayen et Bron.

CAPRAISE-LABORDE

Capraise Laborde, natif de Cazaubon, reçu pharmacien en l'année 1776, à Toulouse, département de la Haute-Garonne; a signé sur ses lettres, le citoyen Dubernar, prof.; et exerce depuis 26 ans à Cazaubon.

Davejan (*Jean-Marie*), natif de Trie, âgé de 53 ans, reçu pharmacien en l'année 1773, à Toulouse, département de la Haute-Garonne; ont signé sur ses lettres, les citoyens Lahens, Vidailhau, Baron, doyen; et Mirepoix, secrétaire; et exerce depuis 29 ans, à Auch.

Nota. Le citoyen Davejan est correspondant de la société de pharmacie de Paris, depuis l'an 5.

Duponts (*Louis*), natif de Viella, âgé de 49 ans, reçu pharmacien en l'année 1778, à Tarbes, département des Hautes-Pyrénées; ont signé sur ses lettres, les citoyens Lecussan, Bayle, Rebeillé, D. méd., etc.; et exerce depuis 24 ans à Viella.

Nota. Le citoyen Duponts a dans la même année, été reçu pharmacien à Lectoure, département du Gers.

Mondin (*Charles*), natif de Condom, âgé de 38 ans, reçu pharmacien en l'année 1789, à Condom, département du Gers; ont signé sur ses lettres, les citoyens Dutoya, Derigon, Roques, D. méd.; Desvignes, etc.; et exerce depuis 13 ans, à Condom.

DÉPARTEMENT DE LA GIRONDE.

Médecins.

ARDUSSET (*Raymond*), natif de Bazas, âgé de 33 ans, reçu médecin en l'année 1790, à Montpellier, département de l'Hérault; ont signé sur ses lettres, les cit. René, doyen; et Vincent, secrét.; et exerce depuis 8 ans à Bazas.

CASEAUX (*Brice Martin*), natif de Campan, reçu D. médecin en l'année 1777, à Bordeaux, département de la Gironde; ont signé sur ses lettres, les citoyens Betbeder et Case, professeurs; et Delagrange, vice-chancelier; et exerce depuis 19 ans à Lesparre.

CONSTANT (*Jean-Baptiste*), natif de Saint-Maigrin, âgé de 46 ans, reçu D. médec. en l'année 1783, à Montpellier, département de l'Hérault; ont signé sur ses lettres, les citoyens René, pro-doyen, et Vincent, secrétaire; et exerce depuis 15 ans à Blaye.

FISSON JAUBERT (*Jean-Louis*), natif de Beney, âgé de 49 ans, reçu D. médecin, en l'année 1772, à Bordeaux, département de la Gironde; ont signé sur ses lettres, les cit. Betbeder, profess.; Maisonneuve, vice-chancelier; et Teyssonnet, secrétaire; et exerce depuis 1776 à Cadillac.

FORTON (*Henry*), natif de Lesparre, âgé de 55 ans, reçu D. médecin en l'année 1766, à Montpellier, département de l'Hérault; ont signé sur ses lettres, les citoyens Imbert, Haguenot, Desauvages, de Lamure; et exerce depuis 9 ans à Saint-Estèphe.

Nota. Le cit. Forton a exercé pendant 18 ans à Bordeaux, en qualité d'aggrégé au collége des médecins de cette ville.

GRENIER (*Vincent*), natif de Bordeaux, âgé de 54 ans, reçu D. médecin, en l'année 1768, à Bordeaux, département de la Gironde; ont signé sur ses lettres, les citoyens Betbeder, patronus; F. R. Labarrière, pro-chancelier; et Boyssat, secrétaire; et exerce depuis 24 ans à Saint-Seurin de Cadourne.

LALANDE (*Joseph-Neston*), natif de Blaye, âgé de 49 ans, reçu D. médecin en l'an. 1776, à Montpellier, département de l'Hérault; ont signé sur ses lettres les cit. Barthez, chancelier et juge; et Vincent, secrétaire; et exerce depuis 23 ans à Blaye.

Chirurgiens.

BALLIX (*Norbet*), natif de Montégut, âgé de 54 ans, reçu chirurgien en l'année 1784, à Blaye, département de la Gironde; ont signé sur ses lettres, les citoyens Lafourcade, Feis, Gibon, médecin; Vigneau; et Saintourens, greffier; et exerce depuis 1784 à Saint-Seurin-de-Cursac.

BELLAN (*Joseph*), natif de Blaye, âgé de 54 ans, reçu chirurgien en l'année 1786, à Bordeaux, département de la Gironde; ont signé sur ses lettres, les citoyens Lafourcade, lieutenant; et Saintaurens, greffier; et exerce depuis 26 ans à Lamarque.

CATILLAN (*Dominique*), natif d'Ageris, âgé de 62 ans, reçu chirurgien en l'année 1772, à Bazas, département de la Gironde; ont signé sur ses lettres, les citoyens Pougel, Fumat, Descombes et Soules; et exerce depuis un an à Langon.

DULAU (*Guillaume*), âgé de 47 ans, reçu chirurgien en l'année 178?, à Castelmoron Dalbray, départ. de la Gironde; ont signé sur ses lettres, les citoyens Espagnet, lieutenant; Pouverreau, greffier; Veilhon, présid.; et exerce depuis 17 ans à Pellegrue, département de la Gironde.

DUMESNIL (*Pierre-Félix*), natif de Saintes, âgé de 32 ans, reçu chirurgien en l'ann. 1793, à Brest, département du Finistère; ont signé sur ses diplomes, les citoyens Pichon; Thaumur, Billard et Duret; et exerce depuis deux ans à Bourg.

HEYRAUD (*Bernard*), natif de Sauveterre, âgé de 67 ans, reçu chirurgien en l'année 1776, à Bazas, département de la Gironde; ont signé sur ses lettres, les cit. Fumat, lieutenant; Binquet, greffier; Richard, médecin; et exerce depuis 26 ans à Sauveterre.

GONDRES (*Pierre*), natif de Braune, reçu chirurgien en l'année 1771, à Libourne, département de la Gironde; ont signé sur ses lettres, les citoyens Lavau, médecin royal, Gourreau, lieutenant; Carere, prévôt; et Casmon, examinateur; et exerce depuis 31 ans à Braunes.

JONGLA (*François*), natif de Lateste, âgé de 57 ans, reçu chirurg. en l'année 1773, à Bordeaux, département de la Gironde; ont signé sur ses lettres, les citoyens Lafourcade, lieutenant; et Saintaurens, greffier; et exerce depuis 35 ans à Lateste.

LUBET (*Pierre*), natif de Tauriac, âgé de 47 ans, reçu chirurgien en l'année 1783, à Bordeaux, département de la Gironde; ont signé sur ses lettres, les citoyens Lafourcade et Saintaurens; et exerce depuis 10 ans à Bourg.

PESCAY jeune (*Jean*), natif de Bieujac, âgé de 35 ans, reçu chirurgien en l'ann. 1788, à Bordeaux, département de la Gironde; ont signé sur ses lettres, les citoyens Dubruel et Metivier, professeur; et exerce depuis 14 ans à Langon.

VERNEUIL (*François*), natif de Castillon, âgé de 51 ans,

reçu chirurgien en l'ann. 1774, à Libourne, département de la Gironde; ont signé sur ses lettres, les citoyens Gouran, Lafon, Careire et Brunau; et exerce depuis 28 ans à Castillon.

Nota. Le citoyen Verneuil est membre de la Société médicale de Sainte-Foix.

Pharmaciens.

Bonnet (*Pierre*), natif de Riom, âgé de 54 ans, et exerce depuis 9 ans à Cadillac.

Nota. Le citoyen Bonnet est un ex-religieux Carme déchaussé conventuel à Bordeaux. Il a été pharmacien de son couvent depuis l'âge de 25 ans.

DÉPARTEMENT DE L'HÉRAULT.

Médecins.

Anglas (*Jean*), natif de Marsillagues, âgé de 47 ans, reçu D. médecin en l'année 1775, à Montpellier, département de l'Hérault; ont signé sur ses lettres, les citoyens Barthès, chancelier et juge; et Vincent, secrétaire; et exerce depuis 26 ans à Marsillagues.

Arnal (*Jean-Antoine-Paschal*), natif de Vendres, âgé de 34 ans, reçu D. médecin en l'année 1791, à Montpellier, département de l'Hérault; ont signé sur ses lettres, les citoyens René, Gouan, Broussonet, etc.; et exerce depuis 11 ans à Beziers.

Avellan (*J. N.*), natif de Gignac, âgé de 74 ans, reçu D. médecin en l'année 1750, à Montpellier, département de l'Hérault; ont signé sur ses lettres, les citoyens Chicoyneau, Magnol, Haguenot, Lazerme, Fises, etc.; et exerce depuis 52 ans à Gignac.

Berthomieu (*Jean*), natif de Lacoste, âgé de 29 ans, reçu médecin en l'an 2, à Montpellier, département de l'Hérault; ont signé sur son diplome les cit. René, doyen; et Vincent, secrétaire; et exerce depuis 5 ans à Clermont.

Bertrand (*Guillaume-Antoine*), natif de Magalas, âgé de 35 ans, reçu D. médec. en l'année 1790, à Montpellier, département de l'Hérault; ont signé sur ses lettres, les cit. Barthez, chancelier, Grainville, Verdier, René, Gouan, Vincent, secrétaire, etc.; et exerce depuis 10 ans à Beziers.

Beynac (*Raimond*), natif de Saint-Ciprien, âgé de 32 ans, reçu D. médecin en l'année 1793, à Montpellier, département de l'Hérault; ont signé sur ses lettres, les cit. Gouan, Broussonnet, Brun, Fouquet, Baumes; René, doyen; Barthez; Vincent, secrétaire; et exerce depuis 9 ans à Montpellier.

Nota. Le citoyen Beynac a en outre été reçu chirurgien la même année, dans la même université; signé René, doyen; et a servi en sa qualité de médecin près l'armée des Pyrénées-Orientales.

Bourguet (*Roch*), natif de Beziers, âgé de 38 ans, reçu D. médecin en l'année 1788, à Montpellier, département de l'Hérault; ont signé sur ses lettres, les cit. René, doyen; et Vincent, secrétaire; et exerce à Beziers.

Nota. Le citoyen Bourguet a servi près l'armée des Pyrénées Occidentales, en sa qualité de médecin, et a été premier médecin des hospices militaires à Magnères-Adoux.

Damian (*François*), natif de Carpentras, âgé de 38 ans, reçu médecin en l'an 5, à Montpellier, département de l'Hérault; ont signé sur son diplome, les cit. Chaptal, Fouquet, Petiet, Lafabrie, Gouan, René, Dumas, etc.; et exerce depuis 4 ans à Lodève.

Dejean (*Pierre*), natif de Montagne, âgé de 54 ans, reçu D. médecin en l'année 1770, à Montpellier, département de l'Hérault; ont signé sur ses lettres, les cit. Imbert, chancel.; Lamure, Venel, Leroy, etc.; et exerce depuis 29 ans à Montagnac.

Gay (*Jean-Pierre*), natif de St.-Guilhem, âgé de 30 ans, reçu médec. en l'an 6, à Montpellier, département de l'Hérault; ont signé sur son diplome, les cit. René, direct.; Broussonet, etc.; et exerce depuis 1 ans à Aniane.

Larche (*P. S.*), natif de Gignac, âgé de 36 ans, reçu médecin en l'an 8, à Montpellier, département de l'Hérault; ont signé sur son diplome, les citoyens Gouan, Barthe, Montabré, Vigaroux, Dumas, etc.; Vincent et Piron, secrétaires; et exerce depuis 2 ans à Gignac.

Poujol (*Raimond*), natif de Clermont, âgé de 49 ans, reçu D. médecin en l'année 1780, à Montpellier, département de l'Hérault; a signé sur ses lettres, le citoyen Barthez, chancelier; et exerce depuis 22 ans à Clermont.

Poumeyrol (*Claude-L.*), natif de Périgueux, âgé de 38 ans, reçu D. médecin en l'ann. 1792, à Montpellier, départ. de l'Hérault; ont signé sur ses lettres, les citoyens René, doyen; Gouan, vice-doyen; Broussonet, Brun, Fouquet, etc., et exerce depuis 10 ans à Montpeyroux.

Sabatier (*Jean-Jacques*), natif de Fontés, âgé de 34 ans, reçu D. médecin en l'année 1792, à Montpellier, département de l'Hérault; ont signé sur ses lettres, les cit. Barthez, chancelier; René, doy., etc.; et exerce depuis 9 ans à Pézenas.

Nota. Le citoyen Sabatier est médecin de l'hôpital militaire de Pézenas.

Seneaux (*Jean-François*), natif d'Agde, âgé de 28 ans, reçu médecin en l'an 6, à Montpellier, département de l'Hérault; ont signé sur son diplome, les cit. Montabré, Broussonet, Méjean, Fouquet, Seneaux, etc.; et exerce depuis 4 ans à Montpellier.

Nota. Le cit. Seneaux est chargé des recherches anatomiques de l'école de médecine de Montpellier, et associé correspondant de la Société Académique des Sciences de Paris.

TEISSERENE (*Pierre-Raimond Marie*), natif de Lodève, âgé de 37 ans, reçu D. Médecin en l'année 1793, à Montpellier, département de l'Hérault; ont signé sur ses lettres, les cit. René, doyen; Gouan, Broussonnet, Brun, Fouquet, Baumes, etc.; et exerce depuis 9 ans à Lodève.

THOMAS (*Pierre-Paul*), natif de Pézenas, âgé de 53 ans, reçu D. médecin en l'ann. 1767, à Montpellier, département de l'Hérault; ont signé sur ses lettres, les citoyens Lamure, doyen; et Vincent, secrétaire; et exerce depuis 29 ans à Pézenas.

Nota. Le cit. Thomas est depuis 1776 médecin de l'hospice civil de Pézenas.

VASSAS (*François*), natif de Ganges, âgé de 51 ans, reçu D. médecin en l'année 1774, à Montpellier département de l'Hérault; ont signé sur ses lettres, les citoyens Barthez, Lamure, Leroi, Venel, Broussonet, René, Gouan, etc.; et exerce depuis 28 ans à Ganges.

Chirurgiens.

ASTRUC (*Pierre*), natif de Colombières, âgé de 50 ans, reçu chirurgien en l'ann. 1778, à Beziers, département de l'Hérault; ont signé sur ses lettres, les cit. Foulquier, lieutenant; et Bourguet, greffier; et exerce depuis 24 ans à Pézenas.

Nota. Le cit. Astruc est depuis 1780 chirurgien de l'hospice civil de Pézenas.

Aubrespy (*Jean*), natif de Montagnac, âgé de 63 ans, reçu chirurgien en l'année 1766, à Beziers, département de l'Hérault; ont signé sur ses lettres, les cit. Baillheron, Bourguet et Fraisse; et exerce depuis 26 ans à Montagnac.

Balard (*Joseph*), natif de Viols, âgé de 52 ans, reçu chirurgien en l'année 1778, à Montpellier, département de l'Hérault; ont signé sur ses lettres, les cit. Mejean, Mauri, Beaumel, Dortes, Poutingon, etc.; et exerce depuis 24 ans à Brissac.

Balp (*Thomas*), natif de Clermont, âgé de 36 ans, nommé chirurgien-major du troisième bataillon de l'Hérault en l'année 1792, par arrêté du directoire dudit département, et en conformité de la loi du 16 octobre de la même année; ont signé sur son brevet, les citoyens Crassous; et Bourgette, secrétaire-général; et exerce depuis son retour de l'armée à Clermont.

Nota. Le cit. Balp étoit précédemment chirurgien-major de l'hôtel-Dieu, et de la garde nationale de Clermont, et avoit, en 1790, remporté au concours public un second prix à l'école-pratique de chirurgie de Montpellier.

Boissière (*Fulerand*), natif de Jomels, âgé de 65 ans, reçu chirurgien en l'ann. 1769, à Lodève, départem. de l'Hérault; ont signé sur ses lettres, les citoyens Gaules, D. médecin; Hérail, lieutenant; Hérail fils, Castel, etc.; et exerce depuis 33 ans à Lodève.

Cathala (*Louis*), natif de Saint-Sergue, âgé de 44 ans, reçu chirurgien en l'année 1788, à Lodève, département de l'Hérault; ont signé sur ses lettres, les citoyens Gaules, docteur médecin; Hérail, lieutenant; Nicolas, prévôt, etc.; Belli, greffier; et exerce depuis 14 ans à Lodève.

Chavernac (*Joseph*), natif de Cazouls-lès-Beziers, âgé de 69 ans, reçu chirurgien en l'année 1763, à Beziers, département de l'Hérault; ont signé sur ses lettres, les cit. Bailheron, lieutenant; Bourguet, greffier; et exerce depuis 39 ans à Beziers.

DELOBEAU (*Pierre-Dominique*), natif de Bédarieux, âgé de 68 ans, reçu chirurgien en l'année 1789 à Beziers, département de l'Hérault; a signé sur ses lettres, le cit. Foulquier, lieutenant; et exerce depuis 13 ans à Clermont.

Nota. Le citoyen Delobeau avoit été reçu précédemment chirurgien pour la ville de Bédarieux.

FALQUIÈRE (*Thomas*), âgé de 49 ans, reçu chirurgien en l'année 1778, à Montpellier, département de l'Hérault; ont signé sur ses lettres, les cit. Vigaroux, Méjean, Mauri, Serre, Verney, professeurs; et exerce depuis 21 ans à Gange.

FAVE (*Jacques*), natif de St-Jean-de-Fort, âgé de 45 ans, reçu chirurgien en l'année 1785, à Beziers, département de l'Hérault; ont signé sur ses lettres, les cit. Foulquier, lieutenant; et Bourguet, greffier; et exerce depuis 22 ans à Gignac.

FOULQUIER (*Thomas*), natif de Beziers, âgé de 56 ans, reçu chirurgien en l'année 1769, à Beziers, départem. de l'Hérault; ont signé sur ses lettres, les cit. Bailheron, lieutenant; Chavernac aîné, prévôt; et Bourguet, greffier; et exerce depuis 33 ans à Beziers.

Nota. Le cit. Foulquier a été nommé lieutenant du 1er chirurgien en 1770, et professeur en l'art des accouchemens en 1772.

FOURNY (*Jean*), natif de Beziers, âgé de 51 ans, reçu chirurgien en l'année 1772, à Beziers, département de l'Hérault; ont signé sur ses lettres, les cit. Foulquier, lieutenant et Chavernac; et exerce depuis 30 ans à Beziers.

FRAISSE (*Jean-Louis*), natif de Clermont, âgé de 44 ans, reçu chirurgien en l'année 1785, à Beziers, département de l'Hérault; ont signé sur ses lettres, les cit. Foulquier, lieutenant; et Bourguet greffier; et exerce depuis 17 ans à Clermont.

GAVOY (*Victor*), natif de St.-Marcel, âgé de 31 ans, reçu chirurgien en l'an. 1792, à Toulouse, département de la Haute-Garonne; ont signé sur ses lettres, les cit. Cazabon, Villard, Baquier, Terrey, etc. et exerce depuis deux ans à la Salvetat.

LOGNOS (*Laurent*), natif de St.-Nazaire, âgé de 36 ans, reçu chirurgien-major du régiment de Pondichery, en l'an. 1792, à Pondichery, isle de France; et exerce depuis l'an 10 à Oupia.

Nota. Les noms des signataires du brevet du cit. Lognos, sont omis; mais le maire d'Oupia garantit l'authenticité de son titre; le cit. Lognos a de plus embarqué sur la frégate la Cybelle, aux ordres du contre amiral Gersey, en qualité de chirurgien-major.

PELLETAN (*Gabriel*), natif de Capestan, âgé de 34 ans, reçu chirurgien en l'année 1790, à Beziers, départem. de l'Hérault; a signé sur ses lettres, le cit. Foulquier, lieutenant; et exerce depuis 12 ans à Clermont.

PELLIER (*Guillaume*), natif de Bar-sur-Ornain, âgé de 50 ans, reçu chirurgien-oculiste du collége de chirurgie, en l'année 1775, à Toulouse, département de la Haute-Garonne; ont signé sur ses lettres, le cit. Frisac, et exerce depuis 26 ans à Montpellier.

Nota. Le cit. Pellier a été breveté chirurgien-oculiste à Montpellier, ses lettres signées Louis et Lamartinière; en outre reçu médecin en 1777 à Toulouse, et est associé correspondant du Lycée des Arts, et de la Société Académique des Sciences de Paris.

RIVIÈRE (*Michel*), natif de Guinad, âgé de 61 ans, reçu chirurgien en l'année 1771, à Lodève, département de l'Hérault; ont signé sur ses lettres, les cit. Gaules, D. médecin; Hérail, lieutenant; Agnes, Prevost, Hérail, doyen; et Jouvint, greffier; et exerce depuis 31 ans à Lodève.

Sirou (*Pierre*), natif de Traussan, âgé de 44 ans, reçu chirurgien en l'ann. 1779, à Carcassonne, département de l'Aude; ont signé sur ses lettres, les cit. Bertrand, Vignier, lieutenant; et Gerni, greffier-d'office; et exerce depuis 20 ans à Siran.

Pharmaciens.

Ausselly (*Jean-Jacques*), natif de Lodève, âgé de 61 ans, reçu pharmacien en l'année 1765, à Montpellier, département de l'Hérault; ont signé sur ses lettres, les cit. Imbert, chancelier; Fizes, Peyre, Sarrau, Carquet, Bonnet, syndic; etc.; et exerce depuis 37 ans à Lodève.

Cassagne (*Louis-Augustin*), natif de Beziers, âgé de 47 ans, reçu pharmacien en l'année 1780, à Agde, département de l'Hérault; et exerce depuis 22 ans à Agde.

Nota. Le cit. Cassagne a omis sur son extrait, les noms des signataires de ses titres; mais l'authenticité en est attestée par le maire d'Agde, qui s'est fait représenter les pièces originales.

Cavalié (*Pierre*), natif de Lodève, âgé de 43 ans, reçu pharmacien, en l'année 1778, à Montpellier, département de l'Hérault; ont signé sur ses lettres, les cit. Barthez, chancelier; René, professeur de chymie; Joyeuse, démonstrateur; etc.; et exerce depuis 20 ans à Lodève.

Figuier (*Pierre*), natif de Sommieres, âgé de 37 ans, reçu pharmacien en l'an. 1792, à Montpellier, département de l'Hérault; ont signé sur ses lettres, les cit. Chaptal, professeur de chymie, Anselme, D. médecin; Carquet, pharmacien; et exerce depuis 14 ans à Montpellier.

MARTIN (*Joachim*), natif de Pézenas, âgé de 63 ans, reçu pharmacien en l'année 1766, à Pézenas, département de l'Hérault; ont signé sur ses lettres, les cit. Venel, médecin; Lapierre, doyen; Mauri, etc.; et exerce depuis 36 ans à Pézenas.

Nota. Le citoyen Martin est depuis 1766, pharmacien de l'hospice civil et militaire de Pézenas.

MARTIN fils (*Noel*), natif de Pézenas, âgé de 33 ans, reçu pharmacien en l'année 1790, à Pézenas, département de l'Hérault; ont signé sur ses lettres, les citoyens Clémans, doyen; Haguenot, Duvigno, etc.; et exerce depuis 5 ans à Pézenas.

Nota. Le citoyen Martin fils, a exercé depuis 1792, jusqu'en 1797, à l'hôpital militaire de Montpellier, en qualité d'aide-major.

SAUVAGE (*Jean-Antoine*), natif de Poujet, âgé de 63 ans, reçu pharmacien en l'ann. 1773, à Montpellier, département de l'Hérault; ont signé sur ses lettres, les cit. René, professeur; Haguenot, syndic, etc.; et exerce depuis 19 ans à Clermont.

DÉPARTEMENT D'ILLE ET VILAINE.

Médecins.

LECORDIER (*François-Jean-Pierre*), natif de Mellé, âgé de 30 ans, reçu médecin en l'an 6 à Caen, département du Calvados; ont signé sur son son diplome, les cit. Derous-sel, Bonvoisin, Leboucher; et exerce depuis 4 ans à Fougères.

LESÉNÉCHAL (*Augustin-Charles*), natif de Montauban, âgé de 39 ans, reçu D. médecin en l'année 1787, à Montpellier, département de l'Hérault; a signé sur ses lettres, le cit. René, doyen; et exerce à Montauban.

Nota. Le citoyen Lesénéchal a été commissionné médecin de première classe des hôpitaux des armées de la Vendée et des Pyrénées occidentales, et chargé de distribuer gratuitement les secours de son art aux indigens de Montauban.

MORAS (*Jean-Louis-Auguste*), natif de Boulogne-sur-Mer, âgé de 35 ans, reçu D. médecin en l'année 1789, à Montpellier, département de l'Hérault; ont signé sur ses lettres, les citoyens René, doyen; et Vincent, secrétaire; et exerce à Saint-Servan.

Nota. Le cit. Moras a été nommé médecin de la Marine le 1er. janvier 1790; correspondant de la Société de médecine de Paris, le 19 juillet 1791; premier médecin de l'armée des Indes orientales, le 19 septembre 1793; médecin de la marine et de l'hospice civil de Saint-Malo.

Chirurgiens.

Blachier (*Antoine*), natif de Saint-Malo, âgé de 29 ans, breveté chirurgien en chef de l'hôpital flottant des prisonniers français en Angleterre; a signé sur son brevet, le citoyen Billard, médecin-inspecteur chargé de surveiller la santé des prisonniers de guerre; exerce depuis à Saint-Servan.

Boursin (*Charles-François*), natif de Hedé, âgé de 55 ans, reçu chirurgien en l'année 1777, à Rennes, département d'Ille-et-Vilaine; ont signé sur ses lettres, les citoyens Leprince, Rapatel, Mauger, Blin, Dayot, Toulmouche, et Brionne; et exerce depuis 25 ans à Bréal, Guychen et autres communes.

Delgasne (*François*), natif de Sauvigné-du-Désert, âgé de 44 ans, reçu chirurgien major de la Marine de Brest, en l'année 1783, à Brest, département du Finistère; ont signé sur son diplome, les citoyens Sabatier, Billiard et Duret; et exerce depuis 17 ans à Labazouge du Désert.

Nota. Le citoyen Dugasne a de plus été reçu chirurgien en 1785 à Fougères, ses lettres signées Chauvin, Legrou et Lefort.

Garnon (*Nicolas*), natif de Jauzé, âgé de 39 ans, reçu chirurgien en l'année 1785, à Rennes, département d'Ille-et-Vilaine; ont signé sur ses lettres, les citoyens Dayot, Blin, etc.; et exerce depuis 17 ans à Laguerche.

Guillotin (*Jean-Marie-Damien*), natif de Carentoir, âgé de 41 ans, reçu chirurgien en l'année 1787, à Ploermel, département du Morbihan; ont signé sur ses lettres, les cit. Landormy, Bayon, Salmon; Samson, professeur; et exerce depuis 7 ans à Redon, après 8 ans d'exercice à Gacilly, (Morbihan).

HATON (*André*), natif de Saint-Merret, âgé de 64 ans, reçu chirurgien en l'ann. 1767, à Rennes, département d'Ille-et Vilaine; ont signé sur ses lettres, les citoyens Toulmouche, lieutenant; et Picot, greffier; et exerce depuis 35 ans à Leuvigné.

HONDUSU (*Gilles*), natif de Romillé, âgé de 45 ans, reçu chirurgien en l'ann. 1783, à Rennes, département d'Ille et Vilaine; ont signé sur ses lettres, les citoyens Rapatel, Lebatard, prévôt; Blin, doyen; Toulmouche, lieutenant, etc. et exerce depuis 19 ans à Romillé.

JAUNAY (*Joseph-Marin*), natif de Louvigné, âgé de 34 ans, reçu chirurgien en l'année 1789, à Rennes, département d'Ille et Vilaine; ont signé sur ses lettres, les cit. Blin, Rapatel, Elleviou et Patier, prévôt de la communauté des chirurgiens; et exerce à Louvigné.

Nota. Le citoyen Jaunay s'est depuis fait recevoir, en 1790, à Nantes, chirurgien de la marine marchande; ses lettres sont signées des citoyens Buisson et Godelbert, et le chirurgien en chef de l'armée du nord, Noël, l'a nommé en l'an 2 chirurgien-major de bataillon.

MARION LACHATRE (*René*), natif de Lagarche, âgé de 39 ans, reçu chirurgien en l'année 1784, au Hâvre, département de la Seine-inférieure; ont signé sur ses lettres, les citoyens Planchon et Lacroix; et exerce depuis 12 ans à Laguerche.

LECOURT-CANTILLY (*J. E.*), natif de Tremblay, âgé de 31 ans, reçu chirurgien-major de la marine nationale en l'an premier à Brest, département du Finistère; ont signé sur son brevet, les citoyens Sabatier, Billard, Durêtre, membres du conseil de salubrité navale; et exerce depuis 6 ans à Hambourg.

Nota. Le cit. Lecourt-Cantilly a d'abord exercé six mois à Dinan.

LECRETAILLÉ

Lecretaillé (*René*), natif, de Louvigné de Bail, âgé de 45 ans, reçu chirurgien en l'année 1784, à Rennes, département d'Ille et Vilaine; ont signé sur ses lettres, les cit. Dayot, Blin, Leprince, etc. et exerce depuis 18 ans, à la Guerche.

Louaisil (*Jean Baptiste*), natif de Laguerche, âgé de 38 ans, reçu chirurgien en l'année 1787, au Havre-de-Grace, département de la Seine-inférieure; ont signé sur ses lettres, les citoyens Planchon et Lacroix; et exerce depuis 2 ans à Laguerche.

Nota. Le citoyen Louaisil a servi près les armées comme chirurgien; et a été breveté chirurgien-major du premier régiment de cavalerie par le conseil de santé de Lille; son brevet signé Rosapelli.

Maurel (*Jean-François*), natif de Rennes, âgé de 60 ans, reçu chirurgien en l'année 1772, à Rennes, département d'Ille et Vilaine, ont signé sur ses lettres, les cit. Toulmouche, lieutenant; Delarue, Clerel, Dupont, etc. exerce à Redon, après plusieurs années d'exercice à Bain.

Menardais (*Charles*), natif de Janzé, âgé de 41 ans, breveté chirurg.-major du 39e. régiment d'infanterie, en l'année 1793, sur la présentation des inspecteurs-généraux du service de santé des armées, Coste, Parmentier, Bayen, etc.; ont signé sur son brevet, les citoyens Deforgue et Bouchotte, ministre de la guerre; et exerce depuis 5 ans à Piré.

Nota. Le citoyen Menardais avait été en 1780, breveté second chirurgien des vaisseaux de l'état au port de Brest; il a été en outre breveté en l'an 4 chirurgien de première classe du 2e. bataillon du 39e régiment d'infanterie, par le cit. Pétiet, minis. de la guerre.

Perrigault (*P.....*), natif de Notre-Dame-de-Vitré, âgé de 55 ans, reçu chirurgien en l'année 1774, à Rennes, département d'Ille et Vilaine; ont signé sur ses lettres, les citoyens Toulmouche, lieut.;

et Rapatel pour le greffier ; et exerce depuis 28 ans à Brielle.

PIARD (*Antoine*), natif de Vitré, âgé de 47 ans, reçu chirurgien en l'année 1785, à Rennes, département d'Ille et Vilaine; ont signé sur ses lettres, les citoyens Toulmouche, lieut.; Maugé, Blin, doyen; Dayot, prévôt, etc.; et exerce depuis 17 ans, tant à Retiers-Bais, qu'à Essé, lieu de sa résidence actuelle.

PIARD (*Joseph*), natif de Louvigné âgé de 35 ans, reçu chirurgien en l'année 1791, à Rennes, dép. d'Ille et Vilaine; ont signé sur ses lettres, les citoyens Rapatel, président; Noblet, prévôt; Blin, doyen; Dulatay, D. méd.; et Picot, gref.; et exerce depuis 11 ans, tant sur les vaisseaux de la république, qu'à Saint-Jean-sur-Vilaine, Essé et Bais, lieu de sa résidence actuelle.

POIDLOUE (*Honoré*), natif de Saint-Malo, âgé de 50 ans, breveté chirurgien-major de frégate, en l'année 1783 à Brest, département du Finistère; ont signé sur son brevet, les cit. Lapoterie, Billard et Duret; et exerce depuis 14 ans à St.-Coulomb.

Nota. Le cit. *Poidloue* a, en outre, été reçu chirurgien en 1788 à Dol, par le citoyen Chauvin, lieut.

POSTEL (*Pierre-Jean*), natif de Dinan, âgé de 31 ans, reçu chirurgien en l'année 1792, à Nantes, département de la Loire-inférieure; ont signé sur ses lettres, les cit. Bisson et Godebert, profes.; et exerce depuis 2 ans à Bécherel.

SALMON-DUBOURG (*Jean-Baptiste-Marie-Christophe*), natif de Piré, âgé de 45 ans, reçu chirurgien en l'année 1778, à Ploermel, départem. du Morbihan; et exerce depuis 19 ans à Plélan.

Nota. Les noms des signataires des titres du citoyen Salmon-Dubourg, ont été omis sur son extrait; mais l'authenticité en est garantie par le maire de Plélan, qui l'a adressé aux Editeurs; le cit. Salmon-Dubourg a, de plus, été breveté en 1778, chirurgien-major de la marine de Brest, ainsi qu'il conste par son brevet signé

Landormy, Samson et Destaing, vice-amiral.

Sauvé (*François-Jean*), natif de Rennes, âgé de 45 ans, reçu chirurgien en l'année 1784, à Rennes, département d'Ille et Vilaine; ont signé sur ses lettres, les citoyens Toulmouche, lieuten.; Dayot, Blin, et Guimard, D. médecin; et exerce depuis 18 ans à Corps-Nuds.

Tourneux (*Pierre*), natif de Rennes, âgé de 33 ans, commissionné chirurgien en chef, sur le cutter l'Abbaye, en l'an 3, à Brest, dép. du Finistère; ont signé sur sa commission, les citoyens Hesloy et Bures; et exerce à Piré.

Nota. Le cit. Tourneux avait été précédemment commissionné en 1793, chirurgien en 2e. de la marine de Brest.

Pharmaciens.

Cousin (*Jacques-Marie*), natif de Rouen, âgé de 37 ans, reçu pharmacien en 1784, à Vire, département du Calvados; ont signé sur ses lettres, les citoyens Dumont, Lenormand, Marie et Leblanc; et exerce depuis 18 ans à Dol.

Morel (*Louis-François*), natif de Pont-Orson, âgé de 38 ans, reçu pharmacien en l'année 1789, à Vire, département du Calvados; ont signé sur ses lettres, les citoyens Dumont, Marie, Lenormand, Leblanc et Porquet; et exerce depuis vend. an 10 à Combourg.

Nota. Le citoyen Morel a eté aggrégé et reçu membre de la communauté de Vire, en septembre 1792, ainsi qu'il conste par ses lettres signées, Dumont, Roussel, Mabire, Porquet, etc.

DÉPARTEMENT DE L'INDRE.

TABLEAU des Médecins, Chirurgiens et Pharmaciens résidans dans le 4e. arrondis. du départ. de l'Indre, tel qu'il a été envoyé aux Editeurs par le sous-préfet du Blanc.

DUBRAC-DE-LA-SALLE (*Jean*), âgé de 75 ans, a été reçu D. médecin à Montpellier, le 18 avril 1747; et exerce cette profes. au Blanc, depuis 1752.

GALLAS (*Pierre*), âgé de 72 ans, s'est fait recevoir chirurgien à Montmérillon, le 11 février 1757; et exerce sa profession au Blanc, depuis cette époque.

COULON (*Joseph*), âgé de 57 ans, a été reçu chirurgien à Châteauroux, le 17 mai 1768; et exerce sa profession au Blanc, depuis cette époque.

PASQUIER (*Michel*), âgé de 53 ans, reçu chirurgien à Châteauroux en 1775.

Nota. Le citoyen Pasquier a été classé de la marine, et a exercé sa profession sur les vaisseaux, le Dauphin-Royal, l'Isis et la Perle, pendant cinq ans; et exerce au Blanc, depuis sa réception à Châteauroux.

REIGNIER (*Joseph*), âgé de 42 ans, s'est fait recevoir chirurgien à Châteauroux, le 24 décem. 1783; et exerce sa profession au Blanc, depuis cette époque.

RAVET-DU-VIGNAUD (*Claude*), âgé de 53 ans, a été reçu le 31 décembre 1773, chirurgien à Châteauroux; et exerce depuis cette époque à St.-Gautier.

MATHERON-DUPLESSIS (*J.*), âgé de 61 ans, a été reçu chirurg. le 21 mars 1765; et exerce sa profession depuis cette époque à St.-Gautier.

PELLIEUX (*Jean*), âgé de 68 ans, a été reçu chirurgien à Tours, suivant son diplôme daté du 21 novembre 1753 ; et exerce en la comm. de Marizay, depuis cette époque.

LEGER (*René*), âgé de 37 ans, reçu chirurgien ; son diplome date du 6 novembre 1793 ; et exerce à Tournon depuis cette époque.

VENAULT (*Léonard*), âgé de 26 ans, reçu chirurgien par commission du ministre de la guerre, du 18 floréal an 7, ayant exercé cette profession dans le 4e. bataillon des volontaires nationaux, suivant le certificat signé André, chef de de brigade, du 18 fructidor an 5 ; et exerce à Tournon depuis le 18 floréal an 7.

ROUCH (*Charles*), méd., natif de Limoux, département de l'Aude, D. médecin de la faculté de Montpellier, reçu en 1776 ; ses lettres sont signées, Barmès, vice-chancelier de ladite faculté ; Leroy, Gonaud, René, Broussonnet, professeurs ; et exerce à St.-Benoist depuis trois mois.

BENOISTON (*J. B.*), âgé de 62 ans, a été reçu chirurgien en 1764 ; et exerce à S. Benoist depuis cette époque.

BERNARD (*Silvain*), âgé de 41 ans, a remporté au concours, la troisième médaille à l'école de Paris, au mois d'avril 1786 ; reçu chirurgien au mois de janv. 1787, pour exercer à St.-Benoist ; ses lettres sont signées de Lacoux, lieut. du premier chirurgien du roi ; exerce à Saint-Benoist, depuis 14 ans.

BARNAUD (*Silvain*), âgé de 40 ans, a suivi les écoles de chirurgie, à Paris, jusqu'en 1790 ; en 1786 il obtint la 4e. médaille ; le 4 oct. 1792 il fut nommé au concours chirurgien-major du 2e. bataillon de l'Allier ; a rempli l'office de méd. et de chir. dans les hôp. de l'armée du Rhin, jusqu'au 14 vendém. an 4, et s'est retiré à St.-Benoist où il exerce depuis cette époque.

Médecins.

ARCHBOLD (*André-François*), natif de Lodeve, âgé de 41 ans, reçu D. médecin en l'année 1779, à Orange, département de Vaucluse, ont signé sur ses lettres, les citoyens Rouviere, Cantaux, Dresson, rect.; et Abrisson, secrétaire; et exerce depuis 23 ans à Chateauroux.

BERNARD (*Philippe*), âgé de 47 ans, reçu D. médecin en l'année 1776, à Montpellier, département de l'Hérault; ont signé sur ses lettres, les citoy. Barthès et Broussonnet; et exerce depuis 25 ans à Lachatre.

DESCOTTES (*Jean-Auclert*), natif d'Argenton, reçu D. médecin en l'année 1759, à Montpellier, département de l'Hérault; ont signé sur ses lettres, les citoyens Chycoyneau, chancelier; Fise, doy.; et Lamure, prof.; et exerce à Argenton.

Nota. Le cit. Descottes a été médecin du ci-devant comte d'Artois, et membre de l'assemblée constituante.

GAIGNAUTT (*Joseph*), natif d'Issoudun, âgé de 49 ans, reçu D. médecin en l'ann. 1775, à Montpellier, département de l'Hérault; ont signé sur ses lettres, les citoyens Barthès, chancelier; et Vincent, secrét.; et exerce depuis 25 ans à Issoudun.

Nota. Le cit. Gaignautt est membre du comité de santé d'Issoudun.

PENIGAULT (*Jean-Lazare*), natif de Levroux, âgé de 63 ans, reçu D. médecin en l'année 1765, à Montpellier, département de l'Hérault; ont signé sur ses lettres, les citoyens Devilleneuve Evêque, et Imbert, chancelier et juge; et exerce depuis 37 ans à Levroux.

PIGNOT (*S.*), natif d'Issoudun, âgé de 53 ans, reçu D. médecin en l'année 1771, à Montpellier, département de l'Herault; ont signé sur ses lettres, les cit. Venel, Imbert, chancel.; Delamure, Barthès et René; et exerce depuis 31 ans à Issoudun.

PINEAU (*Jean-Joseph*), natif de Saint-Gauthier, âgé de 38 ans, reçu D. médecin en l'année 1786, à Montpellier, département de l'Hérault; ont signé sur ses lettres, les citoy. René, sous-doyen; et Vincent, secrétaire; et exerce depuis 8 ans à Issoudun.

Nota. Le citoyen Pineau est membre du comité de santé d'Issoudun.

Chirurgiens.

ER (*Claude*), natif d'Issoudun, âgé de 30 ans, reçu chirurgien en l'an 5, à l'hôpital militaire d'instruction, à Strasbourg, département du Bas-Rhin; ont signé sur son diplome, les citoyens Prieur, commissaire-ordonnateur; Lombard, Laurent, Martin, etc., profess.; et Brevet, commissaire des guerres; et exerce depuis l'an 5 à Reulli.

Nota. Précédemment, en 1793, le cit. Aker avoit été reçu chirurgien à l'armée du Rhin par les officiers de santé en chef de cette armée.

AUDOUSSET (*Philippe*), natif d'Aigurande, âgé de 69 ans, reçu chirurgien en l'ann. 1768, à Chateauroux, département de l'Indre; ont signé sur ses lettres, les citoyens Sesseron, médec.; Desrosiers, Jouhannet, Barrault, etc.; et exerce depuis 34 ans à Aigurande.

AUGRAS (*René*), natif de Cuzion, âgé de 52 ans, reçu chirurgien en l'année 1780, à Chateauroux, département de l'Indre; ont signé sur ses lettres, les citoyens Godin, lieutenant; Rochoux et Delouche, gref.; et exerce depuis 22 ans à Lachatre.

Nota. Le cit. Augras est ancien chirurgien-major du régiment de Chartres, infanterie.

AVRILLON (*Joseph*), natif de Levroux, âgé de 46 ans, reçu chirurgien en l'année 1787, à Saint Aiguan, département de Loir et Cher; ont signé sur ses lettres, les cit. Robin, dit Chaudor, lieutenant; Lefevre, prév.; Burin, doyen; et Guerard, greffier; et exerce depuis 8 ans à Levroux.

AZIRE (*Sylvain-Gabriel*), chirurg. Voyez envois tardifs.

BAZENNERY (*Louis*), natif de Mers, âgé de 36 ans, reçu chirurgien en l'année 1790, à Issoudun, départem. de l'Indre; ont signé sur ses lettres, les cit. Perrault, lieutenant; et Sabathier, etc.; et exerce depuis 12 ans à Neuvy-Poulloux.

BAYARD (*Jean-Joseph*), natif d'Epineuille, âgé de 33 ans, reçu chirurgien en l'année 1788, à Metz, département de la Moselle; ont signé sur ses lettres, les cit. Boucher et Dusaussoir; et exerce depuis 14 ans à Chatillon-sur-Indre.

CHARPENTIER (*Jean*), natif d'Aigurande, âgé de 55 ans, reçu chirurgien en l'ann. 1772, à Châteauroux, département de l'Indre; ont signé sur ses lettres, les cit. Selleron, médec.; Godin-Desrosiers, Barraux, chirurgiens; etc.; et exerce depuis 30 ans, à Aigurande.

DARCHY (*Etienne*), natif de Neuvy-St-Sépulchre, âgé de 52 ans, reçu chirurgien en l'année 1775, à Issoudun, département de l'Indre; ont signé sur ses lettres, les citoyens Perrault, lieutenant; et Pellerin, greffier; et exerce depuis 27 ans à Issoudun.

FASSIAT (*Sylvain*), natif de Maisonfine, âgé de 62 ans, reçu chirurgien en l'an. 1785, à Paris, département de la Seine; ont signé sur ses lettres, les citoyens Sue, etc; et exerce depuis 17 ans à Neuvy-Saint-Sépulchre.

LABRUERE (*André*), natif de Sourdoneix-St.-Pierre, âgé de 52 ans, reçu chirurgien en l'année 1773, à Gueret, département de la Creuse; ont signé sur ses lettres, les cit. Blandin, médecin; Desbarres, Cusinet, chirurgiens; et Menissier, commis-greffier; et exerce depuis 3 ans à Aigurande.

LEMUT (*Denis*), natif de Lachatre, âgé de 53 ans, reçu chirurgien en l'année 1774, à Châteauroux, département de l'Indre; ont signé sur ses lettres, les cit. Godin-Desrosiers, lieutenant; Rochoux, prévôt; et Latouche, greffi., et exerce depuis 27 ans à Lachatre.

PELLERIN (*Pierre*), natif d'Issoudun, âgé de 66 ans, reçu chirurgien en l'ann. 1761, à Issoudun, département de l'Indre; et exerce à Issoudun.

Nota. Le citoyen Pellerin a été dans la même année, 1761, nommé chirurgien en chef de l'hospice civil d'Issoudun; et en 1767, il a obtenu la commission de greffier de sa communauté; et est actuellement membre du comité de santé de cette ville.

Le cit. Pellerin n'a fait mention sur son extrait d'aucunes signatures; mais on a dû s'en rapporter à l'attestation du sous-préfet du 1er arrondissement de l'Indre, qui a vu les originaux des titres.

PENEAU (*François*), natif de Vatan, âgé de 47 ans, reçu chirurgien en l'année 1784, à Issoudun, départem. de l'Indre; ont signé sur ses lettres, les cit. Perrault, lieut., etc.; et exerce depuis 18 ans à Issoudun.

Nota. Le citoyen Peneau a été chirurgien-major des vaisseaux de l'état depuis 1777 jusqu'en 1784.

PETITBEAU (*Pierre*), natif de Ceuillé, âgé de 31 ans, reçu chirurgien de première classe pour l'armée de l'Ouest en l'an 3, par la commission de santé de Paris, département de la Seine; ont signé sur sa commission, les cit. Hego, Verger, Bayen, Bertholet, etc.; et exerce à Ceuillé.

Pinet (*André*), natif de Cuzion, âgé de 38 ans, reçu chirurgien en l'année 1789, à l'amirauté de la Rochelle, département de la Charente Inférieure, pour les voyages de long cours; ont signé sur ses lettres, les cit. Chambellan, chirurgien-major de l'amirauté; et Brunet, greffier; et exerce depuis 10 ans au Pin.

Renouard (*Jean-Baptiste*), natif de Fussy, âgé de 49 ans, reçu chirurgien en l'ann. 1783, à Issoudun, département de l'Indre; et exerce depuis 19 ans à Issoudun.

Nota. Le citoyen Renouard n'a fait mention dans son extrait d'aucune signature de ceux qui l'ont reçu; mais on a dû s'en rapporter à l'attestation du sous-préfet du premier arrondissement de l'Indre, qui a vu les originaux de ses titres.

Soulatre (*Thomas-Nicolas*), natif de Vatan, âgé de 64 ans, reçu chirurgien en l'année 1762, à Blois, département de Loir et Cher, ont signé sur ses lettres, les cit. Leclerc, lieutenant; et Moreau, commis-greffier; et exerce depuis 39 ans à Vatan.

Violette-Dubois (*François*), natif de Bourges, âgé de 67 ans, reçu chirurgien en l'année 1765, à Châteauroux, départem. de l'Indre; ont signé sur ses lettres, les cit. Godin-Desrosiers, lieutenant; Selleron, médec.; et Delouche, greffier; et exerce depuis 28 ans à Neuvy-St-Sépulchre.

Voisin (*André*), natif du Blanc, âgé de 42 ans, reçu chirurgien en l'année 1786, à Paris, départem. de la Seine; ont signé sur ses lettres, les cit. Bordenave, Sue, Sabatier, Lassus, etc.; et exerce depuis 14 ans à Mezières.

Pharmaciens.

Devaux (*Caprain*), natif de Châteauroux, reçu pharmacien en l'année 1778, à Versailles, départem. de Seine et Oise; ont signé sur ses lettres, les citoyens Lieutaud et Lafervolle; et exerce depuis 24 ans à Châteauroux.

Nota. Le cit. Devaux obtint en 1782 un brevet du ci-devant comte d'Artois, par lequel il lui donnoit la qualité de son pharmacien, en ladite ville de Châteauroux.

Legros (*Nicolas*), natif de Vesoul, âgé de 60 ans, reçu pharmacien en l'année 1775, à Orléans, département du Loiret; ont signé sur ses lettres, les citoyens Hudault, etc.; et exerce à Issoudun.

DÉPARTEMENT D'INDRE ET LOIRE.

Médecins.

Béguin-de-Montlavé (*Urbain-Pierre*), natif de Bourgeuil, reçu D. médecin en l'année 1767, à Angers, département de Maine-et-Loire; ont signé sur ses lettres, les cit. Paulmier, magist. antiq.; Verrye, doyen; et Loiseau, secrétaire; et exerce depuis 33 ans à Tours.

Bouriat (*Bernard-Félix*), natif de Poitiers, reçu D. médecin en l'année 1781, à Montpellier, département de l'Héraut; ont signé sur ses lettres, les cit. Barthès, vice-chancelier; Delamure, doyen; Vigaroux et Sabatier; et exerce depuis 14 ans à Tours.

Nota. Le cit. Bouriat a été aggrégé au collége des médecins de Tours en 1788, et il est actuellement membre et secrétaire de la société de médecine de cette ville.

BRUNEAU (*Jacques-Sébastien*), âgé de 58 ans, reçu D. médecin, en l'année 1768, à Angers, département de Maine-et-Loire ; ont signé sur ses lettres, les cit. Berger, Paulmier, ancien doyen ; Verrye, doyen ; et Loiseau, secrétaire ; et exerce depuis 13 ans à Tours.

Nota. Le cit. Bruneau a été breveté en 1770, médecin de l'hôpital militaire d'Amboise. En 1787, aggrégé au collége des médecins de Tours, et il est membre et président de la société de médecine de cette dernière ville.

DUPERRON (*Jean-Baptiste*), âgé de 53 ans, reçu D. médecin en l'année 1773, à Montpellier, département de l'Hérault ; ont signé sur ses lettres, les cit. Barthès, vice-chancelier ; et Vincent, secrétaire ; et exerce depuis 30 ans à Tours.

Nota. Le cit. Duperron a été aggrégé au ci-devant collége des médecins de Tours, et il est membre de la société de médecine de cette ville.

GAULTIER-LA-FERRIERE (*Baltazard-Marie*), natif de Loches, reçu D. médecin en l'année 1789, à Montpellier, département de l'Hérault ; ont signé sur ses lettres, les cit. René, doyen ; et Vincent secrétaire ; et exerce depuis 13 ans à Loches.

GENDRON (*Pierre-André*), natif de Bueil, âgé de 36 ans reçu D. médecin, en l'année 1787, à Angers, département de Maine-et-Loire ; ont signé sur ses lettres, les cit. Gaudin, Duplessis, magist. antiq. Chartier, D. M. R. et Guerin, doyen ; et exerce depuis 15 ans à la Chartre-sur-Loire.

Nota. Le cit. Gendron est associé correspondant de la société de médecine de Tours.

GUIET DE LA GRAVIERE (*Michel*), reçu D. médecin en l'année 1782, à Angers, département de Maine-et-Loire ; ont signé sur ses lettres, les cit. Buroleau père, magist. antiq. Choudieu, doyen ; et Dubois, secrétaire ; et exerce depuis 20 ans à Richelieu.

ORIGET (*Jean*), natif de Limoges, âgé de 53 ans, reçu D.médecin en l'année 1773, à Montpellier, département de l'Hérault; ont signé sur ses lettres, les citoyens Lamure, doyen; et Vincent secrétaire; et exerce depuis 14 ans à Tours.

Nota. Le cit. Origet a été aggrégé au collége des médecins de Limoges en 1775; à celui de Tours en 1788, et il est membre et vice-président de la société de médecine de cette dernière ville.

RAMBUR (*Clément*), natif d'Angoulême, âgé de 36 ans, reçu D. médecin en l'année 1790, à Angers, département de Maine-et-Loire; ont signé sur ses lettres, les cit. Gaudin, Duplessis, Choudieu, Tessier et Pantin; et exerce depuis 12 ans à Ingrande.

VEAU-DELAUNAY (*Claude-Jean*), natif de Tours, reçu D. médecin en l'année 1788, à Montpellier, département de l'Hérault, ont signé sur ses lettres, les cit. René, doyen; et Vincent, secrétaire; et exerce depuis 14 ans à Tours.

Nota. Le cit. Veau-Delaunay, est membre de la société de médecine de Tours, et professeur de chymie au Musée de cette ville.

Chirurgiens.

ARCHAMBAULT *René-François-Antoine*), âgé de 40 ans, reçu chirurgien en l'ann. 1779, à Tauxigny, départ. d'Indre-et-Loire; ont signé sur ses lettres, les cit. Droulin, lieutenant; et Bretonneau, greffier; et exerce à Tauxigny.

BAYARD (*Nicolas*), natif d'Epineuil, âgé de 32 ans, reçu chirurgien en l'année 1789, à Strasbourg, départ. ment du Bas-Rhin; ont signé sur ses lettres, les citoyens Lombard, Hutin, Morau et Boulland, et exerce depuis 13 ans à Ligneuil.

CLAIRET (*Pierre-Marie*), natif de Saint Paterne, âgé de

44 ans, reçu chirurgien en l'année 1783, à Saint Paterne, département d'Indre-et-Loire-ont signé sur ses lettres les cit. F. V. Barbier, lieutenant; et Bobiere, greffier; et exerce depuis 19 ans dans ladite commune de Saint Paterne.

DUBOST (*Guillaume-Henry-François-Louis*), natif de Valronne, âgé de 49 ans, reçu chirurgien en l'ann. 1784, à Charolles, département de Saône-et-Loire; ont signé sur ses lettres, les cit. Bauderon, lieutenant; Fricot père et fils, et Rougemon, greffier; et exerce depuis 17 ans à Saint-Christophe.

DUBOY (*Antoine-Simon-Jude*), natif de Langeais, âgé de 31 ans, reçu chirurgien-major du 7e bataillon de Paris, dit le théâtre français en 1793; a signé sur ses lettres le cit. Lajare, ministre; et exerce à Langeais.

GUÉNEBAULT (*François*), natif de Prissé, âgé de 41 ans, reçu chirurgien en l'année 1790, à Chinon, département d'Indre-et-Loire; ont signé sur ses lettres, les cit. Testu, lieutenant; et Maurice, greffier; et exerce depuis 12 ans à Tours.

GUERIN (*Laurent*), natif de Bossie, âgé de 37 ans, reçu chirurgien auxiliaire de la marine de Brest, département du Finistère, en 1790; ont signé sur son brevet, le cit. St. Perin et Gourel; et exerce depuis 11 ans à Mantelau.

SALLÉ (*Joseph-René*); âgé de 38 ans, reçu chirurgien en l'année 1690, à Chinon, département d'Indre-et-Loire; ont signé sur ses lettres, les cit. Testu, lieutenant; et Maurice, greffier; et exerce depuis 12 ans à Brehemond.

Pharmaciens.

CHAMBERT (*Charles-Emmanuel*), natif de Blois, âgé de 29 ans, reçu pharmacien en l'an 6, à Tours, départem. d'Indre-et-Loire; ont signé sur ses lettres, les cit. Duperron,

Bruneau, Rigel, Eouriat, médecins ; Durand, Maugean, pharmaciens ; et exerce depuis 4 ans à Tours.

DUBOIS (*Michel*), natif d'Amboise, âgé de 40 ans, reçu pharmacien en l'année 1783, à Amboise, département d'Indre-et-Loire; ont signé sur ses lettres, les cit. Dupichardet, Nobisseau, médecins; Durand et Mangeant, pharmaciens ; et exerce depuis 19 ans dans ladite ville d'Amboise.

FRISCH (*Jean-Louis-Joseph*), natif de Namur, âgé de 44 ans, reçu pharmacien en l'année 1784, à Tours, département d'Indre-et-Loire; ont signé sur ses lettres, les cit. Dupichard, Duperron, Ridault, médecins; Durand et Mangeant, pharmaciens ; et exerce depuis 18 ans dans ladite ville de Tours.

MANGEANT (*Louis*), natif de Vauvray, âgé de 45 ans, reçu pharmacien en l'année 1783, à Tours, département d'Indre-et-Loire; ont signé sur ses lettres, les cit. Dupichard, Duperron, Nobisseau, méd.; Duprat, et Durand, pharmaciens; et exerce depuis 19 ans dans ladite ville de Tours.

METGES (*Louis*), natif d'Alays, âgé de 40 ans, reçu pharmacien en l'an 4, à Tours, département d'Indre-et-Loire; ont signé sur ses lettres, les cit. Bruneau, Origet, Veau-Delaunay, médecins; Frisch et Chambert, pharmaciens ; et exerce depuis 6 ans à Tours.

Nota. Le cit. Metges a été pharmacien en chef des hôpitaux de Tours.

NORBET-TESTEWID (*Silvain-Jean-Baptiste*), natif d'Amboise, âgé de 54 ans, reçu pharmacien en l'année 1777, à Amboise, département d'Indre-et-Loire; ont signé sur ses lettres, les cit. Normand, médecin, Duprat, Durand, et Anjourbault, pharmaciens; et exerce depuis 25 ans dans ladite ville d'Amboise.

DÉPARTEMENT DE L'ISÈRE.

Médecins.

BAUME (*Joseph*), natif de Grenoble, âgé de 63 ans, reçu D. médecin en l'année 1784, à Valence, département de la Drôme; ont signé sur ses lettres, les citoyens Messangere, notaire et secrétaire de l'Université; et exerce depuis 18 ans à Barreaux.

BRUEL (*J.*), natif de Narbonne, âgé de 44 ans, reçu D. médecin en l'année 1788, à Valence, département de la Drôme; ont signé sur ses lettres, les citoyens St.-Geney, d'Aumont, Robert et Messangere, Cleyrac, secrét.; et exerce depuis 13 ans à Venissieux.

CARRON (*Ch.-Frédéric*), natif de Lamure, âgé de 31 ans, reçu médecin en l'an 6, à Montpellier, département de l'Hérault; ont signé sur son diplome, les citoyens Réné, Petiot, Berthe et Poutingon; et exerce depuis 2 ans à Vizile.

DIJONT (*Louis*), natif de Vienne, âgé de 41 ans, reçu D. médecin en l'année 1788, à Orange, département de Vaucluse; ont signé sur ses lettres, les citoyens Guillomon, V. G. Rouviere, pro. rect; Augier, et Icard, etc; et exerce depuis 15 ans à Vienne.

LABRUNE (*David-Zacharie*) natif de Roche, âgé de 50 ans, reçu D. médecin en l'an. 1775, à Montpellier, départ. de l'Hérault; ont signé sur ses lettres, les citoyens Barthez, chancelier; et exerce depuis 6 ans à Bourgoin.

LACOMBE (*Pilippe-Cordier*), natif de la Côte-St.-André, âgé de 47 ans, reçu médecin en 1778 à Montpellier, dép. de l'Hérault; ont signé sur ses lettres, les citoyens Lamure, Barthes, Vincent, Leroi et René, etc; et exerce depuis 20 ans à la Côte-St.-André.

NICOLLET (*P. Maurice*), natif de St.-Pierre-des-Méarots, âgé de 26 ans, reçu médecin en l'an 7, à Montpellier, départ. de l'Hérault; ont signé sur son diplome, les citoyens Gouan, Méjean, Vigaroux, René, directeur; Vincent et Piron, sec.; et exerce depuis 2 ans à Lamure.

PASCAL (*Louis*), natif de la Côte-St. André, âgé de 60 ans, reçu D. médecin en l'année 1764, à Montpellier, départ. de l'Hérault; ont signé sur ses lettres, les citoyens Haguenot, Fizes, Delamure, Imbert, etc.; et exerce depuis 34 ans à la Côte-St.-André.

PICOT-DU-CHARVIN (*André*), natif de Latour-du-Pin, âgé de 39 ans, reçu D. méd. en l'année 1788, à Strasbourg, département du Bas-Rhin; a signé sur son diplome, le cit. Hermann, doyen; et exerce depuis 14 ans à Latour-du-Pin.

PRAVAZ (*Gabriel-Guillaume*), natif de Pont-Beauvoisin, âgé de 39 ans, reçu D. médecin en l'année 1785, à Montpellier, département de l'Hérault; ont signé sur ses lettres, les citoyens René, s. doyen; et Vincent, secrétaire; et exerce depuis 15 ans à Pont-Beauvoisin.

PUZIN (*J.-Baptiste*), natif de Vienne, âgé de 27 ans, reçu médecin en l'an 5 à Montpellier, département de l'Hérault; ont signé sur son diplome, les citoyens René, directeur; et Piron, secrétaire; et exerce depuis 4 ans à Vienne.

Nota. Le citoyen Puzin avoit été reçu précédemment, chirurgien à Grenoble, en 1793.

Chirurgiens.

Buisson (*Claude*), natif de S. Ferjus, âgé de 44 ans, reçu chirurgien en l'année 1779, à Brest, département du Finistère; ont signé sur ses lettres, les citoyens Billiardet, Fournier, chirurgien en chef de l'hôpital de la marine; et exerce depuis 18 ans à Monnetier de Clermont.

Cartier (*Pierre*), natif de Morestel, âgé de 74 ans, reçu chirurg. en l'année 1761, à Vienne, département de l'Isère; a signé sur ses lettres, le citoyen Dijon, lieut., etc.; et exerce depuis 41 ans à Venissieux.

Fournier (*Bernard*), natif de Grenoble, âgé de 34 ans, ci-devant chirurgien-major de la 51e. demi-brigade, breveté et commissionné ministériellement, en 1793; et exerce depuis 5 ans à Grenoble.

Nota. Le citoyen Fournier est professeur d'anatomie et de chirurgie, aggrégé au ci-devant collège de chirurgie de Grenoble; chirurgien adjoint de l'hospice civil; et membre enfin, du Lycée de santé établi en cette ville. Le cit. Fournier n'a relaté sur son extrait aucune signature, mais on a dû s'en rapporter à l'attestation du maire de Grenoble qui a vu les originaux de ses titres.

Glasson (*Jean-Antoine*), natif de Vienne, âgé de 40 ans, reçu chirurgien en l'ann. 1792, à Vienne, département de l'Isère; et exerce à Nantoin où il a été nommé officier de santé, pour le service des pauvres de l'arrondissement du canton.

Nota. Le citoyen Glasson a oublié les signatures dont ses titres doivent être revêtus, mais leur existence est garantie par l'attestation du maire qui a vu les originaux.

Jacquier (*Claude*), natif de Lagrave, âgé de 28 ans, reçu chirurgien en l'an 7, à Grenoble, département de l'Isère, pour le service de l'hôpital sédentaire, aggrégé à la même époque, au ci-devant collége et communauté de cette ville; et exerce depuis 4 ans dans ladite ville de Grenoble.

Nota. Le citoyen Jacquier a été commissionné ministériellement pour le service des armées et des hôpitaux; il a oublié les noms des signataires de ses titres, mais le maire de Grenoble atteste avoir vu les pièces originales.

JALLON (*François*), natif de la Côte-Saint-André, âgé de 50 ans, reçu chirurgien en l'année 1777, à Vienne, département de l'Isère; ont signé sur ses lettres, les cit. Besson, Dijon, Bert et Desparrin; et exerce depuis 25 ans à la Côte-Saint-André.

OVIDE-LALLEMANT (*Claude*), natif de Toul, âgé de 38 ans, reçu chirurgien en l'année 1787, à Paris, département de la Seine; ont signés sur ses lettres, les cit. Dumangin, Desbois, de Rochefort, Sue et Deschamps; et exerce depuis à Grenoble.

Nota. Le cit. Ovide-Lallemant professe l'anatomie et la chirurgie à l'Hôpital militaire de Grenoble, dont il a été chirurgien en chef depuis 89, jusqu'à la fin de 93.

MAUCLERC (*Hypolite-Vivant*), natif de Châlons-sur-Saône, âgé de 26 ans, reçu chirurgien-major du 5e. bataillon des côtes-maritimes, en l'année 1793; et exerce à Grenoble.

Les noms des officiers de santé en chef de l'armée des Alpes, qui ont examiné le citoyen Mauclerc, et qui ont signé sa commission sont omis; mais le maire de Grenoble assure avoir vu les pièces originales, ainsi que celles qui constatent que le citoyen Mauclerc a servi dans la même qualité à la 18e demi-brigade d'infanterie légère. Ses talens lui ont mérité les titres d'associé correspondant des Sociétés de santé de Lyon et de Grenoble.

REY (*Alexandre*), natif de Seyssins, âgé de 70 ans, reçu chirurgien en l'année 1758, à Grenoble, département de l'Isère; ont signé sur ses lettres, les citoyens Claprer, lieutenant; Soffréon, et Debon, prévôt; et exerce depuis 44 ans à Seyssins.

REVOYIERE (*Jean-François*), natif de la côte-Saint-André, âgé de 48 ans, reçu chirurgien en l'année 1775, à Vienne, département de l'Isère; ont signé sur ses lettres, les citoyens Besson, Bec et Dijon; et exerce depuis 27 ans à la Côte-Saint-André.

Pharmacien.

CHABERT (*Noël*), natif de Vif, âgé de 34 ans, reçu pharmacien en l'année 1791, à Grenoble, département de l'Isère; ont signé sur ses lettres, les cit. Daumont, professeur en médecine; Ruel, docteur médecin; Chapon, Rougeron, et Boniface, pharmaciens; et exerce depuis 10 ans à Grenoble.

Nota. Le cit. Chabert est membre correspondant de la Société des pharmaciens de Paris; associé ordinaire du Lycée des sciences et des arts, de la société de santé établie à Grenoble, et pharmacien en chef de l'Hospice civil de cette ville.

DÉPARTEMENT DE JEMMAPES.

TABLEAU des Membres composant la Société de Médecine, Chirurgie et Pharmacie de Mons, tel qu'il a été adressé aux Editeurs, par le Préfet du département de Jemmappes.

CHEOIR (*Lievin-Joseph*), natif de Mons, âgé de 50 ans, reçu D. médecin le 8 avril 1775 à Louvain, département de la Dyle; a signé son diplome, A. C. J. Vanrossum, D. médecin; et exerce à Mons, département de Jemmappes.

MAUROY (*Léopold-Joseph*), associé national de la Société de médecine de Paris, secrétaire de celle de Mons, âgé de 49 ans, reçu D. médecin le 25 février 1778, à Louvain, département de la Dyle; a signé son diplome; J. J. H. Vounck, médecin-doyen; et exerce à Mons, département de Jemmappes.

WIBIER (*Alexandre-Joseph*), natif de Mons, âgé de 48 ans, reçu D. médecin le 3 février 1779 à Louvain, département de la Dyle; a signé son diplome, M. Vanderbelen, D. médecin; et exerce à Mons, département de Jemmappes.

BOURLARD (*François-Joseph*), natif de Mons, âgé de 41 ans, reçu D. médecin le 26 janvier 1782 à Louvain, département de la Dyle; a signé son diplome, M. Vanderbelen, D. médecin; et exerce à Mons, département de Jemmappes.

LEFEBVRE (*Jean-Léopold*), natif de Masnuy-Saint-Jean, âgé de 42 ans; reçu D. médecin le 16 mars 1785, à Louvain, département de la Dyle; a signé son diplome M. Vanderbelen; et exerce à Mons, département de Jemmappes.

GOLENVAUX (*Isidore*), natif de Mons, âgé de 28 ans, reçu D. méd. le 31 mars 1797, à Louvain, département de la Dyle ; a signé son diplome, J. J. H. Vounck, D. médecin ; et exerce à Mons, département de Jemmappes.

WILLAME (*Nicolas-Dieudonné*), reçu maître en chirurgie à Mons en 1768 ; et y exerce, département de Jemmappes, âgé de 64 ans.

CAREZ (*Charles*), natif de Montereau, département de l'Yonne, reçu maître en pharmacie à Mons, le 27 août 1765; et y exerce ledit art, âgé de 55 ans.

DUVIVIER (*Ferdinand*), natif de Mons, département de Jemmappes, reçu maître en pharmacie le 11 mai 1782; et y exerce ledit art, âgé de 47 ans.

CHARLES (*Alphonse-George*), natif de Mons, département de Jemmappes, reçu maître en pharmacie le 22 octobre 1782 ; et y exerce ledit art, âgé de 50 ans.

MAUROY (*Louis-Joseph*), natif de Mons, département de Jemmappes, reçu maître en pharmacie le 13 mai 1788 ; et y exerce ledit art, âgé de 47 ans.

MABILLE (*Charles-Isidore*), natif de Mons, département de Jemmappes, reçu maître en pharmacie le 23 juin 1788 ; et y exerce ledit art, âgé de 47 ans.

Autres Maîtres en Pharmacie résidens à Mons, non membres de la Société.

HUBERT (*Ph. R. J.*), natif de Mons, âgé de 76 ans, reçu maître en pharmacie le 20 Juin 1750, à Mons, département de Jemmappes ; et y exerce.

GOSSART (*François-Henri*) natif de Mons, âgé de 32 ans, reçu maître en pharmacie en octobre 1793 ; et y exerce l'art.

Médecins.

BAISE (*Philippe-Joseph*), natif de Houdeng-Goegnies, âgé de 40 ans, reçu D. méd. en l'année 1786, à Louvain, département de la Dyle; a signé sur ses lettres, le cit. Vanderbelen; et exerce depuis 12 ans à Chastelet.

DEBLOIS (*Lesdinand N. J.*), natif de Mons, âgé de 41 ans, reçu D. médecin en l'an. 1784, à Louvain, département de la Dyle; a signé sur ses lettres, le cit. Vanderbelen. méd. D. et prof., pour Leprieur; et exerce depuis 2 ans à Mons.

DECOURTRAY (*Anselme-Fidel-J.*), âgé de 53 ans, reçu D. médecin en l'année 1774, à Louvain, département de la Dyle; a signé sur ses lettres, le cit. Vanrossum, médec. doct. p. p.; et P. L. Prior; et exerce depuis 28 ans à Tournay.

DELHAYE (*Joseph-Ghilain*), natif de Gage, âgé de 44 ans, reçu D. médec. en l'an. 1785, à Louvain, départem. de la Dyle; a signé sur ses lettres, le cit. Vonnek, D. M.; et exerce depuis 17 ans à Ath.

DERASSE (*Felix-Mansuet-Joseph*), natif de Tournay, âgé de 36 ans, reçu Lic. méd. en l'année 1791, à Louvain, département de la Dyle; a signé sur ses lettres, le citoyen J. J. H. Vounck, méd., prof. royal; et exerce depuis 11 ans à Tournay.

DUMONCEAU (*Norbert-Franç.-Eugene*), natif de Fouvret, âgé de 72 ans, reçu Lic. médecin en l'année 1753, à Louvain, département de la Dyle; a signé sur ses lettres, le citoyen Devillers, D. et prof. primaire; et exerce depuis 48 ans à Tournay.

Nota. Le citoyen Dumonceau fut aggrégé au collége des médecins de Tournay en 1755; en 1764, la municipalité le gratifia de la 3e. pension de la ville; en 1777, il obtint la seconde ; et en 1785, la 1re. En 1767, il fut nommé méd. de l'hôpital militaire de Marois ; et en 1777, de l'hôpital civil de Notre-Dame. Il est encore médecin de ce dernier, et de l'hospice des vieillards.

DURAI (*J. J.*), natif de Braine-le-Comte, âgé de 28 ans, reçu D. médécin en l'année 1797, à Louvain, départem. de la Dyle ; a signé sur ses lettres, le cit. J. J. H. Vounck, D. primaire ; et exerce depuis 4 ans à Braine-le-Comte.

HENS-COURTOIS (*L. H. J.*), natif de Tournay, âgé de 38 ans, reçu D. médec. en l'an. 1784, à Louvain, départem. de la Dyle ; a signé sur ses lettres, le cit. J. J. H. Vounck, D. M. prof., et exerce depuis 17 ans à Tournay.

Nota. Le cit. Hens a été chirurgien du régiment de Murray infanterie, au service de l'empereur d'Allemagne.

HUBERT (*Pierre-Joseph-Hyacinthe*), natif de Braine, âgé de 46 ans, reçu D. méd. en l'an. 1780, à Louvain, département de la Dyle ; ont signé sur ses lettres, les citoyens Vanrossum et Vounck D. P ; et exerce depuis 22 ans à Braine.

JONNAT (*Antoine*), natif de Mons, âgé de 38 ans, reçu D. méd. en l'an. 1788, a Louvain, département de la Dyle ; a signé sur ses patentes, le cit. Vanleempoel, D. M., F., C. P. D. M. ; et exerce depuis 15 ans à Baine.

JOURDAN (*Ant.-André*), natif de Mons, âgé de 50 ans, reçu D. médecin en l'an. 1780, à Aix, département des Bouches-du-Rhône ; ont signé sur ses lettres, les cit. Joannis, Goiran, Tournatori et Dalar ; et exerce depuis 11 ans à Mons.

LEHON (*Emmanuel-Thierry*), natif de Perruwelz, âgé de 52 ans, reçu D. médec. en l'ann. 1779, à Louvain, département de la Dyle ; a signé sur ses lettres, le cit. Vanderbelen, Doct. primaire ; et exerce depuis 21 ans à Tournay.

Nota. Le citoyen Lehon a été médecin des hôpitaux militaire de Tournay.

LEJEUNE (*Jean-Capistran*), natif de Wavré, âgé de 51 ans, reçu Lic. médecin en l'année 1776, à Louvain, département de la Dyle; ont signé sur ses lettres, les cit. Vanrossum, Vanderbelen, Vounck; et exerce depuis 26 ans à Tournay.

MALLIÉ (*Joseph-François*), natif de Tournay, âgé de 47 ans, reçu D. médecin en l'ann. 1782, à Louvain, département de la Dyle; ont signé sur ses lettres, les cit. Vounck, D. et prof.; et exerce depuis 20 ans à Tournay.

MERCIER (*Charles-Louis*), natif de Bauffe, âgé de 27 ans, reçu D. méd. en l'an 9, à Harderwick, province de Gueldre; ont signé sur ses diplomes, les citoyens Herm, Boscha, R. Forsten, Vanmaanen, etc.; et exerce depuis 6 mois à Ath.

NAVEZ (*Jean-Charles-Joseph*), natif de Mons, âgé de 32 ans, reçu D. médec. en l'année 1791, à Louvain, département de la Dyle; a signé sur ses lettres, le citoyen Vanderbelen, méd. D. et P. P.; et exerce depuis 11 ans à Mons.

NEVE (*P. F.* G.), natif d'Ath, âgé de 70 ans, reçu D. médecin en l'année 1755, à Louvain, département de la Dyle; ont signé sur ses lettres, les citoyens Villers, d. p.; Rega, Vanrossum; et exerce depuis 46 ans à Tournay.

NOUL (*P. J.*), natif de Montigny-lès-Longs, âgé de 44 ans, reçu D. médecin en l'an. 1787, à Louvain, départem. de la Dyle; a signé sur ses lettres, le citoyen A. G. Vanrossum, p. p. de méd.; et exerce depuis 11 ans à Frameries.

Poutrain (*Casimio-Joseph*), natif de Chin-Ramegnes, reçu lic. médecin en l'an. 1794, à Louvain, départem. de la Dyle; a signé sur ses lettres, le citoyen J. J. F. Vounck, D. méd. et p. p.; et exerce depuis 7 ans à Centains, près Tournay.

Prud'homme (*Fidel-Joseph*), natif de Mons, âgé de 53 ans, reçu D. médecin en l'année 1781, à Louvain, département de la Dyle; a signé sur ses lettres, le citoyen Vanderbelen; et exerce depuis 21 ans à Mons.

Six (*Isidore-Joseph*), natif de Velaines, âgé de 42 ans, reçu D. méd. en l'année 1785, à Louvain, département de la Dyle; a signé sur ses lettres, le cit. Vanrossum, D. méd., p. p.; et exerce depuis 14 ans à Tournay.

Tonnelier (*Dominique-Joseph*), natif de Tournay, âgé de 54 ans, reçu D. méd. en l'année 1793, à Louvain, département de la Dyle; a signé sur son diplome, le cit. Vanderbelen; et exerce depuis 29 ans à Tournay.

Nota. Le citoyen Tonnelier est médecin en titre de l'hôpital des femmes, et médecin temporaire de l'hôpital civil et militaire de Tournay.

Thomas (*Melchior Jos.*), natif de Buzet, âgé de 41 ans, reçu D. médecin, en l'année 1784, à Louvain, départem. de la Dyle; a signé sur son diplome, le cit. A. G. Vanrossum, d. p.; et exerce depuis 18 ans à Grosselier.

Wilmet (*C. L. J. Gislain*), natif de Gembloux, âgé de 44 ans, reçu D. médecin, en l'année 1778, à Louvain, département de la Dyle, a signé sur son diplome, le cit. Vanderbelen; et exerce depuis 22 ans à Chastelet.

Chirurgiens.

BOUILLET (*Jean-Franç.*), natif d'Espiennes, âgé de 37 ans, reçu chirurgien en l'année 1790, à Namur, département de Sambre et Meuse; ont signé sur ses lettres, les cit. Verhegen, et Prud'homme; et exerce depuis 11 ans à Herchies.

BUINGNET (*J. B*), natif de Camphin, âgé de 40 ans, reçu chirurgien en l'année 1788, à Tournay, départem. de Jemmapes; et exerce depuis 14 ans à Tournay.

Nota. Le citoyen Buingnet a omis sur son extrait, les noms des signataires de ses lettres; mais le maire de Tournay a certifié avoir vu les pièces originales.

DEGLAS (*Ch.-Louis*), natif de Ramegnes, âgé de 36 ans, reçu chirurgien en l'année 178[illegible] à Tournay, département de Jemmapes, a signé sur ses lettres, le cit. Dubois, ch., secrét. par ord.; et exerce depuis 15 ans à Velaine.

DELEHOVE (*Pierre-Vincent*), natif de Mons, âgé de 44 ans, reçu chirurgien en l'an. 1787, à Tournay, départem. de Jemmapes; et exerce depuis 15 ans à Tournay.

Nota. Le citoyen Delehove a omis sur son extrait, les noms des signataires de ses lettres; mais le maire de Tournay en a certifié avoir vu les pièces originales.

DHONT (*J Ignace*, natif de Bruges, âgé de 37 ans, reçu chirurgien en l'année 1789, à Tournay, départem. de Jemmapes; ont signé sur ses lettres, les cit. Montreul et Poissonnier, chirurgiens jurés R., et Dubois, greffier; et exerce depuis 13 ans à Antoines.

DUBOIS (*Ives*), natif de Tournay, âgé de 77 ans, reçu chirurgien en 1748, à Tournay, dép. de Jemmapes; et exerce depuis 54 ans à Tournay.

Nota. Le citoyen Dubois étant dans le même cas que le citoyen Delehove, on peut voir les notes ci-dessus à son article.

Hanotaux (*Isidore-Joseph*), natif de Montigny-sur-Sambre, âgé de 40 ans, réçu chirurgien en l'année 1783, à Namur, département de Sambre-et-Meuse; a signé sur ses lettres, le cit. Walter, official; et exerce depuis 16 ans à Gilly.

Jordan (*Raymond*), natif de Mons, âgé de 43 ans, reçu chirurgien en l'année 1786, à Draguignan, département du Var; ont signé sur ses lettres, les cit. Héraud et Boudin, et exerce depuis 16 ans à Mons.

Spineto (*Pierre-Bernard*), natif de Chastelet, âgé de 50 ans, reçu chirurgien en l'ann. 1789, à Liége, département de l'Ourthe; ont signé sur ses lettres, les citoyens J. L. Dejaer, J. L. P. Duchâteau; et exerce dep. 20 ans à Chastelet.

Stopin (*Gaspard-Narcisse-Joseph*), natif du Pont-à-Rache, âgé de 35 ans, reçu chirurg. en l'an. 1791 à Tounay, département de Jemmapes; a signé sur son diplome, le cit. J. J. Poissonnier greffi. par ord. des maîtres chirurgiens jurés royaux de Tournay; et exerce depuis 12 ans à Taintignies.

Pharmaciens.

Lasalle (*Pierre-Augustin*), natif de Chastelet, âgé de 40 ans, reçu pharmacien en l'année 1782, à Liége, département de l'Ourthe; ont signé sur ses lettres, les citoy. H Depaix., J. F. Brouckart, et J. Gaillet; et exerce depuis 19 ans à Chastelet.

Verkerck (*Jean-Antoine-Louis*), natif de Mons, âgé de 26 ans, reçu phar. en l'an

8, à Bruxelles, dép. de la Dyle, par la com. de santé, nommée par l'administration municipale, du 24 ventôse an 7; et exerce depuis un an à Mons.

Nota. Le citoyen Verkerck n'a pas donné la signature des membres de la commission de santé par laquelle il a été reçu; mais l'attestation du maire de Mons lève tous doutes, et sur l'existence de cette commission, et sur la réception du citoyen Verkerck.

DÉPARTEMENT DU JURA.

Médecins.

BOUCHARD (*Antoine-Adrien-Fortuné*), natif de Couliège, âgé de 26 ans, reçu médecin en l'an 6, à Besançon, département du Doubs; ont signé sur son diplome, les cit. Rougnon, France et Cusenier; et exerce depuis 4 ans à Couliège.

BROCHET (*Jacques*), natif du Grand-Mercey, âgé de 23 ans, reçu médecin en l'an 6, à Besançon, départ. du Doubs; ont signé sur son diplome, les cit. Rougnon, France, et Cusenier; et exerce depuis 2 ans à Saligney.

DERRIEY (*Charles-Joseph*), natif de Dole, âgé de 43 ans, reçu D. médecin en l'année 1779, à Besançon, département du Doubs; ont signé sur ses lettres, les cit. Athalin, Lange et Rougnon; et exerce à Dole.

Nota. Le cit. Derriey a été nommé en 1790, par le conseil du département du Jura, médecin des épidémies, et en l'an 2, médecin de l'hôpital militaire établi à Dole; à la suite de l'armée du Rhin, par le ministre de la guerre.

DEVAUX (*Jean-Augustin*), natif de Patornay, âgé de 54

ans, reçu D. médecin en l'ann. 1774, à Besançon, département du Doubs ; ont signé sur ses lettres, les cit. Athalin, doyen ; et Chaudiot, secrétaire ; et exerce depuis 28 ans à Clairvaux.

FUMEY (*Claude-Philibert*), natif de Poligny, âgé de 32 ans, reçu D. médecin en l'ann. 1791, à Besançon, départem. du Doubs ; ont signé sur ses lettres, les cit. Rougnon, France et Tourtelle ; et exerce depuis 10 ans à Poligny.

Nota. Le cit. Fumey a servi plusieurs années en sa qualité de médecin, près l'armée du Rhin.

GRAND-JAQUET (*François-Baptiste-Xavier*), natif de Fertan, âgé de 60 ans, reçu D. médecin en l'année 1770, à Besançon, départem. du Doubs ; ont signé sur ses lettres les cit. Athalin, Lange et Rougnon ; et exerce depuis 26 ans à Morez.

HUMBERT (*Claude-Auguste*), natif de St.-Laurent, âgé de 53 ans, reçu D. médecin, en l'année 1774, à Besançon, département du Doubs ; ont signé sur ses lettres, les cit. Athalin, doyen ; et Chaudiot, secrétaire ; et exerce depuis 27 ans à Saint Laurent.

JANIN (*Bazile*), natif de Prénouvel, âgé de 30 ans, reçu D. médecin en l'année 1787, à Besançon, département du Doubs ; ont signé sur ses lettres, les cit. Rougnon, doyen, etc. ; et exerce depuis 15 ans à Clairvaux.

PERRAUD (*Jean-Baptiste*), natif de Lons-le-Saulnier, âgé de 43 ans, reçu D. médecin en l'année 1785, à Montpellier, département de l'Hérault ; ont signé sur ses lettres, les cit. Imbert, Barthez, Lamure, René, etc. ; et exerce depuis 17 ans à Arlay.

ROBBE (*Joseph*), natif de Lemny, âgé de 44 ans, reçu D. médecin en l'année 1782, à Besançon, département du Doubs ; ont signé sur ses lettres les cit. Athalin, Lange,

Rougnon et France; et exerce depuis 14 ans à Bletterans, après 5 ans d'exercice à Salins.

Nota. Le cit. Robbe a servi 3 ans près l'armée du Rhin, en qualité d'officier de santé de 1re classe.

Chirurgiens.

CHARNAUX (*Benoit-Philibert*), natif de Salins, âgé de 40 ans, reçu chirurgien en l'année 1788, à Salins, département du Jura; ont signé sur ses lettres, les cit. Charmeille, Bouillot, et Roch, greffier; et exerce depuis 14 ans à Salins.

COLIN (*Joseph-Alexis*), natif de Pontarlier, âgé de 44 ans, reçu chirurgien en l'année 1785, à Pontarlier, département du Doubs; ont signé sur ses lettres, les cit. Nicad, lieutenant; et Richardet, greffier; et exerce depuis 8 ans à Dol, après 8 ans d'exercice à Pontarlier.

Nota. Le cit. Colin avoit été précédemment promu au grade de chirurgien-major de la marine, ainsi qu'il conste de son diplome signé Lapoterie, Billard, Duret, etc.

CURÉ (*Antoine*), natif de Blettrans, âgé de 34 ans, reçu chirurgien en l'année 1791, à Lons-le-Saulnier, départem. du Jura; ont signé sur ses lettres, les cit. Guyétant aîné, Demoisant, Marion, secrétaire; et exerce depuis 5 ans à Blettrans, après 5 ans d'exercice près l'armée du Nord.

DESSOUS (*Jean-François-Hubert*), natif de Gigny, âgé de 39 ans, reçu chirurgien en l'année 1786, à Orgelet, département du Jura; ont signé sur ses lettres, les cit. Monnoyeur père et fils, Clerc, Bouvier et Vaillant; et exerce depuis 16 ans à Gigny.

GAUTHIER (*Jean-Pierre-Xavier*), natif de Septmoncel, âgé de 41 ans, reçu chirurgien en l'année 1781, à St-Claude, département du Jura; ont signé sur ses lettres les cit. Forestier, lieutenant; David, D. médecin; Bougnyad, Cadet, greffier; et exerce depuis 21 ans à Septmoncel.

Gros (*Charles-Marie-Joseph*), natif de Villers-Farlay, âgé de 30 ans, reçu chirurgien en l'an 3, à Paris; ont signé sur son diplome, les cit. Bertholet, Bayen et Vergez; et exerce depuis l'an 8, à Villers-Farlay.

Guichard (*Pierre-Joseph*), natif des Bouchoux, âgé de 42 ans, reçu chirurgien en l'année 1787, à Saint-Claude, département du Jura; ont signé sur ses lettres, les citoyens Morel, David, D. médecin, et Bougnyad, greffier; et exerce depuis 15 ans à Septmoncel.

Jacquin (*Jean-Jérôme*), natif de Dôle, âgé de 38 ans, reçu chirurgien en l'ann. 1788; à Dôle, département du Jura; a signé sur ses lettres, le cit. Clairval, gref.; et exerce à Dol.

Poisse (*Marie-François*), natif de Saint-Amour, âgé de 54 ans, reçu chirurgien en l'année 1777, à Orgelet, département du Jura: ont signé sur ses lettres, les citoyens Brossette, lieutenant; Gautherot, Monnoyeur et Assetier; et exerce depuis 32 ans à Cressin, après plusieurs années d'exercice à Saint-Amour.

Thévenin (*Antoine-Laurent*), natif de Saint-Julien, âgé de 31 ans, reçu chirurgien en l'année 1792, à Montpellier, département de l'Hérault; ont signé sur ses lettres, les citoyens Dupin, Poutingon, Laborie père et fils, Bourguenod, etc.; et exerce depuis 6 ans à Cousance.

Nota. Le citoyen Thévenin a de plus été reçu à Mayence en 1793 et à Landau en l'an 3.

Trossat (*Thiébaud*), natif de Chenesec, âgé de 37 ans,

ans, reçu chirurgien en l'année 1791 à Montpellier, département de l'Hérault ; ont signé sur ses lettres les cit. Poutingon, Rouvière, Alquier; Laborie, etc.; et exerce à Dôle, après 4 ans d'exercice près l'armée des Pyrénées orientales.

VAUCHERET (*Louis-Emmanuel*), natif de Lachaux du Dombier, âgé de 26 ans, reçu chirurgien en l'an 6, à Besançon, departement du Doubs; ont signé sur son diplome les cit. Morel, Monot et Gouel ; et exerce depuis 4 ans à Lachaux du Dombier.

DÉPARTEMENT DES LANDES.

Médecins.

DEYRIS (*Jean-Baptiste*), natif de Larbey, âgé de 32 ans, reçu médecin en l'an 5, à Montpellier, département de l'Hérault; ont signé sur son diplome, les cit. René, direct.; et Piron, secrétaire; et exerce depuis 4 ans à Montfort.

DUPIN (*Joseph*), natif de St.-Sever, âgé de 35 ans, reçu D. médecin en l'année 1791, à Toulouse, département de la Haute-Garonne; ont signé sur ses lettres, les citoyens Ruffat, recteur, Dubos, Gouasé, profess.; et Boyer, secrétaire; et exerce depuis un an à Saint-Sever.

Nota. Le citoyen Dupin a été commissionné en l'an 2 médecin ordinaire, près l'armée des Pyrenées-Orientales, par l'ordonnateur en chef Farconnet, breveté en l'an 4, médecin de première classe près l'armée d'Italie, et est resté en activité de service jusqu'au 1er floréal an 9.

DUPONT (*Jean-Louis*), natif de Tartas, âgé de 29 ans, reçu méd. en l'an 6, à Montpellier, département de l'Hérault, ont signé sur son diplome, les cit. Chaptal, Fouquet, Dumas, Petiot, René, etc.; et exerce depuis 4 ans à Tartas.

DUPONT (*Jean-Chrisostome*), natif de Tartas, âgé de 27 ans, reçu médecin en l'an 6, à Montpellier, département de l'Hérault; ont signé sur son diplome, les citoyens Chaptal, Fouquet, Dumas, Gouan, Lafabrie, etc.; et exerce depuis 4 ans à Tartas.

DUPOY (*Jean*), natif de Gaune, âgé de 34 ans, reçu D. médecin en l'année 1793, à Bordeaux, département de la Gironde; ont signé sur ses lettres, les citoyens Betbeder et Caze; et exerce à Hagetmau, après 2 ans d'exercice à Geaune.

FIGUÉROA (*Emmanuel-Pierre*), natif de Cerdédo, âgé de 34 ans, reçu D. médecin en l'année 1794, à Madrid (Espagne); ont signé sur ses lettres, M. M. Garnez, Pineyra, Yasilos, Custodio-Gutierres, Caballero, etc.; et exerce depuis 4 ans à Mont-de-Marsan.

Nota. Le citoyen Figuéroa a été reçu chirurgien à la même époque.

GAYE (*Jean-Baptiste*), natif de Malaussanne, âgé de 33 ans, reçu médecin en l'an 8, à Montpellier, département de l'Hérault; ont signé sur son diplome, les cit. Lafabrie, président; René, directeur; Berthe, Seneaux, Montabré; Piron et Vincent, secrétaires; et exerce depuis 1 an à Samadet

---

LANNEFRANQUE (*Jacques*), natif de Clermont, âgé de 34 ans, reçu B. médecin en l'ann. 1793, à Bordeaux, département de la Gironde; ont signé sur son titre, les cit. Betbeder et Comet, prof.; et Teyssonnet, secrétaire; et exerce depuis la paix avec l'Espagne à Clermont.

Nota. Le cit. Lannefranque a été nommé en l'an 3, médecin de l'armée des Pyrénées-Occidentales.

MANCAMP (*Bernard*), natif de Pontoux, âgé de 34 ans, reçu D. médecin en l'ann. 1789, à Toulouse, département de la Haute-Garonne; ont signé sur ses lettres, les cit. Cambon, chancelier; Drulhe, vice-chancelier; Detort, recteur; Berut, Dubernard et Arrazat, professeurs; Boyer et Vaissière, secrétaires; et exerce depuis 9 ans à Pontoux.

THORE (*Jean*), natif de Montaut, âgé de 38 ans, reçu D. médecin en l'année 1791, à Bordeaux, département de la Gironde; ont signé sur ses lettres, les cit. Betbeder et Caze, prof.; Alary, D. M.; Merlhic-de-Lagrange, vice chancelier; Teyssonnet, secrét.; et exerce à Dax, après plusieurs années de service auprès des armées.

Chirurgiens.

DELAUR (*Bernard*), natif d'Onard, âgé de 32 ans, reçu chirurgien en l'année 1791, à Tartas, département des Landes; ont signé sur ses lettres, les cit. Marque, lieutenant; Buchet, prévôt; Laniscar, Marque fils, examin.; et Dupont, D. M.; et exerce depuis 6 ans à Poyanne.

DESBIEY (*François-Xavier*), natif de Herm, reçu chirurgien en l'année 1782, à Tartas, département des Landes; ont signé sur ses lettres, les cit. Marque, lieutenant; Buchet, prévôt; Laniscar, examinateur; Dupont, D. méd.; Brugières, greffier; et exerce depuis 15 ans à Mageseq.

DUPAYA (*Pierre*), natif de Vivens, âgé de 61 ans, reçu chirurgien en l'année 1773, à Dax, département des Landes; ont signé sur ses lettres, les cit. Durozier, lieutenant; Muplet, prévôt; Bordenave, doyen; Serres, etc.; Busquet, greffier d'office; et exerce depuis 29 ans à Montfort

---

Duporté (*Simon*), reçu chirurgien de la marine marchande à Marseille, en l'année 1791, département des Bouches-du-Rhône; ont signé sur ses lettres, les cit. Contarel, Tardieu; et Dodon, greffier de l'amirauté; et exerce à Amon.

Fontaine (*Antoine*), natif de Dax, âgé de 38 ans, reçu chirurgien-major de la marine militaire en l'an 6, à Brest, départem. du Finistère; ont signé sur ses lettres, les membres du conseil de salubrité navale, les cit. Hauban, D. M.; Regler et Monné, chirurgiens; et Bouvié, pharmacien; et exerce depuis 2 ans à Dax.

Lacassaigne (*Pierre*), âgé de 58 ans, reçu chirurgien en l'année 1786, à St.-Sever, département des Landes; et exerce depuis 16 ans à Momuy.

Nota. Le citoyen Lacassaigne a omis sur son extrait les noms des signataires de ses titres, mais l'authenticité en est garantie par le citoyen Joanin, maire de Momuy.

Lafitte (*Jean*), âgé de 55 ans, reçu chirurgien en l'année 1773, à Tartas, département des Landes; ont signé sur ses lettres, les cit. Marque, lieutenant; Buchet, prév.; Lafitte, doy., et exerce depuis 29 ans à Gamarde.

Lagarde, dit Castelnau (*Jean*), natif de Castetz, âgé de 79 ans, reçu chirurgien en l'année 1749 à Tartas, département des Landes; a signé sur ses lettres, le cit. Lafitte, lieutenant; et exerce depuis 52 ans à Pontoux.

Lalesque (*Antoine*), natif de Lipostez, âgé de 65 ans, reçu chirurgien en l'ann. 1766, à Tartas, département des Landes, ont signé sur ses lettres, les cit. Lafitte, lieutenant; et Brugière, greffier; et exerce depuis 36 ans à Parentin.

Nota. Le citoyen Lalesque avoit servi précédemment l'espace de cinq ans près les armées.

DUPORTÉ (*Simon*), reçu chirurgien de la marine marchande à Marseille, en l'année 1791, département des Bouches-du-Rhône; ont signé sur ses lettres, les cit. Contarel, Tardieu; et Dodon, greffier de l'amirauté; et exerce à Amon.

FONTAINE (*Antoine*), natif de Dax, âgé de 38 ans, reçu chirurgien-major de la marine militaire en l'an 6, à Brest, départem. du Finistère; ont signé sur ses lettres, les membres du conseil de salubrité navale, les cit. Hauban, D. M.; Regler et Monné, chirurgiens; et Bouvié, pharmacien; et exerce depuis 2 ans à Dax.

LACASSAIGNE (*Pierre*), âgé de 58 ans, reçu chirurgien en l'année 1786, à St.-Sever, département des Landes; et exerce depuis 16 ans à Momuy.

Nota. Le citoyen Lacassaigne a omis sur son extrait les noms des signataires de ses titres, mais l'authenticité en est garantie par le citoyen Joanin, maire de Momuy.

LAFITTE (*Jean*), âgé de 55 ans, reçu chirurgien en l'année 1773, à Tartas, département des Landes; ont signé sur ses lettres, les cit. Marque, lieutenant; Buchet, prév.; Lafitte, doy., et exerce depuis 29 ans à Gamarde.

LAGARDE, dit CASTELNAU (*Jean*), natif de Castetz, âgé de 79 ans, reçu chirurgien en l'année 1749 à Tartas, département des Landes; a signé sur ses lettres, le cit. Lafitte, lieutenant; et exerce depuis 52 ans à Pontoux.

LALESQUE (*Antoine*), natif de Lipostez, âgé de 65 ans, reçu chirurgien en l'ann. 1766, à Tartas, département des Landes, ont signé sur ses lettres, les cit. Lafitte, lieutenant; et Brugière, greffier; et exerce depuis 36 ans à Parentin.

Nota. Le citoyen Lalesque avoit servi précédemment l'espace de cinq ans près les armées.

lieutenant; Pousain, prévôt; Bayle, Dubedon, oncle et neveu; et exerce depuis 11 ans à Canna.

MOLAS (*Jean*), natif de Tilh, âgé de 52 ans, reçu chirurgien en l'année 1782, à Dax, département des Landes; ont signé sur ses lettres, les citoyens Durozier, lieutenant; Serres, greffier; et exerce depuis 20 ans à Tilh.

MONNE aîné (*Jean*), natif de Montfort, âgé de 42 ans, reçu chirurgien en l'année 1782, à Dax, département des Landes; ont signé sur ses lettres, les citoyens Durozier, lieutenant; et Serres, greffier, et exerce depuis 20 ans à Dax.

Nota. Le citoyen Monne est chirurgien en chef de l'Hospice civil et militaire de Dax.

TEYCHOIRES (*Jean*), natif de Salles, âgé de 61 ans, reçu chirurgien en l'année 1766, à Tartas, département des Landes; ont signé sur ses lettres, les citoyens Lafitte, lieutenant; Marque, prévôt; et Buchet, etc.; et exerce depuis 36 ans à Souston.

SAINT-GERMAIN (*Frédéric*), âgé de 70 ans, reçu chirurgien en l'année 1772 à Tartas, département des Landes; ont signé sur ses lettres, les cit. Marque, lieutenant; Buchet, prévôt; Lafitte, doyen, etc.; et exerce depuis 30 ans à Gamarde.

Pharmaciens.

BIHEL (*Jean*), reçu pharmacien en l'année 1790, à Agen; ont signé sur ses lettres, les citoyens Dupérier, juge; et Duboscq, greffier; et exerce à Montfort.

Nota. Le citoyen Bihel a été reçu chirurgien à la même époque, et exerce la chirurgie et la pharmacie.

POYNAUT (*Jean-Baptiste*), natif de Bayonne, âgé de 44 ans, reçu pharmacien en l'année 1783 au Saint-Esprit; ont signé sur ses lettres, les cit. Brocha, juge, et Forgues, gref.

Nota. Le cit. Poynant est depuis 1784, pharmacien en chef de l'hospice civil du Saint-Esprit.

DÉPARTEMENT DU LÉMAN.

TABLEAU des membres de la Faculté de Médecine de Genève, tel qu'il a été envoyé aux Editeurs par le cit. Vieusseux, doyen de ladite Faculté.

Médecins.

SOLOMIAC (*Guillaume*), reçu D. médecin à Montpellier, le 24 août 1762, aggrégé à la faculté de Genève, le 6 décembre 1770, maintenant en Suisse.

VIEUSSEUX (*Gaspard*), reçu D. médecin à Leiden, le 2 septembre 1766, aggrégé à la faculté de Genève, le 28 mars 1771.

ODIER (*Louis*), reçu D. médecin à Edimbourg, le 12 septembre 1770, aggrégé à la faculté de Genève, le 24 nov. 1773.

VIGNIER (*Pierre*), reçu D. médecin à Montpellier, le 15 mai 1771, aggrégé à la faculté de Genève, le 23 déc. 1773.

DUNANT (*Charles*), reçu D. médecin à Montpellier, le 1er. février 1772, aggrégé à la faculté de Genève, le 18 juillet 1772.

MANGET (*Jean-Louis*), reçu D. médecin à Edimbourg, le 12 juin 1775, aggrégé à la faculté de Genève, le 1er. mars 1777.

MIROGLIO (*Aimé*), reçu D. médecin à Montpellier, en mai 1782, aggrégé à la faculté de Genève, le 17 novem. 1783.

BUTINI (*Pierre*), reçu D. médecin à Montpellier, en mai 1783, aggrégé à la faculté de Genève, le 17 nov. 1783.

VEILLARD (*Jean-Jacques*), reçu D. médecin à Montpellier, en juin 1789, aggrégé à la faculté de Genève, le 21 juin 1792.

COINDET (*Jean-François*), reçu D. médecin à Edimbourg, le 24 juin 1797, aggrégé à la faculté de Genève, le 17 vend. an 8.

DELARIVE (*Charles-Gaspard*), reçu D. médecin à Edimbourg, le 24 juin 1797, aggrégé à la faculté de Genève, le 14 ventôse an 8.

PESCHIER (*Jean*), reçu D. médecin à Edimbourg, le 24 juin 1797, aggrégé à la faculté de Genève, le 22 vent. an 8.

COLLADON (*Pierre*), reçu D. médecin à Gottingen, le 23 octobre 1797, aggrégé à la faculté de Genève, le 18 flor. an 9, maintenant à Lyon.

---

* AUBERT (*Antoine*), reçu D. médecin à Gottingen, le 23 octobre 1797, aggrégé à la faculté de Genève, le 25 flor. an 9.

Chirurgiens.

MACAIRE (*Pierre-Louis*), reçu chirurgien à Genève, le 3 octobre 1760.

TERRAS (*Jean-Pierre*), reçu chirurgien à Genève, le 23 mai 1770.

JURINE (*Louis*), reçu chirurgien à Genève, le 23 juin 1773.

FINE (*Pierre*), reçu chirurgien à Genève, le 6 décem. 1782.

MACAIRE (*Jérémie*), reçu chirurgien à Genève, le 23 septembre 1790, maintenant en Suisse.

MAUNOIR (*Jean-Pierre*), reçu chirurgien à Genève, le 30 déc. 1793.

MAUNOIR (*Charles*), reçu chirurgien à Genève, le 13 prairial an 9.

Pharmaciens.

LEROYER (*Augustin*), reçu pharmacien à Genève, le 26 nov. 1753.

PESCHIER (*Charles-Antoine*), reçu pharmacien à Genève, le 20 sept. 1762.

CASTAN (*Pierre*), reçu pharmacien à Nîmes, le 14 janv. 1771.

TINGRY (*François*), reçu pharmacien à Genève, le 10 mars 1774.

BOURDILLAT (*Abraham*), reçu pharmacien à Genève, le 21 fév. 1776.

LEROYER (*Robert*), reçu pharmacien à Genève, le 2 fév. 1780.

BROE (*François*), reçu pharmacien à Genève, le 3 déc. 1781, maintenant dans le Mont-Blanc.

COLLADON (*Jean-Ant.*), reçu pharmacien à Genève, le 18 déc. 1783.

LEROYER (*Jacques-Antoine*), reçu pharmacien à Genève, le 15 juin 1786.

GOSSE (*Henri-Albert*), reçu pharmacien à Genève, le 6 mars 1788.

MACAIRE (*Etienne-Marc*), reçu pharmacien à Genève, le 26 août 1790.

PESCHIER (*Jacques*), reçu pharmacien à Genève, le 17 oct. 1795.

Médecins.

BARD (*Gaspard*), natif de Mouillon, âgé de 34 ans, reçu D. médecin en l'ann. 1790, à Turin, en Piémont; ont signé sur son diplome, messieurs Costar, archevêque chancelier de l'Université; et Berthololi, secrétaire; et exerce depuis 10 ans à Bonneville.

BOEJAT (*François*), natif de Tuninge, en Piémont, âgé de 52 ans, reçu médec. en l'an 1792, à Turin en Piémont; ont signé sur son diplome, MM. Brovardi, son promoteur; Ballioni, vicaire gén.; et Philipponus, secrétaire; et exerçe depuis 10 ans à Chêne, près Genève.

Nota. Le citoyen Boejat a été médecin de l'hôpital civil de Sallanche, depuis 1775 jusqu'en 1790, étant allé exercer ensuite à Carouge, il fut également le médecin de l'hôpital civil de ce Pays.

DEBIOL (*Jean-Louis*), natif de Seiouzier, âgé de 52 ans, reçu médecin en l'année 1774, à Turin, en Piémont; ont signé sur ses lettres patentes, MM. Bullioni et Philippont; et exerce depuis 25 ans à Cluses.

DEVAUD (*Jean-Claude*), natif de Servion, âgé de 47 ans, reçu médecin en l'année 1780, à Berne, canton suisse; à signé sur ses lettres patentes, le citoyen Lautenburg, notaire et secrétaire de la faculté; et exerce depuis 5 ans à Thonon.

FOURNIER (*Claude-Louis*), natif de Gex, âgé de 45 ans, reçu médecin en l'année 1778, à Montpellier, département de l'Hérault; ont signé sur ses lettres, les citoyens Barthès, chancelier et juge; et Vianet, secrétaire; et exerce depuis 22 ans à Gex.

---

* MONTFALCON (*Louis*), natif de Pont-le-Beauvoisin, âgé de 38 ans, reçu D. méd. en l'année 1787, à Turin, en Piémont; a signé sur son di-

plome, le citoyen Somis; médecin du roi Sarde; et exerce depuis 15 ans à Carouge.

PACCARD (*Michel-Gabriel*), natif de Chamonix, âgé de 45 ans, reçu D. médecin en l'an. 1779, à Turin, en Piémont; ont signé sur ses lettres patentes, messieurs Ballard, pour le grand chancelier, et Bertolotus, secrétaire; et exerce depuis 23 ans à Chamonix.

PELLOUX (*Pierre-Joseph*), natif de Laroche, âgé de 46 ans, reçu D. médecin en l'année 1779, à Turin, en Piémont; ont signé sur ses lettres, MM. Ballard, pour le chancelier, et Bertholotus, secrétaire; et exerce depuis 20 ans à Laroche.

REGARD (*Joseph-Alexis*), natif des Rousses, âgé de 28 ans, reçu médecin en l'an 5, à Besançon, département du Doubs; ont signé sur son diplome, les citoyens Rougnon, France et Cusenier; et exerce depuis 3 ans à Gex.

Nota. Le citoyen Regard a exercé, comme chirurgien, dans les hôpitaux de l'armée du Rhin; il avoit été reçu en cette qualité en l'an 3, par les officiers de santé en chef des hôpitaux de Besançon, les citoyens Faivre, Ledoux, Chappuy et Percy, officiers de santé en chef de l'armée du Rhin et Moselle.

Chirurgiens.

GRÉGOIRE (*Louis-Achille*), natif de Lance, âgé de 50 ans, reçu chirurgien en l'année 1780 à Turin en Piémont; ont signé sur son diplome, MM. Vandiol, Prieur et Fenoliot, secrétaire; et exerce depuis 20 ans à Carouge.

HENRY (*Pierre-Antoine*), natif de Sorral, âgé de 32 ans, reçu chirurgien en l'année 1792, à Annecy, département du Montblanc; ont signé sur ses lettres les cit. Delacharriere, Proto-médecin; Dussolier, professeur en chirurgie, etc.; et exerce depuis 10 ans à Thairico et lieux circonvoisins.

NEYROD (*Louis*), natif de Chaumont, âgé de 60 ans, reçu chirurgien en l'année 1767, à Turin, en Piémont; a signé sur ses lettres, M. Follieti, Prieur du collége de chirurgie; et exerce depuis 35 ans à Chaumont.

RIVOLLET (*Maurice*), natif de Veyrier, âgé de 43 ans, reçu chirurgien en l'année 1785, à Turin en Piémont; ont signé sur son diplome, messieurs Grosso, Prieur, Bauderi, secrétaire; et San Rafaïlo, réformateur; et exerce depuis 17 ans à Meimer-Cholex.

THEVENOT (*Jean-Louis*), natif de Vinz en Sallaz, âgé de 34 ans, reçu chirurgien en l'année 1788, à Montpellier, département de l'Hérault; ont signé sur ses lettres, les cit. Vigarroux, Brugniere, Pons, Verney; et exerce depuis 14 ans à Vinz en Sallaz.

Nota. Le cit. Thevenot a été reçu la même année à Turin, par MM. Orgeas, Prieur et Fenelio, secrétaire du collége des chirurgiens.

VANWELSENAER (*Maurice*), natif de Magland, âgé de 46 ans, reçu chirurg. en l'an. 1780, à Turin en Piémont; ont signé sur ses lettres, MM. Vandiol, Prieur, et Fenelio, secrétaire; et exerce depuis 22 ans à Cluses.

DÉPARTEMENT DE LOIR ET CHER.

Médecins.

Berlioz (*Louis*), natif de Bellay, âgé de 32 ans, reçu médecin en l'an 8, à Montpellier, département de l'Hérault; ont signé sur ses lettres, les citoyens René, directeur; Dumas, Seneaux, Berthe, et Piron, secrétaire; et exerce depuis 1 an à Blois.

Debrinay (*Louis-Etienne*), natif de Romorantin, âgé de 48 ans, reçu D. médecin en l'année 1784, à Montpellier, département de l'Hérault; ont signé sur ses lettres, les citoyens Imbert, Delamure, Barthès, René et Gouan; et exerce depuis 9 ans à Romorantin.

Nota. Le cit. Debrinay est médecin en chef de l'hospice civil de Romorantin; et il l'était anciennement des hôpitaux militaires.

Gendron (*Pierre-André*), natif de Bueil, âgé de 37 ans, reçu D. médecin, en l'année 1787, à Angers, département de Maine et Loire; ont signé sur ses lettres, messieurs Duplessis, Chartier, Ducloseau, Choudieu et Brevet, secrétaire; et exerce depuis 4 ans à Vendôme.

Chirurgiens.

Bedard (*Etienne-Joseph*), natif de Reuilly, âgé de 58 ans, reçu chirurgien en l'année 1768, à Issoudun, département de l'Indre; ont signé sur ses lettres, les citoyens Pérault, lieutenant; et Pellerin, greffier; et exerce depuis 23 ans à Selle-Saint-Denis.

Bléré (*Pierre*), natif de Chabry, âgé de 51 ans, reçu chirurgien en l'année 1775, à Montrichard, département de Loir et Cher ; ont signé sur ses lettres, les cit. Bouchereau, Ferrand et Bodin ; et exerce depuis 27 ans à Montrichard.

BOUCHEREAU (*Etienne-Gabriel*), reçu chirurgien en l'année 1787, à Montrichard, département de Loir et Cher ; ont signé sur ses lettres, les citoyens Bouchereau, lieutenant ; Ferrand, Bleré et Bretonneau ; et exerce depuis 15 ans à Montrichard.

CHAUVEAU (*Louis-Charles*), natif de Bazoches-les-Gallerandes, âgé de 56 ans, reçu chirurgien en l'ann. 1769, à Orléans, département du Loiret ; ont signé sur ses lettres, les citoyens Delacroix, lieutenant ; et Sergent, greffier ; et exerce depuis 32 ans, dont 11 à Mer.

Nota. Le cit. Chauveau, après avoir exercé pendant 21 ans à Laferté Lowendal, est venu s'établir à Mer, où il a encore été reçu chirurgien par les citoyens Crespin, lieutenant ; et Roger, fils, greffier.

DESPARANCHES (*Julien-Ragot*), natif de Fontevraud, âgé de 31 ans, reçu chirurgien en l'an 10, à Blois, département de Loir et Cher ; ont signé sur ses lettres, les cit. Hadou, Vallon, Rogier, Verges, etc. ; et exerce depuis 4 ans à Blois.

FERRAND (*Roch*), natif de Montrichard, âgé de 37 ans, reçu chirurgien en l'ann. 1788, à Montrichard, département de Loir et Cher ; ont signé sur ses lettres, les citoyens Ferrand, Bretonneau, Bleré, Bouchereau ; et Thierry, greffier ; et exerce depuis 14 ans à Montrichard.

FOURNIER (*Philippe*), natif de Vendome, âgé de 41 ans, reçu chirurgien en l'année 1786 à Vendôme, département de Loir et Cher ; ont signé sur ses lettres, les cit. Beaussier, lieutenant ; et Hostier, greffier ; et exerce depuis 16 ans à Vendôme.

GAULTRY (*Nicolas-Antoine*), natif de Mont, âgé de 49 ans, reçu chirurgien en l'année 1786, à Saint-Côme, à Paris, département de la Seine; a signé sur ses lettres, le citoyen Lassus, lieutenant du premier chirurgien; et exerce depuis 1786 à Mont.

GILLET (*Claude*), natif de Vallemay, âgé de 63 ans, reçu chirurgien en l'année 1765, à Romorantin, département de Loir et Cher; ont signé sur ses lettres, les citoyens Deryant, médecin; Vergnault, Macquaire, Debrinay et Grongnard; et exerce depuis 10 ans à Romorantin.

JAUPITRE (*Pierre*), natif de Meneton, âgé de 44 ans, reçu chirurgien en l'ann. 1783, à Blois, département de Loir et Cher; ont signé sur ses lettres, les citoyens Hadon, Desgranges et Delêtre; et exerce depuis 19 ans à Menneton.

LAURENS (*Augustin*), natif de Barreme, âgé de 45 ans, reçu chirurgien en l'ann. 1782, à Pétersbourg en Russie; ont signé sur ses lettres, tous les membres du collège impérial; et exerce depuis 12 ans à Saint-Laurent-des-Eaux.

Nota. Le maire de Saint-Laurent-des-Eaux, qui garantit l'authenticité du titre du citoyen Lauren', a écrit aux éditeurs de cet ouvrage, que les signatures n'étaient omises que parce qu'il lui avait été impossible de les lire.

LE CERF (*Jean-Baptiste*), natif de Pont-sur-Sambre, âgé de 57 ans, reçu chirurgien en l'année 1768, à Vendôme, département de Loir et Cher; ont signé sur ses lettres, les citoyens Beaussier, lieutenant, et Hortier, greffier; et exerce depuis 34 ans à Sargé-sur-Braye.

Nota. Le citoyen Le Cerf a été pourvu en 1783 du brevet de chirurgien de Louis-Stanislas-Xavier, frère de Louis XVI.

LHEURRE (*Jacques*), natif de Souday, âgé de 54 ans,

reçu chirurgien en l'ann. 1771, à Châteaudun, département d'Eure et Loir; ont signé sur ses lettres, les citoyens David, et Bimon, greffier; et exerce depuis 32 ans à Boursay.

MACQUAIRE, natif de Romorantin, âgé de 40 ans, reçu chirurgien en l'année 1787, à à Saint-Aignan, département de Loir et Cher; ont signé sur ses lettres, les citoyens Robin de Chandor, père et fils; Lefevre, Guérard, et Dulat, greffier; et exerce depuis 15 ans à Romorantin.

NOLIN (*Georges*), natif de Nouan-le-Fuzelier, âgé de 54 ans, reçu chirurgien en l'année 1769 à Orléans, département du Loiret; ont signé sur ses lettres les citoyens Delacroix et Sergent; et exerce depuis 33 ans à Nouan.

SUPLIGEON (*Sylvain*), natif de Tours, âgé de 36 ans, reçu chirurgien en l'ann. 1790, à Montrichard, département de Loir et Cher; ont signé sur ses lettres, les citoyens Feraud père et fils, Bouchereau père et fils, et Bléré; et exerce depuis 7 ans à Pont-Leroy.

DÉPARTEMENT DE LA LOIRE.

Médecins.

BARON (*Vincent*), natif de Val Fleurie, âgé de 36 ans, reçu D. médecin en l'an. 1790, à Montpellier, département de l'Hérault; ont signé sur ses lettres, les cit. Réné, doyen; et Vincent, secrétaire; et exerce depuis 12 ans à Val Fleurie.

CARTINE (*Pierre*), natif de Roanne, âgé de 46 ans, reçu D. médecin en l'an. 1776, à Montpellier, département de l'Hérault; ont signé sur ses lettres, les cit. Barthes, chancelier;

pellier; et Vincent, secrétaire; et exerce depuis vingt-quatre ans à Roanne.

Devaulx (*Claude-Marie*), natif de Boucé, âgé de 43 ans, reçu D. médecin en 1783, à Montpellier, département de l'Hérault; ont signé sur ses lettres, les cit. René, S. doyen; et Vincent, secrétaire; et exerce depuis 18 ans à Roanne.

Nota Le cit. Devaulx, en l'an 2, a eu une commission de médecin à l'armée du Rhin, signée Bayen, Dubois, Pelletier, etc. membres du conseil de santé.

Devillaine (*Ant.-Louis*), natif de Charlieu, âgé de 55 ans, reçu D. médecin en l'année 1772, à Besançon, département du Doubs; ont signé sur ses lettres, les cit l'Ange, Urkalin, et Rougnon; et exerce à Roanne.

Nota. Le cit. Devillaine a été reçu correspondant de la société royale de médecine de Paris en 1780, son diplome est signé Poissonnier, Lorry, Geoffroy, Vic-d'Azyr.

En l'an 4, il a été breveté par le ministre de la guerre, Aubert-Dubayet, médecin, pour les hôpitaux de l'armée.

Petit (*Jean-Gilbert*), natif de Charlieu, âgé de 38 ans, reçu D. médecin en l'ann. 1785, à Montpellier, département de l'Hérault; ont signé sur ses lettres, les cit. René, prodoyen; et Vincent, secrétaire; et exerce depuis un an à Charlieu.

Sumian (*Joseph*), natif de Moustiers, âgé de 45 ans, reçu D. médecin en l'année 1780, à Montpellier, département de l'Hérault; et exerce depuis 18 ans à Roanne.

Nota. Le citoyen Sumian a omis sur son extrait les noms des signataires de ses lettres; mais le maire de Roanne a certifié avoir vu les originaux.

Chirurgiens.

BARON (*Nicolas*), natif de Saint Galmier, âgé de 67 ans, reçu chirurgien en l'année 1761, à Lyon, département du Rhône; ont signé sur ses lettres, les cit. Collomb, lieutenant; Blanque, greffier; et exercé depuis 41 ans à Valfleurie.

CHARRET (*Jean-Marie*), natif de Boen, âgé de 28 ans, reçu chirurgien de 1re classe en l'an 8, par commission du ministre Carnot; en l'an 9, par un autre du ministre Berthier; et exerce depuis 3 ans à Boen.

COURBON (*Jean-Marie*), natif de Saint-Genest-Mullifaux, reçu chirurgien en l'année 1793, à Montpellier, département de l'Hérault; ont signé sur ses lettres, les cit. Verney, Courrège, Estor, Laborie, Pontingon, etc. et exerce depuis 2 ans à Bourg-Argental.

DONNET (*François*), natif de Maclas, âgé de 70 ans, reçu chirurgien en l'année 1758, à Lyon, département du Rhône; ont signé sur ses lettres, les cit. Gollomb, lieutenant; Garnier, et Landry, prévôt; et exerce depuis 44 ans à Bourg-Argental.

FRAY (*Etienne*), natif de Montbrison, âgé de 40 ans, reçu chirurgien en l'année 1784, à Montbrison, département de la Loire; ont signé sur ses lettres, les cit. Durand, lieutenant; Prévost et Vidal, greff, et exerce depuis 11 ans à Saint-Etienne.

Nota. Le cit. Fray a été reçu maître ès-arts à Avignon, en 1783; ses lettres sont signées par les cit. Levieux de Laverne, Tempier, Vicary, Richard; et Chambaud, secrétaire.

GUIGOU (*Jean-François-Simon*), natif de Montferrat, âgé de 50 ans, reçu chirurgien en l'année 1780, à Lyon, département du Rhône; ont signé sur ses lettres, le cit. Guérin, lieutenant de M. Andouillé, premier chirurgien; et exerce depuis 22 ans à Saint-Chaumont.

LAVAL (*Etienne*), natif de Lyon, âgé de 46 ans, reçu chirurgien en l'année 1785, à Lyon, département du Rhône; ont signé sur ses lettres, les cit. Guérin, lieutenant de M. Andouillé, premier chirurgien; et exerce depuis 17 ans à Saint-Chaumont.

TAMAIN (*Claude*), natif de Boen, âgé de 44 ans, reçu chirurgien en l'année 1790, à Montbrison, département de la Loire; et exerce depuis 12 ans à Feurs.

Nota. Le citoyen Tamain a omis les noms des signataires de ses titres; mais le maire de Feurs atteste avoir vu les pièces originales.

DÉPARTEMENT DE LA HAUTE-LOIRE.

Médecins.

ARNAUD (*Jean André Michel*), natif du Puy, âgé de 40 ans, reçu D. médec. en l'an. 1782, à Montpellier, départ. de l'Hérault; a signé sur ses lettres le cit. René, vice-doyen; et exerce depuis 19 ans au Puy.

CADE (*Jean-François*), natif de Gravieres, agé de 31 ans, reçu médecin en l'an 7 à Montpellier, département de l'Hérault; ont signé sur ses lettres, les cit. Dumas, Gouan, Peliot, Méjean, René, directeur; Vincent et Piron, secrétaires; et exerce depuis un an à Radelles.

CHAUVET (*Barthelemy*), natif de Bouchet-le-Lac, âgé de 36 ans, reçu D. médecin en l'année 1793, à Montpellier, département de l'Hérault; ont signé sur ses lettres, les citoy. René, doyen; et Vincent, secrétaire; et exerce depuis 15 mois au Monastier.

Nota. Le citoyen Chauvet a été reçu chirurgien en même tems que médecin; il a exercé dans les hospices maritimes et sur les vaisseaux de la république.

GIMBERT CHABANNE (*Jean-Antoine-Hugue*), natif du Monastier, âgé de 30 ans, reçu D. médec. en l'an. 1793, à Montpellier, département de l'Hérault; ont signé sur ses lettres, les citoyens René, doyen; et Vincent, secrét.; et exerce depuis 9 ans au Monastier.

LABRETOIGNE-DE-LAVALETTE (*Ignace*), natif de Saugues, âgé de 62 ans, reçu D. médecin en l'année 1758, à Montpellier, département de l'Hérault; ont signé sur ses lettres, les citoyens Haguenot, Fizes, Delamure, Leroy, Imbert, etc.; et exerce depuis 34 ans à Saugues.

QUIOC (*Jean-Baptiste*), natif de Monistrol, âgé de 57 ans, reçu D. médecin en l'an. 1770, à Montpellier, départ. de l'Hérault; ont signé sur ses lettres, messieurs J. Imbert, chancelier; de Durfort, évêque; Delamure, René, etc.; et exerce à Monistrol.

Nota. Le citoyen Quioc a été pendant plusieurs années, médecin par semestre de l'Hôtel-Dieu de St.-Etienne, dép. de la Loire.

SAUZET (*Jean-Guillaume*), natif de Pradelles, âgé de 58 ans, reçu D. médec. en l'année 1768, à Montpellier, départ. de l'Hérault; ont signé sur ses lettres, les citoyens Imbert, chancelier; Lamure, Barthès, René et Vincent, secrétaires; et exerce depuis 34 ans à Pradelles.

TARDY (*Charles-Jean-Célestin*), natif du Puy, âgé de 37 ans, reçu D. médecin en l'année 1788, à Montpellier, département de l'Hérault; ont signé sur ses lettres, les cit. René, doyen; et Vincent, secrétaire; et exerce depuis 10 ans au Puy.

Nota. Le citoyen Tardy a exercé peudant 4 ans aux armées.

Chirurgiens.

ALLEMAND (*Jean*), natif de Brioude, âgé de 55 ans, reçu chirurgien en l'ann. 1774, à Riom, département du Puy-de-Dôme; ont signé sur ses lettres, les citoyens Vernial, lieut.; et Vialette, greffier du collége de chirurgie; et exerce depuis 28 ans à Alegre.

BOURLEYRE (*Benoît*), natif de Paulhagnet, âgé de 50 ans, reçu chirurgien en l'an. 1781, à Riom, département du Puy-de Dôme; ont signé sur ses lettres, les citoyens Cornudet, lieutenant; et Vialette, greffier du collége de chirurgie; et exerce depuis 21 ans à Brioude.

Nota. Le citoyen Bourleyre a été nommé en 1781 par le corps municipal de Brioude, officier de santé en chef de l'hôpital civil, et militaire de cette ville; le préfet de la Haute-Loire l'a choisi pour être professeur du cours d'accouchem.

DUSSUE (*Hyacinte*), natif de Terza, âgé de 35 ans, reçu chirurgien en l'an 7, à Montpellier, département de l'Hérault; ont signé sur son diplome, les citoyens René, Dumas, Gouan, Barthès, Vernaux, Vigaroux, etc.; et exerce depuis 3 ans à Lavoute.

MARRET (*Jean*), natif de Lamotte, âgé de 60 ans, reçu chirurgien en l'année 1771, à Riom, département du Puy-de-Dôme; ont signé sur ses lettres, les citoyens Chassaing, Vergnot, Vialette, Cornudet, et Barthélemy, président du collége de chirurgie; et exerce depuis 31 ans à Brioude.

DÉPARTEMENT DE LA LOIRE INFÉRIEURE.

Médecins.

BAUDRY (*Charles-René-Augustin*), natif de Torfou, âgé de 50 ans, reçu D. méd. en l'année 1786, à Reims, département de la Marne; ont signé sur ses lettres, les cit. Caqué et Navier; et exerce à Nantes.

Nota. Le citoyen Baudry a exercé depuis 1786 jusqu'en 1793 à Machecoul, et depuis 1793 jusqu'en ventôse an 9, près les armées de la république.

TRELUYER (*J. F. F.*), natif de Rennes, âgé de 41 ans, reçu D. médecin en l'ann. 1788, à Angers, département de Maine et Loire; ont signé sur ses lettres, les citoyens Gaudin, Duplessis, Choudieu, Delaunay, Guérin, Tessier, Ducloseau, etc., D. M. professeurs; et exerce depuis 13 ans à Nantes.

Nota. Le citoyen Treluyer, ancien prévôt de l'école de médecine d'Angers, chirurg., aide-major des armées, en 1780, a été breveté médecin des armées, en l'an 2, est membre de l'institut et du jury d'instruction de la Loire inférieure, de la société de médecine de Nantes, de la société médicale de Paris, de la société des sciences et arts de Strasbourg, et de la société de médecine, chirurgie et pharmacie de Toulouse.

Chirurgiens.

BURON (*Jacques*), natif d'Ossun, âgé de 31 ans, reçu chirurgien en l'an 9, à Nantes, département de la Loire-inférieure; ont signé sur son diplome, les citoyens Lacunec, médecin; Darbefeuille, chir. en chef de l'hospice civil; Fabre, chirurgien; Blin, médecin en chef des hôpitaux militaires, tous membres du jury d'instruction de la Loire-inférieure; et exerce depuis 5 ans à Machecoul.

DALETH (*Pierre*), natif de Puybelliard, âgé de 34 ans, reçu chirurgien en l'an. 1787, à Nantes, département de la Loire-inférieure; ont signé sur ses lettres, les citoyens Godbert et Brisson; et exerce depuis 5 ans à Saint-Mars-du-Désert.

Nota. Le citoyen Daleth a servi comme chirurgien en chef sur les vaisseaux de l'Etat.

DANGAIS (*Jean*), natif de Varades, âgé de 45 ans, reçu chirurgien en l'année 1787, à Nantes, département de la Loire-inférieure; a signé sur ses lettres, le cit. Bisson, greffier du collége de chirurgie de Nantes; et exerce depuis 24 ans aux mines de Montrelais.

DARBEFEUILLE (*August.*), natif de Nantes, âgé de 44 ans, reçu chirurgien en l'ann. 1783, à Nantes, département de la Loire-inférieure; ont signé sur ses lettres, les citoy. Guérin, doyen, et Bisson, greffier; et exerce depuis 19 ans à Nantes.

Nota. En 1787, le citoy. Darbefeuille a été nommé au concours, professeur de pathologie et est chirurgien en chef de l'hospice civil de Nantes.

GAUTIER (*Pierre-Jean-Baptiste*), natif de l'isle de Noirmoutier, âgé de 44 ans, reçu chirurg. en l'an. 1786, à Thouars; départ. des 2 Sèvres, et exerce depuis 15 ans à Pornic.

Nota. Le citoyen Gautier a omis sur son extrait les noms des signataires de ses titres; mais l'authenticité en est garantie par les maire, adjoints et notables de Pornic; le cit. Gautier est chirurgien de l'hospice civil de cette commune depuis 3 ans.

GROSMANE (*Ignace*), natif de Blitz, en Bohême, âgé de 31 ans, reçu chirurgien en l'an 9, à Nantes, département de la Loire-inférieure; ont signé sur son diplome, les membres du jury d'instruction ; Blin, Valteau, Darbefeuille, chirurgiens; et exerce depuis un an à Châteaubriand.

LABADIE (*François*), natif de Nantes, âgé de 51 ans, reçu chirurgien en l'ann. 1790, à Nantes, département de la Loire-inférieure ; ont signé sur ses lettres, les citoyens Guérin, doyen, etc. ; et Bisson, greffier; et exerce depuis 12 ans à Nantes.

LIZEUL (*Jean - Louis*), natif d'Herbignac, âgé de 44 ans, reçu chirurgien en l'année 1786, à Nantes, département de la Loire inférieure ; ont signé sur ses lettres, les citoy. Bournaut et Bisson; et exerce depuis 17 ans à Herbignac.

ROBIN-DESBARRES (*Eti.-François*), natif d'Asnaut, âgé de 44 ans, reçu chirurgien en l'ann. 1785, à Nevers, département de la Nièvre; ont signé sur ses lettres, les cit. Doumie, lieut.; et Bonnet, greffier; et exerce à Nantes.

Nota. Le citoyen Robin-Desbarres compte plusieurs années de service comme chir. de première classe, près l'armée de la Moselle.

TERRIER (*Jean-Clair*), natif de St.-Julien - de - Vouvantin, âgé de 45 ans, reçu chirurgien en l'ann. 1786, à Nantes, département de la Loire-inférieure ; ont signé sur ses lettres, les citoyens Bourmane, lieut. ; Bisson, gref. ; et exerce à Pannec, après 8 ans d'exercice dans la commune de Moisson.

TEZÉ (*Jean-Baptiste*), natif de Mondol, âgé de 39 ans, reçu chirurgien en l'année 1791, à Nantes, département de la Loire-infér. ; ont signé sur ses lettres, les citoyens Godebert, Bisson, etc. ; et exerce depuis 7 ans à Machecoul.

VEILLECHEZE (*Thomas-Marie*), natif de Banaye, âgé de 38 ans, reçu chirurgien en l'année 1788, à Nantes, département de la Loire-infér. ;

ont signé sur ses lettres, les citoyens Godebert, Bisson, etc.; et exerce depuis 14 ans à Sainte-Pazanne et à Nantes.

Pharmaciens.

Besnier (*Jean-François*), natif de Martignés-Ferchaud, âgé de 56 ans, reçu pharmacien en l'année 1773, à Nantes; ont signé sur ses lettres, les citoyens Dupleg, D. médec.; l'Hermite, Lafargue, Cygagne, Chaussat, Jalpin, etc., pharmaciens; et exerce depuis 19 ans à Nozay.

Duval (*Pierre*) natif d'Alençon, âgé de 34 ans, reçu pharmacien en l'année 1791, à Nantes, département de la Loire-inférieure; ont signé sur ses lettres, les citoyens Arnoux, sous-doyen; Chaussat, Lafargue, Dupré, sous-doyen, etc.; et exerce depuis 3 ans à Châteaubriand.

Nota. Le cit. Duval a été commissionné en l'an 2, pharmacien de première classe, par le conseil de santé établi à Paris, et n'a quitté le service, en l'an 5, que par suite du dérangement de sa santé, occasionné par les fatigues de la guerre et de sa captivité en Autriche.

DÉPARTEMENT DU LOIRET.

Médecins.

Chartier (*Jean-Jules*), natif de Gien, âgé de 36 ans, reçu D. médecin en l'année 1790, à Montpellier, département de l'Hérault; ont signé sur ses lettres, les citoyens Barthès, chancelier; René, doyen; Gouan, sous-doyen, etc.; et exerce depuis 12 ans à Gien.

Pillé (*Alexandre-Louis*), natif de Montargis, âgé de 49 ans, reçu D. médecin en l'année 1773, à Montpellier, département de l'Hérault ; a signé sur ses lettres, le cit. Barthès, chancelier ; et exerce depuis 27 ans à Montargis.

Nota. Depuis 1791, le citoyen Pilié est médecin de l'Hospice de Montargis.

POINTEAU (*Louis-Joseph*), natif de Pithiviers, âgé de 34 ans, reçu D. médecin en l'an 2 à Montpellier, département de l'Hérault ; ont signé sur ses lettres, les citoyens René, doyen ; et Vincent, secrétaire, et exerce depuis 8 ans à Pithiviers.

NEWBOURG (*Antoine-Joseph*), natif de Paris, âgé de 28 ans, reçu médecin en l'an 10, à Paris, département de la Seine, ont signé sur son diplome, les citoyens Thouret, directeur ; Desgenettes, président ; Sue, secrétaire ; et exerce depuis à Beauchamp.

RAMEAU (*François-Louis*), natif de Cosne, âgé de 60 ans, reçu D. médecin, en l'année 1767, à Montpellier, département de l'Hérault ; ont signé sur ses lettres, les cit. Imbert, chancelier ; Leroy, professeur ; et Vincent, secrétaire ; et exerce depuis 25 ans à Gien.

Chirurgiens.

BERRY (*Etienne-Roch*), natif d'Ouzouer-sur-Trézée, âgé de 23 ans, reçu chirurgien en l'année 1791, à Gien, département du Loiret ; ont signé sur ses lettres, les cit. Rameau, médecin ; Sainte-Colombe, etc. et Maréchal, greffier ; et exerce à Ouzouer.

BERTHELOT (*Thomas*), natif d'Ouzouer-sur-Loire, âgé de 41 ans, reçu chirurgien en l'année 1784, à Orléans, département du Loiret ; ont signé sur ses lettres, les cit. Fougeron et Lambron ; et exerce depuis 18 ans à Cerdon.

Bezard (*P. Joseph*), natif de Saint-Florent, âgé de 55 ans, reçu chirurgien en l'année 1781, à Orléans, département du Loiret; ont signé sur ses lettres, les citoyens Lambron, Sergent, etc.; et exerce depuis 21 ans à Saint-Gondon.

Blanchet (*Jean-Pierre*), natif de Montargis, âgé de 39 ans, reçu chirurgien en l'année 1790, à Montargis, département du Loiret; ont signé sur ses lettres, les citoyens Jolly et Dufour, chirurgiens; et exerce depuis 13 ans à Cepoy.

Burdel (*Simon-Pierre-Augustin*), natif de Saint-Benoist-sur-Loire, âgé de 32 ans, reçu chirurgien en l'année 1790, à Orléans, département du Loiret; ont signé sur ses lettres, les cit. Lambron et Fougeron, greffier; et exerce depuis 12 ans à Sully-sur-Loire.

Chartier (*René*), natif de Dampierre, âgé de 59 ans, reçu chirurgien en l'ann. 1768, à Lorris, département du Loiret; ont signé sur ses lettres, les cit. Perrinet, Mauduit, Ralat, Clément et Rousseau; et exerce depuis 34 ans à Lorris.

Nota. Le citoyen Chartier a été promu au grade de lieutenant du premier chirurgien.

Clément (*Jean-Gabriel*), natif de Laferté-Beauharnais, âgé de 55 ans, reçu chirurgien en l'année 1770, à Orléans, département du Loiret; ont signé sur ses lettres, les citoyens Delacroix, lieutenant; Sergent, greffier; et exerce depuis 31 ans à Meang.

Coupy (*Jean-Gabriel*), natif de Beaune, âgé de 31 ans, reçu chirurgien en l'année 1789, à Orléans, département du Loiret; ont signé sur ses lettres, les cit. Latour, Lanoix, médecin; Maussion, et Lambron, chirurgiens; et exerce depuis 9 ans à Beaune.

Garnier (*Barthélemy-Hubert*), natif de Saint-Gondon, âgé de 41 ans, reçu chirurgien en l'année 1784, à Lorris, département du Loiret; ont signé sur ses lettres, les cit. Chartier, Charrodeau, Ralat, Martineau et Cretté; et exerce depuis 18 ans à Lorris.

Nota. Le cit. Garnier a été promu au grade de lieutenant du 1er. chirurgien.

Huré (*Joseph*), natif de Beaulieu, âgé de 57 ans, reçu chirurgien, en l'année 1776, à Gien, département du Loiret; ont signé sur ses lettres, les citoyens Rameau, médecin; Ysabeau, Lassis, Matarand, Sainte-Colombe, et Maréchal, greffier; et exerce depuis 27 ans à Ouzouer-sur-Trézée.

Joye (*Jean-Baptiste-Remi*), natif de Champegneulle, âgé de 54 ans, reçu chirurgien en l'année 1780, à Paris, département de la Seine; ont signé sur ses lettres, les cit. Brador, Paulet et Louis, professeurs et membres du Collège de chirurgie; et exerce depuis 22 ans à Boiscommun.

Lacoudre (*Sulpice*), natif de Batilly, âgé de 46 ans, reçu chirurgien en l'année 1777, à Paris, département de la Seine; ont signé sur ses lettres, les citoyens Goursaud, Chopart, Maret, Arrachart, membres du collège de chirurgie; et Caille, docteur-régent de la faculté de médecine; et exerce depuis 18 ans à Batilly, après 7 ans d'exercice dans la commune de Montmartre.

Mareschal (*J.-Caprain*), natif d'Autry, âgé de 43 ans, reçu chirurgien en l'année 1786, à Orléans, département du Loiret; ont signé sur ses lettres, les citoyens Lambron, Balai, Mossion Renier, Dalai et Gabe, chirurgiens; et Monier, docteur médecin; et exerce depuis 4 ans à Meung.

Notin (*Henry*), natif de Coulon, âgé de 33 ans, reçu chirurgien en l'année 1791, à Orléans, département du Loiret; ont signé sur ses lettres, les citoyens Lambron, lieutenant; Fougeron, greffier; et exerce à Gien.

Nota. Le cit. Notin compte plusieurs années de service, comme chirurgien-major, breveté de la 1re. demi-brigade d'infanterie de ligne.

Poiron (*Pierre-Vincent*), natif de Dampierre, âgé de 34 ans, reçu chirurgien en l'année 1791, à Gien, département du Loiret; ont signé sur ses lettres, les citoyens Ysabeau et Maréchal; et exerce depuis 11 ans à Dampierre.

Robertie (*Jean*), natif de Lusignac, âgé de 72 ans, reçu chirurgien en l'année 1763, à Sens, département de l'Yonne; ont signé sur ses lettres, les citoyens Dalmières, lieutenant; et Ducasse, greffier; et exerce depuis 39 ans à Chuelles.

Sérault (*Antoine*), natif de Douzy, âgé de 38 ans, reçu chirurgien en l'année 1789, à Auxerre, département de l'Yonne; ont signé sur ses lettres, les citoyens François, lieutenant; et Lesseré, greffier; et exerce depuis 1 an à Gien.

Villemard (*Paul*), natif de Chuelles, âgé de 44 ans, reçu chirurgien en l'année 1782, à Sens, département de l'Yonne; ont signé sur ses lettres, les citoyens Dalmières, lieutenant; Salgues, prévôt; et Salgues fils, greffier; et exerce depuis 20 ans à Chuelles.

Ysabeau (*Jean-François*), natif de Gien, âgé de 45 ans, reçu chirurgien en l'année 1780, à Paris, département de la Seine; ont signé sur ses lettres, les citoyens Lassus, Sue, Tenon, et Petit, greffier, membres du collège de chirurgie; et exerce depuis 22 ans à Gien,

DÉPARTEMENT DU LOT.

Médecins.

ARVENGAS-SALVI (*J. H.*), natif de Penne, âgé de 50 ans, reçu D. médecin en l'ann. 1772, à Toulouse, département de la Haute-Garonne; ont signé sur ses lettres, les citoyens Latour et Magnard; et exerce depuis 24 ans à Montpezat.

BRUGALIERES (*J.-J. Maurice*), natif de S.-Denis, près Cathus, âgé de 30 ans, reçu D. médecin en l'année 1793, à Toulouse, département de la Haute-Garonne; ont signé sur ses lettres, les citoyens Gardeil, Perolles, Dubernard, professeur; Meilhon, recteur; et Boyer, secrétaire; et exerce depuis 4 ans à S.-Denis, près Cathus.

CAILLE-DALAMAU (*Étienne-J. H.*), natif de Gramat, âgé de 37 ans, reçu D. médec. en l'année 1792, à Toulouse, département de la Haute-Garonne; ont signé sur ses lettres, les cit. Gardeil, professeur; Rigaud, recteur; et Boyer, secrétaire; et exerce depuis 10 ans à Gramat.

CALVINHAC (*L.-M.-F*), natif de Lauzerte, âgé de 38 ans, reçu D. médecin en l'ann. 1784, à Montpellier, département de l'Hérault; ont signé sur ses lettres, les citoyens René, prodoy. et Vincent, secrétaire; et exerce depuis 14 ans à Lauzerte.

CAZES (*Eutrope-Marie*), natif de Lauzerte, âgé de 44 ans, reçu D. médecin en l'année 1781, à Toulouse, département de la Haute-Garonne; ont signé sur ses lettres, les citoyens Defaye, chancelier; Dubor, ant. reg.; Truilhe, secrétaire; et exerce depuis 20 ans à Lauzerte.

DEPEYRE (*Xavier*), natif de Montpezat, âgé de 41 ans.

reçu D. médecin en l'année 1782, à Montpellier, département de l'Hérault; a signé sur ses lettres, le citoyen Lamure, &c.; et exerce depuis 18 ans à Montpezat.

FRONTGOUS (*Laurent*), natif de Lauzerte, âgé de 77 ans, reçu D. médecin en l'année 1753, à Montpellier, département de l'Hérault; ont signé sur ses lettres, les citoyens Magnol, doy., pour le chancelier; et Vincent, secrétaire; et exerce depuis 48 ans à Lauzerte.

GARRIGON (*Dieu-donné*), natif de Grezels, âgé de 52 ans, reçu D. médecin en l'année 1776, à Montpellier, département de l'Herault; ont signé sur ses lettres, les citoyens Barthès, chancelier; et Vincent, secrétaire; et exerce depuis 20 ans à Puy-l'Évêque.

LAUVEL (*Joseph*), natif de Payrac, âgé de 33 ans, reçu médecin en l'an 7, à Montpellier, département de l'Hérault; ont signé sur ses lettres, les citoyens Broussonnet, présid.; Chaptal, Dumas, René, direc.; Vincent et Piron, secrétaires; et exerce depuis 3 ans à Payrac.

PALAPRAT (*Pierre*), natif de Gramat, âgé de 51 ans, reçu D. médecin en l'année 1774, à Toulouse, départem. de la Haute-Garonne; ont signé sur ses lettres, les citoyens Defaye, chancelier; Maynard, professeur; et Vaissière, secrétaire; et exerce depuis 28 ans à Gramat.

SERAGER (*Jean*), natif de Cazillac, âgé de 53 ans, reçu D. médecin en l'année 1771, à Montpellier, département de l'Hérault, ont signé sur ses lettres, les citoyens Barthès, Gouan, Imbert, chancelier, etc.; et exerce à Martel.

TAILHADE (*Jean-Antoine*), natif de Castelnau-Montratier, âgé de 52 ans, reçu D. méd. en l'an. 1776, à Toulouse, dép. de la Haute-Garonne; ont signé sur ses lettres, les citoy. Defaye, chancelier; Maynard et Daubon, profess.; et exerce depuis 20 ans à Castelnau-Montratier.

Nota. Le citoyen Tailhade est pensionné de ladite ville de Castelnau.

VERNET (*Pierre*) natif de Payrac, âgé de 42 ans, reçu D. médecin en l'année 1784, à Montpellier, département de l'Hérault ; ont signé sur ses lettres, les citoyens Delamure, René, Gouan, Sabatier, etc. ; et exerce dep. 16 ans à Payrac et lieux circonvoisins.

VIALA (*J. J.*), natif de Cahors, âgé de 31 ans, reçu médecin en l'an 8, à Montpellier, département de l'Hérault; ont signé sur ses lettres, les citoyens Broussonnet, Fouquet, Méjean, Vigaroux, René, etc. ; Vincent et Piron, secrétaires ; et exerce depuis 2 ans à Cahors.

Chirurgiens.

CHAULE (*Valere*), natif de Moncuq, âgé de 35 ans, reçu chirurgien en l'année 1788, à Lauzerte, départ. du Lot; ont signé sur ses lettres, les cit. Frontgoux, conseill. et médec. du roi; Calvignac, lieut.; Charbet, doyen; et Baudot, gref. ; et exerce depuis 14 ans à Moncuq.

DUCROS (*Jean-Pierre*), natif de Moncuq, âgé de 55 ans, reçu chirurgien en l'an. 1773, à Lauzerte, départem. du Lot ; ont signé sur ses lettres, les citoyens Calvignac, lieutenant; Frontgoux, méd. du roi; Rouget et Taniés, secrét. ; et exerce à Moncuq.

DUMONTEL fils (*Pierre*), natif de Cazals, âgé de 28 ans, reçu chirurgien en l'an 5, à Paris, département de la Seine; ont signé sur ses lettres, les cit. Sabatier, Chaussier, etc. ; et exerce depuis 4 ans à Cazals.

GRASSET (*P. A.*), natif de Ponssan, âgé de 52 ans, reçu chirurgien en l'an. 1776, à à Montauban, département du Lot; a signé sur ses lettres, le citoyen Pichon, etc.; et exerce depuis 26 ans à Montpezat.

Laborie (*Louis*), natif de Montfaucon, âgé de 46 ans, reçu chirurgien en l'an. 1782, à Gourdon, département du Lot; ont signé sur ses lettres, les citoyens Leimerie, Perrié, et Vieussens; et exerce depuis 20 ans à Montfaucon.

Nota. le cit. Laborie a exercé pendant 2 ans, comme chirurg. de première classe, à l'armée des Pyrénées-Orientales; sa commission est signée par les citoyens Biron et Daignan, membres du comité de santé de Paris; et Gautier, adjoint du ministre de la guerre.

Laniés (*Etienne*), natif de Lauzerte, âgé de 58 ans, reçu chirurgien en l'année 1779, à Lauzerte, département du Lot; ont signé sur ses lettres, les citoyens Frontgous, médecin du roi; Calvignac, lieutenant; et Charbel, secrétaire; et exerce depuis 23 ans dans ladite ville de Lauzerte.

Liauzu (*Ch. S.*), natif d'Espédailhac, âgé de 33 ans, reçu chirurgien en l'an. 1792, à Montpellier, département de l'Hérault; ont signé sur ses lettres, les cit. Poutingon, Méjean, Verney, Combes, Séneaux, etc.; et exerce depuis 10 ans à Espédailhac.

Limayrac (*Pierre*), natif de Castelnau-Montratier, âgé de 44 ans, reçu chirurgien en l'année 1781, à Lauserte, département du Lot; ont signé sur ses lettres, les citoyens Frontgous, médecin du roi; Calvignac, lieutenant; et Rouge, prévôt; et exerce dep. 21 ans, à Castelnau-Montratier.

Lugot (*J. J.*), natif de Puy-l'Evêque, âgé de 47 ans, reçu chirurgien en l'an. 1776, à Cahors, département du Lot; ont signé sur ses lettres, les citoyens Peyrat, lieutenant; et Roziés, gref.; et exerce depuis 27 ans à Puy-l'Evêque.

NOSTOLAC (*J. Paul*), natif de Laboussie, âgé de 47 ans, reçu chirurgien en l'année 1782, à Montauban, département du Lot; ont signé sur ses lettres, les citoyens Mercadier et Pichon; et exerce depuis 20 ans à Montpezat.

PERRIER (*J. B.*), natif de Castelnau-Montratier, âgé de 38 ans, reçu chir. en l'an. 1790, à Montauban, département du Lot; ont signé sur ses lettres, les citoyens Delsol, lieuten.; Merles et Lacroix; et exerce depuis 12 ans, à Castelnau-Montratier.

VIALA (*Jean*), natif de Cahors, âgé de 57 ans, reçu chirurgien en l'ann. 1767, à Montpellier, département de l'Hérault; et exerce à Cahors.

Nota. Le citoyen Viala a été anciennement chirurgien-major du 22e. régiment des chasseurs à cheval; en 1792 il fut breveté en cette qualité, pour la légion des Pyrénées-Orientales, par le cit. Servan, ministre de la guerre.

Les noms des signataires de ses autres titres, sont omis; mais le maire de Cahors certifie avoir vu les pièces originales.

Pharmaciens.

CHARLES (*Joseph*), natif de Lauzerte, âgé de 30 ans, reçu pharmac. de prem. classe en l'année 1793, à l'armée des Pyrénées Orietnales, par le conseil de santé de Paris; a signé sur sa commission, le citoyen Hion, commissaire ordonnateur des guerres; et exerce depuis 1 an à Lauzerte.

DÈPARTEMENT DE LOT ET GARONNE.

Médecins.

AMBLARD (*Joseph*), natif d'Allemans, âgé de 33 ans, reçu D. médecin en l'année 1790, à Montpellier, département de l'Hérault; ont signé sur ses lettres, les citoyens René et Brun; et exerce depuis 12 ans à Marmande.

BELLOC (*Barthélemi*), natif d'Agen, âgé de 25 ans, reçu médecin en l'an 7, à Montpellier, département de l'Hérault; ont signé sur ses lettres, les citoyens Broussonnet, Pétiot, Méjean, René; Vincent et Piron, secrétaires; et exerce depuis 2 ans à Agen.

BELLOC (*Jean*), natif d'Agen âgé de 35 ans, reçu D. médecin en l'année 1789, à Toulouse, département de la Haute-Garonne; ont signé sur ses lettres, les citoyens Cambon, Dubar et Vaissière, et exerce depuis 12 ans à Agen.

DABADIE (*Jean-Baptiste*), natif de Bruch, âgé de 34 ans, reçu médecin en l'an 5, à Montpellier, département de l'Hérault; ont signé sur ses lettres, les citoyens René, directeur; Fouquet, président; et Piron, secrétaire; et exerce depuis 4 ans à Damazan.

DUBEDAT (*Joseph*), natif de Damazan, âgé de 27 ans, reçu médec. en l'an 6, à Montpellier, département de l'Hérault; ont signé sur son diplome, les citoyens Vigaroux, Goréan, René, directeur; Vincent et Piron, secrétaires; et exerce depuis 9 ans à Damazan.

DUBOSC (*Jean*), natif de Clairac, âgé de 32 ans, reçu D. médecin en l'an. 1791, à Montpellier, département de l'Hérault; a signé sur ses lettres, le citoyen René, doyen, &c.; et exerce depuis 6 ans à Clairac.

Fournier-Choisy (*H. C.*), natif de Montclar, âgé de 33 ans, reçu D. médecin en l'année 1789, à Toulouse, département de la Haute-Garonne; ont signé sur ses lettres les cit. Dubor, Arrazat, professeurs; Brian, rect.; Cambon, chancelier; et Vaissière, secrétaire; et exerce depuis 12 ans à Monclar.

Garreau (*J. M. J.*), natif de Beauville, âgé de 36 ans, reçu D. médecin en l'année 1789, à Montpellier, département de l'Hérault; ont signé sur ses lettres, les citoyens René, doyen; et Vincent, secrétaire; et exerce depuis 11 ans à Beauville.

Nota. Le citoyen Garreau a exercé pendant 3 ans à Montpellier, dans l'hôtel-dieu S.-Eloi, en qualité de médecin opérant.

Lalaurie (*Jean-Marie*), natif de Villeneuve-sur-Lot, âgé de 30 ans, reçu médecin en l'an 7, à Montpellier, département de l'Hérault; ont signé sur ses lettres, les citoyens René, Fouguet, Dumas, Chaptal, Vincent et Piron, secrétaires; et exerce depuis 3 an à Villeneuve.

Larrat (*Mathieu*), natif de la Fitte, âgé de 44 ans, reçu D. médec. en l'année 1789, à Nancy, départ. de la Meurthe; ont signé sur ses lettres, les citoyens Tournay, Jadelot et Guillemin, professeurs; Roi et Tournay, secrétaires; et exerce depuis 13 ans à Clairac.

Larrieu (*L.*), natif de Damazan, âgé de 30 ans, reçu médecin en l'an 6, à Montpellier, départ. de l'Hérault; ont signé sur son diplome, les cit. René, direct.; Vincent et Piron, secrétaires; et exerce depuis 3 ans à Damazan.

Lariviere (*Joseph-Joachim*), natif de la Magistère, âgé de 59 ans, reçu D. médecin en l'année 1764, à Montpellier, département de l'Hérault; a signé sur ses lettres, le cit. Haguenot, professeur et doyen; et exerce depuis 33 ans à Layrac.

Loubet (*Étienne*, natif de S.-Gaudens, âgé de 52 ans, reçu D. méd. en l'année 1777, à Toulouse, département de la Haute-Garonne; ont signé sur ses lettres, les citoyens Dubernard, Gardeil et Darrazat, professeurs; et exerce depuis 19 ans à Clairac.

Malaure (*Louis*), natif de Toulouzette, âgé de 33 ans, reçu D. médec. en l'année 1792, à Montpellier, département de l'Hérault; ont signé sur ses lettres, les citoyens René, doy.; et Vincent, secrétaire; et exerce depuis 1792 à Anvillar.

Serbué (*Jean*), natif de Damazan, âgé de 65 ans, reçu D. méd. en l'année 1761, à Bordeaux, département de la Gironde; ont signé sur ses lettres, les cit. Belbéder et Caze, prof.; et exerce depuis 27 ans à Casteljaloux.

Tardieu (*Guillaume*), natif du Port-S.te-Marie, âgé de 32 ans, reçu D. médecin en l'année 1790, à Montpellier, département de l'Hérault; ont signé sur ses lettres, les citoy. René, Gouan, Vigaroux, Fouquet, Broussonnet et Brun; et exerce depuis 11 ans à Ste.-Livrade.

Vacquié, (*Pierre-Clément*), natif de Roquecor, âgé de 40 ans, reçu D. médecin en l'année 1785, à Montpellier, département de l'Hérault; ont signé sur ses lettres, les cit. René, Sabatier, Vigaroux et Lamure, &c.; et exerce depuis 17 ans à Bauville.

EXTRAIT des registres de la ci-devant communauté de Chirurgie de la sénéchaussée d'Agen, envoyé par les citoyens Belloc père, *ci-devant lieutenant;* Durand père, *doyen et ci-devant greffier de la communauté;* Duperier Dessoliés, Lasserre. Geraud *et* Bornède, *tous membres de la communauté susdite.*

DURAND (*Jérôme*), maître-ès-arts, doyen, ci-devant greffier de la communauté, natif d'Agen, âgé de 59 ans, reçu chirurgien le 17 avril 1769.

---

* BELLOC (*Jean-Jacques*), maître-ès-arts, ci-devant lieutenant de la communauté; natif de Saint-Maurin, âgé de 68 ans, reçu chirurgien le 18 avril 1769.

DUPERIER (*Marc-Antoine*), maître-ès-arts; natif d'Agen, âgé de 61 ans, reçu chirurgien le 15 juin 1771.

DESSOLIÉS (*Joseph-Godefroy*), natif de Sainte-Colombe, âgé de 50 ans, reçu chirurgien le 27 mai 1780.

LASSERRE (*Jérôme*), natif de Saint-Germain de Vespian, âgé de 49 ans, reçu chirurgien le 1er mars 1781.

GERAUD (*Arnaud-Caprais*), natif d'Agen, âgé de 48 ans, reçu chirurgien le 23 mars 1785.

BERNEDE (*Pierre*), maître-ès-arts, natif de Bariot-Saint-Julien, âgé de 59 ans, reçu chirurgien le 25 juillet 1785.

Chirurgiens.

Bardin (*Léonard*), natif de Montaillac, âgé de 58 ans, reçu chirurgien en l'ann. 1772, à Agen, dép. de Lot et Garonne; ont signé sur ses lett., les citoyens Andrieux, prévôt du lieutenant; et Durand, greffier; et exerce depuis 35 ans à Sommensac.

Nota. Le citoyen Bardin a été chirurgien au ci-devant régiment de Normandie.

Belloc (*Léon*), natif de Marmande, âgé de 44 ans, reçu chirurgien en l'année 1788, à Casteljaloux, département de Lot et Garonne; ont signé sur ses lettres, les cit. Lagardère, lieutenant; Ferrau, prévôt; et Col, greffier; et exerce depuis 14 ans à Casteljaloux.

Belly (*Jean*), natif de Granges, âgé de 51 ans, reçu chirurgien en l'année 1777, à Agen, département de Lot et Garonne; ont signé sur ses lettres, les cit. Belloc, lieutenant; et Durand, greffier; et exerce depuis 25 ans à Granges.

Cazamajour (*Pierre*), natif de la Sauvetat, âgé de 50 ans, reçu chirurgien en l'année 1783, à Bergerac, département de la Dordogne; ont signé sur ses lettres, les citoyens Bellier, lieutenant; et Beysselance; et exerce depuis 18 ans à la Sauvetat du Diot.

Danois (*Romain-Bernard*), âgé de 47 ans, reçu chirurgien en l'année 1778, à Agen, département de Lot et Garonne; ont signé sur ses lettres, les citoyens Belloc, lieuten.; et Durand, greff.; et exerce depuis 24 ans à Agen.

Duros (*Pierre*), natif de Bretagne, âgé de 40 ans, reçu chirurgien en l'année 1785, à Montpellier, département de l'Hérault; ont signé sur ses lettres, les citoyens Vigaroux, Sarrau, Laborie père et fils,

Espinas, Courege, Dupins, etc.; et exerce depuis 17 ans à Sos.

DUCLOT (*Jean*), natif d'Aurillac, âgé de 37 ans, reçu chirurg. de la marine marchande en l'an. 1760, à Marseille, dép. des Bouches-du-Rhône; ont signé sur ses lettres, les cit. Perreymond et Contarel, chirurgiens de l'Amirauté; et exerce depuis 4 ans à Aurillac.

FERRAND (*Bernard*), natif de Casteljaloux, âgé de 80 ans, reçu chirurgien en l'ann. 1760, à Casteljaloux, département de Lot et Garonne; ont signé sur ses lettres, les citoyens Cathalot, lieutenant; Samazeuilh, Saint-Aouste; et exerce depuis 42 ans dans la ville de Castel-jaloux.

FAURE (*Jacques*), natif de Marmande, âgé de 47 ans, reçu chirurgien en l'année 1781, à Agen, département de Lot et Garonne; a signé sur ses lettres, les citoyens Belloc, lieutenant; et exerce depuis 21 ans à Marmande.

FORESTIER (*Jean*), natif de Granges, âgé de 50 ans, reçu chirurgien en l'ann. 1774, à Agen, département de Lot et Garonne; ont signé sur ses lettres, les citoyens Geraud et Durand; et exerce depuis 3 ans à Marmande.

FORESTIER fils (*Antoine*), natif de Granges, âgé de 30 ans, reçu chirurgien en l'an 9, à Agen, département de Lot et Garonne; ont signé sur ses lettres, les citoyens Bossion, médecin; Belloc père et Crusel, pharmacien, professeur; et exerce depuis 10 ans dans différentes communes du premier, deuxième et quatrième arrondissement; et actuellement à Sainte-Livrade.

GOMAIN (*Joseph*), natif de La Bastide d'Armagnac, âgé de 66 ans, reçu chirurgien en l'année 1766 à Bordeaux, département de la Gironde; ont signé sur ses lettres, les citoyens Lafourcade, lieuten. et Sentourens; et exerce depuis 33 ans à Montagnac-sur-Lauvignac.

Labarrere (*Jean-François*), natif de Castel-jaloux, âgé de 60 ans, reçu chirurgien en l'ann. 1765, à Castel-jaloux, département de Lot et Garonne; ont signé sur ses lettres, les citoyens Cathelot, Lagardere, Samazeuilh, Ferrand et Saintagouste; et exerce depuis 37 ans à Casteljaloux.

Lagardere (*Jean*), natif de Casteljaloux, âgé de 58 ans, reçu chirurgien en l'année 1767, à Casteljaloux, département de Lot et Garonne; ont signé sur ses lettres, les citoyens Catalat, Lagardère, Ferrand, Labarrere et Agoust; et exerce depuis 35 ans à Casteljaloux.

Morange (*Jean*), natif de Fregemont, âgé de 52 ans, reçu chirurgien en l'ann. 1771, à Agen, département de Lot et Garonne; ont signé sur ses lettres, les cit. Geraud, lieutenant; et Verdier, greffier; et exerce depuis 31 ans à Frégimont.

Rocher (*Jean-Etienne*), natif de Loubés, âgé de 53 ans, reçu chirurgien en l'année 1772, à Agen, département de Lot et Garonne; ont signé sur ses lettres, les cit. Geraud, lieutenant; et Andrieu, greffier; et exerce depuis 27 ans à Joumeusac.

Tailhié (*J.*), natif de Villeneuve, âgé de 66 ans, reçu chirurg. en l'année 1761, à Agen, département de Lot et Garonne; ont signé sur ses lettres, les citoyens Geraud père, lieutenant; et Durand, greffier; et exerce depuis 41 ans à Villeneuve-sur-Lot.

Pharmaciens.

DURANTY (*Jean-Baptiste*), natif de Dauvillard, âgé de 63 ans, reçu pharmacien en l'année 1763, à Toulouse, département de la Haute-Garonne; ont signé sur ses lettres, les citoyens Duberrard, professeur; Sage, doyen; Laronture, syndic; et Biron, secrétaire; et exerce depuis 39 ans à Auvillar.

FABRE (*Pierre*), natif d'Agen, âgé de 38 ans, reçu pharmac. en l'ann. 1788, à Agen, département de Lot et Garonne; ont signé sur ses lettres, les citoyens Auzel, Andrieu, Ambiard, Pons et Dubrey; et exerce depuis 11 ans à Amazan.

FOURESTIÉ (*Joseph*), natif de Villeneuve, âgé de 31 ans, reçu pharmacien à Bordeaux, département de la Gironde, par le comité de santé de cette ville; ont signé sur ses lettres, les citoyens Falquet, Molinié, Loustau, et Casajus, etc., tous membres dudit comité; et exerce dep. 3 ans à Villeneuve-sur-Lot.

GUYOT (*Jacques*), natif de Figeac, âgé de 50 ans, reçu pharmacien en l'année 1768, à Montpellier, départ. de l'Hérault; ont signé sur ses lettres, les citoyens Imbert, chancelier; Pouzin, René, professeurs; Haguenot fils, et Rey, syndics; et exerce depuis 29 ans à Villeneuve-sur-Lot.

DÉPARTEMENT DE LA LOZÈRE.

Médecins.

ARLABOSSE (*Jean-Fleuret*), natif de Tredon, âgé de 48 ans, reçu D. méd. en l'année 1778, à Montpellier, département de l'Hérault ; a signé sur ses lettres, le citoyen Barthés ; et exerce depuis 21 ans à la Canourgue.

BARBUT (*J. Philippe*), natif du Born, âgé de 32 ans, reçu médecin en l'ann. 1793, à Montpellier, département de l'Hérault ; ont signé sur ses lettres, les citoyens René, prof. ; et Gouan, sous-doyen ; et exerce depuis 5 ans à Mende.

Nota. Le citoyen Barbut a exercé la médecine, à la suite des armées des Pyrénées-Orientales, pendant 3 ans, par commission du comité de santé.

BOULET (*Étienne*), natif de la Canourgue, âgé de 35 ans, reçu D. méd. en l'année 1788, à Montpellier, département de l'Hérault ; a signé sur ses lettres, le cit. René, doyen ; et exerce depuis 13 ans à la Canourgue.

DAUDÉ (*Louis*), natif de Marvejols, âgé de 57 ans, reçu D. médecin en l'année 1766, à Montpellier, départem. de l'Hérault ; ont signé sur ses lettres, les citoyens Lenoir, grand archidiacre ; Imbert, chancel. et juge ; Canut et Vincent, secrétaires ; et exerce depuis 34 ans à Marvejols.

FORESTIER (*Clément*), natif de Langogne, âgé de 30 ans, reçu médecin en l'an 8, à Montpellier, département de l'Hérault ; ont signé sur son diplome, les citoyens Montrabet, Vigaroux, Poutingon, René, Vincent et Piron, secrétaires; et exerce depuis 2 ans à Langogne.

GIRARD (*Barthélemy*), natif de S.-Chéli, âgé de 70 ans, reçu D. médecin en l'année 1764, à Caen, département du Calvados; ont signé sur ses lettres, les citoy. Desmoueux, Boullard et Goulin, doyens; et exerce depuis 32 ans à Mende.

Nota. Le citoyen Girard a été médecin de l'hôpital militaire de Mende, et inspecteur des eaux de Bagnols.

MATHIEU (*Char.-Franc.*), natif de Langogne, âgé de 40 ans, reçu D. médecin en l'année 1787, à Montpellier, département de l'Hérault; a signé sur ses lettres, le citoyen René, doyen, en l'absence du citoyen Barthés, chancelier; et exerce depuis 15 ans à Langogne.

MIQUEL (*François*), natif de Peyre, âgé de 34 ans, reçu D. médecin en l'an 1.er, à Montpellier, département de l'Hérault; ont signé sur ses lettres, les citoyens René, doy. Broussonnet, Fouquet, Brun et Dumas; et exerce depuis 5 ans à Meyrnis.

Chirurgiens.

BOULANGIER (*Damien*), natif de Sangues, âgé de 70 ans, reçu chirurgien en l'année 1758, à Mende, département de la Lozère; a signé sur ses lettres, le cit. Daudibert; et exerce depuis 44 ans à Sangues.

Nota. A la même époque, le cit. Boulangier a été reçu pharmacien.

CROS (*Antoine*), natif de Langogne, âgé de 51 ans, reçu chirurgien en l'année 1778, à Mende, département de la Lozère; a signé sur ses lettres, le cit. Blanc, lieutenant; et exerce depuis 24 ans à Langogne.

DOMAYSEL (*François*), natif de la Canourgue, âgé de 59 ans, reçu chirurgien en l'année 1780, à Mende, département de la Lozère; a signé sur ses lettres, le cit. Blanc, lieutenant; et exerce depuis 27 ans à la Canourgue.

LUZET (*Antoine*), natif de Mende, âgé de 45 ans, reçu chirurgien en l'année 1787, à Mende, département de la Lozère; ont signé sur ses lettres, les citoyens Bonel fils, méd., Blanc, Luzet père, et Meyrneix; et exerce depuis 4 ans dans ladite ville de Mende.

Nota. Le citoyen Luzet a exercé pendant 3 ans à l'armée du Rhin, en qualité d'aide-major et de chirurgien-major de la 3.e division de gendarmerie, par commission du ministre de la guerre Pache.

MARTIN (*Jean-Dominique*), natif de Malzieu, âgé de 37 ans, reçu chirurgien en l'année 1789, à Riom, département du Puy-de-Dôme; ont signé sur ses lettres, les citoyens Cornudet, lieutenant, &c. et Vialette, greffier; et exerce depuis 13 ans à Malzieu.

MEFFRE (*Joseph*), natif de Villefort, âgé de 47 ans, reçu chirurgien en l'année 1779, à Mende, département de la Lozère; ont signé sur ses lettres, les citoyens Blanc, lieutenant, et Oziol, secrétaire; et exerce depuis 6 ans à Villefort.

Nota. Le citoyen Meffre; en 1776, a été reçu chirurgien de vaisseau par l'Amirauté du Hâvre; et en l'an 3, la commission de santé le nomma chirurgien en chef de la 16.e demi-brigade de l'armée des Pyrénées.

PAUL (*Cyr-Gabriel*), natif du Collet-de-Dizes, âgé de 36 ans, reçu chirurgien en l'année 1790, à Montpellier, département de l'Hérault; ont signé sur ses lettres, les cit. Poutingon, Bourquenor, Laborie, Baumelle, &c.; et exerce depuis 12 ans au Collet-de-Dizes.

VALENTIN (*Étienne*), natif de Marvejols, âgé de 64 ans, reçu chirurgien en l'année 1760, à Mende, département de la Lozère; ont signé sur ses lettres, les citoyens Blanc, lieutenant, et Oziel, greffier; et exerce depuis 18 ans à Marvejols.

Pharmaciens.

HÉBRARD (*Jean Joseph*), natif de Belvezet, âgé de 57 ans, reçu pharmacien en l'année 1775, à Alais, département du Gard; ont signé sur ses lettres, les cit. Petitau, Francezan et Bourgogne, pharmaciens; et exerce depuis 27 ans à Mendes.

DÉPARTEMENT DE LA LYS.

TABLEAU des Médecins, Chirurgiens et Pharmaciens exerçant à Courtray, tel qu'il a été envoyé par le Sous-Préfet de cet Arrondissement.

Médecins.

DEBOEY (*François*), natif de Courtray, âgé de 40 ans, reçu D. médecin en l'an. 1786, à Louvain, département de la Dyle; a signé sur ses lettres, le cit. Vouneck, coll. méd. prior.

Nota. Le cit. Deboey est aussi chimiste.

DE SCHRYVES (*Emmanuel*), natif de Renaix, âgé de 48 ans, reçu D. médecin en l'année 1784, à Louvain, département de la Dyle ; a signé sur ses lettres, le citoyen Van Rossius, président.

VANDER ESPT (*P.*), natif de Thourout, âgé de 36 ans, reçu D. médecin en l'an. 1791, à Louvain, département de la Dyle; a signé sur son diplome, le cit. Vouneck, président.

Chirurgiens.

BECK (*Pierre*), natif de Douay, âgé de 65 ans, reçu chirurgien en l'année 1757, à Courtray, département de la Lys; ont signé sur ses lettres, les citoyens Molangie, Largès, Caséus, Cromelinp et de Boye, docteurs; Blyan, secrétaire.

DEKIMPE (*Joseph*), natif de Bruges, âgé de 47 ans, reçu chirurgien en l'ann. 1788, à Courtray, département de la Lys; ont signé sur ses lettres, les citoyens Deburck et Beck.

Pharmaciens.

DEBOEY (*François*), natif de Menin, âgé de 78 ans, reçu pharmacien en l'année 1748, à Gand, dans la Flandre Autrichienne; a signé sur ses lettres le citoyen Vanvaest, secrétaire.

DEBOEY (*S.*), natif de Courtray, âgé de 34 ans, reçu pharmacien en l'an 2, à Courtray, département de la Lys; ont signé sur ses lettres, les citoyens de Burck et de Schryvers, médecin.

REYNAERT (*Henri*), natif d'Ypres, âgé de 57 ans, reçu pharmacien en l'année 1772, à Courtray, département de la Lys; ont signé sur ses lettres, les citoyens Deburck, Scoris et Blyan.

SEGERS (*Joseph*), natif de Deveren, âgé de 48 ans, reçu

pharmacien en l'année 1782, à Courtray, département de la Lys ; ont signé sur ses lettres, les cit. Ovyn; Van Akerem, médecin ; Blyan, greffier.

TABLEAU des Médecins, Chirurgiens et Pharmaciens exerçans à Poperingue, envoyé par le Sous-Préfet de l'arrondissement d'Ypres.

Médecins.

DEROO (*Jean-Augustin*), natif de Poperingue, âgé de 58 ans, reçu lic. médecin en en l'année 1770, à Louvain, département de la Dyle ; a signé sur son diplome, le cit. Van Rossum, docteur et premier professeur ; et exerce depuis 30 ans à Poperingue.

EVERAERT (*Pierre-Jacques*), natif de Belleghem, âgé de 29 ans, reçu lic. médecin en l'année 1797, à Louvain, département de la Dyle ; a signé sur son diplome, le cit. J. J. H. Vounck, docteur et professeur ; et exerce depuis 5 ans à Poperingue.

MOSTAERT (*François-Benoist*), natif de Poperingue, âgé de 29 ans, reçu lic. médecin en l'an 9 à Hardernyck, département de la Gueldre ; ont signé sur ses lettres, les citoyens Annaeiypey, recteur ; Van Maussen, Forsten-Reinwaerds, D. médecin.

Chirurgiens.

DELINNE (*Jacques-Joseph*), natif d'Ypres, âgé de 64 ans, reçu chirurgien en l'année 1764, à Ypres, département de la Lys ; ont signé sur ses lettres, les citoyens Van de Lannoite, Sanders, Sanctorum, Kemele, Pyssonier et de Mats ; et exerce depuis 38 ans à Poperingue.

KESTIER

KESTIER (*Martin-Joseph-Jacques*), natif de Poperingue, âgé de 37 ans, reçu chirurgien en l'année 1787, à Ypres, département de la Lys; ont signé sur ses lettres, les citoyens Vandael, Pyssonier, Vanacker; et exerce depuis 15 ans à Poperingue.

LABÉE (*Jacques-Guillaume-Joseph*), natif de Vormezeel, âgé de 55 ans, reçu chirurgien en l'année 1768, à Ypres, département de la Lys, ont signé sur ses lettres, les citoyens Poyblant, Becsau, de Mats, Vandamme; et exerce depuis 34 ans à Poperingue.

LEDIEU (*Antoine-Joseph*), natif de Neuvilly, âgé de 44 ans, reçu chirurgien en l'année 1781, à Ypres, département de la Lys; ont signé sur ses lettres, les citoyens Vanacker, Sanctorum, Sanders, Pyssonier et Grigny; et exerce depuis 21 ans à Poperingue.

VAN DEN BROUCKE (*Jean-François-Joseph*), natif de Poperingue, âgé de 37 ans, reçu chirurgien en l'an. 1792, à Ypres, département de la Lys; ont signé sur ses lettres, les citoyens Van Acker, Pyssonier, Beesan et Cornette; et exerce depuis 1792 à Poperingue.

Pharmaciens.

HAUWEN (*Pierre-Vincent*), natif de Poperingue, âgé de 28 ans, reçu pharmacien en l'année 1797, à Gand, dans la Flandre Autrichienne; ont signé sur ses lettres, les cit. Coppens, Morren, Rimelius et Gilman; et exerce depuis 2 ans à Poperingue.

VERLENDE (*Charles*), natif de Dixmude, âgé de 37 ans, reçu pharmacien en l'année 1791, à Ypres, département de la Lys; ont signé sur ses lettres, les cit. Boulaert, Druant, Lucien, Amare; et exerce depuis 11 ans à Poperingue.

Médecins.

Carpentier (*J. J.*), natif de Wervicq, âgé de 26 ans, reçu D. médecin en l'année 1799, à Leyde, Provinces-Unies; ont signé sur ses diplomes, les cit. Dupui, rect. Magnifique; Sandifort, doy.; Smallenburg, secrét.; et exerce depuis 3 ans à Wervicq.

Collignies (*Louis Joseph*) natif d'Aelbeke, âgé de 42 ans, reçu D. méd. en l'an. 1784, à Louvain, départ. de la Dyle; a signé sur ses lettres, le cit. Vanrossum, professeur; et exerce depuis 18 ans à Isenghien.

Deneckere (*Charles-Bertholomie*), natif de Diekebusch, âgé de 27 ans, reçu D. médec. en l'an 5 à Louvain, département de la Dyle; a signé sur ses lettres, le citoyen J. J. Vonck, doct. prof. prim. strict. D. méd. colleg. prior.; et exerce depuis 5 ans à Messine.

Druant (*Jacques-Eugène*); natif de Renegelst, âgé de 42 ans, reçu D. médecin en l'ann. 1788, à Louvain, département de la Dyle; a signé sur ses lettres, le citoyen Vanzeempoel, professeur; et exerce depuis 14 ans à Isenghien.

Ghesquiere (*Pierre-Jean*), natif de Dadizecle, âgé de 42 ans, reçu Lic. médecin en l'année 1782, à Louvain, département de la Dyle; a signé sur son diplome, le cit. A. C. J. Vanrossum, D. méd. prof. primar. strict. med. colleg. prior; et exerce depuis 20 ans à Menin.

Glorie (*Philippe-Joseph-Jacques*), natif de Neuve-Eglise, âgé de 26 ans, reçu médecin en l'an 5, à Louvain, département de la Dyle; a signé sur ses lettres, le cit. J. J. Vounch, méd. doct. prof. prim. strict. colleg. med. prior.; et exerce depuis 5 ans à Neuve-Eglise.

MAYR (*Michel*), natif de Presbourg, âgé de 39 ans, reçu D. médecin en l'année 1781, à Vienne en Autriche ; a signé sur ses lettres, M. A. Brambilla, directeur général de l'Académie impériale et royale de Gumpendorf ; et exerce depuis 14 ans à Wescapelle.

PEIRSEGAELE, natif de Nolherc, âgé de 28 ans, reçu D. médecin en l'an 6, à Cologne, département de la Roër ; ont signé sur ses lettres, les cit. M. J. Meyer, D. médecin ; E. G. Simons, D. médecin, doyen ; et H. J. Henerteyen ; et exerce depuis 4 ans à Wervicq.

PYEKE (*J. B.*), natif de Berghem, âgé de 58 ans, reçu D. médecin en l'année 1765, à Louvain, département de la Dyle ; a signé sur ses lettres, le citoyen Van-Der-Belen ; et exerce depuis 35 ans à Meulebeke.

ROUZÉE (*Joseph*), natif de Nieuport, âgé de 31 ans, reçu D. médec. en l'an 7, à Leyde en Hollande ; ont signé sur son diplome, les citoyens J. Dupuy, acad. rector. ; N. Paradys ; H. T., doyen ; et Hageman, secrétaire ; et exerce depuis 2 ans à Loo.

Nota. Le cit. Rouzée est aussi pharmacien ; il a été reçu en cette qualité à Nieuport, en 1794. Ses lettres sont signées par les citoyens Merendre et de Brauwere, échevins ; Blanchaert, médecin ; Deroo et Gommers, pharmaciens.

VANDENBAVIERE (*Athanase-Jacques*), natif d'Hondtschat, âgé de 47 ans, reçu D. médecin en l'année 1779, à Montpellier, département de l'Hérault ; ont signé sur ses lettres, les citoyens Barthès, chancelier et juge, Vincent, secrétaire ; et exerce depuis 22 ans à Wervicq.

VAN-DEN-POEL (*H.*), natif de Wachen, âgé de 48 ans, reçu D. médecin en l'an. 1778, à Louvain, département de la

Dyle ; a signé sur ses lettres, le cit. A. C. J. Vanrossum, méd. D. P. P. et P. T. Prior. et exerce depuis 24 ans à Wachen.

Nota. Le cit. Van-den-Poel est aussi chirurgien. En 1774, il avait été reçu en cette qualité à Gand, département de l'Escaut. Ses lettres sont signées par le cit. P. T. de Meyere, greffier du collège de médecine.

Van-Den-Poel (*François*), natif de Wachen, âgé de 45 ans, reçu D. médecin, en l'année 1786, à Louvain, département de la Dyle, a signé sur son diplome, le cit. Vanderbelen ; et exerce depuis 14 ans à Wareghem.

Vandorpe (*Jean-François*), natif d'Herzeaux, âgé de 46 ans, reçu médecin, en l'année 1791, à Douay, département du Nord ; a signé sur ses lettres, le cit. Carpentier, secr. de la Fac. et exerce depuis 20 ans à Courtray.

Nota. Le citoyen Vandorpe est encore chirurgien. Il a été reçu en cette qualité à Courtray, en 1777 ; ont signé sur ses lettres, les citoyens Staës ; P. Vanacker, méd. J. B. Berlam, p. p. Beeck, chir. et Reynart, pharmacien.

Chirurgiens.

Bayart (*Louis-Benoît*), natif de Paschendael, âgé de 37 ans, reçu chirurgien en l'année 1788, à Ypres, département de la Lys ; ont signé sur son diplome, les cit. J. B. Vanacker, p. chirurg. juré royal ; et Pyssonier, doyen ; et exerce depuis 14 ans à Beeclaere.

Becue (*Louis*), natif de Norberquin, âgé de 38 ans, reçu chirurgien en l'ann. 1790, à Courtray, département de la Lys ; ont signé sur son diplome, les cit. de Schryver, Beck, Segers, Bellynck et Blyau ; et exerce depuis 12 ans à Oostroosbeke.

Blootacker (*Ch.-J.ph*), natif de Messine, âgé de 36

ans, reçu chirurgien en l'année 1786, à Ypres, département de Lys; ont signé sur son diplome, les cit. F. D. Vandacle, F.-Y. Pyssonier et J.-B. Vanacker; et exerce depuis 16 ans à Messine.

COTTENIER (*François*), natif de Boesinghe, âgé de 53 ans, reçu chirurgien en l'année 1779, à Ypres, département de la Lys; ont signé sur ses lettres, les cit. P.-A. Thieren, premier médecin, Conseil roy., P.-J Sanctorum, sec. médecin juré, roy. Pyssonnier, premier chirurgien juré; et exerce depuis 22 ans à Gheluwe.

DASSONVILLE (*Pierre*), natif d'Herseaux, âgé de 43 ans, reçu chirurgien en l'année 1784, à Courtray, département de la Lys; ont signé sur son diplome, les cit. P. Vanackere, Albruk et J.-F. Ovyn; et exerce depuis 18 ans à Herseaux.

DEBAERE (*Pierre-François*), natif de Passchendael, âgé de 33 ans, reçu chirurgien en l'année 1788, à Ypres, département de la Lys; ont signé sur son diplome, les cit. Cornette, J.-L. Vanacker, Pyssonnier, Sanctorum et Becsau; et exerce depuis 13 ans à Passchendael.

DONDE (*Jean*), natif de Neuve-Église, âgé de 70 ans, reçu chirurgien en l'année 1757, à Lille, département du Nord; ont signé sur ses lettres, les cit. P.-J. Geoffroi et L. Chastanet, greffier; et exerce depuis 19 ans à Neuve-Église.

DORBECK (*Nicolas*), natif de Gembloux, âgé de 63 ans, reçu chirurgien en l'année 1768, à Nivelles, département de la Dyle; ont signé sur ses lettres, les citoyens Tricot et Rose, médecin, Moucher et de la Fontaine, chirurgiens; et exerce depuis 31 ans à Menin.

GRYSPEERDT (*Pierre*), natif d'Issyghem, âgé de 55 ans, reçu chirurgien en l'année 1773, à Courtray, département de la Lys; ont signé sur ses lettres, les cit. J. J. Ovyn et Guil.

Georges, Maît.; et exerce depuis 29 ans à Issyghem.

LOQIE (*D. É.*), natif de Quesnoy, âgé de 50 ans, reçu chirurgien en l'année 1775, à Ypres, département de la Lys; ont signé sur son diplome, les citoyens Turens, médecin, Becsau, Sandres, Vanacker et Pyssonnier; et exerce depuis 27 ans à Wervicq.

MYLE (*Joseph*), natif de Swevegem, âgé de 25 ans, reçu chirurgien en l'an 5, à Courtrai, départem. de la Lys; ont signé sur ses lettres, les cit. J. Deburck, médecin, lieu. présid. de Seryver, méd. lieut. Reynert, Drubbele, chirurg. et Blyau, secrétaire; et exerce depuis 1 an à Ghistelles.

PATTYN (*Pierre-Jean*), natif de Ledghem, âgé de 36 ans, reçu chirurgien en l'année 1788, à Ypres, départem. de la Lys; ont signé sur son diplome les cit P.-J. Sanctorum, C.-J. Cornette, Pyssonnier et Vanacker; et exerce depuis 14 ans à Comines.

RUYSLET (*J. B.*), natif d'Ypres, âgé de 58 ans, reçu chirurgien en l'année 1769, à Ypres, département de la Lys; ont signé sur ses lettres, les cit. Poyblunt, J.-C. Becsau; et exerce depuis 33 ans à Isenghien.

S.T-PAUL (*J.-B.*), natif d'Houthem, âgé de 52 ans, reçu chirurgien en l'année 1777, à Houthem, département de la Lys, ont signé sur ses lettres, les cit. F.-D. Vandaele, médecin, cons. du Roi, Pyssonnier, 2.e chirurgien juré, Becsau et Delécluse, doyens; et exerce depuis 23 ans dans ladite commune.

VANDAMME (*Jean-Ch.*), natif de Messine, âgé de 36 ans, reçu chirurgien en l'année 1786, à Ypres, département de la Lys; ont signé sur ses lettres, les cit. F.-D Vandaele, médecin cons. du Roi, Sanctorum, 2.e chirurgien juré, roy. Pyssonnier, doyen et 1.er chirurgien juré roy.; et exerce depuis 16 ans à Neuve-Église.

ISACQ (*Ambroise*), natif de Voormezecle, âgé de 66 ans, reçu chirurgien en l'année 1760, à Ypres, département de la Lys; ont signé sur ses lettres, les cit. Dekemèle, F.-J. Pyssonnier, Sanctorum, Sanders, Delecluse et Demats; et exerce depuis 42 ans à Boësynghe.

WILLEBOIS (*J.-Grégoire-Jos.*), natif de Goncour, âgé de 62 ans, reçu chirurgien en l'année 1768, à Warneton, département de la Lys; ont signé sur ses lettres, les cit. Cardoen, lieut. méd. et Ives-Schoutecten, chirurgien; et exerce depuis 34 ans dans ladite commune de Warneton.

WATTELLE (*François*), natif de Damme, âgé de 42 ans, reçu chirurgien en l'année 1781 à Bruges, département de la Lys, ont signé sur son diplome, les cit. Devaux, médecin, Vanbierebrouck, Bamvens, Vankeylen, &c.; et exerce depuis 21 ans à Damme.

Pharmaciens.

DEBOCY (*Louis*), natif de Courtray, âgé de 44 ans, reçu pharmacien l'année 1788, à Menin, département de la Lys; ont signé sur ses lettres, les cit. J.-B. Voisin, et P.-J. Ghesquize; et exerce depuis 14 à Menin.

DÉPARTEMENT DE MAINE ET LOIRE.

Médecins.

BOUSSEAU (*Augustin Léonard*), natif de Montaigu, âgé de 42 ans, reçu D. médecin, en l'année 1784, à Angers, dép. de Maine-et-Loire; ont signé sur ses lettres, les cit. Choudieu, D.; Gaudin, Duplessis, Chartier, D. M., etc.; et Dubois, secrétaire; et exerce depuis 18 ans à Chalonnes.

Nota. Le citoyen Bousseau a été commissionné médecin des armées, en l'an 2, par le conseil de santé, et breveté en l'an 4 par le ministre de la guerre, comme médecin près l'armée de l'Ouest.

FERRIERE (*René*), natif de Baugé, âgé de 39 ans, reçu D. méd. en l'an. 1788, à Reims, département de la Marne; ont signé sur ses lettres, les citoy. Fillion, doyen; et Caqué, prof.; et exerce depuis 12 ans à Baugé.

Nota. Le citoyen Ferrier a été commissionné, en l'an 2, méd. près l'armée de l'Ouest.

IDRAC (*Etienne-Antoine-Joseph*), natif de Quingey, âgé de 45 ans, reçu D. médec. en l'année 1785, à Angers, département de Maine et Loire; ont signé sur ses lettres, les citoyens Guérin, Pantin, Gaudin, Delaunay, Duplessis, D. médec., etc.; et exerce depuis 14 ans à Saumur.

LAMOUREUX (*Jos.-Noël*), natif de Thouars, âgé de 57 ans, reçu D. médec. en l'année 1767, à Montpellier, département de l'Hérault; ont signé sur ses lettres, les cit. Imbert, Sauvages, Venelle, Lamure, Leroy, Barthez, etc.; et exerce depuis 6 ans à Saumur.

Nota. Le citoy. Lamoureux est médecin des hôpitaux de Saumur.

LEBLANC (*Gabriel-Franç.-Nicolas*), natif de Saumur, reçu D. médecin, en l'année 1788, à Angers, département de Maine et Loire; ont signé sur ses lettres, les citoyens Delaunay, Berger, Guérin, Pantin, Gaudin, Duplessis, etc.; et exerce depuis 13 ans à Saumur.

Lecamus (*Pierre-René*), natif de Baugé, âgé de 32 ans, reçu D. médecin en l'an. 1790, à Angers, département de Maine et Loire; ont signé sur ses lettres, les cit. Tessier, Delaunay, Choudieu, Guérin, Pantin, etc.; et exerce depuis 10 ans à Baugé.

Michelin (*Robert-Louis*), natif de Camptoceaux, âgé de 63 ans, reçu D. médecin en l'année 1761, à Montpellier, département de l'Hérault; ont signé sur ses lettres, les citoyens Lamure, président; et Imbert, chancelier; et exerce depuis 41 ans dans la ville de Champtoceaux.

Phélippeaux (*Paul-Vital*), natif de Saumur, reçu D. médecin en l'ann. 1777, à Montpellier, département de l'Hérault; ont signé sur ses lettres, les citoyens Imbert, Chancelier, etc.; et exerce depuis 24 ans à Saumur.

Riffault (*Charles-René-Marie*), natif de Ville-l'Evêque, âgé de 36 ans, reçu D. médecin en l'année 1792, à Angers, départem. de Maine et Loire; ont signé sur ses lettres, les cit. Guérin, Pantin, Berger, Choudieu, et Brevet, secrétaire; et exerce dep. 8 ans à Angers.

Tharreau (*Marie-Augustin*), natif du May, âgé de 40 ans, reçu D. médecin en l'année 1785, à Montpellier, départem. de l'Hérault; ont signé sur ses lettres, les cit. Imbert, Barthès, Delamure, René, Gouan, etc.; et exerce à Rochefort-sur-Loire.

Nota. Le citoyen Tharreau a été commissionné médecin des hôpitaux militaires d'Angers et y a continué son service jusqu'à leur suppression.

Verry (*Jacques-Pierre*), natif de Beaufort, âgé de 46

ans, reçu D. médecin en l'an. 1786, à Reims, département de la Marne; ont signé sur ses lettres, les cit. Caqué, doy., et Navier; et exerce depuis 16 ans à Baugé.

Chirurgiens.

Bastard fils (*Toussaint*), natif de Chalonnes, âgé de 46 ans, reçu chirurgien en l'ann. 1779, à Angers, départ, de Maine et Loire; ont signé sur ses lettres, les cit. Garnier, Mérault, Neveu, Bretault, Lacheze, etc. prof.; Guérin, D. médecin; et exerce depuis 23 ans à Chalonnes.

Nota. Le cit. Bastard a été jusqu'à la pacification de la Vendée, chirurgien de l'hôpital militaire d'Angers.

Bayon, reçu chirurgien en l'année 1757, au Lude; ont signé sur ses lettres, les cit. Gounmault, lieutenant; Fouquet, médecin; Marchand, Lecamus, chirurgiens; Bernard, greffier; et exerce depuis 21 ans à Moranne.

Nota. Le citoyen Bayon a été, en outre, reçu à Angers, en 1781; et avant de se fixer à Moranne, il exerçoit au Lude depuis 1746.

Beille (*Jean Pierre*), natif de la Flèche, âgé de 31 ans, reçu chirurgien en l'année 1792, à la Flèche, départem. de la Sarthe; ont signé sur ses lettres, les cit. Drouault, lieutenant; Lespine, chirurg.; Boucher, greffier; et exerce depuis 5 ans à Beaufort.

Blouin (*Isaac*), natif de Bohalle, âgé de 39 ans, reçu chirurgien en l'année 1788, à Beaufort, départem. de Maine et Loire, ont signé sur ses lettres, les cit. Desaunay, lieutenant; Perdoulx, Padoul, etc; et exerce depuis 14 ans à Saint-Mathurin.

Blouin (*Mathurin-René*), natif de Bohalle, âgé de 41 ans, reçu chirurgien en l'année 1788, à Beaufort, département de Maine et Loire; ont signé sur ses lettres, les cit. Desaunay, lieutenant; Padoul, prévôt; et Perdoulx, greffier; et exerce depuis 14 ans à Beaufort.

Champneuf (*Victor*), natif de Varenne, âgé de 38 ans, reçu chirurgien en l'année 1790, à Chinon, département d'Indre-et-Loire; ont signé sur ses lettres, les cit. Testu, lieuten.; et Maurice, greffier; et exerce depuis 12 ans à Vernantes.

Couléon (*Charles*), natif de Saumur, reçu chirurgien en l'année 1778, à Saumur, département de Maine-et-Loire; ont signé sur ses lettres, les cit. Mersan et Guillebault, &c; et exerce depuis 23 ans à Saumur.

Delhumeau (*René*), natif de Machecoul, âgé de 46 ans, reçu chirurgien en l'année 1779, à Baugé, département de Maine-et-Loire; ont signé sur ses lettres, les cit. Drouault, Mouceau, Perrault, Pontonnier, &c.; et exercé depuis 23 ans à Durtal.

Desneux (*Pierre*) natif de S.-Vincent-de-Lude, âgé de 57 ans, reçu chirurgien en l'année 1769, à Angers, département de Maine-et-Loire; ont signé sur ses lettres, les cit. Garnier-Lagré, Chevreul, &c.; Berget, D. méd.; et exerce depuis 33 ans à S.-Martin-du-Bois.

Durozoi (*François*), natif de Vigneux, âgé de 47 ans, reçu chirurgien en l'année 1792, à Baugé, départem. de Maine-et-Loire; ont signé sur ses lettres, les cit. Drouault et Dutier; et exerce depuis 10 ans à Auverse.

Farge (*Martin-François*), natif de Feneu, âgé de 47 ans, reçu chirurgien en l'année 1779, à Angers, département de Maine-et-Loire; ont signé sur ses lettres, les cit. Burolleau, D.

méd.; Garnier-Lagrée, Mouillera, Nepsen, Baugé, &c.; et exerce depuis 23 ans à Feneu.

GAULAY (*Hurbain*), natif de Doué, reçu chirurgien en l'année 1781, à Saumur, département de Maine-et-Loire, ont signé sur ses lettres, les cit. Mersan, Guillebault, &c.; et exerce depuis 21 ans à Saumur.

GROUT (*René*), natif de Marcé, âgé de 46 ans, reçu chirurgien en l'année 1776, à Baugé, département de Maine-et-Loire; ont signé sur ses lettres, les cit. Perrault, Monceau, Pontonnier, Drouault et Dutier; et exerce depuis 26 ans à Durtal.

HOUDET (*Charles Morille-Pierre*), natif de Chalonnes, âgé de 36 ans, reçu chirurgien en l'année 1791, à Angers, département de Maine-et-Loire; ont signé sur ses lettres, les cit. Baugé, Lacheze, Chevreuil aîné et jeune, Garnier père et fils &c.; et exerce à Roussay.

HOUDET (*Jean*), natif de Chalonnes, âgé de 47 ans, reçu chirurgien en l'année 1790, à Angers, département de Maine-et-Loire; ont signé sur ses lettres, les cit. Garnier, Lachèze, Chevreuil et Baugé; et exerce depuis 8 ans à Longué.

LEJAY (*Étienne*), natif d'Allonne, âgé de 38 ans, reçu chirurgien en l'année 1792, à Baugé, département de Maine-et-Loire, ont signé sur ses lettres, les citoyens Drouault, lieutenant; et Dutier, greffier; et exerce depuis 10 ans à Vernoil.

LEMONNIER (*Louis*), natif de Montrevault, âgé de 44 ans, reçu chirurgien en l'année 1782, à Angers, département de Maine-et-Loire; ont signé sur ses lettres, les cit. Garnier, lieuten.; Bretault, greffi. Claude, cachelier; Chartier, D. régent de la faculté de médecine, &c.; et exerce depuis 20 ans à Montrevault.

LESAYEUX (*Charles*), natif de Baugé, âgé de 32 ans, reçu chirurgien en l'an. 9, à Lille, département du Nord ; ont signé sur son diplome, les citoyens Mangin, Pionnier, Cavalier, Saugier ; Delbarde et Prom ; et exerce à Baugé.

LESEUX (*Étienne*), natif de Langué, âgé de 72 ans, reçu chirur. en l'année 1759, à Baugé, département de Maine-et-Loire; ont signé sur ses lettres, les citoyens Drouault, Monceau, Perrault, &c. ; et exerce depuis 43 ans à Longué.

LOGERAIS (*Jean*), natif de Champiq, âgé de 45 ans, reçu chirurgien en l'année 1778, à Angers, département de Maine-et-Loire ; ont signé sur ses lettres, les citoyens Garnier, Lagrée, Chevreuil, Neveu, Lejean, Mouilleras, &c. ; et exerce depuis 24 ans à Champigné.

MESLIER (*Elie*), natif de Louvainnes, âgé de 43 ans, reçu chirurgien en l'an. 1784, à Angers, départem. de Maine et Loire; ont signé sur ses lettres, les cit. Choudieu, Bretaut, Chevreuil-Garnier, Lachaize, etc. ; et exerce depuis 18 ans à Chazé-sur-Argos.

OGER (*René*), reçu chirurgien en l'année 1782, à Nantes, département de la Loire-inférieure, par le collége de chirurgie de cette ville ; et exerce à Monfaucon.

Nota. Le citoyen Oger a omis sur son extrait, les noms des signataires de ses titres; mais l'authenticité en est garantie par le maire de Monfaucon, autant que par le choix qu'a fait de lui, en 1786, l'ancien gouvernement, comme chirurgien des épidémies en Bretagne.

PAVY (*Martin*), natif de Fontevrault, âgé de 48 ans, reçu chirurgien en l'an. 1791, à Saumur, département de Maine et Loire; ont signé sur ses lettres, les citoyens Regnard, Gaulay, Tessier, Phelippeaux et Couléon; et exerce depuis 11 ans à Fontevrault.

Peltier (*Sauveur*), natif de Doué, âgé de 41 ans, reçu chirurgien en l'an 1786, à Saumur, département de Maine et Loire; ont signé sur ses lettres, les citoyens Reguard, lieutenant; et Guillemet, greffier; et exerce depuis 15 ans à Longé.

Perrault (*Charles*), natif d'Angers, âgé de 82 ans, reçu chirurgien en l'an. 1744, à Baugé, département de Maine et Loire; ont signé sur ses lettres, les citoyens Bouchard aîné et jeune, Delhumeau, etc.; et exerce depuis 58 ans à Durtal.

Serain - Archambault (*Jean - François*), natif de Vernoil, âgé de 53 ans, reçu chirurgien en l'année 1772, à Saumur, départem. de Maine et Loire; ont signé sur ses lettres, les citoyens Mersan, Fernagu, Phelipeaux, Renard, etc.; et exerce depuis 32 ans à Saumur.

Thuau (*François-Pierre*), natif de Baugé, âgé de 47 ans, reçu chirurgien en l'année 1785 à Baugé, départ. de Maine et Loire; ont signé sur ses lettres, les cit. Drouault, Pontonnier, Dutier, Legros et Perrault; et exerce depuis 17 ans à Baugé.

Véron (*Louis*), natif de Laval, âgé de 44 ans, reçu chirurgien en l'année 1788, à Saumur, département de Maine et Loire; a signé sur ses lettres, le cit. Mangin, lieut.; et exerce à Saint-Clément.

Pharmaciens.

Chaillen (*Pierre*), natif de Baugé, âgé de 43 ans, reçu pharmacien en l'année 1783, à Baugé, département de Maine et Loire; ont signé sur ses lettres, les citoyens Liberge père et fils, Salle, pharmaciens; Mondin et Hautrain, D. médecin; et exerce depuis 19 ans à Baugé.

COURTILLER (*Jean-André-Simon*), natif de Saumur, reçu pharmacien en l'an. 1789, à Saumur, département de Maine et Loire; et exerce depuis 12 ans à Saumur.

Nota. Le citoyen Courtiller a omis sur son extrait les noms des signataires de ses titres; mais l'authenticité en est garantie par le maire du lieu de sa résidence.

DÉPARTEMENT DE LA MANCHE.

Médecins.

AUBRAY (*Roch-François-Léonard*), natif de Carentan, âgé de 50 ans, reçu D. médecin en l'année 1778, à Caen, département du Calvados; ont signé sur ses lettres, les citoyens Lecanu, Roussel, Demoueux et Deparfouru; et exerce depuis 20 ans à Carentan.

BOESSÉ (*Michel*), natif de Brecé, âgé de 36 ans, reçu D. médecin, en l'année 1790, à Caen, département du Calvados; ont signé sur ses lettres, les cit. Leportier, Chibourg, Deschamps, Desmoneux, Briard, prof.; et Bunel, secrétaire; et exerce depuis 12 ans à Brecé.

CADET (*François-Toussaint*), natif de Villedieu, âgé de 37 ans, reçu D. méd. en l'an. 1788, à Caen, département du Calvados; ont signé sur ses lettres, les cit. Deschamps, Chibourg, Desmoneux, Briard et Roussel; et exerce depuis 13 ans à Villedieu.

CAUVIN (*Jean-François*), natif du Thiel, âgé de 40 ans, reçu D. médecin en l'année 1786, à Caen, départem. du Calvados; ont signé sur ses lettres, les citoyens Lecanu, doyen; Desmoneux, Regnardde Barentin, de Roussel; et exerce depuis 14 ans à Constances.

Destais (*Augustin-Marie*), natif de Landivy, âgé de 38 ans, reçu D. médecin en l'année 1790, à Caen, départem. du Calvados; ont signé sur ses lettres, les cit. Desmoneux, Briard, Deroussel et Lange; et exerce depuis 1 ans à Saint-James, après onze ans d'exercice, tant à Ernée qu'à Garon et Fongerolles (Mayence).

Havard (*François*), natif de Villedieu, âgé de 60 ans, reçu D. médecin en l'an. 1766, à Caen, département du Calvados; ont signé sur ses lettres les citoyens Desmoneux, Boullard, Goubin et Deparfouru; et exerce depuis 34 ans à Villedieu.

Hécan (*Jean-Jacques*), natif de Monbrai, âgé de 60 ans, reçu D. médecin en l'année 1767, à Caen, département du Calvados; ont signé sur ses lettres, les citoyens Deparfouru, Boullard, Goubin, Desmoneux, professeurs; et Bunel, secrétaire; et exerce depuis 30 ans à Tressy.

Héon (*Louis-François*), natif d'Avranches, âgé de 42 ans, reçu D. médecin en l'an. 1781, à Caen, département du Calvados; ont signé sur ses lettres, les cit. Desmoneux, doyen; Lecacu, Deroussel, Briard, et Bunel, secrét.; et exerce depuis 18 ans à Constances.

Holot (*Pierre*), natif de Bretteville, âgé de 41 ans, reçu D. médecin en l'année 1782, à Montpellier, département de l'Hérault; ont signé sur ses lettres, les cit. Imbert, Barthès, René, Gouan, Broussonnet, de Lamure, etc. et exerce depuis 18 ans à la Haye-du-Puits.

Jouets de Lanoë (*François*), natif de Torigny, âgé de 50 ans, reçu D. médecin en l'année 1777 à Caen, département du Calvados; ont signé sur ses lettres, les cit. Desmoueux, Deschamps, Lecanu,

canu, Roussel, professeur; et Bunel, secrét.; exerce depuis 15 ans à Torigny.

Langlois (*René*), natif de Briquebec, reçu D. médecin en l'année 1765, à Caen, département du Calvados; et exerce à Valognes.

Nota. Le citoyen Langlois a omis sur son extrait les noms des signataires de ses titres, mais l'authenticité en est garantie par le maire de Valognes; de plus, le citoyen Langlois a été commissionné en 1793 médecin de l'hospice militaire de la même ville; et a continué son service jusqu'à l'époque de la suppression dudit hospice.

Leroux (*Pierre-François-Augustin*), natif de Saint-Lô, âgé de 30 ans, reçu D. médecin en l'année 1793, à Caen, département du Calvados; ont signé sur ses lettres, les cit. Desmoueux, doyen; Deroussel, Lerosty, Le Boucher, Bonvoisin, professeurs; et Imard, secrétaire; et exerce depuis 9 ans à Saint-Lô.

Montier (*Alexandre*), natif de la Luzerne, âgé de 38 ans, reçu D. médecin en l'année 1789, à Montpellier, département de l'Hérault; ont signé sur ses lettres, les citoy. René, doyen; Gouan; et Vincent, secrétaire; et exerce depuis 11 ans à la Haye-Pesnel.

Pontas du Meril (*Jean-Louis-François*), natif de Cherbourg, âgé de 47 ans, reçu D. médecin en l'année 1775, à Caen, département du Calvados; ont signé sur ses lettres, les citoyens Deparfouru, Lecanu, Desmoueux et Roussel, prof.; et exerce depuis 24 ans à Valognes.

Chirurgiens.

Aumont (*Jean-Jacques-François*), natif d'Aubigny, âgé de 61 ans, reçu chirurgien en l'année 1778, à Avranches, département de la Manche; ont signé sur ses lettres, les citoyens EnjourLaut, Béquet, lieutenant; et Porée, greffier; et exerce depuis 24 ans à Saint-James.

BECQUET (*Charles*), natif d'Avranches, âgé de 36 ans, reçu chirurgien en l'ann. 1790, à Avranches, département de la Manche; ont signé sur ses lettres, les cit. Coupard, lieutenant; et Porée, greffier; et exerce depuis 12 ans à Avranches.

Nota. A la même époque, le cit. Becquet a été aggrégé à l'école de chirurgie de la ville d'Avranches.

CAUVIN (*Jean-Baptiste*), natif du Vart, âgé de 33 ans, reçu chirurgien en l'an 10, à Perriers, département de la Manche; ont signé sur son diplome, les cit. Lebrun, cidevant lieutenant; Delorme, Prévôt, Savary; Fauvet, greffier; et exerce depuis 18 mois à Lessaq.

COUPARD (*Pierre-Ambroise*), natif d'Avranches, âgé de 74 ans, reçu chirurg, en l'an 8, à Avranches, département de la Manche; ont signé sur son diplome, les citoyens Guérin, Morin, Becherel, Lesplu-Dupré; D. M. Becquet, Hédon, Coupard père, chirurg. etc.; et exerce depuis :. ans à Avranches.

DELANGLE (*François-Michel-Joachim*), natif de Saint-Amand, âgé de 43 ans, reçu chirurgien en l'année 1777, à Torigny, département de la Manche; ont signé sur ses lettres, les citoyens Deschamps, Brière, Nicole, Jouets, Lescot, Renaud, etc.; et exerce depuis 25 ans à Torigny,

Nota. En 1784, le citoyen Delangle a été promu au grade de lieutenant du premier chirurgien.

DESPRÉAUX (*Jacques-Pierre*), natif de Montjoie, âgé de 39 ans, reçu chirurgien en l'année 1790, à Avranches, département de la Manche; ont signé sur ses lettres, les citoyens Coupard, lieutenant; Porée, greffier;

et exerce depuis 12 ans à Saint James.

DUPARC (*François-Louis*), natif de Sanchevreuil, âgé de 40 ans, reçu chirurgien en l'année 1785 à Coutances, département de la Manche; ont signé sur ses lettres, les cit. Lemaître et Conquérant; et exerce depuis 16 ans à Villedieu.

DUPREY (*Louis-Charles-Hubert*), natif de Feugères, âgé de 58 ans, reçu chirurgien en l'année 1772, à Saint-Lô, département de la Manche; ont signé sur ses lettres, les cit. Lecousté et Hersan; et exerce depuis 26 ans à Carentan.

FORTIN (*François-Joseph*), natif de Prélot, âgé de 33 ans, reçu chirurgien en l'an 8, à Perriers, département de la Manche; ont signé sur son diplome, les citoy. Lebrun, ci-devant lieutenant; et Fauvel; et exerce depuis 2 ans à Pont-l'Abbé, après 8 mois d'exercice à Perriers.

GARNIER (*Jacques*), natif de Saint-Cornier, âgé de 50 ans, reçu chirurgien en l'année 1783, à Mortain, département de la Manche; ont signé sur ses lettres, les cit. Robe, Poullain, Boutry, Serard, Cahour, etc.; et exerce depuis 19 ans à Cuves.

GAUVAIN (*Jacques*), natif de Barneville, âgé de 47 ans, reçu chirurgien en l'année 1783, à Brest, département du Finistère; ont signé sur ses lettres, les cit. Lapotterie, Billard et Duret; et exerce depuis 16 ans à Barneville.

HARDY-PRÉFONVAL (*A.*), natif de Valognes, âgé de 39 ans, reçu en l'année 1788, membre du collège de chirurgie de Valognes, département de la Manche; ont signé sur ses lettres, les citoyens Heurtevent-Premer, lieutenant; Hardy pere, greffier; et exerce depuis 14 ans à Valognes.

HÉDOU (*Marin*), natif de Ceaux, âgé de 37 ans, reçu chirurgien en l'année 1791, à Avranches, département de la Manche; ont signé sur ses lettres, les citoyens Coupard, lieutenant; et Porée, greffier; et exerce à Avranches.

Nota. Le citoyen Hédou a été breveté chirurgien de première classe près l'armée du Rhin, par le ministre de la guerre Aubert Dubayet.

HEURTEVENT - PREMER (*F. J.*), natif de Valognes, âgé de 52 ans, reçu en l'année 1771, membre du collège de chirurgie de Valognes, département de la Manche; ont signé sur ses lettres, les cit. Larouxeliène, lieutenant; Hardy père, greffier; et exerce depuis 31 ans à Valognes.

Nota. Le cit. Heurtevent-Premer a été promu au grade de lieutenant du premier chirurgien près la communauté de Valognes, et est chirurgien en chef de l'hospice civil.

JOUENNE (*Julien-Alexandre*), natif de la Haye-Pesnel, âgé de 33 ans, reçu chir. en l'année 1791, à Avranches, département de la Manche, ont signé sur ses lettres, les citoyen Coupard, lieutenant; Gesfroy, doyen; Nérambourg, Porée; etc.; et exerce à Saint-Pois, après plusieurs années de service près les armées.

LAIR-CORIGNY (*Adrien*), natif de Torigny, âgé de 37 ans, reçu chirurgien en l'an. 1790, à Torigny, départem. de la Manche; ont signé sur ses lettres, les cit. Deschamps, lieutenant, etc.; et exerce depuis 12 ans à Torigny.

Nota. Le cit. Lair-Corigny est chirurgien en chef de l'hospice de Torigny.

LAMARE (*Jean Charles-Mathurin*), natif des Pieux, âgé de 39 ans, reçu chirurgien major de la marine nationale, en l'an 3, à Brest, département du Finistère; ont signé sur sa commission les citoyens Billard, Duret, Dupré, Pichon et Dubreuil; et exerce aux Pieux.

Lebel (*Jacob*), natif de Gouey, âgé de 47 ans, reçu chirurgien en l'année 1785, à Carentan, départ. de la Manche; ont signé sur ses lettres, les citoy. Lesage, Legoupil, Noël, Lebrun, chirurgiens; Aubray, médecin; et Martain, secrét.; et exerce depuis 17 ans à Carentan.

Lefebvre (*Simon - Nicolas*), natif de Créances, âgé de 46 ans, reçu chirurgien en l'année 1783, à Coutances, département de la Manche; ont signé sur ses lettres, les citoyens Duprey, Delorne, Lejeune, lieutenant; et Malherbe, greffier; et exerce depuis 19 ans à Lessay.

Lefrançois - Préfontaine (*Nicolas*), natif de Torigny, âgé de 44 ans, reçu chirurgien, en l'année 1777, à Toriny, département de la Manche; ont signé sur ses lettres, les citoyens Deschamps, lieutenant; Jouet, médecin; Nicole, Lescat, Brière, chir.; Regnault, greffier; et exerce à Torigny,

Nota. Le citoy. Lefrançois-Préfontaine a été breveté en 1785, lieutenant du premier chirurgien, commissionné près les armées, en l'an 3, par le conseil de Santé, séant à Paris.

Legerais (*Pierre-Adrien*), natif de Coutances, âgé de 37 ans, reçu chirurgien en l'année 1790, à Perriers, département de la Manche; ont signé sur ses lettres les cit. Lebrun, lieutenant; Delonne, Lavarie et Leplanquain; et exerce depuis 8 ans à Coutances, aprés 4 ans d'exercice à Perriers.

Legoupil (*F. T.*), natif de Port-Bail, âgé de 71 ans, reçu en l'année 1765, membre du collège de chirurgie de Valagnes, départ. de la Manche; ont signé sur ses lettres, les citoy. Larouxeliène, lieutenant; Hardy père, greffier; et exerce depuis 27 ans à Valorgnes.

Nota. Le citoyen Legoupil a en outre été reçu pharmacien à la même époque et par la même communauté.

LEPRIEUR (*Gabriel*), natif de S.-Quentin, âgé de 40 ans, reçu chirurgien en l'année 1792, à Avranches, département de la Manche; ont signé sur ses lettres, les citoyens Coupard, lieutenant; et Porée, greffier; et exerce à Marcilly.

LEPRIEUR (*Pierre*), natif de Lachapelle-Lèche, âgé de 37 ans, reçu chirurgien en l'année 1791, à Mortain, département de la Manche; ont signé sur ses lettres, les citoyens Robles, Lérard, Boutry, Lexerdain, Cahour, &c.; et exerce depuis 11 ans à Sourdeval.

LEREBOURS (*Jean-Pierre*), âgé de 54 ans, natif de S.-James, reçu chirurgien en l'année 1771, à Avranches, département de la Manche; ont signé sur ses lettres, les citoyens Béquet et Porée, greffier; et exerce depuis 31 ans à S.-James.

LEROSTY (*Hervé-Tranquil. C.*), natif d'Aubigny, âgé de 32 ans, reçu chirurgien en l'année 1791, au Hâvre-de-Grace, département de la Seine-Inférieure; ont signé sur ses lettres, les citoyens Bunel et Lemeur, juges de l'amirauté; et exerce depuis 7 ans à Agon.

Nota. Le citoyen Lerosty a servi trois ans, comme chirurgien-major, tant sur les vaisseaux de l'état que dans les hôpitaux militaires de Saint-Domingue.

LETERREUX (*Jean-Baptiste-Jacques*), natif de Granville, âgé de 36 ans, reçu chirurgien en l'année 1793, à Avranches, département de la Manche; ont signé sur ses lettres, les citoyens Coupard, Geffroy, Nérambourg, Rouilly, Becquet et Pinot; et exerce depuis 5 ans à S.-Lô.

Nota. Le citoyen Leterreux avait eté, en 1783, reçu chirurgien pour la marine, à Granville, par les juges de l'amirauté; il a en outre, été breveté chirurgien de 1.re classe, près l'armée des côtes de Cherbourg, en date des 7 brumaire et 9 ventôse an 2, par le ministre de la guerre, ses brevets signés, Gautier, adj., et commissionné en la même qualité, le 16 thermidor suivant, par les membres du conseil de santé séant à Paris.

MAUDUIT (*Jean-Baptiste*), natif de S.-Mauvieu, âgé de 53 ans, reçu chirurgien en l'année 1780, à Martain, département de la Manche; ont signé sur ses lettres, les citoyens Robe, Poullain, Boutry, Leverdain, Serard et Devère; et exerce depuis 22 ans à Cuves.

NICOLE (*Louis*), natif de Percy, âgé de 63 ans, reçu chirurgien en l'année 1773, à Coutances, département de la Manche; ont signé sur ses lettres, les citoyens Lemaître et Cabaret, greffier; et exerce depuis 40 ans à Percy.

NOEL-DUMARAIS (*P. C.*), natif de Valognes, âgé de 43 ans, reçu chirurgien et membre du collège de chirurgie de Valognes, en l'année 1781, département de la Manche; ont signé sur ses lettres, les citoy. Heurtevent, premier lieuten.; et Hardy père, greffier; et exerce depuis 21 ans à Valogne.

Nota. Le citoyen Noël-Dumarais a été promu en grade de prévôt de la communauté dudit Valognes, et en outre reçu pharmacien en 1789, pour la même ville.

PINOT (*Louis*), natif de Prilley, âgé de 40 ans, reçu en l'année 1791, chirurgien et membre du collège de chirurgie d'Avranches, departem. de la Manche; ont signé sur ses lettres, les citoyens Coupard, lieutenant; et Porée, greffier; et exerce depuis 11 ans à Avranches.

PINOT (*P. René-François*), chirurg. Voyez envois tardifs.

ROBBES (*Olivier*), natif de Ger, âgé de 61 ans, reçu chirurgien en l'ann. 1763, à Mortain, département de la Manche, et exerce depuis 29 ans à Mortain.

Nota. Le citoyen Robbes a été aggrégé, à la même époque, à la communauté des chirurgiens de Mortain, et nommé en 1779, lieutenant du 1er chirurgien, près ladite communauté.

ROULLY (*Gabriel*), natif de Pontorsan, âgé de 42 ans, reçu chirurgien en l'ann. 1782, à Avranches, département de la Manche; ont signé sur ses lettres, les citoyens Coupard, Desbœufs, Geffroy, Aujourleaut, Becquet, etc.; et exerce depuis 20 ans à Pontorson.

Nota. En 1789, le citoyen Roully a été aggrégé à la communauté des chirurgiens d'Avranches, et nommé en l'an 6, chirurgien en chef de l'hospice civil et militaire de Pontorson, et de la maison de détention du Mont-St.-Michel, par le ministre de l'intérieur, le citoyen François de Neuf-Château.

ROUSSEL (*Claude*), natif de Breecy, âgé de 44 ans, reçu chirurgien en l'année 1785, à Mortain, département de la Manche; ont signé sur ses lettres, les citoyens Robbes, Boutry, Leverdain, Sécard; et exerce depuis 17 ans à Breecy.

ROUXELIN-DUMESNIL (*Jean-Baptiste*), natif de S.-Lô, âgé de 56 ans, reçu chirurgien en l'année 1772, à St.-Lô, département de la Manche; ont signé sur ses lettres, les citoyens Lecousté, lieutenant; Dubuisson, Ducolombier, Rouxelin, père; et Guillot, D. médecin; et exerce depuis 30 ans à St.-Lô.

SAVARY (*Thomas-Georges-Charles-François*), natif de Montpinçon la Salle, âgé de 54 ans, reçu chirurgien en l'année 1768, à Perriers, département de la Manche; ont signé sur ses lettres, les citoyens Lejeune, lieutenant; Dupray, prévôt; Delhorme, et Malherbe, greffier; et exerce depuis 34 ans à Lessey.

TRUFFAULT (*Jacques*), natif de Fontenay, âgé de 36 ans, reçu chirurgien en l'année 1792, à Paris, département de la Seine; ont signé sur ses lettres, les citoyens Pelletan, Lassus et Brador; et exerce depuis 9 ans à Montebourg.

Nota. Le cit. Truffault a été breveté par le ministre de la guerre; son brevet signé Gautier, adjoint.

Pharmaciens.

Autin (*Nicolas-Jean*), natif d'Avranches, âgé de 53 ans, reçu pharmacien en l'ann. 1773, à Bayeux, département du Calvados; ont signé sur ses lettres, les cit. Lescieux, Leboucher, Tillard, Dujardin; et exerce depuis 29 ans à Villedieu.

Barenton (*Julien*), natif de Curcy, âgé de 35 ans, reçu pharmacien en l'année 1791, à Vire, départem. du Calvados; ont signé sur ses lettres, les cit. Dubosq de la Robardière, Lenormand, Leblanc, Rousset et Porquet; et exerce depuis 11 ans à St.-James.

Depierre (*Charles-Jacques*), natif de Bernay, âgé de 28 ans, reçu pharmacien en l'an 10, à Valognes, département de la Manche; ont signé sur son diplome, les cit. Pontas-Duméril, D. médécin; Heurtevent, premier chirurgien en chef de l'hospice civil; Faucillon et Noël du Marais, pharmacien; et exerce à Valognes.

Nota. Le citoyen Depierre est depuis 1793, pharmacien près les hôpitaux militaires.

Duvey (*Pierre*), natif de Christot, âgé de 34 ans, reçu pharmac. en l'an 9, à Bayeux, département du Calvados; ont signé sur son diplome, les cit. Bresoys, Regnauld et Picquat; et exerce depuis un ans à St-Lô.

Fafin (*Michel-Nicolas*), natif de Valognes, âgé de 24 ans, reçu pharmacien en l'an 10, à Valognes, département de la Manche; ont signé sur son diplome, les cit. Pontas-Duméril, D. médecin; Heurtevent-Premer, chirurg.; Noël-Dumarais et Faucillon, pharmaciens; et exerce à Valognes.

FAUCILLON (*Joseph-François-Nicolas*), natif de Valognes, âgé de 37 ans, reçu pharmacien en l'année 1789, à Valognes, département de la Manche; et exerce depuis 13 ans audit Valognes.

Nota. Le cit. Faucillon a omis sur son extrait les noms des signataires de ses titres; mais l'authenticité en est garantie par le maire de Valognes et les citoyens Heurtevent-Premer, ex lieuten.; et Noel Desmarais, ex-prévôt de la ci-devant communauté.

FOULLON GRANDCHAMP (*Michel-François*), natif de Falaise, âgé de 49 ans, reçu pharmacien en l'année 1783, à Bayeux, département du Calvados; ont signé sur ses lettres, les citoyens Gardin, Regnauld, Picquot, Delamar, pharm.; Sevestre, D. médec.; et exerce depuis 19 ans à Coutances.

LABONDE (*Jean-Cyprien-Sébastien*), natif de Saint-Lô, âgé de 50 ans, reçu pharmacien en l'année 1779, à Bayeux, département du Calvados; ont signé sur ses lettres, les citoyens Leboucher, Pluquet et Brisois; et exerce depuis 23 ans à Cherbourg.

LAISNÉ (*Jules-François*), natif de Carentan, âgé de 33 ans, reçu pharmacien en l'an 5, à Bayeux, département du Calvados; ont signé sur son diplome, le cit. Brisois et Regnauld; et exerce depuis 10 ans à Carentan.

Nota. Le cit. Laisné a été breveté en l'an 2 pharmacien de première classe près l'armée des côtes de Cherbourg, par le ministre de la guerre, sur la présentation du conseil de santé séant à Paris; son brevet signé Gauthier, adjoint.

LECHEVALIER (*Adrien-L.*), natif de Saint-Floxel, âgé de 32 ans, reçu pharmacien en l'an 5, à Caen, département du Calvados; ont signé sur son diplome, les citoyens Vasse,

Auvray, de Coursanne l'aîné, Degrente, Baudry, Fauconnier, l'aîné, etc.; et exerce depuis 4 ans à Carentan.

Nota. Le cit. Lechevalier avoit été, en l'an 4, commissionné pharmacien de 2e. classe, près l'armée des Côtes de l'Océan, par le conseil de santé.

LEMESNIER-DESMALAIS (*J. François*), natif de Paris, âgé de 61 ans, reçu pharmacien en l'année 1767 à Bayeux, département du Calvados; ont signé sur ses lettres, les cit. Leboucher, Dujardin, Tillard, pharmaciens; et Lecieux, D. médecin; et exerce depuis 35 ans à Torigny.

LOYER (*François-Pabrice*), natif de Villedieu, âgé de 30 ans, reçu pharmacien en l'an 6, à Valognes, département de la Manche; ont signé sur son diplome, les citoyens Caurvin, D. médecin; Noël, Faucillon; et exerce depuis 4 ans à Villedieu.

LOYER (*Pierre-Vincent*), natif de Villedieu, âgé de 40 ans, reçu pharmacien en l'an. 1786, à Vire, département du Calvados; ont signé sur ses lettres, les citoyens Dumont, Marie, Lenormand, Leblanc et Porquet; et exe[illegible] depuis 14 ans à Tessy.

MARTIN (*Jean-Gabriel-François*), natif d'Avranches, âgé de 29 ans, reçu pharmacien en l'an 10, à Vire, département du Calvados; ont signé sur son diplome, les citoyens Marie, Lenormand, Leblanc, Roussel; et Scrillofert, secrét.

MOULIN (*Julien-Nicolas*), natif de Granville, âgé de 41 ans, reçu pharmacien en l'année 1780 à Vire, département du Calvados; ont signé sur ses lettres, les cit. Dubourg, Dumont, profes.; Marie et Lenormand; et exerce depuis 6 ans à Coutances.

Nota. Le citoyen Moulin a servi deux ans en qualité de pharmacien de première classe près les armées.

Potier (*Jacques*), natif de Torigny, âgé de 71 ans, reçu pharmacien en l'an. 1763, à Torigny, département de la Manche; ont signé sur ses lettres les cit. Jouet, D. méd.; et Deschamps, lieutenant; et exerce depuis 39 ans à Torigny.

Salles-Lebourg (*Franç.-Hyacinte*), natif de Valognes, âgé de 30 ans, reçu pharm. en l'an 5, à Caen, département du Calvados; ont signé sur son diplome, les citoy. Godefroy et Leboucher, D. médec.; Dumesnil, président; Vasse, Baudy père et fils, Desgrenth, etc., pharmac.; et exerce depuis 5 ans à Caen.

Nota. Le cit. Salles-Lebourg a été commissionné en l'année 1792, pharmacien de 3e. classe près l'armée du Rhin, par le ministre de la guerre Servan; de 2e. classe près la même armée, en 1793, par Gautier, adjoint au ministre, et breveté de première classe, en l'an 4, près l'armée des Côtes de Cherbourg, par Petiet, ministre de la guerre.

DÉPARTEMENT DE LA MARNE.

Médecins.

Godfroy (*P.-Alexis*), natif de Charleville, âgé de 48 ans, reçu D. médecin en l'ann. 1779, à Reims, département de la Marne; ont signé sur ses lettres, les cit. Fillion, doyen; et Lecamus, son collègue; et exerce depuis 23 ans à Epernay.

Moreau (*Joseph*), natif de Vitry-sur-Marne, âgé de 50 ans, reçu D. médecin en l'ann. 1781, à Reims, département de la Marne; ont signé sur ses lettres, les cit. Raussin et Fillion; et exerce depuis 21 ans à Vitry-sur-Marne.

Chirurgiens.

CHABAUD (*Martin-Marie*), natif de Boult-sur-Suippe, âgé de 45 ans, reçu chirurgien en l'année 1778, à Reims, département de la Marne; ont signé sur ses lettres, les cit. Museux, lieutenant; et Quantinet, greffier; et exerce depuis 24 ans à Boult-sur-Suippe.

CHOISELAT (*Edme*), natif de Sezanne, âgé de 66 ans, reçu chirurgien en l'an. 1761, à Sezanne, département de la Marne; ont signé sur ses lettres, les cit. Houillé, lieutenant; Géryet, Maury, méd.; et exerce depuis 41 ans à Allemant.

COMMESNY (*Jean-Char.*), natif de Chippes, âgé de 46 ans, reçu chirurgien en l'année 1783 à Vitry-le-Français, département de la Marne; ont signé sur ses lettres, les cit. Varnier, médecin; Guillemin, Mangin, et Dominé, chirurg.; et exerce depuis 18 ans à Vitry-sur-Marne.

DERIVIERE (*Etienne-Marie*), natif de Fismes, âgé de 36 ans, reçu chirurgien en l'année 1789, à Soissons, département de l'Aisne, ont signé sur ses lettres, les cit. Delabarre, Bouchot, Doucet, et Espiaud; et exerce depuis 1 an à Dormans.

Nota. Le citoyen Derivière a exercé dans les hôpitaux des armées, en qualité d'officier de santé de première classe, jusqu'en l'an 9, époque à laquelle, par arrêté des consuls, il a eu sa retraite et une pension du gouvernement.

DUVAL (*Louis-Thomas*), natif de Caen, âgé de 47 ans, reçu chirurgien en l'ann. 1782, à Chaumont, département de la Marne; ont signé sur ses lettres, les citoyens Chaloin, lieutenant; et Mollot, gref.; et exerce depuis 20 ans, à Giffaumont.

Nota. Le citoyen Duval a aussi un brevet de chirurgien-major de l'armée, en date du

2 brumaire an 2, et signé du ministre de la guerre, Bouchotte.

Lecaillon (*J. B.*), natif d'Hautvillers, âgé de 65 ans, reçu chirurgien en l'ann. 1758, à Reims, département de la Marne, a signé sur ses lettres, le citoyen Museuse, lieuten.; et exerce depuis 44 ans à Hautvillers.

Liébault (*Jean-Éloi*), natif de la Chaussée, âgé de 49 ans, reçu chirurgien en l'année 1771, à Châlons, département de la Marne; ont signé sur ses lettres, les citoy. Aubert, Mangin et Maillot, médecins et chirurgiens; et exerce depuis 30 ans à la Chaussée.

Millon (*J. B.*), natif de S.-Just, âgé de 58 ans, reçu chirurgien en l'année 1764, à Sens, département de l'Yonne; ont signé sur ses lettres, les citoyens Dalmières, lieutenant; Salgues, prévôt; Lacouture, doyen; Villers, Polle et, Lebeau; et exerce depuis 38 ans à S.-Just.

Ortillion (*Pierre*), natif d'Outine, âgé de 61 ans, reçu chirurgien en l'année 1762, à Chaumont, département de la Haute-Marne; ont signé sur ses lettres, les citoyens l'Aîlley, lieutenant; et Laregne, greffier; et exerce depuis 40 ans à Outine.

Patenostre (*Louis*), natif de Loisy, âgé de 66 ans, reçu chirurgien en l'année 1768, à Châlons, département de la Marne; ont signé sur ses lettres, les citoyens Gellée, médecin; Watier et Ballet, chirurgiens; et exerce depuis 34 ans à Montmort.

Rambau (*Marie-Gabriel*), natif de Fismes, âgé de 55 ans, reçu chirurgien en l'année 1771, à Fismes, département de la Marne; ont signé sur ses lettres, les citoyens Foveau, Justat, Monceau et Subé; et exerce depuis 31 ans à Fismes.

Nota. Le citoyen Rameau, en 1774, a été nommé par le gouvernem., professeur d'accouchemens.

Subé (*Noel*), natif de Châlons, âgé de 64 ans, reçu chirurgien en l'année 1764, à Fismes, département de la Marne; ont signé sur ses lettres, les citoyens Foveau, Manceau, Jactat et Rameau; et exerce depuis 38 ans dans ladite ville de Fismes.

Thugnet (*Jean*), natif d'Alliancelle, âgé de 43 ans, reçu chirurgien en l'année 1781, à Vitry-le-Français, département de la Marne; ont signé sur ses lettres, les citoyens Daillant, lieutenant; Dominé, greffier; et exerce depuis 5 ans à Ste.-Menehould.

Pharmaciens.

Brucelle (***Philippe-François-Alexandre-Ferdinand***), natif de Vervins, âgé de 31 ans, reçu pharmac. en l'an 7, à Reims, département de la Marne, par le conseil de santé; ont signé sur ses lettres, les citoyens Gobert, Leroi, Gambet, Carré et Petit, secrétaire; et exerce depuis 10 ans à Fismes.

Daron (*Antoine*), natif de Fismes, âgé de 37 ans, reçu pharmacien en l'an 6, à Namur, département de Sambre-et-Meuse; ont signé sur ses lettres; les cit. Desvandres, Paybrune, pharmaciens; et Denis, médecin; et exerce depuis 4 ans à Dermans.

DÉPARTEMENT DE LA HAUTE-MARNE.

Médecins.

BARBOLAIN (*Nicolas*), natif de Soulaines, âgé de 46 ans, reçu D. médecin en l'an. 1780, à Montpellier, départ. de l'Hérault; a signé sur ses lettres; le citoyen Barthès, professeur et chancel.; et exerce depuis 20 ans à Chaumont.

BAUDOT (*Germain-N.*), natif de Cusey, âgé de 33 ans, reçu D. médecin en l'an 5, à Caen, département du Calvados; ont signé sur ses lettres, les citoyens Bauvoisin, doy.; Deroussel, Leboucher et Lanjalen; et exerce depuis 4 ans à Langres.

CHEVALIER (*J.-B. François*), natif de Bourbonne-les-Bains, âgé de 64 ans, reçu D. médecin en l'année 1772, à Besançon, département du Doubs; ont signé sur ses lettres, les cit. Atthalin, doyen; et Chaudinet, secrétaire; et exerce depuis 44 ans à Bourbonne-les-Bains.

Nota. Le citoyen Chevalier a exercé pendant 15 années, tant comme chirurg. que comme médecin, à l'hôpital militaire.

CLÉMENT (*Joseph*), natif de Clairvaux, âgé de 34 ans, reçu D. méd. en l'année 1792, à Reims, département de la Marne; ont signé sur ses lettres, les citoy. Navier, doy.; et Fillon, D. méd.; et exerce depuis 10 ans à Marauville.

COLOMBOT (*Pierre-Claude*), natif de Besançon, âgé de 22 ans, reçu D. médecin en l'an 6, à Besançon, département du Doubs; ont signé sur ses lettres, les cit. Rougnon, France et Cusenier; et exerce depuis 4 ans à Besançon.

LEJOYAUD (*Claude-Antoine*), natif de Jussey, âgé de 57 ans, reçu médecin en l'année 1771, à Besançon, départem. du du Doubs ; ont signé sur ses lettres, les cit. Atthalin, médecin et doyen ; et Chaudiot, secrétaire ; et exerce depuis 28 ans à Fresnes.

MERME (*Étienne*), natif de Changex, âgé de 51 ans, reçu D. médecin en l'année 1777 à Montpellier, département de l'Hérault ; a signé sur ses lettres, le citoyen J. F. Imbert, chancelier ; et exerce depuis 22 ans à Langres.

MONTROL (*Mongin*), natif de Langres, âgé de 64 ans, reçu D. médecin en l'an. 1758, à Montpellier, département de l'Hérault ; ont signé sur ses lettres, les cit. Imbert, Magnol, Haguenot, Delamure, &c. ; et exerce depuis 44 ans, à Bourbonne-les-Bains.

Nota. Le citoyen Montrol, en 1768, fut nommé médecin adjoint à l'hôpital militaire de Bourbonne, et breveté titulaire en 1779. En 1777, il fut admis à la société de médecine ; et en 1778, il obtint le brevet de médecin des eaux de Bourbonne.

MONTROL fils (*Mongin*), natif de Bourbonne-les-Bains, âgé de 30 ans, reçu D. médecin en l'année 1793, à Nancy, département de la Meurthe ; ont signé sur ses lettres, les cit. Jadelot, Guillemin, Nicolas et Antoine ; et exerce depuis 2 ans à Bourbonne.

Nota. Le citoyen Montrol fils a été, en l'an 9, breveté médecin en second de l'hôpital militaire des eaux de Bourbonne.

PIERSON (*Philippe*), natif de Raincourt, âgé de 37 ans, reçu D. méd. en l'année 1786, à Besançon, département du Doubs ; ont signé sur ses lettres, les citoyens Lange, doy. ; Joliard, secrétaire ; et exerce depuis 7 ans à Bourbonne.

ROBERT (*Ant.-Jos. Franç.*), natif de Chaumont, âgé de 41 ans, reçu D. médecin en l'an. 1783, à Nancy, département de la Meurthe ; ont signé sur ses lettres, les cit. Tournay, Jadelot, Guillemin, Davillers ;

et exerce depuis 1787 à Langres.

Nota. Le citoyen Robert a été médecin de l'armée du Rhin et il est médecin en chef des hospices de Langres.

Chirurgiens.

ARBELTIER (*Bernard*), natif de Langres, âgé de 32 ans, reçu chirurgien, en l'an. 1793, à Paris, département de la Seine; ont signé sur ses lettres, les cit. Pelletan, Boyer, Peyrille et Sabatier; et exerce depuis 4 ans à Horte.

AUBRY (*J. B.*), natif de Saint-Maurice-les-Lampes, âgé de 62 ans, reçu chirurgien en l'année 1766, à Langres, departem. de la Haute-Marne; ont signé sur ses lettres, les citoyens Mauclere, lieutenant; Balhier, prévôt; et Legoux, greffier; et exerce depuis 36 ans à Langres.

BOURLON (*Jean-Franç.*), natif d'Eclaron, âgé de 59 ans, reçu chirurgien en l'année 1781, à Chaumont, département de la Haute-Marne; ont signé sur ses lettres, les citoyens Chaloin, lieutenant; Petitot, sous-lieut.; Morelle, Barotte, et Mollot, greffier; et exerce depuis 21 ans à Eclaron.

DARANTIERE (*J. B.*), natif de Gramey-le-Château, âgé de 43 ans, reçu chirurgien en l'an. 1785, à Langres, département de la Haute-Marne; ont signé sur ses lettres, les citoyens Mutel, et Aubry, greffier; et exerce depuis 12 ans à Chaumont.

Nota. Le cit. Darantière se fit recevoir de nouveau à Chaumont, lorsqu'il voulut y établir son domicile, en 1790; ses lettres sont signées par les citoyens Chaloin, lieutenant; et Mollot, greffier.

DUCLAIRE (*Jean Bapt.*), natif de Limoges, âgé de 43 ans, reçu chirurgien, en l'année 1786, à Chaumont, département de la Haute-Marne;

ont signé sur ses lettres, les citoyens Chaloin, lieutenant; et Mollot, greffier; et exerce depuis 16 ans à Poissons.

Floriot (*Claude-Simon*), natif de Bourmont, âgé de 64 ans, reçu chirurgien en l'ann. 1768, a Graffigny, départem. des Vosges; ont signé sur ses lettres, les citoyens Quentin, lieutenant; Jacquez, D. med; Bailly, procureur; et Rouger, chirurgien; et exerce depuis 29 ans à Bourmont.

Guérinot (*Pierre*), natif de Langres, âgé de 52 ans, reçu chirurgien en l'année 1783, à Langres, département de la Haute-Marne; ont signé sur ses lettres, les cit. Mutel et Aubry; et exerce depuis 19 ans dans ladite ville de Langres.

Nota. Le citoyen Guérinot est, depuis l'an 2, chirurgien en chef des hospices de cette commune.

Herbin (*Alexand.-Jos.*), natif de Montier-en-Der, âgé de 37 ans, reçu chirurgien, en l'année 1789, à Chaumont, départem. de la Haute-Marne; ont signé sur ses lettres le cit. Chaloin, lieutenant; et Barotte, p. le greffier; et exerce depuis 14 ans à Montier-en-Der.

Jansson (*Nicolas*), natif de Dommartin le-Saintpère, âgé de 44 ans, reçu chirurgien en l'année 1778, à Chaumont, département de la Haute-Marne; ont signé sur ses lettres, les cit. Mallot, l'Œillet, lieutenant; et Mollot, gref.; et exerce depuis 24 ans à Dommartin-le-Saintpère.

Renauld, natif de Saint-Martin-lès-Autrevilles, âgé de 36 ans, breveté chirurgien-major de vaisseau, en l'ann. 1787, à Brest, département du Finistère; ont signé sur son brevet, les citoyens Lapoterie, Billard et Duret, secrét.; Pernigourel, commissaire des ports et arsenaux, ayant l'inspection des hôpitaux; et Beaupréau, intendant; et exerce depuis 11 ans à Saint-Martin.

ROBERT (*Charles*), natif d'Andelot, âgé de 33 ans, reçu chirurgien en l'ann. 1791 à Chaumont, départem. de la Haute-Marne; ont signé sur ses lettres, les citoyens Chaloin, lieutenant; et Barotte, secrétaire; et exerce depuis 11 ans à Andelot.

TECHENER (*Joseph*), natif de Vienne, âgé de 32 ans, reçu chirurgien en l'année 1789 à Vienne, en Autriche; ont signé sur ses lettres, les cit. Beer et Steinberg, chirurg. jurés; et exerce depuis 48 ans à Orges.

Nota. Le citoyen Techener a exercé pendant 4 ans dans les hôpitaux militaires, avant de fixer sa résidence dans la commune d'Orges.

Pharmaciens.

ABRAHAM (*Etienne*), natif de Langres, âgé de 46 ans, reçu pharmacien en l'année 1787, à Chaumont, département de la Haute-Marne; ont signé sur son diplome, les citoyens Laloi et Barbolain, méd.; Mollot et Réal, pharm.; et exerce depuis 15 ans à Chaumont.

DÉPARTEMENT DE LA MAYENNE.

Médecins.

BOULLEVRAYE (*Emmanuel M. R.*), natif de Mayenne, âgé de 62 ans, reçu D. médecin en l'an. 1762, à Montpellier, département de l'Hérault; ont signé sur ses lettres, les cit. Imbert, chanc. et juge; et Vincent, secrétaire; et exerce depuis 34 ans à Laval.

COSNARD (*Henry-René-François*), natif de Craon, âgé de 49 ans, reçu D. médecin en l'année 1774, à Angers, département de Maine et Loire; ont signé sur ses lettres les cit. Pantin, Buffebrau, Ducoudray, Chartier, doyen, etc.; et Loiseau, secrétaire; et exerce à à Cossé-le-Vivien depuis 2 ans.

DESCHAMPS (*Jean*), natif de Laval, reçu D. médecin en l'année 1760 à Angers, département de Maine et Loire; ont signé sur ses lettres, les citoyens Paulmier, mag. antiq. Berger, Jouanneau, etc.; et Bonneau, secrétaire; et exerce depuis 42 ans à Laval.

FOURÉ (*Guillaume-Charles-François*), natif de Domfront; âgé de 30 ans, reçu D. médecin en l'an 9, à Pavie, république Cisalpine; ont signé sur ses lettres, les citoyens Borda, doyen; et Mangilli, recteur; et exerce à Villaine.

JAMET (*Mathurin*), natif de Craon, âgé de 38 ans, reçu D. médecin en l'an. 1788, à Angers, département de Maine et Loire; ont signé sur ses lettres, les cit. Gaupin du Plessis, D. M. R., Delaunay, etc.; et Pantin, D. m. R. et doyen; et exerce depuis 11 ans à Craon.

MOREAU DU BOULOY (*Louis*), natif de Saint-Ouin, âgé de 63 ans, reçu D. médec. en l'année 1762, à Angers, département de Maine et Loire;

ont signé sur ses lettres, les citoyens Paulmier, Berger, Bertelot, Jallet, Verrye et Chartier; et exerce depuis 4 ans à Laval.

Nota. Le cit. Moreau Dubouloy a exercé pendant 30 ans à Frenay-sur-Sarthe.

TALVAT (*Joseph-Sléonard*), natif de Laval, âgé de 35 ans, reçu D. médecin en l'année 1790, à Angers, département de Maine et Loire; ont signé sur ses lettres, les citoyens Pantin, Choudieu, Gaudin du Plessis et Berger, docteurs régens; et exerce depuis 12 ans, tant à Paris qu'aux armées, et à Laval.

THOREAU LA TOUCHADIERE (*André*), natif de Cossé-le-Vivien, âgé de 35 ans, reçu médecin en l'année 1788, à Angers, département de Maine et Loire, ont signé sur ses lettres, les citoyens Pantin, doyen; Gaudin du Plessis, D. R.; Guérin, etc.; et Brevet, secrétaire; et exerce depuis 12 ans à Cossé.

TREMBLAIS (*Charles-Coutelle*), natif de Brulon, âgé de 66 ans, reçu D. médecin en l'année 1760, à Montpellier, département de l'Hérault; ont signé sur ses lettres, les citoyens Imbert, chancelier; et Vincent, secrét.; et exerce depuis 40 ans à Sainte-Suzanne.

Chirurgiens.

DUCHESNE (*Julien-Simon*), natif de Mezeré, âgé de 38 ans, reçu chirurgien en l'année 1789, à Laval, département de la Mayenne; ont signé sur ses lettres, les citoyens Lebourdais, Durocher, Hubert, lieutenant; et Tellot, greffier; et exerce depuis 13 ans à Meslay.

FLEURY, reçu chirurgien en l'année 1764, au Main, dédépartement de la Sarthe; ont signé sur ses lettres, les cit. Marigné, lieutenant; Labarre, Desbois, Bion, etc. et Desvilliers, greffier; et exerce depuis 38 ans à Gorron.

D'HILLERIN (*Claude*), natif de Chollet, âgé de 52 ans, reçu chirurgien en l'ann. 1772, à Angers, départem. de Maine et Loire ; ont signé sur ses lettres, les citoy. Ducoudray, Garnier, Lachese, Avenau, Chevreuil, Rateau, etc. ; et exerce depuis 30 ans à Craon.

JUHEL (*Julien*), natif de Juvigné, âgé de 58 ans, reçu chirurgien en l'année 1771, à Angers, département de Maine et Loire ; ont signé sur ses lettres, les citoyens Gaudin Duplessis, Garnier, Mirault, Chevreuil, Bretault et Lachese ; et exerce depuis 31 ans à Craon.

LAIGNEAU le jeune (*Ambroise*), natif de Villaine-la-Juhel, âgé de 48 ans, reçu chirurgien en l'année 1776, au Mans, département de la Sarthe ; ont signé sur ses lettres, les citoyens Gontard, lieutenant ; et Desbois, greffier ; et exerce depuis 26 ans à Villaine-la-Juhel.

LEMAIRE (*Joseph*), natif de Mayenne, âgé de 40 ans, reçu chirurgien en l'ann. 1784, à Mayenne, département de la Mayenne ; ont signé sur ses lettres, les citoyens Maunier, Siellé ; et Salin, greffier ; et exerce depuis 18 ans à Ambrières.

LEMONNIER (*Joseph*), natif de Goron, âgé de 45 ans, reçu chirurgien en l'ann. 1785, au Mans, département de la Sarthe ; ont signé sur ses lettres, les cit. Faribault, prév. ; Bion, Laroche, Desbois et Mallet, D. méd. ; et exercice depuis 17 ans à Garow.

Nota. Le citoyen Lemonnier a été chirurgien-major de vaisseau ; il a fait plusieurs campagnes sur mer, a exercé aux isles de la Martinique et de Saint-Domingue.

PELLERIN (*Jean*), natif d'Evron, âgé de 48 ans, a été pendant six ans, chirur. en chef attaché à la maison des Génovefins de l'abbaye de la Roë ; et exerce à Grez, département de la Mayenne.

Nota. Le citoyen Pellerin a été reconnu capable d'exercer la chirurgie par les cit. Pavet, médecin; Girard et Larieux, chirurgien de Sablé.

RAILLON (*François*), natif de Meslay, âgé de 40 ans, reçu chirurgien de la marine marchande, en l'année 1785, à Nantes, département de la Loire-inférieure; ont signé sur ses lettres, les citoyens Bisson et Godebert; et exerce depuis 3 ans à Meslay.

Nota. Le citoyen Raillon d'après le choix du conseil de santé de Paris, a été commissionné en l'an 4 chirurgien de 1re classe auxiliaire de la marine par le ministre.

TELLOT (*André*), natif de Laval, âgé de 51 ans, reçu chirurgien en l'année 1780, à Laval, département de la Mayenne; ont signé sur ses lettres, les cit. Deschamps, méd.; Hubert, lieut.; Durocher, etc.; et Hubert, greffier; et exerce depuis 22 ans dans ladite ville de Laval.

Pharmaciens.

BIGEARD (*Claude*), natif de Toiel, âgé de 42 ans, reçu pharmacien en l'année 1785, à Angers, départem. de Maine et Loire; ont signé sur ses lettres les citoyens Guerin, Goupil et Coutard; et exerce depuis 17 ans à Craon.

COTTEREAU (*Louis-Jérôme*), natif de Laval, âgé de 47 ans, reçu pharmacien en 1777, à Laval, département de la Mayenne; ont signé sur ses lettres, les cit. Deschamps, médecin; Jarry de Place-Neuve, doyen; Paillard, Lasnier et Bidault; et exerce depuis 25 ans dans ladite ville de Laval.

Nota. Le cit. Cottereau a été nommé, en l'an 5, par les autorités constituées de Laval, pharmacien en chef des hôpitaux civils de la ville de Laval.

Delafaye (*Jean*), natif de Château-Gontier, âgé de 48 ans, reçu pharmacien en l'année 1776, à Château-Gontier, département de la Mayenne ; ont signé sur ses lettres, les citoyens Armaron, Dutier, Renou Levayer, pharmaciens, et Theulier, médecin-président ; et exerce depuis 26 ans à Château-Gontier.

Gasté (*François-René*), natif de Laval, âgé de 46 ans, reçu pharmacien en l'année 1777, à Laval, département de la Mayenne, ont signé sur ses lettres, les cit. Deschamps, Jarry de Place-Neuve, doyen; Paillard et Bidault ; et exerce depuis 25 ans dans la ville de Laval.

Nota. Le citoyen Gasté a été breveté par le conseil de santé, pharmacien en chef de l'armée de l'Ouest et des côtes de l'Océan.

DÉPARTEMENT DE LA MEURTHE.

Médecins.

Bitsch (*Mathias*), natif de Pétersbuch, âgé de 36 ans, reçu D. médecin, en l'année 1797, à Fribourg en Brisgau; ont signé sur ses lettres, messieurs Quebhardt, Meuzinger, Wulberg, Schmiderer, etc. professeurs ; et exerce depuis un an à Lixheim.

Blaise (*Claude-François*), reçu Doc. médecin en l'année 1783, à Nancy, département de la Meurthe ; ont signé sur ses lettres, les citoyens Tournay, doyen ; Jadelot et Guillemain, professeurs; Devillers, secrétaire ; et exerce depuis 11 ans à Noviant-aux-Prés.

Nota. Le cit. Blaise a été aggrégé à la faculté de Nancy.

Champion (*Joseph-Léger*), âgé de 46 ans, reçu D. médec.

en l'année 1782, à Nancy, département de la Meurthe ; ont signé sur ses lettres, les cit. Tournay, Jadelot, Guillemin, Nicolas, professeurs; et Devillers, secrétaire; et exerce depuis 20 ans à Nancy.

Nota. En l'année 1782, le cit. Champion a été nommé à l'unanimité, associé correspondant du collége de médecine de Nancy ; en 1793, il a été appelé à remplir provisoirement les fonctions de médecin près l'hôpital S.-Charles, de la même ville, auprès duquel il avoit été surnuméraire depuis 1783 jusqu'en 1792 ; commissionné médecin près les armées en l'an 2, par le ministre Servan, confirmé par le comité de salut public, et breveté en l'an 4 par le ministre de la guerre Aubert-Dubayet; a été nommé en l'an 8, correspondant de la société libre d'agriculture, commerce et arts du départem. du Doubs, et breveté la même année en qualité de médecin ordinaire de l'armée du Rhin, par le premier Consul.

DAUSSE (*Jean-François*), natif de Lunéville, âgé de 45 ans, reçu D. médecin en l'année 1779, à Montpellier, département de l'Hérault ; ont signé sur ses lettres, les citoyens Barthès, chancelier ; et Delamure, doyen ; et exerce depuis 23 ans à Lunéville.

Nota. Le citoyen Dausse a été correspondant de la ci-dev. société de médecine de Paris, du collége de médecine de Nancy, et est médecin de l'hôpital civil et militaire de Lunéville.

LALLEVÉE (*Dominique*), natif de Blamont, âgé de 45 ans, reçu D. médecin, en l'année 1780, à Strasbourg, département du Bas-Rhin ; a signé sur ses lettres, le cit. Spielmann, doyen et promoteur ; et exerce depuis 19 ans à Blamont.

LAMOUREUX (*Jean-Baptiste-François-Xavier*), natif de Nancy, âgé de 33 ans, reçu D. médecin en l'année 1790, à Nancy, département de la Meurthe ; ont signé sur ses lettres, les citoyens Tournay, Jadelot, Guillemin, Nicolas, professeurs; et exerce depuis 12 ans à Nancy.

MAGOT (*Nicolas*), natif de Bar-sur-Ornain, âgé de 47 ans, reçu D. médecin en l'année 1776, à Nancy, département de la Meurthe; ont signé sur ses lettres, les cit. Tournay, président; Jadelot et Guillemin; et exerce depuis 8 ans à Toul.

Nota. Le citoyen Magot a été nommé associé au collége de médecine de Nancy en 1779, employé à la suite des hôpitaux depuis 1778 jusqu'en l'an 2, et depuis cette dernière époque est médecin en chef de l'hôpital civil et militaire de Toul.

MILLERET (*Georges*), natif de l'Isle-d'Oleron, âgé de 48 ans, reçu D. médecin en l'ann. 1783, à Nancy, département de la Meurthe; ont signé sur ses lettres, les citoyens Tournay, Guillemin et Jadelot; et exerce depuis 6 ans à Sarrebourg.

Nota. Le citoyen Milleret a été, en 1779, breveté par l'ancien Gouvernement chirurgien-major du premier régiment des chevaux-légers; son brevet signé Louis et Montbarrey, ministre.

PAULLET (*Dominique-Nicolas*), natif d'Épinal, âgé de 37 ans, reçu D. méd. en l'année 1786, à Nancy, département de la Meurthe; ont signé sur ses lettres, les citoyens Tournay, Jadelot, Guillemin, Nicolas, prof.; et Tournay fils, secrétaire; et exerce depuis 21 ans à Nancy.

Nota. Le citoyen Paullet a été employé en qualité de chirurgien à l'hôpital militaire de Nancy en 1781; aide-major près le même hôpital, en 1785; breveté, en 1790, chirurgien-major des chasseurs de Roussillon par le ministre Latour-Dupin, et depuis breveté en la même qualité, pour le premier régiment de cavalerie par le ministre Servan.

RELOGUE (*Charles-Joseph*), natif de Senones, âgé de 46

ans, reçu D. médecin en l'ann. 1790, à Nancy, département de la Meurthe; ont signé sur ses lettres, les cit. Tournay, Jadelot, Guillemin et Nicolas; et exerce depuis 5 ans à Nancy.

Nota. Le citoyen Relogue avait été reçu, en 1781, chirurgien par la faculté de Nancy, et a été pendant 6 ans médecin de l'hôpital civil de Rozières aux Salines.

VALENTIN (*Louis*), natif de Soulange, âgé de 43 ans, reçu D. médecin en l'année 1787, à Nancy, département de la Meurthe; ont signé sur ses lettres, les citoy. Tournay, Jadelot, Guillemin, Nicolas; et exerce depuis 2 ans à Nancy.

Nota. Le citoyen Valentin est ancien professeur ex-médecin en chef des armées, et professeur des hôpitaux en Amérique; membre de la société des Sciences et des Arts du Cap-Français; de la société Philosophique américaine de Philadelphie; de l'académie de Cambridge en Massachussett; de celle de Newyork; correspondant de la société de l'école de médecine, et de la société d'émulation de Paris; et associé de celles de Lyon, Tours et Bordeaux.

Chirurgiens.

BANCEL (*Pierre-François*), natif de Béthune, âgé de 44 ans, reçu chirurgien en l'année 1785, à Béthune, département du Pas-de-Calais; ont signé sur ses lettres, les citoy. Duewre, Caron et Moran; et exerce depuis 24 ans à Toul.

Nota. Le citoyen Bancel compte 24 ans de service dans les hôpitaux, et est chirurgien en chef de l'hospice civil et militaire de Toul.

CARMOUCHE (*Jean*), natif de Colombey, âgé de 46 ans, reçu chirurgien en l'ann. 1778, à Vezelise, département de la Meurthe; a signé sur ses lettres, le citoyen Ferry, lieutenant; et exerce depuis 24 ans à Colombey.

CHIRAC (*Denis*), natif de Marieuges, âgé de 36 ans, reçu chirurgien-major du deuxième bataillon des côtes maritimes en l'année 1793, à Grenoble, département de l'Isère; a signé sur sa commission, le citoyen Villard, membre de l'institut et médecin de l'hôpital militaire de Grenoble, qui l'a désigné pour cette place.

Nota. le citoy. Chirac, aujourd'hui breveté du premier Consul, a resté attaché comme chirurgien-major à ce même bataillon, qui maintenant, fait partie de la quatrième - demi-brigade de ligne.

FERBERICH (*Jean-Georges*), natif de Porcelette, âgé de 72 ans, reçu chirurgien en l'ann. 1771, à Lunéville, départem. de la Meurthe; ont signé sur ses lettres, les cit. Beaulieu, lieutenant; Duvivier, prévôt, &c.; Saucerotte, greffier; et exerce depuis 17 ans à Fénétrange.

Nota. le citoyen Ferberich a en outre été reçu, en 1785, chirurgien juré aux rapports par la communauté de Fénétrange.

GABRIEL (*Nicolas*), natif de Vaudémont, âgé de 50 ans, reçu chirurgien en l'ann. 1772, à Vezelise, département de la Meurthe; ont signé sur ses lettres, les citoyens Ferry, lieutenant; Meny, prévôt, &c.; Bottin, greffier; et exerce à Gerbevillers, après 30 ans de service, tant dans la ville de Vaudémont que dans les ambulances de Toul.

HENRY (*Nicolas*), natif de Pulligny, âgé de 50 ans, reçu chirurgien en l'ann. 1777, à Toulon, département du Var; ont signé sur ses lettres, les citoyens Burel, D. médecin; Verguin, lieutenant; Salomé, prevôt; et exerce depuis 8 ans à Saxon.

Nota. Le citoyen Henry a en outre été reçu chirurgien à Lunéville en 1786; et à Rozières, en 1788.

LEFEBURE (*Joseph - Jean-Chrysostôme*), natif de Lorquin, âgé de 54 ans, reçu chirurgien en l'année 1774, à Dieuze, département de la Meurthe; ont signé sur ses lettres, les citoyens Gremel, Hecquet, Jenson, St.-Denis, &c.; et exerce depuis 28 ans à Lorquin.

LEQUAY (*Jean-Baptiste*), natif de Neuf-Brisach, âgé de 64 ans, reçu chirurgien en l'année 1757, à Sarrelibre, département de la Mozelle; ont signé sur ses lettres, les citoy. Richard, président; Rampaille et Barrée; et exerce depuis 47 ans à Phalsbourg.

MARÉCHAL (*J.-B.*), natif de Bioncourt, âgé de 58 ans, reçu chirurgien en l'ann. 1766, à Lunéville, département de la Meurthe; ont signé sur ses lettres, les cit. Parret, Beaulieu et Henry, chir.; Pierre, D. méd.; et exerce depuis 28 ans à Blamont.

MARIN (*Louis*), natif de Lixheim, âgé de 69 ans, reçu chirurgien accoucheur en l'année 1775, à Nancy, département de la Meuthe; ont signé sur ses lettres, les cit. Lempfrit, lieutenant; Berga, prévôt; Grosse, doyen, etc.; Petitjean, greffier; et exerce depuis 27 ans à Lixheim.

PELLIER père (*J.-Henry*), natif de Cheminon, âgé de 77 ans; reçu chirurgien en l'année 1747, à Bar-sur-Ornin, département de la Meuse, et exerce à Nancy après 21 ans d'exercice à Bar-sur-Ornin, et 34 ans comme chirurgien oculiste à Metz où il fut pensionné à cet effet.

Nota. Le citoyen Pellier a omis sur son extrait, les noms des signataires de ses lettres; mais l'authenticité en est garantie par le cit. Coster, adjoint au maire de Nancy.

PELLIER fils (*Jean-Franç.*), natif de Bar-sur-Ornin, âgé de 51 ans, reçu expert occuliste en l'année 1774, à Nancy, département de la Meurthe; ont signé sur ses lettres, les citoyens Laflise, Lafitte, Gurosse, Robert, Poullet et Colin; et exerce depuis 26 ans à Nancy.

Nota. Le citoyen Pellier fils a en outre été reçu expert oculiste en 1780, à Vienne, en Autriche, par l'Université de cette ville.

PÉROT (*Joseph-Antoine*), natif de de Thiancourt, âgé de 46 ans, reçu chirurgien en l'année 1787, à Metz, départ. de la Moselle; ont signé sur ses lettres, les cit. Vouessen, lieut.; Marchand, D. méd.; et Lelorrain, greffier; et exerce depuis 16 ans à Delme.

POIREL (*Antoine*), natif de Nancy, âgé de 38 ans, reçu chirurgien en 1787 à Nancy, département de la Meurthe, ont signé sur ses lettres, les cit. Laflize, Lafitte, Antoine, et Laflize fils; et exerce depuis 15 ans à Nomméný.

ROLIN, natif de Rupt, âgé de 67 ans, reçu chirurgien en l'année 1787, à Commercy, département de la Meuse; ont signé sur ses lettres, les citoyens Gillot, Denis, Mengin, Hocquant, et Carbonas; et exerce depuis 4 ans à Charmen-la-Côte, après 40 ans d'exercice à Domgermain.

Pharmaciens.

BONFILS (*Louis-Joseph*), natif de Nancy, âgé de 23 ans, reçu pharm. en l'an 9, à Nancy, dép. de la Meurthe; ont signé sur son diplome, les citoyens Chevreuse, Fido, Lagu, pharm.; Gentil, méd.; l'Allemant, chirurgien, membre du jury.

BOROM (*P. N.*), natif de Pont-à-Mousson, âgé de 62 ans, reçu phar. en l'ann. 1761, à Pont-à-Mousson, département de la Meurthe; ont signé sur ses lettres, les citoyens Jadelot, Parisot et Tourmay, prof. méd; Gorcy et Bour, pharmaciens; et exerce depuis 41 ans audit Pont-à-Mousson.

RIVAUD (*Guillaume*), natif d'Angoulême, âgé de 25 ans, reçu pharmacien en l'an 9, à Nancy, département de la Meurthe; ont signé sur son diplome, les citoyens Gormand, Conseil, D. médec., Mandel, Villmet, Graux, etc; pharmaciens; et exerce depuis 1 an à Lunéville.

Tribolin (*Pierre-Franç.*), natif de Neufchâteau, âgé de 64 ans, reçu pharmacien en l'an. 1765, à Phalsbourg, départem. de la Meurthe; ont signé sur ses lettres, les citoy. Mangin, profess.; Elian, D. médecin; Eningue, dém. de chimie, etc.; et exerce à Phalsbourg.

DÉPARTEMENT DE LA MEUSE.

Médecins.

Dumont (*Emmanuel*), natif de Vezelise, âgé de 30 ans, reçu D. médecin en l'ann. 1792, à Nancy, département de la Meurthe; ont signé sur ses lettres, les citoy. Jadelot, Guillemain, Nicolas et Tournay; et exerce depuis un an à Commercy.

Gillot (*Dominique*), natif de Sorcy, reçu D. médecin en l'année 1782, à Nancy, département de la Meurthe; ont signé sur ses lettres, les cit. Tournay, Jadelot, Guillemin et Nicolas; et exerce à Commercy.

Nota. Le citoyen Gillot a été reçu chirurgien en 1775 par la communauté de Nancy, est médecin de l'hospice civil et militaire de Commercy, et pensionné de la ville pour le soulagement des pauvres.

Jussy (*Hubert-Charl.*), natif de Besançon, âgé de 51 ans, reçu D. médecin en l'année 1770, à Besançon, départem. du Doubs; ont signé sur ses lettres, les citoyens Galois, vice-chancel., Atthalin, prof. et doyen; et Chaudiot, secrétaire; et exerce depuis 18 ans à Verdun.

Macuson (*Claude-Ambroise*), natif de Bar-sur-Ornain,

Ornain, âgé de 73 ans, breveté médecin en chef des hôpitaux militaires de France par M. Montbarrey, ministre de la guerre; et exerce à Bar-sur-Ornain.

Nota. Le citoyen Macuson est médecin de l'hospice civil et de la maison d'arrêt de Bar, de plus associé libre de la société de médecine de Verdun.

MONGIN (*Jean-M.*), natif de Bourbonne, âgé de 73 ans, reçu D. médecin en l'année 1757, à Pont-à-Mousson, département de la Meurthe; ont signé sur ses lettres, les citoyens Jadelot, doyen; Le Lorrain, Parisot, professeurs, etc.; et exerce depuis 44 ans à Ligny.

VANNETELLE (*Jean-Baptiste*), natif de Triancourt, âgé de 46 ans, reçu D. médecin en l'année 1786, à Nancy, département de la Meurthe; ont signé sur ses lettres, les citoyens Tournay, Jadelot, Guillemin et Nicolas; et exerce depuis 11 ans à Triancourt, après 5 ans d'exercice à Metz.

Chirurgiens.

BIGEON (*Elophe*), natif de Goussaincourt, âgé de 59 ans, reçu chirurgien en l'ann. 1767, à Chaumont, département de la Haute-Marne; ont signé sur ses lettres, les citoyens Locley, lieutenant; et Champion, greffier; et exerce depuis 35 an à Goussaincourt.

BIGEON (*Joseph*), natif de Goussaincourt, âgé de 28 ans, reçu chirurgien à Toulon, département du Var; ont signé sur son diplome, les citoyens Courtès, Roussel, Rassicard, chefs; Crespin, Giraud, et Humbert, profess.; et exerce depuis 11 ans à Triancourt.

Nota. La date de la réception du citoyen J. Bigeon est omise sur son extrait; mais l'authenticité de ses titres est garantie par le cit. Doublot, maire de la commune de Goussaincourt.

COSTEL (*Claude*), natif de Rozières, âgé de 44 ans,

reçu chirurgien en l'ann. 1784, à Bar-sur-Ornain, département de la Meuse; ont signé sur ses lettres, les citoyens Viart et Michel; et exerce depuis 18 ans à Aucement.

Nota. En 1793, le citoy. Costel a été breveté chirurgien-major.

Delapierre (*Dominique-Benoît*), natif de Norroy-le-Secq, âgé de 68 ans, breveté chirurgien-major du régiment de cavalerie de Beson, en l'année 1757; et exerce depuis 44 ans à Buzy.

Jacquier (*Pierre-Côme*), natif de Revigny, âgé de 45 ans, reçu chirurgien en l'année 1784, à Bar-sur-Ornain, département de la Meuse; et exerce depuis 19 ans à Revigny.

Nota. Le cit. Jacquier a été six ans au service de la marine de Brest, et breveté chirurgien-major près l'armée des Indes orientales sous le commandement de Suffrein.

Les noms des signataires des titres du citoyen Jacquier, sont omis sur son extrait; mais l'authenticité en est garantie par les maire et adjoint de Revigny auxquels ils ont été représentés.

Lataye (*Claude-Thomas*), natif de Condé, âgé de 48 ans, reçu chirurgien en l'année 1781, à Bar-sur-Ornain, département de la Meuse; ont signé sur ses lettres, les citoyens Delacourt, Moreau, Viard, Chir et Mageot, D. M.; et exerce depuis 21 ans à Condé et aux armées.

Laumont (*Joseph*), natif de Pont-à-Mousson, âgé de 68 ans, reçu chirurgien en l'année 1761, à Aurillac, département du Cantal; ont signé sur ses lettres, les citoyens Brieude, D. méd.; Dubuisson, lieutenant; Fillion, prévôt. etc.; et exerce depuis 20 ans à Ligny.

Nota. Le cit. Laumont a été aggrégé à la communauté de Tulle en 1765, est ancien chirurgien-major des gendarmes, pensionné de la République, chirurgien en chef de l'hospice civil et militaire de Ligny; et pensionné de ladite ville depuis 9 ans.

LOMBART-FONT-LEBON (*Michel-Christophe*), natif de Varennes, aggrégé en l'année 1781, au collège des chirurgiens de Rethel; ont signé sur ses lettres, les citoyens Féart, président; Billiard, secrétaire; et exerce à Verdun.

Nota. Le citoy. Lombart-Font-Lebon a exercé pendant dix ans comme chirurgien en chef et en survivance de l'hôpital militaire de Rhetel, nommé en l'an 7, chirurgien en chef du petit hospice de Varennes; en l'an 8, professeur pour le cours annuel et gratuit d'accouchement du département de la Meuse; et est membre et secrétaire du comité médical de Verdun.

MANSE (*Louis*), natif de Mérilheu, âgé de 32 ans, commissionné chirurgien-major du premier bataillon de la Meuse, en l'année 1792; ont signé sur sa commiss., les cit. Pelletan et Vergès père; et exerce depuis 6 ans à Etain.

Nota. Le cit. Manse a été nommé en l'an 2, chirurgien de première classe, par le cit. Percy; breveté en l'an 3, chirurgien en chef de la 206e. demi-brigade d'infanterie de ligne, et est correspondant de la société de médecine de Verdun.

MARTEAU (*Alexis*), natif de Moutier-sur-Saux, âgé de 58 ans, reçu chirurgien en l'année 1765, à Lunéville, département de la Meurthe; ont signé sur ses lettres, les cit. Perret, lieutenant; Pierre et Jadelot, D. méd.; Beaulieu, Henry et Drosne, chirurg.; et exerce depuis 36 ans à Moutier-le-Saux.

MONTAUZÉ (*Bernard*), natif de Saint-Criq, âgé de 53 ans, breveté chirurgien-major du régiment d'infanterie de Saintonge, en l'année 1780; a signé sur son brevet, le ministre de la guerre Ségur; et exerce depuis 6 ans à Verdun.

Nota. Le cit. Montauzé a été breveté en 1793, chirurg. major de l'hôpital ambulant de Cassel, sous Mayence, chirurgien en chef de l'ambulance de Beaumont, en l'an 3, retiré du service et pensionné en l'an 4, et est membre de la société médicale de Verdun.

MORLOT (*Augustin Barthélemy*), natif de Paris, âgé de 56 ans, reçu chirurgien en l'année 1782, au Mans; ont signé sur ses lettres, les citoyens Faribault, de la Pommeraye, prévôt, pour le lieut.; et Thibault, Desboies, gref.; et exerce depuis 20 ans tant à Commairé, qu'aux armées.

Nota. Le cit. Morlot a été commissionné, en l'an 2, près l'armée du Rhin, par le conseil de santé, et breveté en l'an 8, pour être attaché au 6e. régiment de chasseurs à cheval, par le premier Consul.

MOUGENOT (*François*), natif de Bar-sur-Ornain, âgé de 72 ans, reçu chirurgien en l'année 1757, à Vitry-le-Français; ont signé sur ses lettres, les cit. Daillant, lieut.; Daussure, doyen, etc.; et exerce depuis 7 ans à Trémon après 38 ans d'exercice, tant à Cheminon, qu'à l'Abbaye des Trois-Fontaines.

Nota. Le cit. Mougenot a été nommé à la même époque, juré aux rapports près la communauté de Vitry.

VINCENT (*Louis*), natif d'Attigny, reçu chirurgien en l'année 1763, à Lunéville, département de la Meurthe; ont signé sur ses lettres, les citoyens Delforges, Perret, Chéville, lieutenant; et exerce depuis 21 ans à Soully, après dix-huit ans d'exercice à Attigny.

Nota. Le citoyen Vincent a en outre été reçu chirurgien en 1781, à Bar-sur-Ornain.

Pharmaciens.

Borom (*F... x...*), natif de Pont-à-Mousson, âgé de 67 ans, reçu pharmacien en l'an. 1764, à Pont-à-Mousson, département de la Meurthe; ont signé sur ses lettres, les citoyens Jadelot père, doyen; Jadelot fils, D. méd.; Gorcy et Bour, pharmac., et exerce depuis 38 ans à Etain.

Slobert (*J. François*), natif de Vercy-au-Mont, âgé de 62 ans, reçu pharm. en l'année 1770, à Bar-sur-Ornain, départem. de la Meuse; a signé sur ses lettres, le citoy. Macusson, D. méd.; et exerce depuis 32 ans à Bar-sur-Ornain.

DÉPARTEMENT DE LA MEUSE-INFÉRIEURE.

Médecins.

Blumenkamp, natif de Witthaer, âgé de 35 ans, reçu D. médecin en l'an 4, à Duisburg, duché de Cleves, en Prusse; ont signé sur ses lettres, les citoyens Leidenfrost, Gunter et Carstangen; et exerce depuis 6 ans à Venlo.

Herchenrath (*P. F.*), natif de Horst, âgé de 61 ans, reçu D. médecin en l'année 1761, à Duisburg, duché de Cleves, en Prusse; ont signé sur ses lettres, les citoy. Leidenforst et Scherer; et exerce depuis 39 ans à Venlo.

Hosch (*Jean-Henry*), natif de Maestricht, âgé de 35 ans, reçu D. médec. en l'année 1783, à Louvain, département de la Dyle; a signé sur ses lettres, le citoyen Vanleempoel, D.; et exerce depuis 13 ans à Maestricht.

Hosch (*Benoît*), natif de Werden, âgé de 27 ans,

reçu D. médec. en l'an 7, à Duisburg, duché de Cleves, en Prusse; ont signé sur ses lettres, les citoyens Gunter, Carstangen, Succow, Rougemont, Wiersen et Wegeler; et exerce depuis 2 ans à Vaels.

Nota. Le citoyen Hosch a été reçu chirurgien en même tems que médecin.

NICOLAI (*Arnold*), natif d'Hercklaville, âgé de 58 ans, reçu D. médec. en l'année 1769, à Nancy, départ. de la Meurthe; ont signé sur son diplome, les citoyens Tournay, Jadelot et Demoréal; et exerce depuis 33 ans à Herçklaville.

SCHOUTEDEN (*P. Jean*), natif de Sonhoven, âgé de 38 ans, reçu D. médecin en l'année 1788, à Reims, département de la Marne; ont signé sur ses lettres, les citoyens R. Filion, et J. B. P. H. Caqué; et exerce depuis 14 ans à Hamont.

SEYENS (*Herman-Théod.*), natif de Stamont, âgé de 30 ans, reçu D. médecin en l'an 5, à Louvain, département de la Dyle; a signé sur ses lettres, le citoyen J. J. H. Vounck, prof. p.; et exerce depuis 5 ans à Hamont.

STEVENS (*Michel-Grégoire*) natif de Tongres, reçu médecin en l'année 1760, à Leyde, Provinces-Unies; ont signé sur ses lettres, les citoy. Albini, Vanroyen, Gaubins, et Schultjes, Rect. Magnif; et exerce depuis 30 ans à Tongres.

VANDERMER (*Frédéric-Charles*), natif de Maeseyck, âgé de 37 ans, reçu D. médec. en l'année 1790, à Cologne, département de la Roër; ont signé sur son diplome, les citoyens Meyer et Best; et exerce depuis 12 ans à Maeseyck.

VANLANGENACHER (*A.G.*), natif de Tongres, âgé de 38 ans, reçu D. médecin en l'année 1787, à Louvain, départem.

de la Dyle; a signé sur ses lettres, le citoyen Vanrossum, D. méd. prof. prim.; et exerce depuis 15 ans à Tongres.

WILDT (*Jean-Joseph*), natif d'Erkeleur, âgé de 43 ans, reçu D. médecin en l'année 1797, à Cologne, département de la Roër; ont signé sur ses lettres, les citoyens Meyer, Haas, Huertgen, secrétaires; et exerce depuis cinq ans à Ruremonde.

Nota. Le citoyen Wildt avoit été reçu chirurgien en 1778 à Dusseldorff; et ont signé sur son diplome les cit. Brinkmann, Guerrard, Philippe Odendhal, Landers et Yoostein.

Chirurgiens.

HAMMELRATH (*J.*), natif de Dusseldorff, âgé de 28 ans, reçu chirurgien en l'an 3, à Venlo, département de la Meuse-inférieure; ont signé sur ses lettres, les médecins de Venlo; et exerce depuis 7 ans dans ladite ville de Venlo.

Nota. Le cit. Hammelrath a omis dans son extrait les noms des signataires de ses titres, mais le maire de Venlo a certifié avoir vérifié les originaux.

SCHAAFFS (*Everh.*), natif de Dusseldorff, âgé de 53 ans, reçu chirurgien en l'année 1789, à Venlo, département de la Meuse-inférieure; ont signé sur ses lettres, les médecins de Venlo; et exerce dans ladite ville de Venlo.

Nota. Le citoyen Schaaffs, comme le cit. Hammelrath a omis dans son extrait les noms des signataires de ses lettres, mais le maire de Venlo les a également vérifiés.

VAN HOECKE (*Pierre*), natif de Maestricht, âgé de 44 ans, reçu chirurgien en l'année 1787, à Maestricht, département de la Meuse-inférieure; ont signé sur ses lettres, les cit. Vrythoff et Goubelli D. Régent; et exerce depuis 15 ans à Vaels.

Pharmaciens.

Epdenoordt (*Eh.*), natif de Venlo, âgé de 26 ans, reçu pharmacien en l'an 5, à Venlo, département de la Meuse-inférieure; ont signé sur ses lettres, les médecins de Venlo; et exerce depuis 5 ans dans ladite ville de Venlo.

Betlelalele (*D.*), natif d'Heinsberg, âgé de 30 ans, reçu pharmacien en l'an 6, à Venlo, département de la Meuse-inférieure; ont signé sur ses lettres, les médecins de Venlo; et exerce depuis 4 ans dans ladite ville de Venlo.

Peeters (*H. G.*), natif de Tongres, âgé de 64 ans, reçu pharm. en l'an. 1767, à Liége, départem. de l'Ourthe; ont signé sur ses lettres, les citoy. Debierset, président; et Bacquet, secrétaire; et exerce depuis 35 ans à Tongres.

Wagemans (*G. B.*), natif de Tongres, âgé de 47 ans, reçu pharmacien en l'année 1784, à Liége, département de l'Ourthe; ont signé sur ses lettres, les cit. Depais, président; et Duchâteau, secrétaire; et exerce depuis 18 ans à Tongres.

Wassenbergh (*J.*), natif de Venlo, âgé de 60 ans, reçu pharmacien en l'année 1765, à Venlo, département de la Meuse-infér.; ont signé sur ses lettres, les médecins de la susdite commune; et exerce depuis 37 ans dans ladite ville de Venlo.

Nota. Les cit. Epdenoordt, Betlelalelle et Wassembergh, l'un chirurgien et les deux autres pharmaciens, tous trois résidans à Venlo, ont omis les noms des signataires de leurs titres; mais on a dû ajouter foi à la légalisation du maire de cette commune, qui certifie avoir vérifié les originaux.

DÉPARTEMENT DU MONT-BLANC.

Médecins.

ANTHONION (*Claude-François*), natif des Gets, âgé de 45 ans, reçu D. médecin en l'année 1780, à Turin, en Piémont; ont signé sur ses lettres, les citoyens Laneri, professeur; et Costa, chancelier de l'Université, et archevêque de Turin; et exerce depuis 19 ans à Annecy.

BRUNIER (*François-Philibert*), natif d'Annecy, âgé de 38 ans, reçu médecin en l'année 1785, à Turin, en Piémont; ont signé sur ses lettres, les citoyens Laneri, professeur; et Costa, chancelier de l'Université et archevêque de Turin; et exerce depuis 14 ans à Annecy.

CARRON (*J.*), natif d'Annecy, âgé de 30 ans, reçu médecin en l'année 179., à Turin, en Piémont; ont signé sur ses lettres, les citoy. Julio, professeur; et Costa, chancelier de l'Université et archevêque de Turin; et exerce depuis 5 ans à Annecy.

DAQUIN (*Joseph*), natif de Chambery, âgé de 65 ans, reçu D. médecin en l'an. 1757, à Turin, en Piémont; ont signé sur ses lettres, les cit. Rovere, cardinal, chancelier de l'Université et archevêque de Turin; et Philippon, secrétaire; et exerce à Chambery.

DESMAISONS (*Joseph-Bernard*), natif de Duing, âgé de 74 ans, reçu D. médecin en l'année 1752, à Turin, en Piémont; et exerce depuis 44 ans à Chambery.

Nota. Les noms des signataires des lettres du citoyen Desmaisons sont omis; mais leur authenticité est garantie par le secrétaire général de la préfecture du Mont-Blanc.

Le cit. Desmaisons a été nommé proto-médecin de Savoie, et spécialement chargé du traitement des maladies épidémiques. Il est depuis 3 ans bibliothécaire près l'Ecole centrale de son département.

DESMAISONS fils (*Jean-J.*), natif de Chambery, âgé de 38 ans, reçu D. médec. en l'an. 1782, à Turin, en Piémont; et exerce depuis 15 ans à Chambery.

Nota. Les noms des signataires des lettres du citoyen Desmaisons fils sont également omis; mais l'authenticité en est garantie par le secrétaire général de la préfecture du Mont-Blanc. Par arrêté du directoire exécutif, du 27 brumaire an 7, le citoyen Desmaisons est nommé officier de santé, inspecteur des eaux thermales d'Aix, connues sous le nom d'Etablissement des bains d'Aix, départ. du Mont-Blanc.

DESPINE (*Joseph*), natif du Chatelard, âgé de 64 ans, reçu D. médecin en l'ann. 1761, à Turin, en Piémont; ont signé sur ses lettres, les citoy. Somis, professeur; et le cardinal Rovere, chancelier de l'Université et archevêque de Turin; et exerce depuis 32 ans à Annecy.

GUILLA (*Jean-F.*), natif du Chatelard, âgé de 28 ans, reçu médecin en l'an 6, à Montpellier, départ. de l'Hérault; ont signé sur son diplome, les cit. René, direc.; Fouquet, Pétiot, Méjean, Poutingon, etc.; Vincent et Pyron, secrétaires; et exerce depuis 4 ans à Chambery.

JOCQUET (*Joseph-Marie*), natif de Megreve, âgé de 33 ans, reçu médecin en l'an 2, à Turin, en Piémont; ont signé sur son dipl., les cit. Borghesio, vicaire général; et Fenolius; et exerce depuis 7 ans, tant aux armées qu'à Chambery.

Nota. Le citoyen Jocquet est professeur de chimie à l'école centrale de Chambery.

Chirurgiens.

ARMAND (*Pierre*), natif de Briançon, âgé de 60 ans, reçu chirurgien en l'an. 1776, à Turin, en Piémont; ont signé sur son dipl., les cit. Heyneri, prieur du collége de chirurgie; et Bauderi, secrét.; et exerce depuis 26 ans à Modane.

BERNARD (*Jean-Franç.*), natif de Chambery, âgé de 49 ans, reçu chirurgien en l'année 1785, à Turin, en Piémont; ont signé sur ses lettres, les citoyens Groffo, prieur du collége de chirurgie; et Bertolotti, secrétaire; et exerce depuis 17 ans à Aiguebelle.

BOUCHET (*Michel*), natif du Chatelard, âgé de 46 ans, reçu chirurgien en l'an. 1781, à Turin, en Piémont; ont signé sur ses lettres, les cit. Vernat, prieur du collége de chirurgie; et Bartollotoz, secrétaire; et exerce depuis 21 ans à Beaufort.

DEMENTHON (*J. Bapt.*), natif de l'Huis, reçu chirurg. en l'année 1788, à Turin, en Piémont; ont signé sur ses lettres, les citoyens Orgeas, prieur du collége de chirurgie; et Bauderi, secrétaire; et exerce depuis 20 ans à Yenne.

DUPASQUIER (*Jacob*), natif d'Yeune, âgé de 69 ans, reçu chirurgien en l'an. 1764, à Turin, en Piémont; ont signé sur ses lettres, les citoy. Vaudiol, prieur; et Bertolotti, secrétaire; et exerce depuis 18 ans à Saint-Genis.

DURAND (*Joseph*), natif de Faverges, âgé de 44 ans, reçu chirurgien en l'an. 1789, à Turin, en Piémont; ont signé sur ses lettres, les citoy. Spagnolin, prieur; et Bauderi, secrétaire; et exerce depuis 13 ans à Faverges.

FALLON (*François*), natif de Planaire, âgé de 56 ans,

reçu chirurgien en l'an. 1787, à Turin, en Piémont; ont signé sur ses lettres, les cit. Bardi, professeur; et Desmaisons, vice-proto-médecin; et exerce depuis 15 ans à Montmeillan.

Nota. Le citoyen Fallond a été reçu, en 1771, à Bordeaux, chirurgien de la marine, pour les voyages de long cours; les citoyens Delor et Dubruel, chirurgiens-majors de l'amirauté, et Navarre, lieutenant général, ont signé son diplome.

Perrier (*Pierre-Franç.*), natif de Faninges, âgé de 55 ans, reçu chirurgien en l'ann. 1772, à Turin en Piémont; ont signé sur ses lettres, les citoyens Orgeas, prieur; et Bertolotti, secrétaire; et exerce depuis 30 ans à St.-Pierre-d'Albigny.

Nota. Le citoy. Perrier a obtenu du roi de Sardaigne, en 1791, un brevet de chirurgien-major du fort Miolans; ce brevet est signé Victor Amé.

Après avoir exercé, pendant plusieurs années, à l'hôpital militaire d'Aix en qualité de chef pour l'administration des eaux thermales d'Aix, le citoy. Perrier a été nommé inspecteur adjoint desdites eaux, par arrêté du premier Consul, en date du 8 vendémiaire an 9.

Petit (*Laurent*), natif de Chambery, âgé de 34 ans, reçu chirurgien en l'année 1789, à Turin, en Piémont; ont signé sur ses lettres, les citoyens Spagnolin, prieur du collège de chirurgie; et Bertolotti, secrétaire; et exerce depuis 13 ans à Chambery.

Probel (*Jean-Pierre*), natif d'Annecy, âgé de 48 ans, reçu chirurgien en l'an 74, à Turin en Piémont; ont signé sur ses lettres, les citoyens Spagnolin, prieur du collège; et Bertolotti, secretaire; et exerce depuis 28 ans à Faverges

---

Ratel (*Mathieu*), natif de Modane, âgé de 33 ans, reçu chirurgien en l'an 7, à Turin en Piémont; ont signé sur ses lettres, les citoyens Bergonsio, prieur du collège; et Bauderi, secrétaire; et exerce depuis 3 ans à Modane.

RÉMOND (*François*), natif d'Annecy, âgé de 30 ans, reçu chirurgien en l'an 2, à Chambery, département du Mont-Blanc; ont signé sur son diplome les cit. Faye, méd., Noël, Delacourt, chirurgiens consultans de l'armée; et Castagnous, pharmacien en chef; et exerce depuis 2 ans à Ugine.

Nota. Le citoyen Rémond a exercé aux armées pendant six ans.

REY (*Joseph-Robert*), natif de Chambery, âgé de 49 ans, reçu chirurgien aggrégé à l'université de Turin en, Piémont, en l'année 1779; ont signé sur ses lettres, les cit. Spagnolin, prieur du collège; et Bertolotti, secrétaire; et exerce depuis 23 ans à Chambery.

Nota. Le cit. Rey est professeur et chirurgien en chef de l'hospice civil de Chambery, par patentes du 13 avril 1785; signé Lanfranchi et Fenolio, secrétaire.

ROSSET (*Joseph*), natif d'Albence, âgé de 33 ans, reçu en l'année 1792, chirurgien et membre du collège de chirurgie de Turin, en Piémont; ont signé sur son diplome, les cit. Vernat, prieur du collège; Decunio, réformateur; et Bertolotti, secrétaire; et exerce depuis 10 ans à Chambery.

SYLVOZ (*Joseph-Philippe*), natif de Gresy-sur-Isère, âgé de 47 ans, reçu chirurgien en l'année 1781, à Chambery, département du Mont-Blanc; ont signé sur ses lettres, les cit. Verna, prieur du coll.; Fleury, v. proto-méd.; et Lanfranchi, chancelier; et exerce depuis 23 ans à Gresy.

Pharmaciens.

BONJEAN (*Jacques*), natif de Chambery, âgé de 58 ans, reçu pharmacien en l'ann. 1767, à Chambery, département du Mont-Blanc; ont signé sur ses lettres, les cit. Somis, chef du

Mag. du proto-méd.; Brovard, premier conseil.; et Corragioz, secrétaire; et exerce depuis 44 ans à Chambery.

Bouchet (*François*), natif du Chatelard, âgé de 45 ans, reçu pharmacien en l'année 1788, à Chambery, départem. du Mont-Blanc; ont signé sur ses lettres, les cit. Somis-Chavrié, chef du magistrat du proto-médicat.; Brovard, premier conseiller; Baudery et Desmaisons, proto-méd. secrétaires, et exerce depuis 13 ans à Chambery.

Pacthod (*François*), natif d'Annecy, âgé de 29 ans, reçu pharmacien en l'an 10, à Grenoble, département de l'Isère; ont signé sur ses lettres, les citoyens Chanoine, Chabert, médecins; Girard, doyen, pharmacien; et Plana, chimiste; et exerce depuis 4 ans à Annecy.

Peorissien (*Jean-Claude*), natif d'Annecy, âgé de 51 ans, reçu phar. en 1771 à Montpellier, départ. de l'Hérault; ont signé sur ses lettres, les cit. Bonnet, syndic; Leroy et René, professeurs; Lamure doy.; et Barthès, &c.; et exerce depuis 30 ans à Annecy.

Sylvoz (*Jean-Baptiste*), natif de Chambery, âgé de 29 ans, reçu pharmacien en l'an 10, à Chambery, département du Mont-Blanc; ont signé sur ses lettres, les citoyens Demaisons père, médecin; Bonjean et Bern, pharmaciens; et Gabet, conseiller de préfecture, et membre du jury qui a procédé à son examen; et exerce dans ladite ville de Chambery.

DÉPARTEMENT DU MONT-TONNERRE.

Médecins.

BOECKING (*Frédéric-Chrétien*), natif d'Obermoschel, âgé de 51 ans, reçu D. médecin en l'année 1777, à Strasbourg, département du Bas-Rhin; ont signé sur ses lettres, les cit. Spielmann, Lobstein et P. Feffinger; et exerce depuis 24 ans à Deux-Ponts.

HORNSTEIN (*Charles*), natif de Werngen, âgé de 49 ans, reçu D. médecin en l'an. 1775, à Vienne en Autriche; ont signé sur ses lettres, les citoyens Kranz, Haen, Jacquenim et Collin; et exerce depuis 25 ans à Deux-Ponts.

LAUER (*Michel*), natif de Virchberg, âgé de 34 ans, reçu D. médecin en l'année 1791, à Wurtzbourg en Allemagne par l'Université; et exerce depuis 11 ans à Oppenheim.

Nota. Le cit. Lauer a omis sur son extrait les noms des memb. de l'Univers. de Wurtzbourg, qui ont dû signer ses lettres; mais le certifié véritable du maire d'Oppenheim, le choix qui a été fait du citoyen Lauer pour être médecin de cette ville, par l'électeur Palatin, en 1793; confirmé par la préfecture du département du Mont-Tonnerre, ainsi qu'il est énoncé dans le susdit extrait. Cette nomination, faite enfin dans un pays étranger, à une époque où les choses étoient dans leur état ordinaire, n'ayant pu avoir lieu qu'en justifiant de titres légaux, tout cela ne laisse aucun doute sur l'existence de ceux du cit. Lauer.

MULLER (*Charles-Louis*), natif de Mimbach, âgé de 29 ans, reçu D. médec. en l'an 5, à Marpourg en Allemagne ; ont signé sur ses lettres, les citoyens Robert, pro-recteur ; Erxleben, chancelier ; Brische, promoteur ; et Baldenger ; et exerce depuis 5 ans à Deux-Ponts.

Nota. Le citoyen Muller a été reçu chirurgien à l'époque susdite ; ses lettres sont signées par Michœly et Stein.

RENARD (*Jean-Claude*), natif de Mayence, âgé de 23 ans, reçu médecin en l'an 9, à Mayence, département du Mont-Tonnerre ; et exerce dans la même ville.

Nota. Les noms des membres de l'Université ne se trouvent point sur cet extrait ; mais l'authenticité du titre du citoyen Renard est garantie par le maire de Mayence.

SEIBOLD (*François-Ferdinand*), natif de Spire, âgé de 34 ans, reçu D. médecin en l'année 1790, à Giessein en Allemagne ; ont signé sur ses lettres, les citoyens Schulz, recteur ; Koch, chancelier ; et Muller, doyen ; et exerce depuis 5 ans à Kirchheim-Bolan.

Nota. Le cit. Seibold a été reçu chirurgien en même-temps que D. en médecine.

TARUSELLO (*Joseph*), natif de Franckenthal, âgé de 46 ans, reçu D. médecin en l'année 1777, à Heidelberg, en Allemagne ; a signé sur son diplome, le citoyen Oberkamp, doyen ; et exerce depuis 25 ans à Franckenthal.

Chirurgiens.

VERDIER (*Pierre*), bachelier en médecine de la Faculté de Montpellier, en 1770, natif d'Ax, âgé de 53 ans, reçu chirurgien-major du régiment d'Anjou infanterie, en l'année 1775, à Paris, sur la présentation des citoyens Louis Moreau, Gourseau, Dufouar, etc., membres de l'Académie de chirurgie ; et exerce à Mayence.

Nota.

Nota. Le cit. Verdier, chirurgien-major du ci-dev. régim. d'Anjou, infant.; a été nommé en l'an 2 chirurg. en chef de la 71e demi-brigad., par les membres du conseil de santé de l'armée du Nord, les citoyens Beurnoël Rosapelly et Brulois; il a fait aux armées le même service dans les hôpitaux militaires; et a été envoyé en l'an 6 à Mayence, en qualité de chirurgien en chef de l'hôpital militaire.

Pharmaciens.

Roeder (*Christophe*), natif de Franckenthal, âgé de 54 ans, reçu pharmacien en l'année 1774, à Manheim, en Allemagne; a signé sur ses lettres, le cit. Harrer, directeur du conseil médicinal palatin; et exerce depuis 28 ans à Franckenthal.

DÉPARTEMENT DU MORBIHAN.

Tableau des Médecins, Chirurgiens et Pharmaciens légalement reçus, qui exercent à Vannes, envoyé aux Editeurs par le maire de cette commune.

Davon (*Frédéric*), natif de Pont-Croix, départ. du Finistère, âgé de 42 ans, reçu D. méd. le 11 août 1787 à Montpellier, départ. de l'Hérault; ont signé sur ses lettres, les citoy. René, doyen; et Vincent, secrétaire; médecin d'armée, et résidant à Vannes, département du Morbihan.

Lorvol (*Jean-François-Julien*), natif de Vannes, âgé de 34 ans, reçu D. médecin le 8 juillet 1788 à Montpellier, département de l'Hérault; ont signé sur ses lettres, les citoyens René, doyen; et Vincent, secrétaire; et exerce à Vannes, département du Morbihan, depuis 1790.

Oillic (*Michel-Julien*), natif de Vannes, âgé de 48 ans, reçu chirurgien en l'année 1783; a signé sur ses lettres, le citoy. Parseille, lieutenant de la communauté; exerce depuis ce temps dans Vannes, département du Morbihan, et fut nommé lieutenant de la communauté en 1790, par Jean-Baptiste-Antoine Andouillé.

Lombard (*Jean-Côme*), natif de Vannes, âgé de 50 ans, reçu pharmacien en l'année 1782; ont signé sur ses lettres, les citoyens Grignon, Médecin; Brunet, doyen des pharmaciens; Bodin; J. Oillic, et Guilloux, syndic; et exerce depuis ce temps à Vannes, département du Morbihan.

Oillic (*Joachim*), natif de Vannes, âgé de 55 ans, reçu pharmacien en l'année 1770; ont signé sur ses lettr. les cit. Grignon, médecin; Brunet, et Bodin, syndic; et exerce depuis dans Vannes, département du Morbihan.

Médecins.

Camins (*Blaise-Etienne*), natif de Nantes, âgé de 33 ans, reçu D. médecin en l'année 1792, à Montpellier, département de l'Hérault; ont signé sur ses lettres, les cit. René, doyen; et Vincent, secrétaire; et exerce depuis 10 ans à Josselin.

Dumay (*Fidèle-Pierre-Marie*), natif de Ploermel, âgé de 47 ans, reçu D. médecin en l'année 1775, à Montpellier, département de l'Hérault; ont signé sur ses lettres, les citoyens Barthès, chanc. et juge; et Vincent, secrétaire; et exerce depuis 20 ans à Pontivy.

Karmel (*Philippe-Marcel-Dominique*), natif d'Auray, âgé de 55 ans, reçu D. médecin en l'année 1772, à Nancy, département de la Meurthe; ont signé sur ses lettres, les citoy. Tournay, Jadelot, Guillemain et d'Arlleis; et exerce depuis 30 ans à Auray.

SEVENE (*Raymond*), natif de Quimper, âgé de 44 ans, reçu D. médecin en l'ann. 1781, à Montpellier, département de l'Hérault; a signé sur ses lettres, le citoyen Lamure, doyen; et exerce depuis 18 ans à l'Orient.

TABLEAU des Chirurgiens légalement reçus, qui exercent à Roche-Sauveur, envoyé par le maire de cette commune.

BOULLO (*Hypolite-Louis*), natif de Roche-Sauveur, âgé de 46 ans, reçu chirurgien en l'année 1781, à Nantes, département de la Loire-inférieure; ont signé sur ses lettres, les citoyens Bournave, lieutenant; Bisson, greffier; et exerce depuis 20 ans dans la ville de Roche-Sauveur.

CORNUDET (*Michel*), natif de Croc, âgé de 66 ans, reçu chirurgien en l'ann. 1761, à Nantes, département de la Loire-inférieure; ont signé sur ses lettres, les citoyens Bournave, lieutenant; et F. Testud de Beauregard; et exerce depuis 41 ans dans la ville de Roche-Sauveur (ci-devant Roche-Bernard).

JAFFRE, dit BELLEVUE (*Constant*), natif de Roche-Sauveur, âgé de 50 ans, reçu chirurgien en l'année 1777, à Nantes, département de la Loire-inférieure; ont signé sur ses lettres, les cit. Minée et Bisson; et exerce depuis 18 ans dans la ville de Roche-Sauveur.

VERGER (*François-Jean-Baptiste*), natif de Nantes, âgé de 48 ans, reçu chirurgien en l'an. 1792, à Vannes, dép. du Morbihan; ont signé sur ses lettres, les cit. Oillic, Janin, Le Ray, Kevin; et exerce depuis 10 ans dans la ville de Roche-Sauveur.

Chirurgiens.

Briand (*Jean-François*), natif de Gourin, âgé de 34 ans, reçu chirurgien en l'année 1787, à l'Orient, département du Morbihan; ont signé sur ses lettres, les citoyens Fournier, Olivier, Delacourt et autres médecins et chirurgiens de la marine; et exerce depuis 2 ans à Gourin.

Nota. Le citoyen Briand a servi pendant six ans sur les vaisseaux de la République, en qualité de chirurgien en chef.

Cayeux (*Louis*), natif de Marteinneville, âgé de 67 ans, reçu chirurgien-major de la place de l'Orient en l'année 1770, à l'Orient, départem. du Morbihan; et exerce depuis 3 ans dans la même qualité, à l'Orient.

Nota. Les noms des signataires du brevet du cit. Cayeux sont omis, mais son authenticité est garantie par le sous-préfet de l'arrondissement de l'Orient. En 1789, le citoyen Cayeux fut nommé chirurgien-major de l'hôpital militaire de Morlaix.

Dupont (*Jean-Michel-Alexandre*), natif de Dinan, âgé de 37 ans, reçu chirurgien en l'ann. 1789, à Dinan, département des Côtes-du-Nord; ont signé sur ses lettres, les citoyens Lefevre et Dubnat, lieutenant; et exerce depuis 2 ans à Auray.

Nota. Le cit. Dupont a exercé plusieurs années dans les hôpitaux militaires en qualité de chirurgien de 1re classe.

Equester (*Louis-Marie*), natif de Hennebon, âgé de 52 ans, reçu chirurgien en l'ann. 1777, à l'Orient, départem. du Morbihan; ont signé sur ses lettres les citoyens Barburon, lieutenant; et Jorand, greffier; et exerce depuis 21 ans à Locminé.

Karmel (*Philippe-Louis-Paul-Alain*), natif d'Auray,

âgé de 46 ans, reçu chirurgien en l'ann. 1780, à Vannes, département du Morbihan; ont signé sur ses lettres, les citoyens Leray, Tiret, Parseille, lieuten; et Gilloux; et exerce depuis 22 ans à Auray.

LAGRÉE (*Pierre*), natif de Paimpon, âgé de 28 ans, reçu chirurgien en l'année 1792, à Rennes, département d'Ille-et Villaine; ont signé sur ses lettres, les citoyens Noblet, Rapalet, Elleviou, Maugé, Blin et Bryone; tous profes. seurs à Rennes; et exerce depuis 5 ans à la Trinité.

LEPADRUN (*Mathurin*), natif de Bignan, âgé de 48 ans, reçu chirurgien en l'année 1785, à Pontivy, département du Morbihan; ont signé sur ses lettres, les citoyens Thibault, lieutenant; Fummechon, prévôt; et Corniques, greffier; et exerce depuis 17 ans à Locminé.

Nota. Le citoy. Lepadrun étoit ci-devant chirurgien en second de la marine de Brest.

LEROY (*Jacques-Marie*), natif de la Gacilly, âgé de 34 ans, reçu chirurgien en l'année 1790, à Ploermel, département du Morbihan; ont signé sur ses lettres, les cit. Lendormi, lieutenant; et Samson, greffier; et exerce depuis 11 ans à la Gacilly.

LORES (*Jacques-Pierre*), natif de Ruffiac, âgé de 64 ans, reçu chirurgien en l'ann. 1763, à Ploermel, département du Morbihan; ont signé sur ses lettres, les citoyens Lendormi, lieutenant; et Bray, greffier; et exerce depuis 38 ans à Josselin.

Nota. Le citoyen Lores a été reçu en 1776 professeur d'accouchement à Rennes. Son diplome est signé Ducoudray.

ONEILL (*François*), natif de Québec, âgé de 50 ans, reçu chirurgien en l'ann. 1785, à Ploermel, département du Morbihan; ont signé sur ses lettres, les citoyens Lendormi, lieutenant; et Samson, greffier; et exerce à Josselin.

Nota. Le cit. Oneille a été breveté en 1780, chirurgien-major de la marine au port de Brest. Son brevet signé Louis, et de l'autre part, L. M. de Bourbon, amiral de France.

QUENNEC (*Pierre-Augustin*), natif de Vannes, âgé de 47 ans, reçu chirurgien en l'an. 1788, au port Répain, département de Saint Domingue, en Amérique; ont signé sur ses lettres, les cit. Peyé, St.-Georges, Carré, médecin et chirurgien du ci-devant roi, visé par Constard et Barbé-de-Marbois, gouverneur et intendant; et exerce depuis 30 ans, tant en qualité de chirurgien-major, dans la marine, que dans les villes de Vannes et Ploermel, son dernier domicile.

QUÉREL (*Jean-Pierre*), natif de Vannes, âgé de 29 ans, reçu chirurgien en l'ann. 1790, à Brest, département du Finistère; ont signé sur son diplome, les cit. Billard, Sabatier, Duret et Thamur, et exerce depuis 5 ans à Sarzeau.

SALMON (*Jean*), natif de Piré, âgé de 47 ans, reçu chir. en l'an. 1785, à Ploermel, département du Morbihan; ont signé sur ses lettres, les citoy. Lendormi, lieuten.; et Samson, greffier; et exerce depuis 27 ans, tant en qualité de chirurgien-major, sur les vaisseaux de ligne, que dans la ville de Ploermel où il réside à présent.

TALHOUARN (*Nic.-Franç.*), natif du Faouet, âgé de 57 ans, reçu chirurgien en l'année 1771, à Quimper, département du Finistère; ont signé sur ses lettres, les citoyens Després, lieut.; et Brehier, greffier; et exerce depuis 31 ans au Faouet.

TRONCHET (*Marie-Joseph*), natif d'Orgelet, âgé de 56 ans, reçu chirurgien en l'ann. 1771, à l'Orient, dép. du Morbihan; ont signé sur ses lettres, les citoyens Barbaron, lieutenant; Feraud, greffier; et exerce depuis 21 ans à Guemené, et depuis 6 ans au Faouet.

Pharmaciens.

Blouet (*Julien*), natif de Vannes, âgé de 66 ans, reçu pharmacien en l'année 1765, à Vannes, départem. du Morbihan; ont signé sur ses lettres, les citoyens Debray, Brunel et Bodin, maîtres en pharmacie; et exerce depuis 34 ans à Auray.

Martel (*François-Joseph*), natif de Melionel, âgé de 59 ans, reçu pharmac. en l'ann. 1769, à Rennes, département d'Ille-et Vilaine; ont signé sur ses lettres, les citoyens Malet, Vouselière et Baupin; et exerce depuis 32 ans à Pontivy.

DÉPARTEMENT DE LA MOSELLE.

Médecins.

Desoudin (*Jean-Gaspard-Antoine*), natif de Joinville, âgé de 36 ans, reçu D. médecin en l'année 1790, à Nancy, département de la Meurthe, ont signé sur ses lettres, les citoyens Tournay, doyen; Jadelot, Nicolas et Guillemin, professeurs; et Tournay, secrétaire; et exerce depuis 6 ans à Metz où il est médecin des hospices civils.

Nota. Après avoir exercé plusieurs années, en qualité de chirurgien à l'hôpital militaire de Metz, le citoyen Desoudin a été chirurgien-major au 62e. régiment, pendant un an, et pendant 3 ans chirurgien de première classe aux armées de l'Ouest, de l'Intérieur et de la Moselle.

Ecker (*Antoine*), natif d'Eppenbronne, âgé de 35 ans, reçu médecin en l'an 9, à Strasbourg, département du Bas-Rhin; ont signé sur ses lettres, les citoyens Noël, directeur; Rochard, présid.; et Dupin, secrétaire; et exerce depuis un an à Troulben.

GENTIL (*Jean-Pierre*), natif de Saint-Piermont, âgé de 58 ans, reçu D. méd. en l'année 1768, à Pont-à-Mousson, département de la Meurthe, ont signé sur ses lettres, les citoyens Jadelot père, doyen; Tournay et Jadelot fils, professeurs; et exerce depuis 33 ans à Metz.

Nota. Depuis 1774, le cit. Gentil a été nommé médecin de plusieurs hôpitaux civils de Metz et d'une infirmerie; en 1787, on lui confia les prisons civiles; en 1789 il fut pensionné de la ville pour soigner les pauvres.

En 1790, le citoyen Gentil fut reçu correspondant de la société de médecine de Paris; il est encore médecin de l'hôpital civil de Bon-Secours, des pauvres à domicile et des trois prisons civiles de Metz.

MATHIEU (*Louis-Joseph*), natif de Preutin, âgé de 45 ans, reçu D. médecin en l'an. 1791, à Nancy, département de la Meurthe; ont signé sur ses lettres, les citoyens Jadelot, Guillemin, Nicolas; et exerce depuis 11 ans à Preutin.

PAYEN (*Thomas-Hubert*), natif de Sarlouis, âgé de 46 ans, reçu D. médecin en l'année 1786; et exerce à Sarrelibre.

Nota. Le citoyen Payen ne dit point sur son extrait en quelle université il a été reçu; mais l'authenticité de son titre est garantie par le citoyen Becker, adjoint du maire de Sarrelibre. Le cit. Payen qui, en l'an 3, a été breveté médecin de l'hôpital militaire de Sarrelibre, avoit précédemment, en 1780, été breveté chirurgien-major de l'hôpital-militaire de Falgoet, et en 1784, du premier régiment de chasseurs à cheval.

PLUTOT (*Philippe*), natif de Sarrelibre, âgé de 59 ans, reçu lic. médecin en l'an. 1770, à Trèves, dép. de la Sarre; ont signé sur ses lettres, les citoy. Hill, Dorner, Villmann et d'Hertain; et exerce à Thionville.

Nota. Le citoyen Plutot

a été, en 1772, chirurgien-major du ci-devant régiment de Conti, infanterie, et depuis l'an 2 jusqu'en l'an 9, médecin du ci-devant hôpital militaire de Thionville; depuis l'an 5, il est pensionné de la ville, et depuis l'an 9, il a, du gouvernement, une pension de vétérance.

Le citoyen Plutot est enfin correspondant de l'école de médecine de Paris.

SIMON (*François*), natif de Metz, âgé de 42 ans, reçu D. méd. en l'année 1787, à Nancy, dép. de la Meurthe; ont signé sur ses lettres, les cit. Tournay, doyen; Jadelot, Guillemin et Tournay, secrétaires; et exerce depuis 4 ans à Metz.

Nota. Le citoyen Simon est encore chirurgien; il a été reçu en cette qualité à Metz, en 1788; sa lettre est signée Vonessen, lieutenant; et Lelorin, greffier.

Après avoir exercé en qualité de chirurgien de première classe, à l'armée des Ardennes, etc., le cit. Simon a été nommé, en l'an 2, par le ministre de la guerre, chirurgien-major des hôpitaux militaires de Verdun.

Chirurgiens.

APELLE (*J. B.*), natif de Noroy-Lesce, âgé de 57 ans, reçu chirurgien en l'ann. 1767, à Lunéville, département de la Meurthe; ont signé sur ses lettres, les cit. Jadelot, Perret, Pierre, Beaulieu et Henry; et exerce depuis 33 ans, à Longuion.

Nota. Le citoyen Apelle a été reçu lieutenant du premier chirurgien, et juré aux rapports en 1767; confirmé à Paris en 1770; ses lettres sont signées Perret, Lamartinière. En 1786, il fut reçu correspondant de la société de médecine de Paris.

BLANSEY (*François-Leger*), natif de Xivray, âgé de 45 ans, reçu chirurgien en l'ann. 1786, à Nancy, département de la Meurthe; ont signé sur ses lettres, les citoyens Laflise, Lafitte, Lamouroux, et Laflise fils; et exerce depuis 16 ans à Sarguemines.

Doldé (*Jean-Louis*), natif de Strasbourg, âgé de 34 ans, reçu chirurgien en l'ann. 1792, à Strasbourg, département du Bas-Rhin; ont signé sur son diplome, les citoyens Chrucam, doyen; Lauch, prof.; Bekevet-l'Obstem, chirurgien; et exerce depuis 8 ans à Zorbach

---

Grillet (*Constant-Ignace*), natif de Melay, âgé de 31 ans, reçu chirurgien en l'année 1791, au Hâvre-de-Grace, département de la Seine-Inférieure; ont signé sur ses lettres, les cit. Planchon et Lacroix; et exerce depuis 6 ans à Morange.

Kecquin (*Henry*), âgé de 33 reçu chirurg. en l'an. 1793, à Sarrelibre, dep. de la Moselle; ont signé sur ses lettes, les cit. Gorey, Flosses, méd. titul.; Barreau et Lucas, chirurg. en chef de l'hôpital militaire; et exerce depuis 5 ans à Morange.

Kuntz (*Jean-Pierre*), natif de Burbach, âgé de 58 ans, reçu chirurgien en l'ann. 1768, à Lunéville, département de la Meurthe; ont signé sur ses lettres, les citoyens Perret, premier chirurgien de Pologne; Nicolas, D. méd.; et Cherville, chirurgien; et exerce depuis 34 ans à Forbach.

Labaume (*Pitoys*), natif de Charolle, âgé de 67 ans, reçu chirurgien en l'ann. 1758, à Lunéville, département de la Meurthe; et exerce depuis 44 ans, à Faulquemont.

Nota. Le cit. Labaume a été breveté de lieutenant du premier chirurgien, et juré aux rapports pour le baillage du Boulay en 1784; et en l'an 5, officier-de-Santé en chef du ci-devant district de Faulquemont.

Le cit. Labaume a omis sur son extrait les noms des signataires de ses titres; mais on ne peut douter de l'authenticité de ces derniers, d'après le certifié véritable du maire de Faulquemont.

Lafond (*François*), natif de Schelestat, âgé de 64 ans, breveté chirurgien-major titulaire en l'année 1775; a signé sur son brevet, le ci-devant maréchal de Muy, alors ministre de la guerre ; et exerce à Bitche.

Nota. Le cit. Lafond a reçu en l'an 8 un second brevet de titulaire, en qualité d'officier-de-santé de prem. classe ; le brevet est signé Carnot, ministre de la Guerre.

LALLEMAND (*Louis*), natif de Metz, âgé de 56 ans, reçu chirurgien en l'année 1784, à Metz, département de la Moselle ; ont signé sur ses lettres, les cit. Vomssen, lieutenant, et Lelorrin, greffier ; et exerce depuis 18 ans dans ladite ville de Metz.

Nota. L'année même de sa réception, le cit. Lallemand a été nommé chirurgien pensionné de la ville de Metz et du pays messin ; en 1789, il fut également choisi pour être celui des pauvres de la ville, et des hôpitaux civils de Saint-George, S. Nicolas et de la Magdelaine.

Le cit. Lallemand est encore chirurgien des pauvres et de S. Nicolas seulement.

LEVERT (*Jean-François*), natif de Raincourt, âgé de 54 ans, reçu chirurgien en l'année 1775, à Metz, département de la Moselle ; ont signé sur ses lettres, les cit. Vomssen, lieutenant ; et Lelorrin, greffier ; et exerce depuis 47 ans dans ladite ville de Mets.

Nota. Le citoyen Levert a été nommé chirurgien pensionné pour la ville de Metz et le pays Messin en 1787 ; chirurgien des pauvres de la ville et des hôpitaux civils de Saint George, S. Nicolas et de la Magdelaine, en 1789. Dans ce moment, il est chargé seulement du service de l'hôpital S. George, et du soin des pauvres.

LORQUET (*Jean-Hyacinthe*), natif de Piervillers, âgé de 57 ans, reçu chirurgien en l'année 1773, à Metz, département de la Moselle ; ont signé sur ses lettres, les cit. Vomssen, lieutenant ; et Plessy, greffier ; et exerce depuis 29 ans à Gorze.

MAILLOT (*François*), natif de Briey, âgé de 33 ans, reçu chirurgien en l'ann. 1792, à Metz, département de la Moselle; ont signé sur ses lettres, les cit. Charmel, Ibrelisle et Pinçon; et exerce depuis 5 ans à Briey.

MARÉCHAL (*Louis*), natif de Metz, âgé de 28 ans, reçu chirurgien en l'an 5, à Mets, département de la Moselle; ont signé sur ses lettres, les cit. Dutermetar et Ibrelisle, prof.; Levère et Legrand, chirurgiens; Becœur phar.; et exerce depuis 5 ans dans ladite ville de Metz.

ROGER (*Jean-Baptiste*), natif d'Imeray, reçu chirurgien en l'an 2, à l'hôpital militaire d'Instruction de la place de Metz, département de la Moselle; ont signé sur ses lettres, les citoyens Charmels, Ibrelisle, Marchand, Pinçon et Desprez; et exerce depuis 5 ans à Rombas.

SCHTMITT (*Nicolas*), natif de Faulquemont, âgé de 46 ans, reçu chirurgien en l'année 1783, à Boulay, département de la Moselle; a signé sur ses lettres, le lieutenant du premier chirurgien du roi; et exerce depuis 7 ans à Faulquemont.

Nota. Le cit. Schtmitt a omis la signature du lieutenant du premier chirurgien, mais le maire de Faulquemont a garanti l'authenticité de son titre.

SELAFER (*J.-Louis*), natif de Nudaillac, âgé de 34 ans, breveté chirurgien-major au 3.e régim. de cavalerie; et exerce depuis 2 ans à Sarreguemines.

Nota. Les noms des signataires du brevet ne sont point relatés dans l'extrait ci-dessus mais le sous-préfet du quatrième arrondissement, a certifié que ledit brevet lui a été exhibé.

SEETZER (*Pierre*), natif de Bitche, âgé de 46 ans, reçu chirurgien en l'ann. 1781, à Nancy, département de la Meurthe; ont signé sur ses lettres, les citoyens Laflise, lieutenant; Lamoureux, deuxième prévôt; Garosse, Brune et Lamartinière ; et exerce depuis 21 ans à Bitche.

VALENTIN (*Clément*), natif de Jorny, âgé de 45 ans, reçu chirurgien en l'ann. 1773, à Nancy, département de la Meurthe ; ont signé sur ses lettres, les citoyens Laflise, Garosse, Lamoureux, Bruyant, Paulet, etc. tous membres du collége de médecine ; et exerce depuis 28 ans à Jorny.

Pharmacien.

CLÉMENT (*Louis*), natif de Sarreguemines, âgé de 38 ans, reçu pharmacien en l'année 1785, à Nancy, département de la Meurthe ; ont signé sur ses lettres, les citoyens Villemet, doyen ; Humbert, premier juré ; Mathieu, deux. juré ; Maudel, Graux, Lallemand, président du collége ; Gormand, secrétaire ; et exerce dep. 5 ans à Bitche.

DALHOF (*André*), natif de Soest, âgé de 63 ans, reçu pharmacien en l'année 1769, à Nancy, département de la Meurthe ; ont signé sur ses lettres, les cit. Bayard, président ; Devillers, Plaset, Willemet, Delaporte, Humbert et Nicolas ; et exerce depuis 33 ans à Briey.

HEIL (*François*), natif de Sarre-libre, âgé de 55 ans, reçu pharmacien en l'ann. 1776, à Nancy, département de la Meurthe ; ont signé sur ses lettres les citoyens Devillers, Hennens, De la Porte, Mathieu, Willemet, Humbert et Mandel ; et exerce depuis 26 ans à Sarguemines.

JEAUMAIRE (*Dominique-Jean*), natif de Nancy, âgé de 30 ans, reçu pharmacien en l'an 9, à Metz, département de la Moselle ; ont signé sur ses lettres, les citoyens Sido, Chevreuse et Sagu, pharmaciens ; Gentil, médecin ; et l'Allemant, chirurgien ; et exerce depuis un an dans ladite ville de Metz.

PLESSY (*Nicolas-Félix*), natif de St.-Avold; âgé de 48 ans, reçu pharmacien en l'année 1775, à Nancy, département de la Meurthe; ont signé sur ses lettres, les citoyens Devillers et l'Allemand, membres du collége national de médecine; Nicolas, premier juré; Willemet, doyen, deuxième juré de la compagnie des pharmaciens; et exerce depuis 27 ans à S.-Avold.

TREMBLAIRE (*Esprit*), natif de Dieuze, âgé de 34 ans, reçu pharmacien en l'année 1791, à Nancy, département de la Meurthe; ses lettres ont été signées par le cit. Epraux, pharmacien, et légalisé par la municipalité; et exerce depuis 4 ans à Saint-Avold.

DÉPARTEMENT DES DEUX-NETHES.

Médecins.

DEMARTEAU (*Philippe-François*), natif d'Anvers, âgé de 66 ans, reçu D. médecin en l'année 1759, à Louvain, départem. de la Dyle; ont signé sur ses lettres, les citoyens Devillers et Vanrossum, D. et primaire de la faculté; et exerce depuis 43 ans à Anvers.

Nota. Le citoyen Demarteau est depuis 1774, médecin en chef de l'hôpital général d'Anvers.

LIEBRECHTS (*J.-Z.-E.*), natif de Turnhout, âgé de 47 ans, reçu D. médecin en l'ann. 1779, à Louvain, département de la Dyle; a signé sur ses lettres, le citoyen J. J. H. Vounck, docteur-médecin et professeur; et exerce depuis 23 ans à Turnhout.

Nota. Le cit. Liebrechts est membre et secrétaire de la commission de santé de l'arrondissement de Turnhout.

LOYENS (*Jean-Baptiste-Egide*), natif de Turnhout, âgé de 59 ans, reçu D. méd. en l'année 1766, à Louvain, département de la Dyle; ont signé sur ses lettres, les citoy. Vander Belen, Vanrossum, Vounck et Smet; et exerce depuis 36 ans à Turnhout.

Nota. Le citoyen Loyens est président de la commission de santé de l'arrondissement de Turnhout.

MESMACKERS (*Pierre-Michel*), natif de Turnhout, âgé de 34 ans, reçu D. médecin en l'année 1793, à Louvain, départ. de la Dyle; a signé sur ses diplomes, le cit. Vounck, docteur médecin; et exerce depuis 9 ans à Turnhout.

Chirurgiens.

BRUGGEMAN (*J.*) natif de Westerloo, âgé de 42 ans, reçu chirurgien en l'année 1780, à Bruxelles, départem. de la Dyle; a signé sur son diplome le cit. Verrassel, secrétaire du collége de médecine; et exerce depuis 5 ans à Turnhout.

Nota. Le cit. Bruggemann est membre de la commission de santé de l'arrond. de Turnhout.

LEYSEN (*Jean Baptiste*), natif d'Herentals, âgé de 37 ans, reçu chirurgien en l'ann. 1789, à Anvers, départem. des Deux-Nèthes; ont signé sur ses lettres, les citoy. Melly, Van Bouchonte; Kok, Mathey et Leroy, professeurs; et exerce depuis 13 ans à Herentals.

Nota. Le citoyen Leysen est membre correspondant de la société de chirurgie d'Anvers et de la commission de santé de l'arrond. de Turnhout.

DÉPARTEMENT DE LA NIÈVRE.

Médecins.

ARNAULD (*André-Edme-Laurent*), natif de Varzy, âgé de 37 ans, reçu D. médecin en l'année 1789, à Montpellier, départem. de l'Hérault; ont signé sur ses lettres, les cit. René, doyen; et Vincent, secrétaire; et exerce depuis 32 ans à Varzy.

BILLEBAULT-BOISGIRARD (*Jean-François*), natif de Cosne, âgé de 76 ans, reçu D. médecin en l'année 1751, à Montpellier, département de l'Hérault; ont signé sur ses lettres, les cit. Magnol, doyen, et vice chancelier; et Vincent, secrétaire; et exerce depuis 51 ans à Cosne.

Nota. Depuis 1789, le citoyen Billebault-Boisgirard n'exerce plus son état que gratuitement.

CAILCOT (*Pierre*), natif de Reims, âgé de 71 ans, reçu D. médecin en l'an. 1761, à Reims, département de la Marne; et exerce depuis 40 ans à Corbigny.

Nota. Le cit. Cailcot est le plus ancien des médecins du département de la Nièvre; il a omis sur son extrait les noms des signataires de ses titres de réception; mais le maire de Corbigny certifie que les pièces y relatives, lui ont été exhibées par le citoyen Cailcot.

PANNETRAT (*François*), natif de Menade, âgé de 42 ans, reçu D. méd. en l'an. 1786, à Reims, département de la Marne; ont signé sur ses lettres, les citoy. J. B. P. H. Caque, doyen; et J. R. Ravier; et exerce depuis 15 ans à Corbigny.

VIALAY (*Claude-Laurent*), natif de Nevers, âgé de 41 ans, reçu D. médecin en l'an. 1785, à Reims, département de la Marne; ont signé sur ses lettres, les citoyens Ravier et Camus; et exerce depuis 16 ans à Château-Chinon.

AURILLARD

Chirurgiens.

AURILLARD (*Pierre*), natif de Corbigny, âgé de 57 ans, reçu chirurgien en l'ann. 1767, à Nevers, départem. de la Nièvre; ont signé sur ses lettres, les cit. Maugin, Degantière, D. médecin; Maugues, lieutenant; Lucas, doy.; Maublanc, prévôt; et Motret, greffier; et exerce depuis 35 ans à Corbigny.

BONDEAU (*J. B.*), natif d'Autun, âgé de 39 ans, reçu chirurgien en l'année 1788, à Saint-Pierre-le-Moutier, département de la Nièvre; ont signé sur ses lettres, les citoy. Donet, lieutenant; et Narjot, secrétaire; et exerce depuis 14 ans à Arleuf.

DERVAULT (*Gabriel*), natif de Cussac, âgé de 43 ans, reçu chirurgien en l'année 1789, à Nevers, département de la Nièvre; ont signé sur ses lettres, les citoyens Donniec, lieutenant; Robert, médecin; Maublanc, doyen; Mauge et Cassar, greffiers; et exerce depuis 13 ans à Breves.

DIGOT (*Jean*), natif de Cussy, âgé de 36 ans, reçu chirurgien en l'année 1787, à Nevers, département de la Nièvre; ont signé sur ses lettres, les citoyens Donniec; lieutenant; et Cassar, gref.; et exerce depuis 15 ans à Luze.

GRIVEAU (*André*), natif de Château-Chinon, âgé de 64 ans, reçu chirurgien en l'année 1765, à Saint-Pierre-le-Moutiers, département de la Nièvre; ont signé sur ses lettres les citoyens Vée, lieutenant; Donet, et Viau, greffier; et exerce depuis 37 ans à Préporché.

LISON (*F. Augustin-J.*), natif de la Charité, âgé de 40 ans, reçu chirurgien en l'année 1785, à Saint-Pierre-le-Moutiers, départem. de la Nièvre; ont signé sur ses lettres, les citoyens Donet et Narjot, et exerce depuis 17 ans à la Charité.

Lussan (*Jean*), natif de Toulouse, reçu chirurgien en l'année 1784, à Nevers, département de la Nièvre ; ont signé sur ses lettres, les citoy. l'Hermite, médecin; Donniec, lieutenant; Bonnel, Maublanc, et Jubault, chirurgiens ; et exerce depuis 15 ans à Saint-Sauge.

Nota. Le citoyen Lussan ayant été nommé en l'an 3, pour exercer à l'armée des Pyrénées-Occidentales, en qualité de chirurgien de première classe, il fut réclamé par la commune de Saint-Sauge, dont l'hospice civil est confié à ses soins depuis 1787.

Le citoyen Lussan est associé correspondant de la société de médecine, chirurgie et pharmacie de Toulouse.

Moreau (*Pierre-Nicolas*), natif de Longsols, âgé de 43 ans, reçu chirurgien en l'année 1784, à Auxerre, départem. de l'Yonne ; ont signé sur ses lettres, les citoyens Guilbert, Latour, lieutenant; Paradis, greffier; et Billebault-Boigirard, médecin; et exerce depuis 18 ans à Cosne.

Ravaul (*Antoine*), natif d'Aunay, âgé de 58 ans, reçu chirurgien en l'année 1771, à Nevers, département de la Nièvre; ont signé sur ses lettres, les citoyens Saint-Bris, lieutenant; et Bonnet, gref.; et exerce depuis 31 ans à Ougny.

Rémond (*Germain*), natif d'Autun, âgé de 49 ans, reçu chirurgien en l'an. 1784, à Saint-Pierre-le-Moutiers, département de la Nièvre; a signé sur ses lettres, le citoyen Donet, lieutenant; et exerce depuis 18 ans à Château-Chinon.

Thibault (*Jean*), natif de Montsauche, âgé de 64 ans, reçu chirurgien en l'année 1766, à Saint-Pierre-le-Moutiers, département de la Nièvre; a signé sur ses lettres, le citoyen Vée, lieut.; et exerce depuis 36 ans à Montsauche.

Pharmaciens.

Clément (*Pierre-Franç.*), âgé de 69 ans, reçu pharmacien en l'an. 1756, à Auxerre, département de l'Yonne; ont signé sur ses lettres, les cit. Jeannet, Faville, Martin, Mérat, tous pharm. à Auxerre; dans la même année le cit. Clément s'est fait de nouveau recevoir à Cosne; ont signé sur ses lettres, les cit. Billebault-Boigirard, père et fils, méd.; et Egrot, greffier; et exerce depuis 46 ans à Cosne.

Montmain (*J.-B.*), natif de Saint-Etienne, âgé de 44 ans, reçu pharmacien de première classe pour l'armée du Rhin et Moselle, en l'an 4, à Strasbourg, département du Haut-Rhin; ont signé sur sa commission, les citoyens Gouvion, Laurent et Martin, médecins; Lombard et Laurin, chirurgiens en chef; et exerce à Champvert.

Nota. Le citoyen Montmain avait précédemment été revêtu du même grade à Lyon, par le citoyen Chataigner-Mamiral, médecin; et Boucher, médecin.

DÉPARTEMENT DU NORD.

Médecins.

Bauduin (*Jean-Baptiste*), natif de Gondecourt, âgé de 33 ans, reçu D. méd. en l'an 2, à Douay, départem. du Nord; ont signé sur ses lettres, les cit. Taranget et Mellèze, et exerce depuis 6 ans à Launoy.

Blondeau (*Jean-Joseph*), natif de Castillon, âgé de 39 ans, lic. médecin en l'année 1785, à Douay, département du Nord; ont signé sur ses lettres, les cit. Mellèze, Tarangez et Majault, D. Rég. et exerce à Castillon.

Nota. Le citoyen Blondeau

est breveté médecin des hôpitaux militaires depuis 1786.

BOULOGNE (*Charles-Théodore*), natif de Buterne, âgé de 34 ans, reçu D. méd. en l'an 3 à Douay, département du Nord; ont signé sur ses lettres, les citoyens d'Ablaing, Mellez et Tarangel; et exerce depuis 5 ans à Labassée.

BRUNIÉ (*Bertrand*), natif de la Réolle, âgé de 33 ans, reçu D. médecin en l'année 1791, à Saint-André en Ecosse; ont signé sur ses lettres, les citoyens David, Hint, Hill, Forrest, Hunter, Hilson, Cools, Vilaut, Meconnich et Bustot; et exerce depuis 9 ans à Cambray.

Nota. Le citoyen Brunié avait déjà été reçu chirurgien à Paris en 1787; son diplome est signé Girault de Kondon.

CASTEL (*Jean-Etienne-Victor César*), natif de Castelnaudari, âgé de 36 ans, reçu D. médecin en l'année 1792, Montpellier, département de l'Hérault; ont signé sur ses lettres, les citoyens René, doyen; et Vincent, secrétaire; et exerce depuis 3 ans à Avesnes.

CUVELLE (*Hipolyte-Auguste*), natif d'Halluin, âgé de 32 ans, reçu médecin en l'an 5, à Douay, département du Nord; ont signé sur son diplome, les citoyens Mellez, Tarangel, Foulon; et exerce depuis 2 ans à Comines.

Nota. Le citoyen Cuvelle a été nommé en l'an 8 par le conseil de santé des armées à Paris; sa lettre est signée par les citoyens Bruloy, Villars, Heurteloup, Coste, etc. tous membres du susdit conseil.

DEBAECKER (*Pierre-Benoît*), natif d'Hazebrouck, âgé de 38 ans, reçu D. médecin en l'année 1791, à Douay, département du Nord; ont signé sur ses lettres, les citoyens Mellez et Dablaing; et exerce depuis 6 ans à Merris.

Debaecker (*Nicolas*), natif d'Hazebrouck, âgé de 32 ans, reçu D. médecin en l'année 1793, à Douay, département du Nord; a signé sur ses lettres, le citoyen Carpentier, secrétaire de la faculté de médecine; et exerce depuis 9 ans à Hazebrouck.

Delsarte (*Nicolas-Joseph*), natif de Solesmes, âgé de 51 ans, reçu lic. médecin en l'année 1775, à Douay, département du Nord; a signé sur ses lettres, le cit. Simon fils, secrétaire de la faculté de médecine; et exerce depuis 26 ans à Solesmes.

Deschamps (*Augustin-Joseph*), natif de Momigniel, âgé de 30 ans, reçu D. médecin en l'an 7 à Leyde, République batave; ont signé sur ses lettres, les cit. Dupuis, rect. de l'Académie; et Paradis, pour le doyen; et exerce depuis 3 ans à Solre-le-Château.

Desruez (*Auguste-Guislain*), natif de Tournay, âgé de 37 ans, reçu D. médecin en l'an 4, à Douay, departem. du Nord; ont signé sur ses lettres, les citoyens Mellez, Taranget et Gelez; et exerce depuis 6 ans à Roubaix.

Forcade (*Pierre-Joseph*), natif de Dunkerque, âgé de de 42 ans, reçu lic. médecin en l'année 1783, à Douay, département du Nord; ont signé sur ses lettres, les citoyens Guillemot et Simon fils; et exerce depuis 17 ans à Cassel.

Liefooghe (*Pierre-Jean*), natif de Baillieul, âgé de 35 ans, reçu D. médecin en l'ann. 1792, à Douay, département du Nord; a signé sur ses lettres, le cit. Carpentier, secrétaire et bedeau de l'Université; et exerce depuis 9 ans à Baillieul.

Lyoen (*Marc-Augustin*), natif de Morbecq, âgé de 45 ans, reçu D. médecin en l'ann. 1780, à Douay, département du Nord; a signé sur son diplome, le cit. Simon fils; par ordre de l'Université; et exerce depuis 22 ans à Morbecq.

Mercier (*Dominique-Antoine-Joseph*), natif de Landrecy, âgé de 55 ans, reçu D. médecin en l'année 1769, à Douay, département du Nord; ont signé sur ses lettres, les cit. Mellez, Bernard et Launoy, tous trois professeurs; et exerce depuis 32 ans à Valenciennes.

Monet (*Philippe Jacques*), natif de Sainte-Marie-Cappel, âgé de 38 ans, reçu D. médecin en l'année 1788, à Douay, département du Nord; ont signé sur ses lettres, les cit. Mellez, Tarangel et Majault; et exerce depuis 14 ans à Cassel.

Potiez (*Pierre-Joseph*), natif de Douay, âgé de 28 ans, reçu médecin en l'an 9, à Douay, département du Nord; ont signé sur son diplome, les cit. Mellez, Tarangel et Foulon; et exerce depuis 1 an à Douay.

Revel (*P. J. B.*), natif d'Hazebrouck, âgé de 68 ans, reçu D. médecin en l'année 1758, à Montpellier, département de l'Hérault; ont signé sur ses lettres, les citoyens Demagnol, doyen, pro-chancelier; et Vincent, secrétaire; et exerce depuis 44 ans à Hazebrouck.

Sergernert (*J.*), natif d'Hazebrouck, âgé de 67 ans, reçu D. médecin en l'ann. 1759, à Douay, département du Nord; ont signé sur ses lettres, les citoyens Sergeant et Scellé; et exerce depuis 10 ans à Hazebrouck, et auparavant à Castres, pendant 32 ans.

Sockeel (*Laurent*), natif de Lynde, âgé de 33 ans, reçu D. médecin en l'année 1793, à Douay, départem. du Nord; a signé sur ses lettres, le cit. Carpentier, secrétaire de la faculté de médecine, visé par la municipalité de Douay; et exerce depuis 9 ans à Winnezéele.

Taranget (*André*), natif de Lille, âgé de 49 ans, reçu D. médecin en l'année 1786, à Douay, département du Nord; ont signé sur ses lettres, les citoyens Bernard, Mellez et Majault; et exerce depuis 23 ans à Douay.

Nota. Le citoyen Taranget, en 1782, après un concours de dix semaines, dans lequel il avait obtenu la première place, est devenu professeur, et a enseigné la médecine depuis cette époque jusqu'à la suppression des universités. En l'an 3, il a fait en chef le service de l'hôpital militaire de Douay; en l'année suivante, le même service dans l'hôpital civil. Depuis 7 ans il continue, d'après une invitation de l'administration supèr., à donner gratuitement des leçons publiques de médecine dans ladite ville de Douay.

Tavernier (*Pierre-Marie*), natif de Créquy, âgé de 52 ans, reçu D. médecin en l'an. 1775, à Reims, département de la Marne; ont signé sur ses lettres, les cit. Lecamus et Fillion; et exerce depuis 27 ans à Bourbourg.

Thibaut (*Pierre-Jean*), natif de Borre, âgé de 47 ans, reçu licent. médecin en l'an. 1777, à Douay, département du Nord; a signé sur ses lettres, le cit. Simon fils Redeau, au nom du prieur et du doyen de la faculté; et exerce depuis 24 ans à Hazebrouck.

Tilman (*François-Auguste-Joseph*), natif de Lille, âgé de 30 ans, reçu D. méd. en l'année 1792, à Douay, département du Nord; a signé sur ses lettres, le cit. Carpentier, secrétaire; et exerce depuis 10 ans à Tourcoing.

Vanden Bussche (*Jean-François*), natif de Bergues, âgé de 48 ans, reçu D. médecin en l'année 1784, à Montpellier, département de l'Hérault; ont signé sur ses lettres, les cit. René, pro-doyen; et Vincent, secrétaire; et exerce depuis 17 ans à Bergues.

TABLEAU des Chirurgiens reçus légalement pour la ville de Lille, avant et depuis la république, tel qu'il a été envoyé par les membres du ci-devant Collége de Chirurgie de cette ville.

BRULOIR (*F. E*), natif de Houdenarde, âgé de 77 ans, reçu chirurgien en l'ann. 1751, à Lille, département du Nord; ont signé sur ses lettres, les huits maîtres en chirurgie, les cit. Lespagnol de Grimbry, conseiller pensionnaire; et de Vilermont, procureur-syndic de la commune; et exerce depuis ce tems dans ladite ville de Lille.

DUPONT (*D. L.*), natif de Tournay, âgé de 66 ans, reçu chirurgien en l'année 1760, à Lille, département du Nord; ancien professeur d'ostéologie et de maladies des os; ont signé sur ses lettres, les cit. Lespagnol de Grimbry, conseiller pensionnaire; et de Vilermont, procureur-syndic à la commune; et exerce depuis ce tems dans ladite ville de Lille.

PIONNIER (*C. J.*), natif de Lille, âgé de 63 ans, reçu chirurgien en l'ann. 1764, à Lille, département du Nord; ont signé sur ses lettres, Lespagnol de Grimbry, conseiller pensionnaire; et de Vilermont, procureur-syndyc de la commune; et exerce depuis ce tems à Lille.

TILMAN (*M. J.*), natif de Lisbonne, âgé de 64 ans, reçu chirurgien en l'année 1770, à Lille, département du Nord; ont signé sur ses lettres, les huit maîtres en chirurgie, et Lespagnol de Grimbry, conseiller pensionnaire; et de Vilermont, procureur-syndic de la commune; et exerce depuis ce tems dans ladite ville de Lille.

RAIGNEAUX (*J. C.*), natif de Lille, âgé de 50 ans, reçu chirurgien en l'année 1779, à Lille, département du Nord; ancien professeur de matière médico-chirurgicale ; ont signé sur ses lettres, les cit. Chastanet, lieutenant ; et Bruloir, greffier ; et le brevet était signé Louis et Segur ; et exerce depuis ce tems dans ladite ville de Lille.

DELACOURT (*L. F. J.*), natif de Mouchain, âgé de 47 ans, reçu chirurgien en l'année 1779, à Lille, département du Nord ; nommé prof. d'anatomie en l'année 1782 ; ont signé sur ses lettres, les cit. Chastanet, lieutenant ; et Bruloir, greffier ; et le brevet était signé Louis et Segur ; et exerce depuis ce tems dans ladite ville de Lille.

DUCRET (*J.*), natif de Dodival, âgé de 61 ans, reçu chirurgien en l'année 1782, à Lille, département du Nord ; ont signé sur ses lettres, les citoyens Chastanet, lieutenant ; et Bruloir, greffier ; et exerce depuis ce tems dans ladite ville de Lille.

PIONNIER (*C. A.*), natif de Lille, âgé de 44 ans, reçu chirurgien en l'année 1783, à Lille, département du Nord ; ont signé sur ses lettres, les cit. Chastanet, lieutenant ; et Bruloir, greffier.

Nommé professeur de maladies chirurgicales et d'opérations, en l'année 1784 ; ont signé le brevet Louis et Segur ; et exerce depuis ce tems dans ladite ville de Lille.

BRIELMAN (*P. J.*), natif de Bruges, âgé de 45 ans, reçu chirurgien en l'année 1787, à Lille, département du Nord ; ont signé sur ses lettres, les citoyens Chastanet, lieutenant ; et Bruloir, greffier ; nommé professeur d'accouchemens par l'administration municipale en l'an 3 de la république ; et exerce depuis ce tems dans ladite ville de Lille.

VANDERHAGHEN (*A. L.*), natif de Tournay, âgé de 46 ans, reçu chirurgien en l'année 1787, à Lille, département du Nord ; ont signé sur ses lettres, les citoyens Chastanet, lieutenant ; et Braloir greffier ; chirurgien de l'hospice Sauveur, et nommé professeur de matière médico-chirurgicale par l'administration municipale en l'an 5 de la république; et exerce depuis ce tems dans ladite ville de Lille.

Tison (*P. J.*), natif de Fenain, âgé de 42 ans, reçu chirurgien en l'année 1789, à Lille, département du Nord; ont signé sur ses lettres, les cit. Chastanet, lieutenant; et Bruloir, greffier;

Nommé professeur d'anatomie par l'administration municipale en l'an 5 de la république; et exerce depuis ce tems dans ladite ville de Lille.

Cuvellier (*L.*), natif d'Arras, âgé de 38 ans, reçu chirurgien en l'année 1789; à Lille, département du Nord; ont signé sur ses lettres, les cit. Chastanet, lieutenant; et Bruloir, greffier;

Nommé professeur d'ostéologie et des maladies des os, en l'année 1791; ont signé le brevet Louis et Cahier; et exerce depuis ce tems dans ladite ville de Lille.

Morel (*J. P. L.*), natif de Jesponsard, âgé de 25 ans, reçu chirurgien en l'an 9 de la république, à Lille, département du Nord; ont signé sur ses lettres, les cit. Delacourt et Tilman, chirurgiens; et Aronio, adjoint à la mairie; et exerce depuis ce tems dans ladite ville de Lille.

Nota. Le citoyen Morel a servi aux armées en qualité de chirurgien-major.

Chirurgiens.

Boucher (*J.-P.*), natif de Revin, âgé de 36 ans, reçu chirurgien-major de la 17e demi-brigade d'infanterie légère, titre qu'il a conservé jusqu'en l'an 5, qu'il a donné sa démission; et exerce à Beaufort.

Nota. Le cit. Boucher a omis sur son extrait les noms des membres du conseil de santé qui l'ont reçu; mais l'authenticité de son titre est garantie par le maire de Beaufort.

Delsipée (*Gilles Joseph*), natif de Namur, âgé de 50 ans, reçu chirurgien en l'ann. 1784, à Paris, département de la Seine; ont signé sur ses lettres, les cit. Lassus, lieutenant; et Petit, greffier; et exerce depuis 9 ans à Armentières.

Dienne (*Honoré*), natif de Catillon, âgé de 43 ans, reçu chirurgien en l'ann. 1781, à Avesnes, département du Nord; ont signé sur ses lettres, les cit. Debry et Royer, examinateur du baillage d'Avesnes; et exerce depuis 21 ans à Prisches.

Duriez (*Edouard*), natif de Lille, âgé de 40 ans, reçu chirurgien en l'année 1789, à Frelenghem, département du Nord; ont signé sur ses lettres, les cit. Chastanet, lieutenant; Pionnier, prem. prévôt; Harnould et Dupont, professeurs; et exerce depuis 3 ans à Comines.

Hauguillard (*Ch.-Louis-Joseph*), natif de Labassée, âgé de 46 ans, reçu chirurgien en l'année 1788, à Lille, département du Nord; ont signé sur ses lettres, les citoyens Chastanet, lieutenant; et Bruloy, greffier; et exerce depuis 14 ans à Labassée.

Lefebvre fils (*Jacques*), natif de Cambray, âgé de 45 ans, reçu chirurgien en l'année 1784, à Cambray, département du Nord; ont signé sur ses lettres, les cit. Blombled, aîné; Bouvier, aîné; Fratrès, Haron et Courtin, médecins; Trecourt et Caudron, commissaires; et exerce depuis 18 ans dans ladite ville de Cambray.

Martin (*Antoine*), natif de Calais, âgé de 42 ans, reçu chirurgien en l'année 1779, à Calais, département du Pas de Calais; ont signé sur ses lettres, les citoy. Danies, président; Aubert et François, secrétaires; et exerce à Gravelines.

Nota. Le citoyen Martin a

été chirurgien-major des ci-devant régimens Royal-Auvergne et Royal-Roussillon, et pensionné de la ville de Calais; titulaire de l'hôpital militaire de Gravelines; chirurgien de première classe de l'armée du Rhin. Il est membre de la société de médecine de Paris; son diplome est signé Dessessars, président; et Sédillot, secrétaire.

MAULET (*Jean-Baptiste*), natif d'Arras, âgé de 56 ans, reçu chirurgien en l'an 1788, à Bergues, département du Nord; ont signé sur ses lettres, les citoyens Arnould, professeur-royal; Vanquaille, médecin; Druel, chirurgien-major de l'hôpital; et Vital, chirurgien pensionné de la ville; et exerce à Bourbourg.

PINTE (*Antoine-Joseph*), natif de Thumeries, âgé de 52 ans, reçu chirurgien en l'année 1775, à Lille, départem. du Nord; a signé sur ses lettres, le cit. Chastanet, etc.; et exerce depuis 27 ans à Wattignies.

SOCKEEL (*Philippe*), natif de Winnezeele, âgé de 27 ans, reçu chirurgien en l'an 2 à Lille, département du Nord, ont signé sur ses lettres, les cit. Been et Mangin, médecin et chirurgien en chef de l'hôpital militaire; et exerce depuis 5 ans à Vinnezeele.

SOINNE (*Auguste-Victor*), natif de Béthune, âgé de 40 ans, reçu chirurgien en l'année 1786, à Lille, département du Nord; ont signé sur ses lettres les citoy. Tilman, lieut.; Chastenet, Quittez, Pionnier, et Bruloy; et exerce depuis 16 ans à Douay.

VANBELLEGHEM (*L.*), natif de Perenchies, âgé de 36 ans, reçu chirurgien en l'ann. 1788, à Lille, départ. du Nord; ont signé sur ses lettres, les citoy. Chastanet et Bruloy, greffi.; et exerce depuis 2 ans à Launoy.

Nota. Le citoyen Vanbelleghem a été chirurgien-major au 1er bataillon de la West-Flandre.

VANDAMME (*François-Norbert*), natif de Steenvoord, âgé de 40 ans, reçu chirurgien en l'année 1784, à Lille, departem. du Nord, ont signé sur ses lettres, les citoyens Chastanet, Hubert, Quittez, Vandergraetes, doy.; d'Anchy, Delacourt, Pionnier, &c. et Bruloy, greffier; et exerce à Hazebruck.

VERIN (*Pierre-Joseph*), natif de Pont-à-Vendin, âgé de 56 ans, reçu chirurgien en l'ann. 1772, à Lille, département du Nord; ont signé sur ses lettres, les citoyens Chastanet, père; Waroquier, Hanguillard, chirurgiens; et Hubert, médecin; et exerce depuis 29 ans, à Turcoiney.

WENZEL (*Pierre-Jean-Joseph*), natif de Cassel, âgé de 38 ans, reçu chirurgien en l'année 1787, à Arras, département du Pas-de-Calais; ont signé sur ses lettres, les cit. Hazard et Honot, tous deux prefesseurs; et Bauvais, médecin conseiller du roi; et exerce à Reneseure.

WILLAERT (*Adrien*), natif de Ledringhem, âgé de 52 ans, reçu chirurgien en l'année 1772, à Lille, département du Nord; ont signé sur ses lettres, les citoy. Chastanet, Flie et Bruloy, greffier; et exerce depuis 30 ans à Arruelle.

Pharmaciens.

BAULIEU (*Zephirin - Pétrégille*) natif de Maubeuge, âgé de 38 ans, reçu pharmacien en l'ann. 1789, à Lille, département du Nord; a signé sur ses lettres, le cit. Libert, greffier du siége des pharmaciens; et exerce depuis 10 ans à Douay.

BULTOT (*François*), natif d'Avesnes, âgé de 41 ans, reçu pharmac. de prem. classe en l'an. 1792, à Valenciennes, département du Nord; ont signé sur ses lettres, les citoyens Grossier et Boyer, chirurg., consultans des armées; et Pelletier, D. médecin, tous trois membres du comité de Santé à la suite des armées, et exerce depuis 20 ans à Valenciennes.

CHOCQUEEL (*Charles*), natif de Bergues, âgé de 34 ans, reçu pharmacien en l'an 6 à Hondschoote, départem. du Nord; ont signé sur ses lettres, les cit. Vermuller, Vernaelde, pharmaciens, Debil, médecin; Deman, Bertheloodt; et exerce depuis 4 ans à Hondschoote.

DELACROIX (*François-Benoît*), natif de Bergues-sur-Colm, âgé de 69 ans, reçu pharmacien en l'année 1757, à Gravelines, département du Nord; ont signé sur ses lettres, les cit. Van-Reninghe, médecin; Dorsimon, chirurgien-major; Ducroco et Chalon, tous deux pharmaciens; et exerce depuis 29 ans à Gravelines, où il est pharmacien de l'hôpital militaire.

DELATTRE (*Louis-Guislain-B.*), natif de Bourbourg, âgé de 38 ans, reçu pharmacien en l'année 1785, à Saint-Omer, départem. du Pas-de-Calais; ont signé sur ses lettres, les cit. Deldique, conseil médecin; Leys, méd.; Vanreynghe et Pohier, médec.; Aspelly, Pood et Damart, pharmaciens; et exerce depuis 17 ans à Bourbourg.

DEMARLE (*Denis-Ant.*), natif de Gravelines, âgé de 57 ans, reçu pharmacien en l'année 1773, à Douay, département du Nord; ont signé sur ses lettres, les citoy. Dupuick, Simon père, Sergent, tous trois pharmaciens, et le doyen du ci-devant corps; et exerce depuis 29 ans à Gravelines, où, par ordre du magistrat d'alors, il subit à son arrivée un nouvel examen pardevant les médecins et chirurgiens de cette ville.

HUISSEN (*P.-J.*), natif d'Hazebrouck, âgé de 45 ans, reçu pharmacien en l'année

1782, à Bergues, département du Nord; ont signé sur ses lettres, les citoyens Declerck, médecin; Chent, Legier, Collette et Scellé; et exerce depuis 19 ans à Hazebrouck.

Roux-du-Bourg (*Florent-Louis-Bernard*), natif de Gravelines, agé de 55 ans, reçu pharmacien en l'année 1763, à Gravelines, département du Nord; ont signé sur ses lettres, les citoyens P. L. Boudin, Delannoix, D. médecin de l'Université; Albert, Simon père, et Dominique-Dupuich, démonstrateurs en botanique.

DÉPARTEMENT DE L'OISE.

Médecins.

Aubrelicque (*Pierre-Marie*), natif de Noyon, âgé de 40 ans, reçu D. médecin en l'année 1785 à Reims, département de la Marne; ont signé sur ses lettres, les citoy. Navier, doyen; et Caqué, son collègue; et exerce depuis 16 ans à Noyon.

Chirurgiens.

Bonin (*François-Bazile*), natif de Saint-Thibault, âgé de 38 ans, reçu chirurgien en l'ann. 1789, à Amiens, département de la Marne; ont signé sur ses lettres, les cit. Collignon et Musset; et exerce depuis 13 ans à Feuquiere.

Brisson (*J. B. Théodose*), natif de Châlons, âgé de 59 ans, ancien chirurgien des hôpitaux civils et militaires confiés aux soins des ci-devant religieux de la Charité, jusqu'à l'extinction de l'ordre, dont il a été membre, nommé chirurgien du camp de Verberie, par le ministre de la Guerre Choiseul; et exerce actuellement au Prytannée français du château de Compiegne, division du Prytannée françois, en qualité de chirurgien par commission du ministre de l'intérieur Chaptal.

Nota. Le citoyen Brisson a été nommé en l'an 7 officier de santé par commission des membres du Jury militaire du bataillon des conscrits du département de l'Oise.

Deboulongne (*Jean-Dominique*), natif de Bouchoir, âgé de 50 ans, reçu chirurgien juré en l'ann. 1788, à Noyon, département de l'Oise; ont signé sur ses lettres, les cit. Quequet, Richard, Delaporte et Levasseur, tous chirurgiens composant la ci-devant communauté de cette ville; et exerce depuis 14 ans à Noyon.

Duclaire (*Antoine*), âgé de 54 ans, reçu chirurgien en l'année 1772, à Bauvais, département de l'Oise; ont signé sur ses lettres, les citoyens D. Coutei, lieuten. Ducansel et Frion; et exerce depuis 30 ans à Bresles.

Fabre (*Marc*), natif de Darne, âgé de 62 ans, reçu chirurgien en l'année 1769, à Bordeaux, département de la Gironde, ont signé sur ses lettres, les citoyens Fourcade, lieutenant; Pascou et Cizon, prévôts en charge; et exerce depuis 3 ans à Bethisy.

Nota. Le citoyen Fabre a été chirurgien-major de vaisseau et de l'hôpital de la Marine de Brest, en 1778 et 1779, et breveté chirurgien-major des troupes de terre en l'an 4, par le ministre de la guerre Pétiet.

Girard (*Pierre-Henry*), natif de Grandviller, âgé de 45 ans,

45 ans, reçu chirurgien en l'année 1784, à Amiens, département de la Somme; ont signé sur ses lettres, les cit. Collignon et Musset; et exerce depuis 18 ans à Feuquières.

HORTALA (*Pierre-Joseph*), natif de Mons, âgé de 56 ans, reçu chirurgien en l'ann. 1770, à Paris, département de la Seine; ont signé sur ses lettres, les cit. Goursaut, lieutenant; et Alix, greffier; et exerce depuis 32 ans à Clermont.

Nota. A son arrivée à Clermont, le citoyen Hortala, se fit recevoir de nouveau pour y établir son domicile. Ses lettres sont signées Hubert, lieutenant; et Viau Duplessis, greffier.

LAIGNEL (*Marie-Zacharie*), âgé de 45 ans, reçu chirurgien en l'année 1785, à Montdidier, département de la Somme; ont signé sur ses lettres, les citoyens Beaumont, premier chirurgien; Ballin, Conet, Thory, etc.; et Durietz, commis greff; et exerce depuis 17 ans à Breteuil.

LAMOTHE (*Jean*), natif de Reulle, âgé de 51 ans, reçu chirurgien en l'année 1780, à Beauvais, départem. de l'Oise; ont signé sur ses lettres, les chirurgiens composant la communauté des chirurg. de cette ville; et exerce depuis 22 ans à Marseille, arrondissement de Beauvais.

Nota. Les noms des signataires des lettres du citoy. Lamothe sont omis; mais l'existence de ses titres est garantie par la municipalité de Marseille.

LEGRAND (*Charles-Borromée*), natif d'Angière, âgé de 51 ans, reçu chirurgien en l'année 1783, à Caudebec, département de la Seine-inférieure; ont signé sur ses lettres, les citoyens Dumont, lieuten. et Lazire, greffier; et exerce depuis 16 ans à Grandvilliers.

Nota Le cit. Legrand a été nommé en 1787, officier de santé des pauvres de Grandvilliers, et ensuite de tout le district, en 1790, par les administrateurs du département de l'Oise, tant pour les épidémies, que pour la visite des militaires. Sa nomination est signée Girardin, président; Descourtils, Luey, Danserville, Budin, Simon et Jucry.

Olivier (*Marc-Antoine*), natif de Nesle, âgé de 49 ans, reçu chirurgien major du régiment de la Chartre, infanterie étrangère, destiné pour la seconde expédition d'Irlande, sous les ordres du général Hardy, en l'année 1779, à Lille, départem. du Nord; et exerce depuis 2 ans à Gourmay, département de l'Oise.

Nota. Les noms des signataires du brevet du cit. Olivier sont omis; mais l'authenticité en est garantie par le maire de Gourmay.

Ployard (*Prince-Prix-Alexis*), natif de Tracilemont, âgé de 46 ans, reçu chirurgien en l'ann. 1783, à Noyon, département de l'Oise; ont signé sur ses lettres, les citoy. Quequet, lieutenant; Delattre et Richard, chirurgiens; et Couppe, greffier; et exerce depuis 19 ans, tant à Varennes qu'à Attichi, sa résidence actuelle.

Richart (*Louis-Claude-Hyacinthe*), natif de Compiegne, âgé de 52 ans, reçu chirurgien en l'année 1775, à Noyon, département de l'Oise, ont signé sur ses lettres, les cit. Lucas, Quequet, Delaporte, Delattre et Audrand; et exerce depuis 27 ans à Noyon.

DÉPARTEMENT DE L'ORNE.

Médecins.

GALERON (*Thomas-Paul*), âgé de 53 ans, reçu D. méd. en l'année 1773, à Caen, départem. du Calvados; ont signé sur ses lettres, les cit. Lecanu, doyen; Deschamps, Briard, et Lelarge, profess.; et exerce depuis 29 ans à Laigle.

GRANCHER (*Antoine-Charles*), natif de Mortagne, âgé de 48 ans, reçu D. médecin en l'an. 1778, à Caen, dép. du Calvados; ont signé sur ses lettres, les citoyens Lecanu, Desmoueux, Deroussel, doyen; et Bunel, secrétaire; et exerce depuis 20 ans à Mortagne.

Nota. Le citoyen Grancher a exercé dans les armées de la république.

MOUSSET (*Joseph*), natif de Villy, âgé de 49 ans, reçu D. médecin en l'année 1777, à Caen, département du Calvados; ont signé sur ses lettres, les citoyens Desmoueux, doyen; Deparfourru, Lecanu, Roussel et Bunel, secrétaires; et exerce depuis 24 ans à Trun.

Chirurgiens.

BLANCHARD (*Marin-Gervais-Gabriel*, natif de Séez, âgé de 39 ans, reçu chirurgien en l'année 1788, à Mortagne, département de l'Orne; a signé sur ses lettres, le cit. Muteau, lieuten.; et exerce à Mauves.

CHAMBALU (*Pierre-Bernard*), natif de Goulée, âgé de 55 ans, reçu chirurgien en l'an. 1769, à Alençon, département de l'Orne; ont signé sur ses lettres, les cit. Goudes-des-Friches, Lachapelle, Frémont, Legeay, Duplessis, et Piat, tous membres du collége de chirurgie; et exerce depuis 33 ans à Alençon.

CHAUVET (*J.*), natif de S.-Pierre-Larivière, âgé de 48 ans, reçu chirurgien en l'année 1779, à Argentan, departem. de l'Orne; ont signé sur ses lettres, les cit. Poulain, lieuten.; Cheron, conseil. méd.; Dubois, prevôt; Belot-du-Lombet, et Trolley, greffiers; et exerce depuis 18 ans à Saint-Pierre-Larivière.

DELAMARRE (*Pierre-Charles*), natif du Meslerault, âgé de 50 ans, reçu chirurgien en l'année 1785, à Belême, département de l'Orne; ont signé sur ses lettres, les citoy. Angot, lieutenant; et Pichot, greffier; et exerce depuis 17 ans au Mesle-sur-Sarthe.

DESROTOURS (*Pierre-Théodore-Charles-Jean*), natif d'Exmes, âgé de 41 ans, reçu chirurgien en l'année 1787, à Argentan, départ. de l'Orne, ont signé sur ses lettres, les citoyens Poulain, lieutenant; Dubois, doyen; Esnault-la-Bellière, prévôt; et Trolley, greffier; et a exercé d'abord à Exmes et maintenant à Trun.

GALERON (*Jean*), natif de Liocourt, âgé de 80 ans, reçu chirurgien en l'année 1755, à Verneuil, départ. de l'Eure; ont signé sur ses lettres, les citoyens Doc, lieutenant; et Bissieu, greffier; et exerce depuis 47 ans à Laigle.

LACHAPELLE (*François*), natif de Périgueux, âgé de 66 ans, reçu chirurgien en l'an. 1765, à Alençon, départem. de l'Orne; ont signé sur ses lettres, les cit. Gondes-des-Friches, Piat, Maignan, et Lachevalerie, et exerce depuis 37 ans à Alençon.

LEDOYEN (*Louis-Pierre-Thomas*), natif d'Almeneches, âgé de 52 ans, reçu chirurgien en l'année 1777, à Argentan, département de l'Orne, ont signé sur ses lettres, les citoyens Poulain, lieutenant; Dubois, prévôt;

et Trolley, greffier; et exerce depuis 24 ans à Chamboy.

LEVILLAIN-DU-FRICHE(*Gabriel-Louis-Marie-Michel*), natif de Saint-Paterne, âgé de 44 ans, reçu chirurgien en l'année 1783, à Alençon, département de l'Orne; ont signé sur ses lettres, les citoy. Gondes-des-Friches, Lachapelle, Dupont, Piat, et Frémont; et exerce depuis 19 ans à Alençon.

LEVON(*Nicolas-Jacques*), natif d'Argentan, âgé de 46 ans, reçu chirurgien en l'ann. 1788, à Mortagne, département de l'Orne; ont signé sur ses lettres, les cit. Muteau, lieutenant; et Dandeville, greffier; et exerce depuis 14 ans à Mortagne.

MARTIN-DE-LA-MANCELIERE(*René-Louis-Philbert*), natif de Ceton, âgé de 64 ans, reçu chirurgien en l'année 1767, à Mortagne, département de l'Orne; ont signé sur ses lettres, les citoyens Rives, lieutenant; et Lasnes, greffier; et exerce depuis 35 ans à Remalard.

ORVAIN (*Etienne*), natif de Paris, âgé de 47 ans, reçu chirurgien en l'année 1788, à Falaise, département du Calvados; ont signé sur ses lettres, les citoyens Lebourgois, prévôt; Jouane; et Lefebvre, greffier; et exerce à Joué-du-Bois.

PHILIPPE (*Paul-Marie*), natif de Séez, âgé de 45 ans, reçu chirurgien en l'an. 1777, à Séez, département de l'Orne, ont signé sur ses lettres, les citoyens Galais, lieutenant; Hubert, Fournier et Chevalier père et fils; et exerce depuis 12 ans à Séez.

Nota. Le cit. Philippe est chirurgien en chef de l'hospice de Séez.

RETOUST, dit DUTHEIL (*Jacques-Jean-Baptiste*), natif de la Roche-Mabille, âgé de 52 ans, reçu chirurgien en l'année 1772, à Alençon, département de l'Orne, ont signé sur ses lettres, les citoyens Gondes-des-Friches, lieutenant; et Piat, greffier; et exerce depuis 30 ans à la Roche-Mabille.

Pharmaciens.

DUBU (*François-Pierre-Nicolas*), natif de Séez, âgé de 57 ans, reçu pharmacien en l'année 1781, à Caen, département du Calvados; ont signé sur ses lettres, les cit. Desmoueux, doy.; Lecamus, Raf, Auvray de Coursanne, Lefauconnier et Duménil &c.; et exerce depuis 21 ans à Séez.

DUGAS (*Nicolas*), natif d'Alençon, âgé de 44 ans, reçu pharmacien en l'année 1787, à Alençon, département de l'Orne; ont signé sur ses lettres, les citoyens Desnos, Bougon; Turpin, médecins; Soyer, Dupont, Lefebvre, Millet et Latour, pharmaciens; et exerce depuis 15 ans dans ladite ville d'Alençon.

GAUBERT (*Paul-Felix-Auguste*), natif d'Alençon, âgé de 42 ans, reçu pharmacien en l'année 1790, à Alençon, département de l'Orne; ont signé sur ses lettres les citoyens Desnos, Bougon et Libes, médecins; Dupont, Latour, Millet, Dugas et Lefebvre, pharmaciens; et exerce depuis 11 ans à Laigle.

GERMAIN-DUVAL (*Jacques-François-Étienne*), âgé de 49 ans, reçu pharmacien en l'année 1783, à Caen, département du Calvados; ont signé sur ses lettres, les citoyens Auvray de Coursanne frères, Fossey frères, Baudry, Glasse et Thiekry; et exerce depuis 19 ans à Trun.

LAMOTTE (*George-Jean*), natif de Séez, âgé de 49 ans, reçu pharmacien en l'ann. 1787, à Séez, département de l'Orne; ont signé sur ses lettres, les cit. Dufriche Desgenettes, Olivier de Blanc-Port, et Bocheron; et exerce depuis 15 ans à Séez.

LATOUR (*Abraham*), natif d'Auxey, âgé de 52 ans, reçu pharmacien en l'année 1776, à Alençon, département de l'Orne; ont signé sur ses lettres, les cit. Desnos, Turpin, Bougon, médecins; Dupont, Soyer et Millet, pharmaciens; et exerce depuis 26 ans à Alençon.

LEDEVIN (*Auguste*), natif de Séez, âgé de 28 ans, reçu pharmacien à Alençon, département de l'Orne; ont signé sur ses lettres, les citoyens Lachapelle, chirurgien-major; et Laveille, médecin; et exerce à Séez.

Nota. Le citoyen Ledevins a eu en outre une commission de pharmacien, signée Bayen, président; Biron, secrétaire; et d'Aubigny, adjoint au ministre de la guerre.

LEFEBVRE (*Jean-Baptiste*), natif de Falaise, âgé de 51 ans, reçu pharmacien en l'année 1778, à Alençon, département de l'Orne; ont signé sur ses lettres, les citoyens Bougon, Desnos, Turpin, médecins; Soyer, Dupont, Millet, Latour, pharmaciens; et exerce depuis 24 ans à Alençon.

LEROI (*Etienne*), natif de Tinchebray, âgé de 32 ans, reçu pharmacien en l'an 5, à Vire, département du Calvados; ont signé sur ses lettres, les citoyens Marie, syndic; Dumont, doyen; Leblanc, Roussel et Mabire, professeurs et pharmaciens; et exerce depuis 5 ans à Domfront.

MILLET (*Jean*), natif d'Ecouché, âgé de 57 ans, reçu pharmacien en l'année 1773 à Alençon, département de l'Orne; ont signé sur ses lettres, les citoyens Desnos, Turpin et Clouet, médecins; Soyer et Dupont, pharmaciens; et exerce depuis 29 ans à Alençon.

DÉPARTEMENT DE L'OURTHE.

Médecins.

BARBETTE (*Thomas-François*), natif d'Arbre-Fontaine, âgé de 27 ans, reçu D. médec. en l'an 7, à Cologne, département de la Roër; ont signé sur ses lettres les citoyens J.-B. Paes, D. médecin; J. Wilh Frid. Stoll, D. méd et prof.; Simons et Beste, profes.; et exerce depuis 3 ans à Arbre-Fontaine.

BEAUVOIX (*Jean-Franç.-Denis*), natif de Vervier, âgé de 47 ans, reçu D. médecin en l'ann. 1777, à Rheims, département de la Marne; ont signé sur ses lettres, les citoy. Caqué, Filion et Malliers; et exerce depuis 25 ans à Verviers.

DECHAMPS (*J. B.*), natif de Goé, âgé de 41 ans, reçu D. médecin en l'année 1783, à Louvain, département de la Dyle; a signé sur ses lettres, le citoyen Vanderbelin, prieur du collège; et exerce depuis 19 ans à Verviers.

DEREMOUCHAMPS (*Jean-Ernest*) natif de Stavelot, âgé de 54 ans, reçu D. médecin en l'année 1772, à Duisbourg; ont signé sur ses lettres, les cit. Hoffmann et Peffer; et exerce depuis 30 ans à Antines.

DONNAY (*Renier-Franç.*), natif de Herve, âgé de 36 ans, reçu D. médec. en l'ann. 1792, à Nancy, département de la Meurthe; ont signé sur ses lettres, les citoy. Jadelot, Guillemin, professeurs; et Tournay, secrét.; et exerce depuis 10 ans à Herve.

DOUHA (*Arnold*), natif d'Ans, âgé de 32 ans, reçu D. médec. en l'an. 1793, à Cologne. départem de la Roër; ont signé sur ses lettres, les cit.

Meyer, Passara, P. T., doy.; et Heurtegens, secrétaire; et exerce depuis 9 ans à Verviers.

ENGLEBERT (*Evrard*), natif de Charneux, âgé de 37 ans, reçu D. médecin en l'an. 1789, à Louvain, départem. de la Dyle; ont signé sur ses lettres, les cit. Melly, Vanleempoele et Van Bouckante; et exerce depuis 13 ans à Herve.

LEJEUNE (*Simon*), natif d'Ensival, âgé de 64 ans, reçu D. médecin en l'année 1763, à Pont à-Mousson, département de la Meurthe; ont signé sur ses lettres, les citoyens Jadelot, Le Lorrain, Tournay; et Lacretelle, secrétaire; et exerce depuis 39 ans Verviers.

MARÉCHAL (*Jean-François*), natif de Limoux, âgé de 59 ans, reçu D. méd. en l'année 1770, à Louvain, département de la Dyle, a signé sur ses lettres, le citoyen Vanderbelen, et exerce depuis 32 ans à Hannul.

THIRY (*Jacques*), natif d'Harinsard, âgé de 46 ans, reçu Lic. médecin, en l'année 1784, à Louvain, département de la Dyle; a signé sur ses lettres, le citoyen Vounck, D. médecin et professeur; et exerce depuis 14 ans à Huy.

Nota. Le citoyen Thiry a été aggrégé au collége des médecins de Liége en 1788.

Chirurgiens.

BERTRAND (*Louis Joseph*), natif de Perwez, âgé de 41 ans, reçu chirurgien en l'ann. 1783, à Louvain, départ. de la Dyle, a signé sur ses lettres, le cit. Timmermans, actuaire; et exerce depuis 19 ans à Hannut.

CHAPUIS (*Jacques-Hubert*), natif de Verviers, âgé de 52 ans, reçu chirurgien en l'année 1771, à Liége, département de l'Ourthe; ont signé sur ses lettres, les citoyens

Bierset, président; Demoréal, préfet; et Baquet, greffier; et exerce depuis 4 ans à Verviers.

Nota. Le citoyen Chapuis a été reçu chirurgien-major d'un régiment national en 1790, par les trois états du pays de Liége. En l'an 6, il a été nommé officier de santé des maisons d'arrêt et de détention de la ville de Verviers.

FOUQUE (*Louis A. H. A.*), natif de Rouen, âgé de 36 ans, reçu chirurgien en l'ann. 1793, à Liége, départem. de l'Ourthe; ont signé sur ses lettres, les citoyens Depaix, président; Michel, professeur; et Duchâteau, greffier; et exerce depuis 9 ans à Huy.

LAMARCHE (*Pierre*), natif de Soumagne, âgé de 33 ans, reçu chirurgien en l'année 1788, à Liége, département de l'Ourthe; ont signé sur ses lettres, les cit. Depaix, président; et Duchâteau, greffier; et exerce depuis 11 ans à Verviers.

MICHOTTE (*Jean-Joseph*), natif d'Arpleyrand, âgé de 43 ans, reçu chirurgien en l'année 1788, à Louvain, départem. de la Dyle; ont signé sur ses lettres, les citoyens Vanbouckante et Valeempoel; et exerce depuis 14 ans à Huy.

Pharmaciens.

DAMOISAUX (*Henri-Joseph*), natif de Namur, âgé de 31 ans, reçu pharmacien en l'an 6, à Namur, département de Sambre et Meuse; ont signé sur ses lettres, les citoyens Minet, Dandois, pharmarciens; et Blémont, médecin; et exerce depuis 4 ans à Hannut.

DEGENEFFE (*Jean-Joseph-Gistain*), natif de Hin, âgé de 58 ans, reçu pharmacien en l'année 1767, à Hannut;

département de l'Ourthe ; ont signé sur ses lettres, les cit. Jacques et Defresnes ; médedecin et pharmacien ; et exerce depuis 35 ans à Hannut.

FREDERICI (*Jean-Lambert-Joseph*), natif de Verviers, âgé de 54 ans, reçu pharmacien, en l'année 1771, à Liége, département de l'Ourthe ; ont signé sur ses lettres, les citoyens Bierset, président ; et Demoréal, préfet ; et exerce depuis 31 ans à Verviers.

HAYEBIN (*Henri-Joseph*), natif d'Olne, âgé de 44 ans, reçu pharmacien, en l'année 1786, à Liége, département de l'Ourthe ; ont signé sur ses lettres, les citoyens Demariote, prefet ; et Duchâteau, secrétaire ; et exerce depuis 16 ans à Verviers.

MORÉ (*Jean-Barthélemy-Antoine*), natif de Hodimont, âgé de 50 ans, reçu pharmacien, en l'ann. 1767, à Liége, département de l'Ourthe ; et exerce depuis 27 ans à Hodimont.

Nota. Le citoyen Moré a omis sur son extrait les noms des signataires de ses lettres, mais le maire de la commune d'Hodimont certifie les avoir vues.

DÉPARTEMENT DU PAS-DE-CALAIS.

TABLEAU *des Médecins, Chirurgiens et Pharmaciens en chef de l'hôpital militaire de Calais, envoyé aux Editeurs par le sous-préfet et le maire du premier arrondissement du département du Pas-de-Calais.*

Nota. On trouvera au rang des officiers de santé de 2e. et 3e. classe, les citoyens *Souville*, *Demont*, *Giroux*, *Lambert*, *Kuntzelmann*, *Noel*, *Hego* et *Debette*, inscrits dans ce Tableau.

Lallement (*André-Marius*), né à Charleville, département des Ardennes, le 30 novembre, 1735, reçu docteur en médecine en l'Université de Montpellier, en 1759, depuis ce temps, employé médecin dans différens hôpitaux militaires, aujourd'hui médecin en chef et titulaire de celui de Calais.

Souville (*Pierre*), père, âgé de 58 ans, né à Calais, étudiant en médecine de la faculté de Paris, médecin de celle de Douay, ancien chef de la chirurgie civile et milit. de Calais, pensionné de ladite ville et de l'amirauté; chargé du traitement des maladies épidémiques du Calaisis, professeur et praticien en l'art des accouchemens, correspondant de l'ancienne et nouvelle société de médecine de Paris, actuellement médecin en chef de la Succursale des militaires invalides à Louvain.

Bastide (*Jean-Charles-Antoine*), né à Salins, département du Jura, le 12 septembre, 1738, a été employé dans les campagnes d'Hanovre et de Corse, et delà, nommé chirurgien-major dans le premier régiment de dragons, avec lequel il a fait les campagnes de la république, et depuis six mois nommé chirurgien en chef et titulaire de l'hôpital militaire de Calais.

CHELY (*Jean-Baptiste-Joseph*), né à Saint-Germain-en-Laye, departement de Seine et Oise, le 22 juin 1770, a été employé dans les hôpitaux militaires, depuis le mois de juin 1792, et nommé depuis peu pharmacien de première classe à celui de Calais.

Médecins.

BOCQUET (*Jacques-Louis-Joseph*), natif de Saint-Omer, âgé de 32 ans, reçu D. médecin en l'année 1793, à Douay, département du Nord; a signé sur ses lettres, le cit Carpentier, greffier de la faculté; et exerce depuis 5 ans à Hesdin.

BUTOR (*Antoine-Jean-Alexandre*), natif de Boulogne, âgé de 58 ans, reçu D. méd., en l'année 1768, à Angers, département de Maine et Loire; ont signé sur ses lettres, les cit. Paulmier, Belliard, Delille, Buvoleau-de-Fesle, Renaut, Bergelet, Bertelelot, Dupaty, etc.; et exerce depuis 31 ans à Boulogne-sur-Mer.

CHRESTIEN (*Libert-Marie*), natif de Saint-Omer, reçu D. medecin en l'année 1770, à Douay, département du Nord, ont signé sur ses lettres, les cit. Delanoy, Bernard et Mellez, prof. et Sergeant, sec. de la faculté; et exerce depuis 31 ans à Saint-Omer.

DAMAN (*Jacques Dominique*), natif de Wlverdinghe, âgé de 42 ans, reçu lic. méd. en l'an. 1787, a Douay, départ. du Nord; ont signé sur ses lettres, les cit. Mellez, Tarangct et Majot, prof.; et exerce depuis 13 ans à Saint-Omer.

DUPUIS (*Antoine-François-Joseph*), natif de Maisoncelle, âgé de 61 ans, reçu D. médec. en l'ann. 1765, à Douay, départem. du Nord; ont signé sur ses lettres, les citoyens Sergeant, bedeau; Delanoy, Bernard, et Mellez, professeurs; et exerce depuis 34 ans à Saint-Omer.

JOANNE (*François-Joseph*). natif de Saint-Pol, âgé de 55 ans, reçu D. médec. en l'année 1768, à Douay, département du Nord; a signé sur ses lettres le citoyen Sergeant, bedeau et gref. de la faculté; et exerce depuis 34 ans à Saint-Pol.

MACAIRE (*Philippe Guillaume-Joseph*), natif de St-Pol, âgé de 49 ans, reçu D. médecin en l'année 1777 à Douay, département du Nord; a signé sur ses lettres, le citoyen Simon fils, secrétaire et bedeau de la faculté; et exerce depuis 1 an à Fruges.

NOTTELLE (*Jacques-André*), natif de Fruges, âgé de 36 ans, reçu lic. médecin en l'an. 1789, à Douay, dep. du Nord; ont signé sur ses lettres, les citoyens Pierre François Xavier Joseph-de Runst, de Berckem, chanc.; et Simon, secrétaire bedeau; et exerce depuis 13 ans à Fruges

---

PRONIEZ (*Pierre-Guislain*), natif de Puisieux, âgé de 40 ans, reçu D. médecin en l'année 1790, à Douay, département du Nord, ont signé sur ses lettres, les citoyens Mellez et Tarangct, professeur; et exerce à Bapaume.

Nota. Le citoyen Proniez a été nommé, en l'an 3, médecin de l'hôpital militaire de Bapaume, par la commission de santé; ont signé les citoy. Chabrot, Becu, Lacoste, Hégo, Vergez, Pelletier, Villar, Bayen, et Binou, secrétaires; il a aussi été nommé, en l'an 8, médecin de l'armée de réserve de 2e. ligne, à Dijon, par le ministre de la guerre, Carnot; Parmentier, rapporteurs du conseil de santé.

Chirurgiens.

AUBEIN (*Etienne-Joseph*), natif de Lille, âgé de 58 ans, reçu chirurg. en l'anée 1773, à Montreuil sur-Mer, dép. du Pas-de-Calais; ont signé sur ses lettres, les citoyens Deroussent, lieutenant; et Breffort, greffier.

Boutilier (*J Baptiste*), natif d'Hucque iers, âgé de 67 ans, reçu chirurgien en l'année 1780, à Boulogne-sur-Mer, département du Pas de Calais; ont signé sur ses lettres, les citoyens Bonnet lieutenant; et l'Heureux, gref.; et exerce depuis 22 ans à Montreuil-sur-Mer.

Carpentier (*François-Constant*), natif de Béthune, âgé de 57 ans, reçu chirurgien en l'ann. 1771, a Calais, département du Pas-de-Calais, ont signé sur ses lettres, les citoyens Martin, Souville père et fils, Daniesse, Lachevre, et Ducrocq; et exerce depuis 31 ans à Fleurbaix.

Cornat (*Auguste-Joseph*), natif de Douay, âgé de 41 ans, reçu chirurgien en l'année 1785, à Lens, département du Pas-de-Calais; ont signé sur ses lettres, les citoyens Craisme, médecin; Carlier, et Marre, chirurgiens jurés; et exerce depuis 17 ans à Sailly-sur-la-Lys.

Descamps (*J. Baptiste-Joseph*), natif de Saint-Omer, âgé de 45 ans, reçu chirurgien en l'année 1780, à Saint-Omer, département du Pas-de-Calais; ont signé sur ses lettres, les citoyens André et Lemaire; et exerce depuis 22 ans dans ladite ville de Saint-Omer.

Dissaux (*François Louis-Joseph*), natif de Sainghin, âgé de 47 ans, reçu chirurgien en l'année 1778, à Lille, département du Nord; ont signé sur ses lettres, les citoyens Chastanet, lieutenant; et Bruloit, greffier; et exerce depuis 24 ans à Fleurbaix.

Eloy (*Alexan-Jos.*), natif de Lucheux, âgé de 40 ans, reçu chirurgien en l'ann. 1784, à Hesdin, département du Pas-de-Calais; ont signé sur ses diplomes, les cit. Malafait, Corbet, Bonnard, Sucrus et Delru; et exerce depuis 22 ans, à Hesdin.

Frechon (*J.-Char.-Louis-Martin*), natif de Guines, âgé

de 33 ans, reçu chirurgien en l'année 1789, à Calais, département du Pas-de-Calais; ont signé sur ses lettres, les cit. Souville et Martin; et exerce depuis 6 ans à Guines.

GARASSE (*Louis*), natif de Boulogne, âgé de 37 ans, reçu chirurgien en l'année 1788, à Boulogne-sur-Mer, dép. du Pas-de-Calais; ont signé sur ses lettres, les citoyens Bonnet, Arnoult père et fils, Donneau, Bertrand et Souquet, médecins; et exerce depuis 14 ans à Ardinghen.

HEITZ (*Ciriaque*), natif d'Halenhien, âgé de 55 ans, reçu chirurgien en l'ann. 1778, à Calais, département du Pas-de-Calais; ont signé sur ses lettres, les citoyens Martin et Culnis, lieutenant; et exerce depuis 24 ans à Coquelle.

ISBECQUE (*François*), natif de Anap, âgé de 55 ans, reçu chirurgien en l'année 1772, à Lille, département du Nord; ont signé sur ses lettres, le citoyen Malhon, grand bailly de la gouvernance d'Arras; et exerce depuis 25 ans à Mouchy-le-Breton.

JACQUEMONT (*Philippe-François-Joseph*), natif d'Hersin, âgé de 35 ans, reçu chirurgien en l'année 1791, à Bethune, département du Pas-de-Calais; ont signé sur ses lettres, les citoyens Morand, Duvivier et Caron; et exerce depuis 11 ans à Richebourg.

LEDUC (*Jean-Jacques*), natif de Preure, âgé de 53 ans, reçu chirurgien en l'ann. 1776 à Boulogne-sur-Mer, département du Pas-de-Calais; ont signé sur ses lettres, les citoyens Bonnel, lieutenant; et Bernet, greffier; et exerce depuis 26 ans à Hucqueliers.

LEGER (*Pierre-Louis-Baltazar*), natif d'Arras, âgé de 44 ans, reçu chirurgien en l'année 1789, ancien chirurgien de la marine; chirurgien de première classe des armées; professeur de thérapeutique et et d'accouchemens aux écoles de chirurgie d'Arras.

Certifié véritable par le secrétaire général de la préfecture.

LETAILLIEUR (*L.-Pierre*), natif de Neuville, âgé de 50 ans, reçu chirurgien en l'année 1777, à Boulogne-sur-Mer, département du Pas-de-Calais; ont signé sur ses lettres, les citoy. Fouquet, Bonnet, Dono, Bertrand, chirurgiens; et exerce depuis 3 ans à Frencq.

MERLIER (*Constantin*), natif de Lottinghen, reçu chirurgien en l'année 1776, à Boulogne-sur-mer, département du Pas-de-Calais; a signé sur ses lettres, le citoyen Bonnet, lieutenant; et exerce depuis 28 ans à Wast.

PAPIN (*Claude-Nicolas-Quentin*), natif de Nouvelle, âgé de 56 ans, reçu chirurgien, en l'année 1772, à Boulogne-sur-mer, département du Pas-de-Calais; ont signé sur ses lettres, les citoyens Bonnet, lieutenant; et Lheureux, greffier; et exerce depuis 30 ans, à Neuville.

SOUILLIART (*François-Augustin*), natif de Saulty, âgé de 42 ans, reçu chirurgien en l'année 1780, à Arras, département du Pas-de-Calais; ont signé sur ses lettres, les citoyens Lescardés, Nonot, Arrachard, Precourt et Hazard; et exerce depuis 22 ans à Saulty.

TROY (*Alphonse-Joseph*), natif d'Haras, âgé de 35 ans, reçu chirurgien en l'ann. 1787, à Bethune, département du Pas-de-Calais; ont signé sur ses lettres, les citoyens Moraud, Denevre, Baucel, Dupuy et Caron, doyens; et exerce depuis 14 ans à Lestrem.

VANDAMME (*Jean-Baptise-Joseph*), natif d'Ypres, âgé de 32 ans, reçu chirurgien en l'an 4, à Saint-Omer, département du Pas-de-Calais; ont signé sur ses lettres, les citoyens Lienard, médecin;

Poitau, chirurgien; Andié, Decamps et Vandamme; et exerce depuis 6 ans à Saint-Omer.

Pharmaciens.

BETENCOURT (*Jacques*), natif d'Arras, âgé de 62 ans, reçu pharmacien en l'ann. 1779, à Boulogne-sur-mer, département du Pas-de-Calais; ont signé sur ses lettres, les cit. Caron et Bribeancourt; et exerce depuis 22 ans à Boulogne.

BILLET (*Henry-Joseph*), natif de Saint-Pôl, âgé de 41 ans, reçu pharmacien en l'année 1790, à Lille, département du Nord; a signé sur ses lettres, le cit. Libert, greffier du corps des pharmaciens; et exerce depuis 1791 à St.-Pol.

BLANCHARD (*Jean-Edouard*), natif de Falaise, âgé de 31 ans, reçu pharmacien en l'an 7, à Boulogne-sur-mer, département du Pas-de-Calais; ont signé sur ses lettres, les citoyens Butor et Courtin, médecins; Damart, Carette et Rameau, tous pharmaciens et examinateurs; et exerce depuis 3 ans à Boulogne.

DUPRÉ (*François-Marie*), natif de Devre, âgé de 64 ans, reçu pharmac. en l'ann. 1760, à Paris, département de la Seine; a signé sur ses lettres le cit. Jean Senac, conseiller ordinaire et premier médecin du roi; et exerce depuis 42 ans à Montreuil-sur-mer.

JOANNE (*André-Joseph*), natif de Saint-Pôl, âgé de 73 ans, reçu pharmacien en l'année 1774, à Herdin, département du Pas-de-Calais; a signé sur ses lettres, le citoy. Petit, greffier; et exerce depuis 28 ans à Herdin.

ROUSSEL (*Joseph-Bernard-Marie*), natif de Montreuil-sur-mer, âgé de 38 ans, reçu parmacien en l'an 9, à Boulogne, départem. du Pas-de-Calais ; ont signé sur ses lettres, les citoyens Merlin, Dubreuil, Courtin, Betencourt et Demarlé ; et exerce depuis 2 ans à Montreuil-sur-mer.

DÉPARTEMENT DU PUY-DE-DOME.

Médecins.

ARTAULD (*Antoine*), natif d'Ambert, âgé de 62 ans, reçu D. méd. en l'année 1676, à Avignon, département de Vaucluse; ont signé sur ses lettres, les citoyens Levieux, Calvet et Gastaldy ; et exerce depuis 46 ans à Ambert.

AVINEINT (*Joseph*), natif de Billom, âgé de 69 ans, reçu D. médecin en l'année 1764, à Montpellier, département de l'Hérault ; ont signé sur ses lettres, les citoyens Haguenot, Sauvage, Fizes, Leroy, Barthès, etc. ; et exerce depuis 48 ans à Billom.

Nota. Le citoyen Avineint a été nommé en 1781 correspondant de la Société royale de médecine de Paris, et est médecin en chef de l'hospice civil de Billom.

FOULHOUZE (*Pierre*), natif de Courpière, âgé de 31 ans, reçu D. méd en l'année 1793, à Montpellier, département de l'Hérault ; ont signé sur son diplome, le cit. René, professeur et doyen ; et exerce depuis 5 ans à Ecoutoux.

LEBLANC-DESMAS (*Jean-François*), natif de Brioude, âgé de 48 ans, reçu D. médecin en l'année 1780, à Montpellier, département de l'Hérault, ont signé sur ses lettres, les cit Barthès, chancelier, et Vincent, secrét.; et exerce depuis 20 ans à Viverole.

MOMBUR (*François*), natif de Vic-sur-Allier, âgé de 36 ans, reçu D. méd. en l'année 1791, à Nancy, département de la Meurthe; ont signé sur ses lettres, les cit. Jadelot, vice-doyen; Guillemain, régent; Nicolas, professeur; et Tournay, secrét.; et exerce depuis 11 ans à Vic-sur-Allier.

PINEAU (*Pierre-Benoît*), natif de Clermont-Ferrand, âgé de 55 ans, reçu D. médecin en l'année 1777, à Montpellier, département de l'Hérault; ont signé sur ses lettres, les citoyens Barthès, chancelier; Vincent, secrét.; et exerce depuis 25 ans, à Nonette.

SAULZET (*André*), natif de Billom, reçu D. médecin en l'année 1783, à Montpellier, département de l'Hérault; ont signé sur ses lettres, les citoyens Gouan, professeur; et René, sous-doyen; et exerce depuis 19 ans à Billom.

Chirurgiens.

BARRIÈRE (*Marc*), natif de Chameane, âgé de 43 ans, reçu chirurgien en l'ann. 1785, à Saint-Germain, département du Puy-de-Dôme; ont signé sur ses lettres, les citoyens Cornudet, lieutenant; Vialette, greffier; et exerce depuis 17 ans à Saint-Germain.

BARRY (*Martial*), natif d'Ambert, âgé de 34 ans, reçu chirurgien en l'année 1788, à Bordeaux, département de la Gironde; a signé sur ses lettres, le citoyen Bauny, greffier; et exerce depuis 2 ans à Viverole, après 5 ans de service sur les vaisseaux de l'Etat, et 5 ans dans les armées en Italie.

BERGONNIOUX (*Pierre*), natif de Maringues, âgé de 40 ans, reçu chirurgien en l'année 1787, à Riom, départem. du Puy-de-Dôme; ont signé sur ses lettres, les citoyens Cornudet, lieutenant; et Vialette, greffier; et exerce depuis 15 ans à Maringues.

Brunel (*Joseph*), natif d'Yssoire, âgé de 60 ans, reçu chirurgien en l'année 1764, à Riom, département du Puy-de-Dôme ; ont signé sur ses lettres, les citoyens Verniol, Malbet, Cornudet, etc.; et exerce depuis 38 ans à Thiers.

Chareyre (*Armet*), natif de Vic-sur-Allier, âgé de 65 ans, reçu chirurgien en l'année 1765, à Clermond-Ferrant, département du Puy-de-Dôme ; ont signé sur ses lettres, les citoyens Jaladon, lieutenant ; et Buglière, secrétaire; et exerce depuis 37 ans à Vic-sur-Allier.

Cledière (*François*), natif de Vertaison, âgé de 36 ans, reçu chirurgien en l'ann. 1790, à Clermont, département du Puy-de-Dôme; ont signé sur ses lettres, les citoyens Jaladon et Bonnet; et exerce depuis 12 ans à Mezel.

Cledière (*Jean Baptiste*), natif de Vertaizon, âgé de 36 ans, reçu chirurgien en l'année 1790, à Clermont, département du Puy-de-Dôme; ont signé sur ses lettres, les citoyens Jaladon et Bonnet; et exerce à Vertaizon.

Nota. Le citoyen Cledière a été breveté d'après un concours, chirurgien-major de la première demi-brigade d'infanterie légère; et exerce en cette qualité.

Colin (*Guillaume*), natif de Clermont-Ferrant, âgé de 37 ans, reçu chirurgien en l'année 1788, à Riom, département du Puy-de-Dôme; ont signé sur ses lettres, les citoyens Cornudet, président; et Vialette, secrét.; et exerce à Saint-Gervais.

Constant (*Jean-Bapt.*), natif de Thiers, âgé de 46 ans, reçu chirurgien en l'année 1784, à Riom, départem. du Puy-de-Dôme; ont signé sur ses lettres, les citoyens Vallée, Cornudet, Barthelemy, D. médecins; et Vialette, greffier; et exerce depuis 18 ans à Thiers.

FOURNIER (*Jean*), natif du Broc, âgé de 45 ans, reçu chirurgien, en l'année 1780, à Yssoire, département du Puy-de-Dôme; ont signé sur ses lettres, les citoyens Malbet, Vialette, Verniol, Vallet; et exerce depuis 22 ans à Brassac.

GORY (*Guilbert*), natif de Saint-Priest-des-Champs, âgé de 46 ans, reçu chirurgien en l'année 1786, à Riom, département du Puy-de-Dôme; ont signé sur ses lettres, les citoyens Cornudet, Chasserig, Barthelemy, Vialette, etc.; et exerce depuis 16 ans à Espinasse.

HUMBERT (*Claude-Ant.*), natif de Brioude, âgé de 33 ans, reçu chirurgien en l'an 7, à Lille, départem. du Nord; ont signé sur son diplome, les cit. Becu, Maugin, Cavalier, Feron, Barclaü et Pionnier, professeurs; et exerce depuis 2 ans à Sauxilanges.

LASSIER (*Antoine*), natif de Vic-sur-Allier, âgé de 46 ans, reçu chirurgien en l'année 1784, à Clermont-Ferrand, département du Puy-de-Dôme; ont signé sur ses lettres, les citoyens Jaladon, et Bonnet, greffier; et exerce depuis 18 ans à Vic-sur-Allier.

MONTELOY (*Ant.-Franç.*), natif d'Auzelle, âgé de 41 ans, reçu chirurgien en l'ann. 1786, à Riom, département du Puy-de-Dôme; ont signé sur ses lettres, les citoyens Cornudet, lieutenant; et Vialette, greffier; et exerce depuis 17 ans à Auzelle.

NOYER (*Gilbert*, natif de Mozun, âgé de 60 ans, reçu chirurgien en l'année 1768, à Riom, département du Puy-de-Dôme; ont signé sur ses lettres, les citoyens Verniol, Vollant, Barthelemy, Cornudet, etc.; et exerce depuis 34 ans à Maringues.

PHILIBERT (*Jean-Baptiste-Jérôme*), natif de Brioude, âge de 47 ans, reçu chirurgien en l'année 1780, à Riom, département du Puy-de-Dôme; ont signé sur ses lettres, les citoyens Barthelemy, D. médecin; Cornudet, Mazuer, Vialette, etc.; et exerce depuis 18 ans à Sauxilanges.

REGNIER (*Nicolas*) natif de Saint-Germain-des-Fossés, âgé de 58 ans, reçu chirurgien en l'année 1775, à Riom, département du Puy-de-Dôme; ont signé sur ses lettres, les citoyens Barthelemy, D. médecin; Vialette, Cornudet, etc.; et exerce depuis 27 ans à Limoux.

RIGAUD (*Grégoire*), natif de Cunlhat, âgé de 60 ans, reçu chirurgien en l'année 1771, à Riom, département du Puy-de-Dôme; ont signé sur ses lettres, les citoyens Verniol et Vialette; et exerce depuis 31 ans à Cunlhat.

RIGAUD jeune (*Claude*), natif de Cunlhat, âgé de 48 ans, reçu chirurgien en l'année 1782, à Riom, département du Puy-de-Dôme; ont signé sur ses lettres, les citoyens Cornudet, lieutenant; et Vialette, greffier; et exerce depuis 20 ans à Cunlhat.

ROUX (*Jean-Baptiste*), natif de Martres-de-Veyres âgé de 31 ans, reçu chirurgien en l'année 1792, à Clermont-Ferrand, département du Puy-de-Dôme; ont signé sur ses lettres, les citoyens Monestier, médecin; Bonnet, chirurgien; Delarbre, professeur, etc.; et exerce depuis 10 ans à Ennezat; breveté en 1793, chirurgien des hôpitaux militaires, son brevet signé Gautier, adjoint.

SENETAIRE (*François*), natif de Charenssat, âgé de 31 ans, reçu chirurgien en l'an 6, à Montpellier, département de l'Hérault; ont signé sur son diplome, les citoyens Dumas, Beaume, Broussonnet, Petiot, Fouquet, René, et Peron; et exerce depuis 6 ans à Charenssat.

Nota. Le citoyen Seneraire compte plusieurs années de service près l'armée de l'Ouest, en qualité de chirurgien de troisième et seconde classe, commissionné par le conseil de santé.

DÉPARTEMENT DES BASSES-PYRÉNÉES.

Médecins.

Benzin (*H...E....*) natif de Sault-de-Navailles, âgé de 22 ans, reçu médecin en l'an 9, à Montpellier, département de l'Hérault; ont signé sur son diplome, les citoyens René, Fouquet, Gouan, Méjean, Dumas, Poutingon, &c. professeurs; et Péron, secrétaire; et exerce depuis à Sault-de-Navailles.

Bergeret (*Jean*), natif de Poutacq, âgé de 48 ans, reçu D. médecin en l'anné 1788, à Toulouse, département de la Haute-Garonne; ont signé sur ses lettres, les citoyens Arrazat, professeur; Drulhe, vice chancelier, et Vassière, secrétaire; et exerce depuis 20 ans à Morlaas.

Camino (*Pierre*), natif de Macaye, âgé de 26 ans, reçu médecin en l'an 7, à Montpellier, département de l'Hérault; ont signé sur son diplome, les citoyens Poutingon, Gouan, Petiot, Lafabrie, Berthe, &c., professeurs; Vincent et Piron, secrétaires; et exerce depuis à Bayonne.

Crouseilles (*Joseph-Charles*), natif de Sainte-Marie, âgé de 31 ans, reçu D. médec. en l'année 1793, à Montpellier, département de l'Hérault; ont signé sur ses lettres, les cit. René, doyen, et Vincent, secrét.; et exerce depuis 9 ans, tant dans les hôpitaux militaires qu'à Sainte-Marie.

DARRALDE (*Jean-Baptiste*) natif de Saint-Jean-Pied-de-Port, âgé de 30 ans, reçu D. médecin en l'année 1793, à Montpellier, département de l'Hérault; ont signé sur son diplome, les citoyens René, doyen; et Vincent, secrétaire; et exerce depuis 6 ans à Navarrenx.

DEBÉLA (*Jean-Pierre*), natif de Moléon, âgé de 46 ans, reçu D. médecin en l'ann. 1780, à Montpellier, département de l'Hérault; ont signé sur ses lettres, les citoyens Barthès, chancelier; Lamure, doyen; et Vincent, secrétaire; et exerce depuis 22 ans à Moléon.

Nota. Le citoyen Debéla est ancien médecin ordinaire de l'armée des Pyrénées occidentales, et médecin de l'hôpital civil de Moléon.

DOMECQ (*Pierre*), natif de Viados, âgé de 66 ans, reçu D. médecin en l'année 1765, à Toulouse, département de la Haute-Garonne; ont signé sur ses lettres, les cit. Dalpe, pro-chancelier; Dubernard, professeur, reg. &c.; et exerce depuis 35 ans à Viados.

DOMECQ fils (*Alexandre*), natif de Viodos, âgé de 33 ans, reçu D. médecin en l'année 1790, à Paris, département de la Seine; ont signé sur ses lettres, les citoyens Bourru, doyen; etc.; et exerce depuis 6 ans à Viodos.

DOP (*Jean*), natif de Sare, âgé de 32 ans, reçu médecin en l'an 6, à Montpellier, département de l'Hérault; ont signé sur son diplome, les citoyens Montabré, Fouquet, Seneaux, Lafabrie, &c., professeurs; Vincent et Piron, secrétaires; et exerce depuis 4 ans à Sare.

DUDOY (*Jean-Pierre*), natif de Barcus, âgé de 39 ans, reçu D. médecin en l'année 1786, à Montpellier, département de l'Hérault; ont signé sur ses lettres les citoyens René, pro-doyen; Gouan, professeur, reg.; et Vincent, secrétaire; et exerce depuis 16 ans à Barcus.

FERRIER (*Pierre-Philippe*), natif de Pau, reçu D. médecin en l'année 1786 à Montpellier, département de l'Hérault; ont signé sur ses lettres, les ci-citoyens René, sous-doyen, &c.; et exerce depuis 11 ans à Couches.

LAFARGUE (*Pierre*), natif de Sarrance, âgé de 60 ans, reçu D. médecin en l'année 1768, à Toulouse, département de la Haute-Garonne; ont signé sur ses lettres, les citoyens Daspe, pour le chancelier; Daubons, professeur; et Vaissière, secrétaire; et exerce depuis 30 ans à Pau.

Nota. Le citoyen Lafargue est depuis 12 ans médecin de l'hospice civil de Pau.

LAFORCADE (. . . . . . .), natif de la Bastille-Clairence, âgé de 61 ans, reçu D. médecin en l'année 1781, à Bordeaux, département de la Gironde; ont signé sur ses lettres, les citoyens Delagrange, vice-chancelier, Decaze, &c., et Teysonnet, secrétaire; et exerce à Ossés.

LANUSSE (*Joseph*), natif de Moncin, âgé de 39 ans, reçu D. médecin en l'année 1787, à Montpellier, département de l'Hérault; ont signé sur son diplome, les cit. René, Gouan, Broussonnet, Vigaroux, Sabatier, &c.; et exerce depuis 15 ans à Moncin.

LARIVIÈRE (*Jean-Louis*), natif de Laruns, âgé de 50 ans, reçu D. médecin en l'année 1770, à Toulouse, département de la Haute-Garonne; ont signé sur ses lettres, les citoyens Maynard, Dubernard, Daubons, &c., professeurs; et exerce depuis 27 ans à la Vallée-d'Ossun.

Nota. Le citoyen Larivière a été breveté, en 1788, conseiller médecin ordinaire du roi; médecin intendant des eaux minérales de la vallée d'Ossun, dites eaux bonnes et eaux chaudes; de plus, breveté en l'an

3, médecin des armées de la république.

Louis (*Jean-Dominique*), natif d'Oleron, reçu médecin en l'an 8, à Montpellier, département de l'Hérault; ont signé sur son diplome, les cit. Vigaroux, Barthès, Broussonet, professeurs; René, directeur; et Vincent, secrétaire; et exer-depuis 2 ans à Oléron.

Marimpoey (*Paul*), natif de Coaraze, âgé de 30 ans, reçu médecin en l'an 6, à Montpellier, département de l'Hérault; ont signé sur son diplome, les cit. René, directeur; Gouan, Dumas, Petiot, etc., prof.; et exerce depuis 4 ans à Coaraze.

Marithourry (*Martin*), natif de Satxon, âgé de 27 ans, reçu médecin en l'an 7, à Montpellier, département de l'Hérault; ont signé sur son diplome, les citoyens René, directeur, Dumas, Séneaux, Petiot, Vireuque, Berthe, etc., prof., et Piron, secrétaire; et exerce depuis 3 ans à Mouguerre.

Minvielle (*Bernard*), natif de Peyrehorade, âgé de 56 ans, reçu D. médecin, en l'année 1769, à Montpellier, département de l'Hérault; ont signé sur ses lettres, les cit. Imbert, chancelier; Vincent, secrétaire; et exerce depuis 29 ans à Oleron.

Minvielle neveu (*Bernard*), natif de Peyrehorade, âgé de 30 ans, reçu médecin en l'an 5, à Montpellier, département de l'Hérault; ont signé sur son diplome, les cit. René, directeur; Piron, secrétaire; et exerce depuis 1 an à Oleron.

Pisson Abbadie (*Jacques*), natif de Nay, âgé de 30 ans, reçu D. médecin en l'année 1792, à Montpellier, département de l'Hérault; a signé sur ses lettres, le cit. René, doyen; et exerce depuis 6 ans à Nay.

Sainte-Marie (*Jean-Baptiste*), natif de Saint-Jean-pied-de-Port, âgé de 35 ans, reçu D. médecin en l'année 1783 à Montpellier, département de l'Hérault ; ont signé sur ses lettres, les cit. René, doyen, Gouan, sous-doyen, Broussonnet, etc. ; et exerce depuis 14 ans à Saint-Jean-pied-de-port.

Toului (*Pierre*), natif de Pau, âgé de 56 ans, reçu D. médecin en l'annee 1764, à Montpellier, département de l'Hérault ; ont signé sur ses lettres, les cit. Imbert, chancelier ; Haguenot, doyen ; Fizes, Sauvage, etc., profess. ; et exerce depuis 26 ans à Pau.

Nota. Le citoy. Toului est médecin en chef de bienfaisance de Pau et Morlaas.

Vidal (*Jean-David*), natif d'Orthez, âgé de 70 ans, reçu D. médecin en l'annee 1750, à Montpellier, département de l'Hérault ; ont signé sur ses lettres, les citoyens Magnol, doyen ; Haguenot, Fizes, Serane, etc., professeurs ; et exerce depuis 1752 à Bayonne.

Vidal (*Pierre*), natif d'Orthez, âgé de 32 ans, reçu D. médecin en l'année 1789, à Montpellier, département de l'Hérault ; ont signé sur ses lettres, les citoyens René, Gouan, Brun de Grimaud, professeur, etc. ; et exerce depuis 4 ans à Bayonne.

Chirurgiens.

Adema (*Paul*), natif de Pau, âgé de 44 ans, reçu chirurgien en l'ann. 1784, à Pau, département des Basses-Pyrénées ; ont signé sur ses lettres, les cit. Darracq, Dufour, etc. ; et exerce depuis 18 ans à Pau.

Nota. Le citoyen Adema a été nommé en 1784 professeur d'Anatomie et de l'art des accouchemens, à la suite d'un concours public qui eut lieu pardevant les profess. de l'Université de Toulouse, en vertu d'un arrêt du Conseil d'ét.

BEHOLA (*Jean-Baptiste*), natif de Saint-Pé, âgé de 42 ans, reçu chirurgien en l'année 1787, à Ustaritz, département des Basses-Pyrénées; ont signé sur ses lettres, les citoyens Daguerre, lieutenant, Saint-Martin, greff.; et exerce depuis 15 ans à Saint-Pé.

BELCAGUY (*Pierre*), natif de Domezain, âgé de 67 ans, reçu chirurgien en l'ann. 1763, à Sauveterre, département des Basses-Pyrénées; ont signé sur ses lettres, les citoyens Dabadie, lieutenant; Sarramia, doyen; Lamarque, greffier-d'office; et exerce depuis 1767 Mauléon.

Nota. En 1762, le citoy. Belcaguy a été breveté chirurgien aide-major des camps et armées en Allemagne, nommé lieutenant du premier chirurgien en 1767; son brevet signé Lamartinière, premier chirurgien; Leblon d'Oblen, secrétaire.

BIDEGARAY (*Arnaud*), natif de Gabat, âgé de 30 ans, reçu chirurgien à Saint-Palais, département des Basses-Pyrénées; ont signé sur ses lettres, les citoyens Dobadie, lieutenant; Sainte-Marie, doyen; Sainte-Marie, prévôt; Bidegaray, chirurgien; et Dabadie, greffier; et exerce depuis 6 [illegible] à Garris.

Nota. Le citoyen Bidegaray compte 5 ans de service en qualité de chirurgien près les armées; la date de sa réception se trouve omise sur son extrait; mais l'authenticité en est garantie par le maire et l'administration municipale du canton de Garris.

BORDA père, natif de Bidarray, âgé de 51 ans, reçu chirurgien en l'année 1776, à Saint-Palais, département des Basses-Pyrénées; ont signé sur ses lettres, les citoyens Dabadie, lieutenant; Dabadie Bardos, prévôt; et Soyer, greffier; et exerce depuis 26 ans à Bidarray.

CAMPS (*Jean-Pierre*), natif de Moncin, âgé de 40 ans, breveté chirurgien-major en l'année 1791, à Brest, département du Finistère; ont signé sur son brevet, les citoyens Billard, Lapoterie, Duret, etc.; et exerce depuis 6 ans à Moncin.

Nota. Le citoyen Camps a été attaché à la 4e. demi-brigade de ligne, en qualité de chirurgien-major, jusqu'en l'an 4.

CAZENAVE (*Pierre*), natif de Moncin, âgé de 46 ans, reçu chirurgien en l'ann. 1777, à Oléron, département des Basses-Pyrénées; ont signé sur ses lettres, les citoyens Danglade, lieutenant; Puchen, prévôt; et exerce depuis 25 ans à Moncin.

CURUTCHET (*Martin*), natif de Saint-Etienne en Baigorry, âgé de 35 ans, reçu chirurgien en l'ann. 1789, à Saint-Palais, département des Basses-Pyrénées; ont signé sur ses lettres, les citoyens Dabadie; lieutenant; Dirioude, doyen; Gachen, prévôt; Dabadie, greffier; et exerce depuis 13 ans à Hélette.

DABADIE (*Jean*), natif de Saint-Palais, âgé de 60 ans, reçu chirurgien en l'ann. 1766, à Saint-Palais, département des Basses-Pyrénées; et exerce depuis 26 ans audit Saint-Palais.

Nota. Le citoyen Dabadie a omis sur son extrait les noms des signataires de son titre; mais on peut d'autant moins en suspecter l'authenticité, qu'outre qu'elle est garantie par le cit. Pircou, maire de Saint-Palais; le cit. Labadie a été nommé lieutenant du premier chirurgien, près la communauté de cette ville, et en a exercé les fonctions jusqu'à la révolution.

DABBADIE (*Antoine*) natif de Saint-Lanne, âgé de 63 ans, reçu chirurgien en l'année 1781, à Pau, départem. des Basses-Pyrénées; ont signé sur ses lettres, les citoyens Cazaux, lieutenant; Darracq, greffier; et exerce depuis 21 ans à Coarraze.

DARRACQ (*Louis*), natif de Moustron, âgé de 70 ans, reçu chirurgien en l'année 1760, à Pau, département des Basses-Pyrénées; ont signé sur ses lettres, les citoyens Labat, Cazaux, Dufouer, &c.; et exerce depuis 42 ans à Pau.

Nota. Le citoyen Darracq a été breveté en 1781, lieutenant du premier chirurgien.

DARTIGUES (*Théophile*), natif de Fontiac, âgé de 60 ans, reçu chirurgien en l'année 1771, à Pau, département des Basses-Pyrénées; ont signé sur ses lettres, les cit. Labat et Cazaux; et exerce depuis 31 ans à Pontac.

DÉLISSALDE (*Étienne*), natif de Villefranque, âgé de 40 ans, breveté chirurgien-major du régiment de la Couronne, en l'année 1783, après avoir été examiné par monsieur Louis, inspecteur des hôpitaux militaires et secrétaire perpétuel de l'académie de chirurg.; exerce à Bayonne.

Nota. Le citoyen Délissalde a été commissionné en l'an 3, chirurgien de première classe près l'armée des Pyrénées-Occidentales, par le conseil de santé, et nommé en l'an 7, chirurgien en chef de l'hospice civil de Bayonne.

DESTEIN (*André*), natif de Tardets, âgé de 41 ans, reçu chirurgien en l'année 1786, à Mauléon, département des Basses-Pyrénées; ont signé sur ses lettres, les citoyens Belçaguy, lieuten.; Delive, prévôt et doyen; et Lafargue, greffier-d'office; et exerce depuis 16 ans à Tardets.

DETCHEBERRY (*Arnaud*), natif d'Azomenzoule, âgé de 52 ans, reçu chirurgien en l'année 1771, à Mauléon, départem. des Basses-Pyrénées; ont signé sur ses lettres, les citoyens Belcaguy, lieutenant; et Dihigo, secrétaire; et exerce depuis 30 ans à Tardests.

Detcheberry (*Jean*), natif de Tardets, âgé de 26 ans, reçu chirurgien en l'an 6, à Montpellier, département de l'Hérault; ont signé sur ses lettres, les citoy. René, directeur; et Piron, secrétaire; et exerce depuis 4 ans à Tardets.

Diharce (*Jean*), natif de Bonloc, âgé de 53 ans, reçu chirurgien en l'année 1771, à Saint-Palais, départem. des Basses-Pyrénées; ont signé sur ses lettres, les citoyens Dabadie, lieutenant; Dabadie-Bardos, prévôt; Dabadie-Duprat, greffier; et exerce depuis 30 ans à Aïherre.

Dolives (*Alexandre*), natif de Saint-Jean-de-Luz, âgé de 66 ans, reçu chirurgien en l'année 1777, à Oleron, département des Basses-Pyrénées; ont signé sur ses lettres, les citoy. Danglade, lieutenant, &c.; Bergeron, greffier; et exerce depuis 34 ans, à Mauléon.

Dubétat (*Vincent*), natif de Saint-Jean-Pied-de-Port, âgé de 37 ans, reçu chirurgien en l'année 1789, à Commendarits, département des Basses-Pyrénées; ont signé sur ses lettres, les citoyens Dabadie, lieutenant; Sainte-Marie, prévôt, &c.; Dabadie, greffier; et exerce depuis 13 ans à Suhuscun.

Dumas (*Pierre*), natif de Mouscarde, âgé de 35 ans, reçu chirurgien en l'an. 1791, à Dax, département des Landes; ont signé sur ses lettres, les citoy. Durosiers, lieuten.; Bartouil, doyen, &c.; et exerce depuis 7 ans à Ahaye.

Nota. Le cit. Dumas a été commissionné près les hôpit. de l'armée des Pyrénées-Occidentales.

Dutey, père (*Jean*), natif de Baigorry, âgé de 52 ans, reçu chirurgien en l'ann. 1771, à Saint-Palais, département des Basses-Pyrénées; ont signé sur ses lettres, les citoy. Dabadie, lieutenant; Dabadie-Bardos, prévôt; et Dabadie-Duprat, greffier; et

exerce

exerce depuis 31 ans à Baigorry.

ETCHEGOYHEN (*Pierre*), natif de Cheraute, âgé de 65 ans, reçu chirurgien en l'année 1763, à Mauléon, département des Basses-Pyrénées; ont signé sur ses lettres, les citoyens Belcagui, lieutenant; Lagarde, prévôt; Saru, doyen; et Saubeat, greffier d'office; et exerce depuis 34 ans à Cheraute.

ETCHEGOYEN (*Jean*), natif de Pau, âgé de 28 ans, reçu chirurgien en l'année 1796, à Barsalona, en Espagne; a signé sur ses lettres, Don Jaime Gandinhac, membre de la royale maison de Consulta de Barçalona; et exerce à Ascarat.

ETCHEVERRY (*Jean*), natif de Saint-Esteben, reçu chirurgien en l'année 1769, à Saint-Palais, departement des Basses Pyrénées; ont signe sur ses lettres, les citoyens Dabadie, lieutenant; Dabadie-Bardos, prévôt; et Dylharre, greffier; et exerce depuis 27 ans à Bayonne.

ETCHEVERRY (*Jean-Pierre*), natif de Lantabat, âgé de 32 ans reçu chirurgien en l'année 1789, à Saint-Palais, département des Basses-Pyrénées; ont signé sur ses lettres, les citoyens Dabadie, lieutenant; Gachen, prevôt; Dirionde, doyen; et exerce depuis 13 ans à Lantabat.

FONDEVILLE (*Pierre*), natif de Lescar, âgé de 45 ans, reçu chirurgien en l'an 1785, à Mont-de-Marsan, département des Landes; ont signé sur ses lettres, les citoyens Brunet, lieutenant, et Saint-Guilhem, greffier; et exerce depuis 8 ans à Bruges.

FOURTICOT (*Joseph*), nanatif de Gan, âge de 47 ans, reçu chirurgien en l'année 1763, à Pau, departement des Basses-Pyrennées; ont signé sur ses lettres, les citoyens Dartacq, lieutenant; Dufouart, doy., etc.; Fourticot aîné, greffier d'office; et exerce depuis 19 ans à Pau.

Nota. Le citoyen Fourticot est depuis l'époque de sa réception, chirurgien de l'hospice civil et militaire de Pau.

GACHEN (*Jean*) natif d'Amendenix, âgé de 46 ans, reçu chirurgien en l'ann. 1787, à Saint-Palais, départem. des Basses-Pyrénées; ont signé sur ses lettres, les citoyens Dabadie, lieutenant; Sainte-Marie, prévôt; et Dabadie, greffier; et exerce depuis 15 ans à Saint-Palais.

GANOSSE (*Bernard*), natif de Juillan, âgé de 47 ans, reçu chirurg. en l'an. 1779, à Mauléon, département des Basses-Pyrénées; a signé sur ses lettres, le citoyen Belcaguy, lieutenant; et exerce depuis 23 ans, à Sainte-Engrace.

GASCON (*Jean-Marie*), natif de Guchen, âgé de 39 ans, reçu chirurgien en l'an 10, à Montpellier, département de l'Hérault; ont signé sur son diplome, les citoyens René, Fouquet, Poutingon, Berthe, Dumas, etc, professeurs; Vincent et Piron, secrét.; et exerce depuis 10 ans à Bayonne.

GELLOS (*Joseph*), natif de Saint-Martin, âgé de 47 ans, reçu chirurgien en l'année 1785, à Armendarits, département des Basses-Pyrénées; ont signé sur ses lettres, les citoyens Dabadie, lieutenant; Sainte-Marie, prévôt; Dabadie, greffier; et exerce depuis l'an 3 à Domezain.

HARIAGUE (*Dominique*), natif de Bayonne, âgé de 48 ans, reçu chirurgien en l'ann. 1784, à Bayonne, département des Basses-Pyrénées; et exerce depuis 21 ans audit Bayonne.

Nota. Le citoyen Hariague avait été breveté chirurgien-major en 1779, et a été promu au grade de lieutenant du premier chirurgien près la communauté de Bayonne, en 1789.

Le citoyen Hariague a omis sur son extrait les noms des

signataires de ses titres; mais l'authenticité en est garantie par le maire de Bayonne.

HOUNAU (*Bernard*), natif de Haget-Aubin, âgé de 46 ans, reçu chirurgien en l'an. 1781, à Orthé, départem. des Basses-Pyrénées; ont signé sur ses lettres, les citoyens Galeze, lieutenant; et Larrouture, greffier; et exerce depuis 19 ans à Pau.

Nota. Le cit. Houneau a de plus été reçu à Pau, en 1783.

JRIBARNEAITEIN (*Dominique*), natif d'Huharten-Ciz, âgé de 43 ans, reçu chirurgien en l'année 1785, à Armendarits, département des Basses-Pyrénées; ont signé sur ses lettres, les citoyens Dabadie, lieutenant; Sainte-Marie, prév.; etc., et exerce depuis 17 ans à Saint-Jean-Pied-de-Port.

LABAT (*Dominique*), natif de Pau, âgé de 58 ans, reçu chirurgien en l'an. 1775, à Pau, département des Basses-Pyrénées; ont signé sur ses lettres, les citoyens Labat, lieutenant; èt Casaux, greffier; et exerce depuis 34 ans à Morlans.

LAMY (*Jean-François*), natif de Saint-Pée, âgé de 38 ans, reçu chirurgien en l'année 1790, à Daix, département des Landes; a signé sur ses lettres, le citoyen Durozier, lieutenant; et exerce depuis 12 ans à Sauveterre.

LASSUS (*Jean*), natif d'Arros, âgé de 46 ans, reçu chirurgien en l'année 1789, à Mauléon, département des Basses-Pyrénées; ont signé sur ses lettres, les citoyens Belcaguy, lieutenant; Dolives, prévôt, &c.; et exerce depuis 12 ans à Chéraute.

LAVIE (*J.-Baptiste*), natif de Bugneins, âgé de 80 ans, reçu chirurgien en l'année 1757, à Sauveterre, département des Basses-Pyrénées; ont signé sur ses lettres, les citoyens Dabadie, lieutenant; Darridole; prévôt, etc.; Maysonnave, greffier; et exerce depuis 1749 à Navarreux.

Nota. Le citoyen Lavie a été breveté en 1749 par le Roi, en qualité de chirurgien-major de l'hôpital de Navarreux.

LHERETÉ (*Charles*), natif d'Itrassou, âgé de 39 ans, reçu chirurgien en l'année 1787, à Astarits, département des Basses-Pyrénées; ont signé sur ses lettres, les cit. Daguerre, Darreche, Sallaberry et Harriet; et exerce depuis 15 ans à Espelette.

MAILLES (*Jean*), natif de St.-Jean-le-Vieux, âgé de 35 ans, reçu chirurgien en l'année 1788, à Montpellier, département de l'Hérault; ont signé sur ses lettres, les citoy. Poutingon, Vigaroux, Bourguenot, Verney, Méjean, &c.; et exerce depuis 14 ans à S.-Jean-le-Vieux.

MENE (*Laurent*), natif d'Aubertin, âgé de 70 ans, reçu chirurgien en l'an. 1752, à Honfleur, département du Calvados; ont signé sur ses lettres, les cit. Duhault et Bandequen; et exerce depuis 48 ans à Aubertin.

Nota. Le cit. Mene a de plus été reçu à Pau en l'année 1764.

PASCALON (*Jean*), natif d'Ossun, âgé de 42 ans, reçu chirurgien en l'année 1782, à Bordeaux, département de la Gironde; a signé sur ses lettres, le citoyen Navarre-Cholet; et exerce depuis 6 ans à Ossun, après un an d'exercice près les armées de la République.

PÉDEBEARN (*Jean*), natif de Morlaas, âgé de 40 ans, reçu chirurgien en l'an. 1788, à Pau, départem. des Basses-Pyrénées, ont signé sur ses lettres, les cit. Darracq, lieutenant; Fourticot, greffier; et exerce depuis 14 ans à Morlaas.

PLAISANT (*Jacques*), natif d'Irissarry, âgé de 52 ans,

reçu chirurgien en l'année 1772, à St.-Palais, département des Basses-Pyrénées; ont signé sur ses lettres, les citoy. Dabadie, lieutenant; Dabadie-Bardos, prévôt, &c.; et exerce depuis 30 ans à Larran.

Nota. Le citoyen Plaisant a en outre été reçu à Mauléon.

Pochelu (*Jean*), natif de Bon-Loc, âgé de 34 ans, reçu chirurgien en l'an. 1790, à St.-Palais, département des Basses-Pyrénées; ont signé sur ses lettres, les citoyens Dabadie, lieutenant; Gachen, prévôt; et Dabadie, greffier; et exerce depuis 12 ans à St.-Estevenen.

Trossailh (*Jean*), natif de Pontac, âgé de 48 ans, reçu chirurgien en l'ann. 1783, à Pau, département des Basses-Pyrénées; ont signé sur ses lettres, les citoyens Darracq, lieuten.; et Fourticot, gref; et exerce depuis 19 ans à Pontac.

Trossail (*Joseph*), natif de Pontac, âgé de 53 ans, reçu chirurgien en l'ann. 1774, à Pau, département des Basses-Pyrénées; ont signé sur ses lettres, les citoyens Labat, lieutenant; et Casaux, greffier; et exerce depuis 28 ans à Pau.

Nota. Le citoyen Trossailh est depuis 1795, chirurgien de la maison d'arrêt de Pau.

Vidart, dit Marisans, (*Dominique*), natif de Sauguin, âgé de 55 ans, reçu chirurgien en l'ann. 1779, à Mauléon; département des Basses-Pyrénées; ont signé sur ses lettres, les citoyens Belcaguy, lieutenant; Dolive, prévôt; et Detchegoyen, greffier; et exerce depuis 23 ans à Menditte.

Pharmaciens.

Bachoué (*Jean-Baptiste*), natif d'Orthès, âgé de 56 ans, reçu pharmacien en l'année 1770, à Orthès, département des Basses-Pyrénées; ont signé sur ses lettres, les citoyens Mopoey, Larronture, médecins, Galèze, Dupont, chirurgiens ; Larronture, Laroche et Dupin, pharmaciens ; et exerce depuis 16 ans à Monein, après sept ans d'exercice à Orthès, et 8 ans à Sullies.

Barbet (*Jean*), natif de la Rochefoucault, âgé de 32 ans, reçu pharmacien en l'année 1792, à Bayonne, département des Basses-Pyrénées ; ont signé sur ses lettres, les citoyens Fonblanc, Gaube, Duclaud oncle et neveu, pharmaciens ; Darguibell, et Darancette, médecins ; Hiriart, greffier ; et exerce depuis 10 ans à Bayonne.

Brou Duclaud (*Gabriel*), natif de Saint Orsse, âgé de 44 ans, reçu pharmacien en l'année 1788, à Bayonne, département des Basses-Pyrénées, ont signé sur ses lettres, les citoyens Moulis père et fils, Pradignat, Duclaud oncle, pharmaciens ; Darguibel, médecin ; Lesseps, greffier.

Brou Duclaud (*Jean*), natif de Saint-Orsse, âgé de 59 ans, reçu pharmacien en l'année 1773, à Bayonne, département des Basses-Pyrénées ; ont signé sur ses lettres, les citoyens Charrier, Pelletier, Moulis, pharmaciens ; Lagrave, Lamanos, médecins ; Lesseps, greffier ; et exerce depuis 30 ans à Bayonne.

Couret (*Philippe*), natif de Begolle, âgé de 36 ans, reçu pharmac. en l'année 1792, à Tarbes, département des Hautes-Pyrénées ; ont signé sur ses lettres, les citoy. Dupac et Dassieu, médecins ; Boyer, Laffite, Rebeillé, Menon, Carbon, apothicaires ; et exerce dep. 6 ans dans la ville de Tournay, département des Hautes-Pyrénées.

Dabedeilhe (*Pierre*), natif de Bayonne, âgé de 50 ans, reçu pharmacien en l'annee 1773, à Bayonne, département des Basses-Pyrénées ; ont signé sur ses lettres, les cit. Charrier, Pelletier, Moulis, pharmaciens ; Lagrave, Samanos, Laborde, médecins ;

Lesseps, greffier; et exerce depuis 30 ans à Bayonne.

FONBLANC (*Jean*), natif de Gondrin, âgé de 60 ans, reçu pharmacien en l'ann. 1770, à Bayonne, département des Basses-Pyrénées; ont signé sur ses lettres, les cit. Charrier, Rochet, Moulis, etc., pharmaciens, Lagrane, Vidal, médecins; Lesseps, greffier; et exerce depuis 33 ans à Bayonne.

LASSUS (*Marc*), natif de Morlaas, âgé de 54 ans, reçu pharmacien en l'année 1773, à Morlaas, département des Basses-Pyrénées; ont signé sur ses lettres, les citoyens Dupin, médecin; Lacortiade, pharmacien; er Pradet, chirurgien; et exerce depuis 30 ans à Morlaas.

MOULIS (*Jean*), natif de Bayonne, âgé de 35 ans, reçu pharmacien en l'année 1788, à à Bayonne, département des Basses-Pyrénées; ont signé sur ses lettres, les citoyens Fonblanc; Lalaignac, Duclaud, pharm.; Darguebel, médecin; Lesseps, greffier, et exerce depuis 14 ans à Bayonne.

POUMIER (*Charles-Melchior*), natif de Sens, âgé de 34 ans, reçu pharmacien en l'année 1791, à Bayonne, département des Basses-Pyrénées; ont signé sur ses lettres, les cit. Poineau, Machets, pharmaciens; Darguibel, médecin; Lesseps, greffier; et exerce depuis 11 ans à Bayonne.

Nota. Le citoyen Poumier a servi pendant 10 ans près les hôpitaux civils et militaires, en qualité de pharmacien de première classe; et est associé correspondant de la société des sciences, belles-lettres et arts de Bordeaux.

PRADIGNAT (*Léonard*), natif de la Roche-Foucault, âgé de 56 ans, reçu pharmacien en l'année 1770 à Bayonne, dép. des Basses-Pyrénées; ont signé sur ses lettres, les citoy. Charrier, Pelletier, pharmaciens; Lagrave, Samanos, médecin; Lesseps, greffier;

et exerce depuis 33 ans à Bayonne.

SALAIGNAC (*Jean*), natif de Tarbes, âgé de 54 ans, reçu pharmacien en l'année 1777, à Bayonne, département des Basses-Pyrénées ; ont signé sur ses lettres, les citoyens Pelletier, Pradignat, etc., pharmaciens; Lagrave, Darguibel, médecins ; Lesseps, greffier ; et exerce depuis 25 ans à Bayonne.

Nota. Le cit. Salaignac est membre correspondant de la Société libre des pharmaciens de Paris.

VIELLAJEUS (*Jean-Baptiste*), natif de Guchen, âgé de 52 ans, reçu pharmacien de première classe, en l'an 4, à Paris, département de la Seine ; ont signé sur ses lettres, les membres du conseil de santé, Heurteloup, Coste, Biron, Lepreux, Bayen, Parmentier et Vergès ; et exerce à Bayonne.

Nota. Le citoyen Villajeus exerce depuis 27 ans la pharmacie, et a été breveté pharmacien en chef près l'hôpital militaire de Bayonne, aux dates du 29 novembre 1792, et du 15 ventôse an 4, par les citoyens Pache et Petiet, ministres de la guerre.

DÉPARTEMENT DES HAUTES-PYRÉNÉES.

Médecins.

BAILE (*Dominique*), natif d'Ossun, reçu D. médecin en l'année 1791, à Toulouse, département de la Haute-Garonne ; ont signé sur ses lettres, les citoyens Labroquère, Gardey et Boyé ; et exerce depuis 6 ans, à Ossun.

Nota. Le citoyen Baile a exercé dans les armées en qualité de médecin.

BEAUTE (*Jean-Bernard*), natif de Barbazan, âgé de 47 ans, reçu D. médecin en l'année

1784, à Bordeaux, département de la Gironde; ont signé sur ses lettres, les citoyens Merlhie-de-Lagrange, vice-chancelier; Betbeder, professeur; et Teyssonnet, secrétaire; et exerce depuis 18 ans à Etrebons.

BURON (*François*), natif d'Ibos, âgé de 39 ans, reçu D. médecin, en l'année 1786, à Montpellier, département de l'Hérault; ont signé sur ses lettres, les citoyens René, vice-président; Vincent, secrétaire; et exerce depuis 16 ans à Ibos.

DASSIEU (*François*), natif de Tarbes, âgé de 51 ans, reçu D. médecin en l'année 1772, à Montpellier, département de l'Hérault; ont signé sur ses lettres, les citoyens Lamure et Barthès; et exerce depuis 28 ans à Tarbes.

Nota. Le citoyen Dassieu est breveté médecin de l'hospice civil et militaire de la ville de Tarbes.

FABAS (*Jean*), natif de Luz, âgé de 45 ans, reçu D. médecin en l'année 1785, à Toulouse, département de la Haute-Garonne; et exerce depuis 15 ans à Luz.

Nota. Le citoyen Fabas, chirurgien en même tems que médecin, a obtenu du roi, en 1788, un brevet de chirurgien-major des bains de Saint-Sauveur; en l'an 7, le nouveau gouvernement lui en a accordé un de médecin-inspecteur desdits bains.

Le maire et l'adjoint de Luz certifiant qu'ils ont vérifié les différents titres du citoyen Fabas, on a dû croire à leur authenticité, quoique toutes les signatures, qui en assurent la validité, soient omises sur l'extrait.

FOURNIER (*Georges*), natif d'Arreau, âgé de 45 ans, reçu D. médecin en l'année 1780, à Toulouse, département de la Haute-Garonne; ont signé sur ses lettres, les citoyens Dubernard, Gardeil, Dubor, Maynard; et exerce depuis 21 ans à Arreau.

FRANCEZ (*Jean-Baptiste*), natif de Lourdes, âgé de 37 ans, reçu D. médec. en l'année 1786, à Montpellier, département de l'Hérault ; ont signé sur ses lettres, les citoyens René, professeur et 1.er doyen ; Vincent, secrétaire ; et exerce depuis 16 ans à Lourdes.

GASSIE (*Théodore*), natif d'Areit, âgé de 34 ans, reçu D. médecin en l'année 1791, à Toulouse, département de la Haute-Garonne ; ont signé sur ses lettres, les cit. Dubor, Arrazat, Dubernard, Perolle et Gardey, professeurs ; Labroquère, Ruffat, et Gouazé, recteurs ; et exerce depuis 10 ans à Argelles.

LAVENERE (*J. M.*), natif de Bagnères-à-Dour, âgé de 37 ans, reçu D. médec. en l'année 1788, à Montpellier département de l'Hérault ; ont signé sur ses lettres, les citoyens René, doyen ; et Vincent, secrétaire ; et exerce depuis 5 ans à Tarbes.

MANASSIES (*Dominique*), natif d'Ibos, âgé de 68 ans, reçu D. médecin en l'an. 1788, à Montpellier, département de l'Hérault ; ont signé sur ses lettres, les citoyens Magnol, doyen et vice-chancelier ; Haguenot sous-doyen ; Lazerme, Delamure ; et exerce depuis 47 ans à Ibos.

MARQUETTE (*Jean*), natif de Juillan, âgé de 44 ans, reçu D. médecin en l'année 1785, à Toulouse, département de la Haute-Garonne ; ont signé sur ses lettres, les citoyens Cambon et Dubor ; et exerce depuis 14 ans à Tarbes.

MIQUEU (*Dominique*), natif d'Azereix, âgé de 72 ans, reçu D. médecin en l'année 1757, à Montpellier, département de l'Hérault ; ont signé sur ses lettres, les cit. Magnol et Vincent, secrétaire ; et exerce depuis 40 ans à Ossun.

NORMANDE (*Julien*), natif de Lourdes, âgé de 57 ans, reçu D. médecin en l'an. 1770, à Bordeaux, département de la

Gironde ; ont signé sur ses lettres, les citoyens Case, Betbeder, Montagne, professeurs ; et exerce depuis 32 ans à Lourdes.

Nota. Le citoyen Normande a été reçu correspondant de la société nationale de médecine de Paris en 1780 ; et en 1782, M. Delassonne, premier médec. du roi, le nomma médecin intendant des eaux minérales de Saint-Sauveur, en Barèges.

SARABEYROUZE (*J. M.*). natif de Bagnères, âgé de 51 ans, reçu D. méd. en l'an. 1771, à Montpellier, département de l'Hérault ; ont signé sur ses lettres, les citoyens Imbert, Lamure, Venel, Leroi, Barthès, René, Gouan, et Broussonnet ; et exerce depuis 31 ans à Bagnères.

TABLEAU des Chirurgiens légalement reçus, qui exercent à Tarbes, envoyé aux Editeurs par le Préfet du département des Hautes-Pyrénees.

DARGELA (*Michel*), natif de Tarbes, âgé de 73 ans, reçu chirurgien en l'an. 1758, à Tarbes, département des Hautes-Pyrénées ; ont signé sur ses lettres, les citoyens Mené, Duco, Pambrun, Larry père, lieutenant ; et Paillasson, greffier ; et exerce dans ladite ville de Tarbes.

DUJAC (*Charles*), natif de Vidonse, âgé de 53 ans, reçu chirurgien en l'an. 1777, à Tarbes, département des Hautes-Pyrénées ; ont signé sur ses lettres, les citoyens Duco, Pambrun, Poncy, Larré, Dargela, Larrey, lieutenant ; et Paillasson, greffier et exerce à Tarbes.

Nota. Le citoyen Dujac est chirurgien en second des hospices militaires de Tarbes.

DUPLAN (*Joseph*), natif de Tarbes, âgé de 50 ans, reçu chirurgien en l'année 1781, à Tarbes, départem. des Hautes-Pyrénées, ont signé sur ses lettres, les citoyens Larré

Poucy, Dargela, Larrey fils, Larrey père, lieutenant; et Pambrun; et exerce dans ladite ville de Tarbes.

Nota. Le cit. Duplan a été nommé, en 1786, professeur d'accouchement.

Larrey (*Jean-François*), père, natif de Larrogue-de-Nebousan, âgé de 79 ans, reçu chirurgien en l'ann. 1749, à Tarbes, département des Hautes-Pyrénées; ont signé sur ses lettres, les citoyens Mené, Duco, Clasac, lieutenant; et Paillasson, greffier; et exerce à Tarbes.

Larrey fils (*Dominique*), natif de Tarbes; âgé de 48 ans, reçu chir. en l'ann. 1781, à Tarbes, département des Hautes-Pyrénées; ont signé sur ses lettres, les cit. Larré, Poucy, Dargela, Pecaue, Larrey, lieutenant; et Pambrun, greffier; et exerce dans ladite ville de Tarbes.

Nota. Le citoyen Larrey a été breveté lieutenant du corps des chirurgiens, et chirurgien de première classe des hospices militaires.

Pambrun (*J. Pierre*), natif d'Ordisan, âgé de 73 ans, reçu chirurgien en l'an. 1756, à Tarbes, département des Hautes-Pyrénées; ont signé sur ses lettres, les citoyens Mené, Duco, Larrey, lieutenant; et Paillasson, greffier, et exerce depuis 40 ans à Tarbes.

Nota. Le cit. Pambrun est depuis 40 ans chirurgien en chef de l'hospice civil.

Chirurgiens.

Balencie (*Pierre*), natif d'Aucun, âgé de 58 ans, reçu chirurgien en l'année 1779, à Tarbes, départ. des Hautes-Pyrénées; ont signé sur ses lettres, les citoyens Larrey, lieutenant; et Pambrun gref.; et exerce depuis 22 ans à Ancun.

Boyrié (*J. H.*), natif de Villelongue, âgé de 45 ans,

reçu chirurgien en l'an. 1784, à Tarbes, département des Hautes-Pyrénées ; ont signé sur ses lettres, les citoyens Larrey, lieutenant; et Soullé, greffier, et exerce depuis 18 ans à Villelongue.

Boyrie (*Jean*), natif de Préchac, âgé de 42 ans, reçu chirurgien en l'année 1788, à Tarbes, département des Hautes Pyrénées ; ont signé sur ses lettres, les cit. Larrey, lieutenant ; et Pambrun, greffier; et exerce depuis 14 ans à Préchac.

Cazavieille (*Barthelemy*), natif de Luz, âgé de 45 ans, reçu chirurgien en l'année 1788, à Tarbes, département des Hautes-Pyrénées ; ont signé sur ses lettres, les citoyens Larrey, lieutenant ; Pambrun, greffier; et exerce depuis 14 ans à Luz.

Fourcade (*François*), natif de Mongailliard, âgé de 44 ans, reçu chirurgien en l'année 1784, à Tarbes ; département des Hautes-Pyrénées ; ont signé sur ses lettres, les citoyens Larrey, lieuten. ; Pambrun, prévôt ; Dargella, Duplan, Perret, Dassieu, médecins ; et Soulle, greffier; et exerce depuis 18 ans à Bazel.

Giffard (*Jean*), natif de Semeac, âgé de 44 ans, reçu chirurgien en l'année 1787, à Tarbes, départ. des Hautes-Pyrénées ; ont signé sur ses lettres, les citoyens Larrey, lieutenant ; et Pambrun, greffier ; et exerce depuis 32 ans à Prechac.

Lavigne (*Bertrand*), natif de Bernac-Débat, âgé de 65 ans, reçu chirurgien en l'année 1768, à Tarbes, départem. des Hautes-Pyrénées, ont signé sur ses lettres, les citoyens Larrey, lieutenant ; et Paillasson, gref. ; et exerce depuis 32 ans à Préchal.

Mercere (*Jean*), natif d'Arrens, âgé de 52 ans, reçu chirurgien en l'année 1779, à Tarbes, départ. des Hautes-Pyrenées ; ont signé sur ses lettres, les citoyens Larrey, lieutenant; Pambrun, greffier; et exerce depuis 31 ans à Arrens.

Monicat (*Bernard*), natif d'Ibos, âgé de 52 ans, reçu chirurgien en l'année 1774, à Tarbes, départ. des Hautes-Pyrénées; ont signé sur ses lettres, les citoyens Larrey, lieutenant; et Joseph-Larrey, greffier; et exerce depuis 28 ans à Ibos.

Miramon (*Pierre*), natif de Bedous, âgé de 39 ans, reçu chirurgien en l'année 1787, à Oléron, département des Basses-Pyrénées; ont signé sur ses lettres, les citoyens Danglade, lieutenant; Saint-Martin, prévôt; Lalanne, et Danglade, greffier d'office; et exerce depuis 3 ans à Vic.

Nota. Le citoyen Miramon est attaché à l'hospice de la ville de Vic.

Ramonet (*Jean*), natif de Bagneres, âgé de 70 ans, reçu chirurgien en l'an. 1771, à Tarbes, département des Hautes-Pyrénées; ont signé sur ses lettres, les cit. Larrey, lieutenant; et Paillasson, greffier; et exerce depuis 22 ans à Bagneres.

Nota. Lecit. Ramonet a fait les sept campagnes de l'Hanovre en qualité de chirurgien major; en 1784, il eut, de l'ancien gouvernement, le brevet de chirurgien-major des eaux de Bagneres, et en 1786, il eut un brevet de pension de 400 francs.

Verthamon-Vignec (*Jean*), natif de Sarrancolin, âgé de 44 ans, reçu chir. en l'an. 1781, à Tarbes, departement des Hautes-Pyrénées; ont signé sur ses lettes, les citoyens Larrey, lieut.; Pecune, prév.; et Pambrun, doyen; et exerce depuis 21 ans à Ibos.

Vignes (*Ciprien-Gilbert*), natif du Mage, âgé de 36 ans, reçu chirurg. en l'année 1791, à Tarbes, départ. des Hautes-Pyrénées; ont signé sur ses lettres, les citoyens Larrey, lieutenant, Dujac, prévôt, Pambrun, doyen et greffier; Pocune, Duplan, d'Argela et

Dassieu; et exerce depuis 11 ans à Borderes.

VILLENEUVE (*Bernard-Paul*), âgé de 52 ans, reçu chirurgien en l'année 1779, à Tarbes, départ. des Hautes-Pyrénées; ont signé sur ses lettres, les citoyens Larrey; lieutenant; et Pambrun, greffier; et exerce depuis 28 ans à Cauteres-les-Bains.

Pharmaciens.

CARBON (*J. Baptiste*), natif de Tarbes, âgé de 38 ans, reçu pharmacien en l'an. 1789, à Tarbes, département des Hautes-Pyrénées; ont signé sur ses lettres, les citoyens Dassieu, Dupac père et fils, Boyer, Lamothe, Lecussan, Bordes, Rebeillé, etc.; et exerce depuis 13 ans dans ladite ville de Tarbes.

CAUBOTTE (*Barthélemi*), natif de Lourde, âgé de 68 ans, reçu pharmacien en l'année 1771, à Bigorre, département des Hautes-Pyrénées; ont signé sur ses lettres, les cit. Dassieu et Rebeillé, médecins; Paillasson, Lacay, et autres pharmaciens; et exerce depuis 31 ans à Vic.

DUPRAT (*Pierre*), natif de Begolle, âgé de 26 ans, reçu pharmacien en l'an 10, à Tarbes, départem. des Hautes-Pyrénées; ont signé sur ses lettres, les citoyens Dassieu, Crabere, Marguette, Lavenere, médecins; Lafitte, Lecusssan, Peyret, Carbon, pharmaciens. Le cit. Duprat n'a pas encore fixé d'endroit pour exercer son état.

LACAY (*Pierre*), natif de Tarbes, âgé de 60 ans, reçu pharmacien en l'année 1767, à Tarbes, départ. des Hautes-Pyrénées; ont signé sur ses lettres, les citoyens Rebeillé, Dassieu, Camus, doy.; Fitte, Saure et Laplace; et exerce depuis 35 ans à Lourdes.

LECUSSAN-BORDES (*Bertrand*), natif de Tarbes, âgé

de 46 ans, reçu pharmacien en l'ann. 1784, à Tarbes, département des Hautes-Pyrénées ; ont signé sur ses lettres, les citoyens Dupac père et fils, Dassieu et Carrère, médecins ; Lecussan, Baile, Lordat, Camus, Lafitte, &c. ; et exerce depuis 18 ans dans ladite ville de Tarbes.

PAGÈS (*Jean-Baptiste*), natif de Lourdes, âgé de 64 ans, reçu pharmacien en l'année 1768, à Tarbes, département des Hautes-Pyrénées ; ont signé sur ses lettres, les citoyens Dassieu, Dupac, médecins ; Lacay, Baille, Dumoret, Pardon, Brun, Colin Camus, doyen, pharmaciens, et exerce depuis 34 ans à Vic.

PAGÈS (*Antoine*), natif de Lourdes, âgé de 36, ans reçu pharmacien de première classe en l'an 2, à Paris, par la commission des Secours Publics ; a signé sur sa commission, le citoyen Boiscler, commissaire ordonn. ; et exerce à Lourdes.

Nota. Le citoyen Pagès a toujours continué, depuis ce tems, d'être employé comme pharmacien dans les hôpitaux militaires. En 1793, il lui fut adressé par le conseil de Santé de Paris des questions, dont la solution lui a valu le titre de pharmacien des Armées.

PAILHASSON (*Vital*), natif de Lourdes, âgé de 32 ans, reçu pharmacien de première classe en l'an 3, à Paris, départem. de la Seine ; ont signé sur ses lettres, les cit. Chabrot, Bertholet, Bayens, Hego, Vergez, Lacoste, Villard, Pelletier et Biron, secrétaires, tous membres de la commission de Santé de Paris ; et a exercé depuis 11 ans soit à l'armée des Pyrénées-Occidentales, soit à Lourdes.

PINTONS (*J. H.*), natif de Lugagnan, âgé de 49 ans, reçu pharmacien en l'année 1780, à Toulouse, département de la Haute-Garonne ; ont signé sur ses lettres, les cit. Baron, Bogues, Pelicier, Gramont, Lahem, Mirepoix et Dubernard ; et exerce depuis 22 ans à Argelles.

DÉPARTEMENT

DÉPARTEMENT DES PYRÉNÉES-ORIENTALES.

Médecins.

BENEZET (*Bonaventure*), natif de Saint-Laurent-de-Cerdas, âgé de 67 ans, reçu D. médecin en l'année 1757, à Montpellier, département de l'Hérault; ont signé sur ses lettres, les citoyens Magnol, doyen, vice-chancelier; et Vincent, secrétaire; et exerce depuis 45 ans à Saint-Laurent-de-Cerdas.

BERINGO (*Joseph*), reçu D. médecin, ancien recteur de l'Université de Perpignan, médecin de première classe titulaire des hôpitaux militaires de Toulouse, Collioure et Perpignan, où il exerce.

Nota. Le cit. Beringo était de la ci-devant société royale de médecine de Paris. Il n'a point donné les noms des signataires de ses différens titres, mais on n'a pas cru devoir les exiger d'un homme aussi connu qu'un recteur d'Université.

DELANQUINE (*François*), natif de Collioure, âgé de 51 ans, reçu D. médecin en l'ann. 1776, à Perpignan, département des Pyrénées-Orientales; et exerce depuis 26 ans à Collioure.

Nota. Le cit. Delanquine n'a pu mettre sur son extrait les noms des signataires de ses titres, parce qu'ils ont été brûlés dans un moment d'effervessence révolutionnaire. Sa reception, comme D. médecin, est attestée par d'anciens professeurs et docteurs en médecine de l'Université de Perpignan, les cit. Bonnevos, D. médecin, Beringo D. médecin et ancien recteur, Massot D. médecin, et Campagne.

DEVY (*Victor*), natif de Latour, âgé de 44 ans, reçu D. médecin en l'anneé 1788, à Montpellier, département de l'Hérault; ont signé sur ses lettres, les cit. René, doyen, et Vincent, secrétaire; et exerce depuis 14 ans à Perpignan.

GARAN-BELMAS (*Anto ine*) natif de Collioure, âgé de 42 ans, reçu D. médec. en l'année 1784, à Perpignan, département des Pyrénées-Orientales; ont signé sur ses lettres, les citoyens Costa, Cenadeik, Ceilles, Bonafos, Beringo, professeurs; Mundi, secrétaire; et exerce depuis 18 ans à Collioure.

MASSOT (*Joseph-François*), natif de Perpignan, reçu D. médecin en l'an. 1788, à Orange, a signé sur ses lettres, le cit. Abrigeon, secrétaire de l'Université; et exerce à Perpignan.

Nota. Le citoyen Massot a été chirurgien-major du 48.e régiment d'infanterie, ainsi qu'il conste par une pièce datée du 21 prairial an 10, et signée des citoyens Parmentier, Coste et Vergez, inspecteurs généraux du service des armées de terre; le citoyen Massot est chirurgien en chef de l'hôpital civil et militaire de Perpignan.

PICAS (*Jean*), natif de Perpignan, âgé de 41 ans, reçu D. médec. en l'année 1790, à Perpignan, département des Pyrénées-Orientales; ont signé sur ses lettres, les citoyens Campagne, Beringo, Beruafos, Vilaroja, Fuster, Massot et Ribera; et exerce depuis 12 ans dans ladite ville de Perpignan.

VERGÉS (*Dominique*), natif de Fontrabriouse, âgé de 26 ans, reçu médecin en l'an 8, à Montpellier, département de l'Hérault; ont signé sur ses lettres, les citoyens Lafabrie, président; Fouquet, René, directeurs; Gouan, Dumas, Vigaroux, &c.; et exerce depuis 2 ans à Prades.

Chirurgiens.

CARLIER (*Jean-Baptiste*), natif de Perpignan, âgé de 60 ans, reçu chirurgien en l'année 1785, à Perpignan, départ. des Pyrénées-Orientales; a signé sur ses lettres, le citoyen Ribel, lieutenant; et exerce à Collioure.

Nota. Le citoyen Carlier a été chirurgien au régiment d'Aquitaine en 1775; chirurgien-major du premier bataillon de la garde nationale soldée du département des Pyrénées-Orientales, place qu'il mérita au concours en 1792. Signé Thomas, présid.; Izerne, Carcassonne, Arago, Pousson, Carbonelle, d'Auteville; et Fabre, secrétaire.

Cros (*François*), natif de Carcassonne, âgé de 32 ans, reçu chirurgien en l'an 2, à Carcassonne, département des Pyrénées-Orientales; ont signé sur ses lettres, les citoyens Moulin, Lacroix, Mercié et Gaillard, tous maîtres chirurgiens; et exerce depuis 8 ans à Surède.

Curp (*Etienne*), natif de Tressère, âgé de 43 ans, reçu chirurgien en l'année 1787, à Perpignan, département des Pyrénées-Orientales; ont signé sur ses lettres, les citoyens Ribell, lieutenant; Garcias, greffier; et exerce depuis 15 ans à Calmella.

Fite (*Jean*), natif de Prats-de-Mollo, âgé de 47 ans, reçu chirurgien en l'année 1785, à Perpignan, département des Pyrénées-Orientales; ont signé sur ses lettres, les citoyens Ribell, lieutenant; et Garcias, greffier; et exerce depuis 17 ans à Perpignan.

Fuster (*Joseph*), âgé de 64 ans, reçu chirurgien en l'année 1761 à Perpignan, départ. des Pyrénées-Orientales; ont signé sur ses lettres, les cit. Gaffard et Garand, consuls; Vernet, recteur; Pujot, Massot, Forgues, Berreill et Rosals, tous maîtres chirurgiens; et exerce depuis 41 ans à Perpignan.

Gerbal (*François*), natif de Collioure âgé de 70 ans, reçu chirurgien en l'ann. 1759, à Perpignan, département des Pyrénées-Orientales; ont signé sur ses lettres, les citoyens

Costa, proto-médecin ; Albafulla, secrétaire ; et exerce depuis 43 ans à Collioure.

GRIEN (*André*), natif de Trevilhac, âgé de 42 ans, reçu chirurgien en l'année 1784, à Limoux, département de l'Aude ; ont signé sur ses lettres, les citoyens Cuguillière, lieutenant, et Bernard, secrét. ; et exerce depuis 18 ans à Trevilhac.

JALABERT (*Pierre*), natif d'Oms, âgé de 46 ans, reçu chirurgien en l'année 1788, à Perpignan, département des Pyrénées-Orientales ; ont signé sur ses lettres, les citoyens Ribell, lieutenant ; et Garcias, greffier ; et exerce depuis 14 ans à Oms.

TALRICH (*Chablié*), natif de Sarralongue, âgé de 50 ans, reçu chirurgien en l'année 1787, à Perpignan, département des Pyrénées-Orientales ; ont signé sur ses lettres, les citoyens Ribell, lieutenant ; Garcias, greffier ; et exerce depuis 1787 dans la ville de Perpignan.

Nota. Le citoyen Talrich est chirurgien en chef, depuis 8 ans, de l'hospice civil et militaire, et de l'hospice de la miséricorde.

Pharmaciens.

BOUIS (*Dominique*), natif de Gruisson, âgé de 35 ans, reçu pharmacien en l'ann. 1790, à Perpignan, département des Pyrénées-Orientales ; ont signé sur ses lettres, les membres du collège des pharmaciens de la même ville ; et exerce depuis 1790 à Perpignan.

Nota. Les noms des signataires des lettres du citoyen Bouis, sont omis, mais le maire de Perpignan garantit leur authenticité.

LLONGUET (*Dominique*), natif de Vigarda, reçu pharmacien en l'année 1792, à Perpignan, département des Pyrénées-Orientales ; ont signé sur son diplome, les citoyens Montoya et Ternet, pharmaciens ; et Mundi, notaire ; et exerce depuis 1792 à Perpignan.

DÉPARTEMENT DU BAS-RHIN.

TABLEAU des Elèves de l'Ecole spéciale de Médecine de Strasbourg, qni ont obtenus des certificats de capacité ou des diplomes provisoires, à l'effet d'exercer l'art de guérir; envoyé aux Editeurs par le Directeur de ladite Ecole.

GAILLARDOT (*Claude-Pierre*), natif de Dôle, départ. du Jura, a reçu son diplome provisoire de médecin le 19 vendémiaire an 8.

PAULY (*Frédéric*), natif de Landau, département du Bas-Rhin, a reçu son diplome provisoire de médecin le 25 prairial an 8.

MARZOLPH (*Henri-Otto*), natif de Landau, département du Bas-Rhin, a reçu son diplome provisoire de médecin le 18 prairial an 8.

MORÉTIN (*Claude-Marie-Joseph*), natif de Baume, département du Jura, a reçu son diplome provisoire de médecin le 15 messidor an 8.

ZILLES (*Jean-Pierre*), natif de Mœstershausen, département du Rhin et Moselle, a reçu son diplome provisoire de médecin le 5 fructidor an 8; et exerce à Saverne.

BARD (*Jean-Baptiste-Joseph*), natif de Baune, département de la Côte-d'Or, a reçu son diplome provisoire de médecin le 8 prairial an 9.

LACOSTE (*Claude*), natif de Villy, département de la Côte-d'Or, a reçu son diplome provisoire de médecin le 18 prairial an 9.

BLANK (*François-Joseph*), natif de Turkheim, département du Haut-Rhin, a reçu son diplome provisoire de médecin, le 28 prairial an 9.

SULTZER (*Charles*), natif de Strasbourg, département du Bas-Rhin, a reçu son diplome provisoire de médecin le 19 messidor an 9.

ECKERT (*Antoine*), natif d'Eppenbronn, département de la Moselle, a reçu son diplome provisoire de médecin le 19 thermidor an 9.

CHAUVOT (*Nicolas*), natif de Minot, département de la Côte-d'Or, a reçu son diplome provisoire de médecin le 10 fructidor an 9.

BONNAFOX (*Julien*), natif de Balizat, département du Cantal, a reçu son diplome provisoire de médecin le 16 vendémiaire an 10.

LADROIT (*Jean-Bapt.*), natif de Bagnols, département du Gard, a reçu son diplome provisoire de médecin le 15 nivôse an 10; et exerce à Lyon.

ESCOUBAS (*André*), natif de Lalanné, département des Pyrénées-Occidentales, a reçu son diplome provisoire de médecin le 15 nivôse an 10.

NOELLER (*Charles*), natif de Wandersleben, en Saxe, a reçu son diplome provisoire de pharmacien le 27 nivôse an 10; et exerce à Schelestadt.

SIMON (*Daniel*), natif de Barr, département du Bas-Rhin, a reçu son diplome provisoire de pharmacien le 4 pluviôse an 10; et exerce à Barr.

LORENTZ (*Paul-Joseph-Adam*), natif de Schelestadt, département du Bas-Rhin, a reçu son diplome provisoire de médecin le 26 germinal an 10; et exerce à Strasbourg.

Médecins.

ARONSSOHN (*Jacob*), natif de Metz, âgé de 42 ans, reçu D. médecin en l'année 1790, à Gieffen, pays d'Hesse-d'Armstadt ; ont signé sur ses lettres, messieurs Hezel, Koch, Daty, Muller, Thom, Schwabe, et exerce depuis 5 ans à Saar-Union, après avoir exercé à Metz et à Pont-à-Mousson dans les hôpitaux de ces villes.

BUCHHOLTZ (*Frédéric*), natif de Wissembourg, âgé de 32 ans, reçu D. médec. en l'année 1792, à Strasbourg, département du Bas-Rhin ; ont signé sur ses lettres, les citoyens Hermann, Lauch et Spielmann, professeurs ; et exerce depuis 6 ans à Wissembourg.

DURWEL (*Grégoire*), natif de Fouet, âgé de 46 ans, reçu D. médecin en l'année 1776, à Besançon, département du Doubs ; ont signé sur ses lettres, les citoyens Atthalin, Lange et Rougnon; et exerce à Benfelds.

Nota. Le cit. Dürwel a été commissionné par le commissaire-ordonnateur de l'armée du Rhin, le cit. Prieur, pour le service des hôpitaux militaires de Strasbourg et Eberstminster, et nommé médecin de l'armée en l'an 4, par brevet du ministre de la guerre Aubert-Dubayet.

EMBLER (*Jean Jacques*), natif de Bisviller, âgé de 50 ans, reçu D. médec. en l'année 1781, à Strasbourg, département du Bas-Rhin ; a signé sur ses lettres le cit. l'Obstein, doyen de la faculté ; et exerce depuis 21 ans à Bisviller.

Nota. Le cit. Embler est aussi pharmacien.

FISCHER (*Jean-Jacques*), natif d'Horchheim, âgé de 62 ans, reçu D. médec. en l'année 1764, à Fribourg en Brisgaw ; et exerce à Strasbourg.

Nota. Le citoyen Fischer a été aggrégé à la faculté de

médecine de Paris et de Vienne. Il n'a relaté aucune signature; mais le maire de Strasbourg atteste qu'il a visé les diplomes, et en outre que le cit. Fischer est officier de santé en chef de l'hôp. civil de Strasbourg.

Gutzeit (*Jacques*), natif de Marmoutier, âgé de 46 ans, reçu D. médecin en l'année 1784. à Montpellier, départem. de l'Hérault; ont signé sur ses lettres, les cit. René, pro-doyen; et Vincent, secrétaire; et exerce depuis 16 ans à Molsheim.

Lambert (*Louis*), natif de Lauterbourg, âgé de 49 ans, reçu lic. médecin à Strasbourg, département du Bas-Rhin, ont signé sur ses lettres, les cit. Charras, Vercureur, Mithouard, Cadet-Renaudin, Siberhing, etc.; et exerce à Lauterbourg.

Nota. Le citoyen Lambert est encore chymiste et pharmacien.

Lapierre (*Joseph*) natif de Sultz, âgé de 30 ans, reçu médecin en l'an 6 à Strasbourg, département du Bas-Rhin; ont signé sur son diplome, les citoyens Grimmer, président; Bertrand, Gottekien, Kugler, Christiani, & Pothin, secrétaire; et exerce depuis 3 ans à Mutzig,

---

Marrelier (*Joseph-Alexandre*), natif de Besançon, âgé de 49 ans, reçu D. médecin en l'année 1791, à Montpellier, département de l'Hérault; ont signé sur ses lettres, les cit. René, doyen, et Vincent, secrétaire; et exerce depuis 4 ans à Strasbourg.

Nota. Le citoyen Marrelier a fait toutes les campagnes dans les armées des Ardennes, Sambre-et-Meuse, de Mayence, &c. Il a fait pendant six mois les fonctions de médecin en chef à l'armée de Sambre-et-Meuse.

Marzolph (*Henri-Otto*), natif de Landau, âgé de 29 ans, reçu médecin en l'an 8 à Strasbourg, département du

Bas-Rhin ; ont signé sur son diplome, les cit. Noël, Flamant, Coze, Mazuger, Brisorgueil, Hermann, Tinchant, &c.; et exerce depuis 2 ans à Landau.

Muller (*Louis-Auguste*), natif d'Epffig, âgé de 29 ans, reçu D. médecin en l'an 7, à Fribourg en Brisgaw; ont signé sur ses lettres, messieurs Mezinger, rect.; Schmiclaer, doyen; Muller, professeur; et Leiner, syndic; et exerce à Hagnenau.

Neurohor (*Jean*), natif de Trèves, âgé de 31 ans, reçu médecin en l'an 6, à Strasbourg, département du Bas-Rhin; ont signé sur son diplome, les citoyens Laurens, Lombard, Fischer, &c.; et exerce depuis 4 ans à Bergzaberne.

Pauli (*Frédéric*), natif de Landau, âgé de 28 ans, reçu médecin en l'an 8, à Strasbourg, départ. du Bas-Rhin; ont signé sur son diplome, les cit. Noël, Flamant, Coze, Mazuyer, Brisorgueil, Hermann, Lauth, &c.; et exerce depuis [illegible] ans, à Landau.

Rieffel (*François-Louis*), natif de Rosheim, âgé de 29 ans, reçu médecin en l'an 6, à Strasbourg, département du Bas-Rhin; ont signé sur son diplome, les cit. Lauth, prof.; et Spielmann, examinateur; et exerce depuis 4 ans, à Rosheim.

Rignier (*Joseph*), natif de S.-Dizier, âgé de 38 ans, reçu D. médecin en l'an. 1791, à Nancy, département de la Meurthe; ont signé sur ses lettres, les citoyens Tournay, Jadelot, Nicolas et Guillemin; et exerce à Molsheim.

Nota. Le cit. Rignier a été employé comme médecin de première classe à l'armée du Rhin.

Rosenstiel (*Louis-Nicolas*) natif de Bouxviller, âgé de 51 ans, reçu D. médecin, en l'ann. 1776, à Strasbourg, département du Bas-Rhin; et exerce depuis 26 ans à Bouxviller.

Nota. La même année qu'il obtint le degré de docteur, le cit. Rossenstiel fut reçu pour la ville de Bouxviller par le landgrave de Hesse-d'Armstadt, comte de Hanau-Lichtemberg.

SCHNEIDER (*François*), natif de Zelle, âgé de 43 ans, reçu D. médecin en l'an 1782, à Fribourg, en Brisgaw; ont signé sur ses lettres, messieurs Rodeker, Schil, Starawasnig, Gebhard et Menzinger; et exerce à Lauterbourg.

Nota. Le citoyen Schneider a été nommé médecin de l'armée, par le ministre Pache; ensuite breveté en l'an 4, par Aubert-Dubayet, ministre de la guerre; et en l'an 8, breveté par le premier Consul, médec. des hôpitaux militaires de l'armée du Rhin.

THIÉBAUT (*Hoffmann-Jean*), natif d'Obernai, âgé de 30 ans, reçu D. médecin en l'année 1793, à Strasbourg, département du Bas-Rhin; ont signé sur ses lettres, les citoyens Hermann, Lauth, Spielmann, professeurs; et exerce depuis 9 ans à Obernai et dans les hôpitaux militaires.

WEIHUM (*André*), natif de Weyersheim, âgé de 59 ans, reçu D. médecin en l'année 1764, à Montpellier, département de l'Hérault; ont signé sur ses lettres, les citoy. Imbert, chancelier et juge; et Vincent, secrétaire; et exerce depuis 38 ans, tant à Weyersheim, qu'à Wissembourg et Haguenau comme médecin pensionné de ces villes.

ZILLES (*Jean-Pierre*), natif de Mastershausen, âgé de 25 ans, reçu médecin en l'an 8, à Strasbourg, département du Bas-Rhin; ont signé sur son diplome, les citoy. Noël, Coze, Flamant, Caillot, Meunier, Brisorgueil, Tinchant, etc.; et exerce depuis un an et demi à Saverne.

Nota. Le citoyen Zilles a aussi été reçu à la même époque, chirurgien accoucheur.

Chirurgiens.

Becker (*Jacques-François-Charles*), natif de Geursteim, âgé de 39 ans, reçu chirurgien en l'année 1787, à Strasbourg, département du Bas-Rhin; a signé sur ses lettres, le citoyen Silberling, médecin de l'hôpital militaire de Strasbourg; et exerce depuis 1787 à Geursteim. Certifié véritable par le maire d'Erstein.

Claquin (*Thadé*), natif d'Erstein, âgé de 54 ans, reçu chirurgien en l'année 1779 par le conseil des médecins et chirurgiens à Dusseldorf; ont signé sur ses lettres, messieurs Brinckmann, Guerard, Philippe, Odendahl; et exerce depuis 1 an à Erstein.

Couraux (*Joseph*), natif de Sainte-Croix, âgé de 61 ans, reçu chirurgien en l'année 1767, à Montpellier, département de l'Hérault; ont signé sur ses lettres, les cit. Serda et Deidier; et exerce depuis 34 ans à Villé.

Cron (*Henry*), natif de Strasbourg, âgé de 55 ans, reçu chirurgien en l'année 1774, à Strasbourg, département du Bas-Rhin; ont signé sur ses lettres, les cit. l'Obstein, Isengarth, professeurs; Franch, D. médec.; et Renaudin, inspecteur et examinateur; et exerce depuis 7 ans à Hiederbronn.

Derivaux (*Mathieu*), natif de Benfeld, âgé de 38 ans, reçu chirurgien en l'an. 1795, à Manheim; ont signé sur ses lettres, les citoyens Wilheilim, examinateur du conseil des médecins et chirurgiens; et exerce depuis 5 ans à Erstein.

Derivaux (*Jacques*), natif de Westhaussen, âgé de 36 ans, reçu chirurgien en l'année 1789, à Strasbourg, départem. du Bas-Rhin; ont signé sur ses lettres, les citoyens Andris, et Diebaut, D. méd., lecteur de l'Université et professeur de la faculté; et exerce depuis 10 ans à Benfeld.

DRECHSLER (*Jacques*), natif de Sufflenheim, âgé de 52 ans, reçu chirurgien-major du régiment de Nassau, en l'an. 1771; ont signé sur son brevet, MM. Chamiscot, Derepruen, Schoults, le maréchal de camp Sacesse, etc.; et exerce à Sufflenheim.

FRECH (*Antoine*), natif de Meistratzheim, âgé de 38 ans, reçu chirurgien en l'année 1788, à Strasbourg, département du Bas-Rhin; ont signé sur ses lettres, les citoyens Lautty, Daniel, Diebold, Spielmann, professeurs; et exerce depuis 12 ans à Meistratzheim.

HIESTAUD (*François-Joseph*), natif d'Erstein, âgé de 72 ans, reçu chirurgien en l'année 1765, à Strasbourg, département du Bas-Rhin; ont signé sur ses lettres, les citoyens Guérin, conseiller du roi, premier médecin de l'hôpital militaire, et médecin juré de l'officialité et de l'évêché de Strasbourg, chargé de pouvoir de M. Richard, inspecteur général des hôpitaux militaires; et exerce depuis 37 ans à Erstein.

HOFFMANN (*Antoine*), natif d'Obernai, âgé de 26 ans, reçu chirurgien en l'an 7, à Strasbourg, département du Bas-Rhin; ont signé sur son diplome, les citoyens Noël, directeur; Lauth et Spielmann, professeurs; et Schweighœusser, médecin de l'hôpital civil; et exerce depuis 2 ans à Obernai.

KRAUSS (*Jean-Daniel*), âgé de 61 ans, reçu chirurg. et membre du corps des chirurgiens de Strasbourg, en 1763, ont signé sur ses lettres, les citoyens Stœdel, secrétaire du sénat, au collége des quinze; et Renaudin, conseiller du roi, médecin, inspecteur des hôpitaux et examinateur des chirurgiens, etc.; et exerce à Blaesheim.

KLEIN (*Cosnec*), natif de Meistratzheim, âgé de 30 ans, reçu chirurgien en l'ann. 1791, à Strasbourg, département du Bas-Rhin; ont signé sur ses lettres, les citoyens André, Diebold, Diuschang, Silberling; et exerce depuis 6 ans à Meistratzheim.

MARCHAL (*Laurent*), natif de Ribeauvillé, âgé de 55 ans, reçu chirurgien en l'année 1771, à Strasbourg, département du Bas-Rhin; ont signé sur ses lettres, les citoy. Ehremann, doyen; Milhault, vice-doyen; Lobstein, professeur; Busch, Schneller et Diebolt, chirurgiens et examinateurs; et exerce à Strasbourg.

Nota. Le citoyen Marchal, a été officier de santé en chef de l'hôpital civil de Strasbourg, en 1773, et correspondant de la société de médecine de Paris, en 1782; il est actuellement membre de la société des sciences et arts, de celle de méd. et d'agriculture de Strasbourg.

NOETHEN (*Henry*), natif de Cologne, âgé de 41 ans, reçu chirurgien en l'an. 1788, à Strasbourg, département du Bas-Rhin; ont signé sur ses lettres, les citoyens Ehrmann, doyen du collége; Lauth, professeur; Marchal, chirurgien en chef de l'hôpital général; et Becker, chirurgien en chef de l'hôpital bourgeois; et exerce depuis 6 ans à Niedenbroun.

NONMACHER (*François-Rupert*), natif de Hochfelden, âgé de 60 ans, reçu chirurgien en l'année 1773, à Strasbourg, département du Bas-Rhin; a signé sur ses lettres, le citoyen Renaudin, inspecteur des hôpitaux militaires, examinateur des chirurgiens; et exerce depuis 28 ans à Hochfelden.

PERCY aîné (*Claude*), natif de Montagney, âgé de 50 ans, reçu chirurgien-major du fort de la Petite-Pierre, en l'an 6, sur la présentation du conseil de santé; a signé sur son brevet, le ministre Scherer; et exerce depuis l'an 6, au fort de la Petite-Pierre.

SCHMALHOLZ (*Fidel*), natif de Cos; âgé de 25 ans, reçu chirurgien en l'année 1800, à Carlszh; et exerce depuis l'an 9 à Lauterbourg.

Nota. Les noms des signataires des lettres du citoyen Schmalholz sont omis; mais leur authenticité est garantie par le maire de Lauterbourg.

SPACH (*Jean-Joseph*), natif de Bouxwiller, âgé de 52 ans, reçu chirurgien en l'année 1771, à Bouxwiller; et exerce depuis 33 ans dans la même ville.

Nota. Les noms des signataires des lettres du citoyen Spach sont omis; mais l'authenticité en est garantie par le maire de Bouxwiller.

SUBLAN (*François-Xavier*), natif de Kogenheim, âgé de 35 ans, reçu chirurgien en l'année 1795, à Strasbourg, département du Bas-Rhin; ont signé sur ses lettres, les citoy. Diebold, D. méd., et lecteur de l'Université; Schweighausser, profess.; Clausing, démonstrateur; et Daniel; et exerce depuis 7 ans à Bernay.

THIBAUT (*Britfch*), natif d'Obernay, âgé de 50 ans, reçu chirurgien en l'année 1767, à Strasbourg, département du Bas-Rhin; ont signé sur ses lettres, les cit. Leriche, chirurgien-major; Guérin, Prunier, médecin; et exerce depuis 32 ans à Obernay.

Nota. En 1787, le citoyen Thibaut a été nommé par le ministre de la guerre chirurgien-major pour la manufacture d'armes blanches de Klingenthal.

VOGEL (*Frédéric*), natif de Pfassenhossen, âgé de 46 ans, reçu chirurg. major de vaisseau en l'année 1783, à Brest, département du Finistère; ont signé sur ses lettres, les citoy. Lapoterie, premier médecin de la marine; Billard, chirurgien-major en chef; Duret, démonstrateur; et exerce depuis 5 ans à Pfassenhosen.

WOLFF (*Laurent*), natif de Benfeld, âgé de 50 ans, reçu chirurgien en l'ann. 1783, à Strasbourg; département du Bas-Rhin; a signé sur ses lettres, le citoyen Lachause, conseiller et médecin pensionné du roi; médecin ci-devant des camps et armées, membre extraordinaire de l'académie des chirurgiens; et exerce depuis 20 ans à Erstein.

Pharmaciens.

BREITHAUPT (*Théophile*), natif de Faffenhoffen, âgé de 48 ans, reçu pharmacien en l'année 1782, à Bouxviller, département du Bas-Rhin; ont signé sur ses lettres, les membres composant la ci-devant régence du prince d'Armstadt; et exerce depuis 20 ans à Faffenhoffen.

HOMMELL le jeune (*Jean-Baptiste*), natif d'Obernay, âgé de 43 ans, reçu pharmacien en l'année 1785, à Bouxwiller, département du Bas-Rhin; ont signé sur ses lettres, les citoyens Guerin, premier médecin de l'Hôpital militaire; Micheoul, pharmacien-major dudit hôpital; et exerce depuis 17 ans à Obernai

---

KIEFFER (*François-Louis*), natif d'Obernay, âgé de 42 ans, reçu pharmacien en l'année 1787, à Strasbourg, département du Bas-Rhin; a signé sur ses lettres, le cit. Thouvenel, médecin inspecteur des pharmaciens, examinateur des chirurgiens et pharmaciens; et exerce depuis 15 ans à Obernay.

KOENIG (*Jean-Henry*), natif de Bouxwiller, âgé de 62 ans, reçu pharmacien en l'année 1767, à Bouxviller, département du Bas-Rhin; a signé sur ses lettres, le Landgrave de Hesse d'Armstad, ci-devant comte de Hanau Lichtemberg; et exerce depuis 15 ans dans la même ville.

PAULY (*Henry Otto*), natif de Landau, âgé de 59 ans, reçu pharmacien en l'année

1770, à Landau, département du Bas-Rhin; et exerce depuis 32 ans dans la même ville.

Nota. Le citoyen Pauly a omis sur son extrait les noms des signataires de ses titres; mais sa réception est constatée par la légalisation du maire de Landau.

Pfordt (*Jean-Conrad*), natif, d'Ottweiler, âgé de 60 ans, reçu pharmacien en l'ann. 1775, à Dieméringen, département du Bas-Rhin, ont signé sur ses lettres, les membres composant la ci-devant régence des princes de Salm et Rhingraves; et exerce depuis 27 ans à Diemeringen.

Scheidel (*Pierre*), natif de Molsheim, âgé de 44 ans, reçu pharmacien en l'année 1784, à Molsheim, département du Bas-Rhin; a signé sur ses lettres, monsieur Lachausse, conseil. méd. de l'hôpital militaire, membre de l'Académie nationale allemande, examinateur des chirurgiens et pharmaciens; et exerce depuis 18 ans dans la même ville.

Seithter (*Jean-Pierre*), natif de Rouffach, âgé de 23 ans, reçu pharmacien en l'an 6 à Colmar, département du Haut-Rhin; a signé sur ses lettres, le cit. Wimpffen, prof. en pharmacie; et exerce depuis 1 ans à Erstein.

DÉPARTEMENT DU HAUT-RHIN.

TABLEAU des Médecins, Chirurgiens et Pharmaciens exerçant dans l'arrondissement de Délemont, envoyé aux Editeurs de cet Ouvrage par le Sous-Préfet de Délemont.

EBERLÉ (*Jean-Bernard*), natif d'Ensidlen, âgé de 64 ans, officier de santé, gradué, à Fribourg, en Brisgaw; et exerce à Arlesheim.

SEGGENGER (*Joseph*), natif d'Arlesheim, âgé de 46 ans, officier de santé, nommé par le ci-devant département du Mont-Terrible, pour le canton de Peinach; et exerce à Arlesheim.

VATT (*François-Louis*), natif de Bienne, âgé de 64 ans, médecin, gradué à Basle; et exerce à Bienne.

DAXELHOFFER (*Jacques*), natif de Bienne, âgé de 33 ans, officier de santé, d'après les certificats des professeurs de médecine et d'anatomie de l'académie de Fribourg; et exerce à Bienne.

NIECHANG (*Jean*), natif de Bienne, âgé de 58 ans, chirurgien, d'après les certificats de la maîtrise de chirurgie à Berne; et exerce à Bienne.

HELG (*François-Joseph*), natif de Délemont, âgé de 56 ans, officier de santé, gradué docteur en médecine, à Strasbourg; et exerce à Délemont.

WICKA (*Marcel*), natif de Délemont, âgé de 44 ans, médecin, reçu à l'Université de Besançon; et exerce à Délemont.

BASSIGNOT (*Théodore*), natif de Villers Lacombe, âgé

de 43 ans, officier de santé, reçu à l'Université de Besançon; et exerce à Délemont.

KOLLER (*Joseph*), natif de Montsevelier, âgé de 36 ans, médecin-pharmacien, reçu à l'Université de Vurtzbourg.

BERBIER (*Jean-Baptiste*), natif de Courfaivre, âgé de 20 ans, pharmacien, d'après le certificat du pharmacien de Fribourg; et exerce à Délemont.

CUENI (*Adam*), natif de Lauffon, âgé de 48 ans, chirurgien, reçu à l'Université de Strasbourg; et exerce à Lauffon.

FENINGER (*Jean*), natif de Lauffon, âgé de 27 ans, médecin, reçu à l'Université de Strasbourg; et exerce à Lauffon.

SCHAFFTER (*Charles-Théodore*), natif de Montier, âgé de 33 ans, officier de santé et accoucheur, reçu à l'académie de Zurich; et exerce à Montier.

GIBOLLET (*Jean-Théophile*), natif de Neuveville, âgé de 66 ans, médecin, gradué à Strasbourg.

CHATELAIN (*Jean-Jacques*), natif de Neuveville, âgé de 65 ans, médecin, gradué à Basle.

MALO (*Jean-Claude*), natif de Bennaménil, âgé de 70 ans, chirurgien, gradué à Louvain.

ENGELHARD (*Jean-Philippe*), natif de Landau, âgé de 59 ans, pharmac., gradué à Landau.

VALTHER (*Bernard*), natif de Roggenbourg, âgé de 34 ans, officier de santé, reçu à Saint-Côme, à Paris; et exerce à Roggenbourg.

Médecins.

AMWEG (*Antoine*), natif de Vendelincourt, âgé de 51 ans, reçu D. médecin en l'année 1776, à Besançon, département du Doubs; ont signé sur ses lettres, les citoyens Athalin, doyen; Chaudiot, vice-chancelier; et exerce depuis 23 ans à Vendelincourt.

BELIN (*François-Xavier*), natif de Delle, âgé de 39 ans, reçu D. médecin en l'année 1784, à Strasbourg, département du Bas-Rhin; ont signé sur ses lettres, les citoyens Spielmann, Hermann, et Rederer; et exerce depuis 10 ans à Belfort.

Nota. Le citoyen Belin a été médecin titulaire de l'hôpit. militaire de Belfort.

RERDOT (*Charles-Léopold*), natif de Montbeliard, âgé de 26 ans, breveté médecin des armées en l'an 8, par le premier Consul; et exerce depuis 3 ans à Montbeliard.

BONA (*Dominique*), natif de Soully, âgé de 34 ans, reçu D. méd. en l'an 3, à Fribourg en Brisgaw; ont signé sur ses lettres, les citoyens Mederer, Moiin, Menkinger, Gebhard, Schmiderer, et Muffer, tous professeurs; et exerce depuis 7 ans à Munster.

DUVERNOY (*Georges-Louis*), natif de Montbeliard, âgé de 24 ans, reçu médecin en l'an 9, à Paris, département de la Seine; ont signé sur son diplome, les citoy. Thouret, directeur; Baudeloque, président; Leclerc, secrétaire; et exerce depuis 14 ans à Montbeliard.

BEERLÉ (*Jodoc-Bernard*), natif de Notre-Dame-des-Eremiles, âgé de 66 ans, reçu D. médec. en l'année 1780; à Porentruy, département du Mont-Terrible; ont signé sur ses lettres, les cit. Jadelot, Peruchot, Gagnereau, profess.; et exerce depuis 22 ans à Arlesheim.

MILLARD (*François-Xavier*), natif de Porentruy, âgé de 39 ans, reçu D. médecin en l'année 1787, à Strasbourg, département du Bas-Rhin; ont signé sur ses lettres, les citoyens Hermann, doyen; Spielmann, et Lauth; et exerce depuis 13 ans à Porentruy.

Nota. Le citoyen Millard est médecin de l'hospice civil de Porentruy.

MOREL (*Jacques-Christophe*), natif de Montbeliard, âgé de 35 ans, reçu D. médecin en l'année 1788, à Strasbourg, département du Bas-Rhin; a signé sur ses lettres, le citoyen Hermann, professeur et doyen de la faculté; et exerce depuis 14 ans à Montbelliard.

REISSER (*J. Baptiste*), reçu D. médecin en l'année 1785, à Fribourg, Brisgaw; ont signé sur ses lettres, les citoyens Carol Rodeker, D. méd.; et Prof. émérit, et C. R. A. Majest, Consil, act.; R. A. proto-med.; et facultat, méd.; Rector, etc.

ROUSSET (*Jean-Baptiste*), natif d'Avrigne, âgé de 40 ans, reçu D. médecin en l'an. 1782, à Besançon, départem. du Doubs; ont signé sur ses lettres, les citoy. Lange, Rougnon, et France; et exerce depuis 6 ans à Halsheim.

SCHAFFTER (*Charles-Théodore*, natif de Moutier, âgé de 33 ans, reçu D. médecin en l'année 1789, à Zurich, république helvétique; ont signé sur ses lettres, les citoyens Rhau, D. médecin; Romere, D. médecin; Schintz, D. médecin, etc; et exerce à Bienne.

Nota. Le cit. Schaffter a été reçu chirurgien en même tems que pharmacien.

SOHLER (*Jean-Baptiste*), natif de Sausheim, âgé de 50 ans, reçu D. médecin en l'année 1778, à Strasbourg, département du Bas-Rhin; a signé sur ses lettres, le citoyen Lobsteim, doyen de la faculté; et exerce depuis 22 ans à Landser.

STEYER (*Judas-Thadens*), natif d'Oberwiller, âgé de 37 ans, reçu D. méd. en l'an 6, à Porentruy, département ci-devant du Mont-Terrible; ont signé sur ses lettres, les cit. Ignace-Fichez, et Ignace-Guinans, et exerce depuis 4 ans à Oberwiller.

Nota. Le citoyen Steyer est aussi chirurgien, il a été reçu en cette qualité en même temps que médecin.

THALER (*François*), natif de Massevaux, âgé de 36 ans, reçu D. médecin en l'ann. 1785, à Fribourg, en Brisgaw; ont signé sur ses lettres, les citoyens Rodecker, Gebhard, Mederer, Morin, et Menzinger; et exerce depuis 14 ans à Massevaux.

Nota. Le citoyen Thaler a été nommé en l'an 2, médecin à l'armée du Rhin, il a aussi été reçu pharmacien et accoucheur.

VOLCK (*Louis*), natif de Giessen, âgé de 34 ans, reçu D. médec. en l'an 3, à Zurich, république helvétique; a signé sur ses lettres, le citoyen Rahn, D. médecin et prof.; et exerce depuis 7 ans à Renan.

Nota. Le citoyen Volck a aussi été reçu chirurgien à la même époque.

Chirurgiens.

BARDY (*Mathieu*), natif de Ste.-Florine, âgé de 37 ans, actuellement chir. en chef de l'hôpital militaire de Belfort.

Nota. L'année de la réception et les noms des signataires de la commission du citoyen Bardy, sont omis; mais le sous-préfet du cinquième arrondissement du département du Haut-Rhin atteste avoir vu les pièces justificatives.

BLANDIN (*J.-Baptiste-Joseph-Alex.*), natif de Lamotte-Seve, âgé de 31 ans, nommé officier de santé de première classe, en l'année

1793; et exerce à Neufbrisach.

Les noms des signataires de la commission du citoyen Blandin, sont omis; mais son authenticité est garantie par le maire de Neufbrisach.

BOTTIN (*François-Maurice*), natif de Grimonviller, âgé de 35 ans, nommé officier de santé de première classe, en l'an 3, a Paris; et exerce à Sainte-Marie-aux-Mines.

Nota Les noms des signataires de la commission sont omis; mais son authenticité est garantie par le premier adjoint de Sainte-Marie-aux-Mines. Le citoyen Bottin a été breveté chirurgien major du deuxième régiment de cavalerie.

BROSSARD (*Joseph*), natif de Saignelegier, âgé 41 ans, reçu chirurgien-major du premier bataillon du Mont-Terrible, et après de la 68e. demi-brigade, en l'année 1785, à Saignelegier, département du Mont-Terrible; et exerce depuis l'an 5 à Thann.

Nota. Les noms des signataires de sa commission sont omis; mais son authenticité est garantie par le maire de Thann et par une pièce signée Percy, que possède le citoy. Brossard.

BUSCH (*François-Joseph*), natif de Landser, âgé de 53 ans, reçu chirurgien en l'année 1772, à Strasbourg, département du Bas-Rhin; a signé sur ses lettres, le citoy. Renaudin, conseiller, du roi, médec. inspecteur des hôpitaux militaires, examinateur des chirurgiens; et exerce depuis 30 ans à Landser.

CELLARIUS (*Conrad-Lilias*), natif de Sundhoffne, âgé de 50 ans, reçu chirurgien en l'année 1782, à Colmar, département du Haut-Rhin; ont signé sur ses lettres, les citoyens Jauger et Gay, chirurgiens; Morel et Renaudin, médecins; et exerce depuis 20 ans à Andolsheim.

HIGELIN (*Jacques*), natif de Nidermorschviller, âgé de

30 ans, reçu chirurgien en l'année 1793, à Heidelberg, en Autriche; ont signé sur ses lettres, les cit. Nebel, Luckerini, et Levenioz; et exerce depuis 4 ans à Ensisheim.

Jacquerez (*Ambroise*), natif de Giromagny, âgé de 35 ans, reçu chirurgien en l'année 1784, à Strasbourg, département du Bas-Rhin; ont signé sur ses lettres, les cit. Silbrelier et Bernasius, prof. en chirurgie; et exerce à Giromagny.

Nota. Le citoyen Jacquerez a exercé dans les armées.

Lorentz (*Ignace*), natif d'Ambirch, âgé de 31 ans, reçu chirurgien en l'an 10, à Fribourg, en Brisgaw; ont signé sur ses lettres, les citoyens Moullez, professeur et doyen; Eclez, professeur; et exerce à Altkirch.

Morel (*Jacques-Christophe*), natif de Montbéliard, âgé de 62 ans, reçu chirurgien en l'année 1763, à Montbéliard, département du Haut-Rhin; et exerce dans ladite ville de Montbéliard.

Nota. Le citoyen Morel a servi en qualité de chirurgien, pendant la guerre de 7 ans, tant dans les hôpitaux militaires, que dans le régiment suisse de Salis, grisons; il a omis les noms des signataires de son acte de réception; mais l'extrait est certifié véritable par l'adjoint du maire de Montbéliard.

Queloz (*Joseph*), natif de Saint-Brais, âgé de 53 ans, reçu chirurgien en l'ann. 1770, à Besançon, département du Doubs; ont signé sur ses lettres, les citoyens Vinot, médecin du roi, Jussy, lieut.; Vannoz, doyen; et exerce depuis 32 ans à Saint-Brais.

Rist (*Ignace*), natif de Dannemarie, âgé de 46 ans, nommé chirurgien de première classe, en l'an 4, à Paris; a signé sur son brevet, le ministre de la guerre Degrave; et exerce à Hegenheim.

Le citoyen Rist a 24 années

de service, tant comme aide que comme chirurgien-major.

SANCYON (*Antoine-J.-Baptiste*), natif de Neufville-les-Dames, âgé de 76 ans, reçu chirurgien en l'année 1770, à Montpellier, département de l'Hérault; ont signé sur ses lettres, les citoyens Didier, lieutenant; Pélissier, prévôt; Galabert, Pont et Baumelle, tous membres du collége de chirurgie; et exerce depuis 4 ans à Montbéliard.

SCHULZ (*Wilhem*), natif de Schlotheim, âgé de 38 ans, reçu chirurgien en l'année 1788, à Colmar, département du Haut-Rhin; ont signé sur ses lettres, les citoyens Morel père, médecin et chirurg.; et Dibolé, professeur; et exerce depuis 14 ans à Neuf-brisack.

VERDAT (*Joseph*, natif de Glovelier, âgé de 49 ans, reçu chirurgien en l'année 1772, à Sainte-Ursanne; et exerce dans le même endroit.

Les noms des signataires des lettres du citoyen Verdat, sont omis; mais leur authenticité est garantie par l'adjoint du maire de Sainte-Ursanne; le citoyen Verdat a été également reçu pharmacien.

ZIMMERMANN (*Jean-Guillaume*), natif de Mulheim, âgé de 59 ans, reçu chirurgien en l'année 1789, à Sainte-Marie-aux-Mines, département du Haut-Rhin; ont signé sur ses lettres, les citoyens Busch, médecin; et Eberhaud, chirurgien; et exerce depuis 13 ans à Sainte-Marie-aux-Mines.

Pharmaciens.

BAUMGARTEN (*Geoffroi*), natif d'Erfort, âgé de 47 ans, reçu pharmacien en l'année 1776, à Strasbourg, département du Bas-Rhin; a signé sur ses lettres, le cit. Renaudin, méd. inspecteur des hôpitaux militaires, examinateur des chirurgiens et pharmac.; et exerce depuis 26 ans à Munster.

GASMANN, fils (*Léonard*), natif de Rousfach, âgé de 37 ans, reçu pharmacien en l'année 1785, à Strasbourg, département du Bas-Rhin; ont signé sur ses lettres, les citoyens Guérin, médecin, approuvé par l'intendant d'Alsace; et exerce depuis 17 ans à Ensinhem.

KENDLER (*Jean-Léopold*); natif de Porentruy, âgé de 41 ans, reçu pharmacien en l'année 1779, à Porentruy, départem. du Haut-Rhin; ont signé sur ses lettres, les citoyens Jean-Jacques Kendler, pharmacien de la cour du prince-évêque; Durrholk, Wimphen, Ruland, Liebler et Frey, tous pharmaciens; et exerce depuis 21 ans dans ladite ville de Porentruy.

KOHLER (*Christian-Frédéric*), natif de Sommerda, âgé de 60 ans, reçu pharmacien en l'année 1778, à Montbéliard, départem. du Haut-Rhin; ont signé sur ses lettres, les cit. Berdot, père; Berdot, fils, médecins; Raisin, Duvernoy, Parrot, Morel et Vernet; et exerce depuis 24 ans à Montbéliard.

PARISOT (*Louis-Etienne*), natif de Plombières, âgé de 53 ans, reçu pharmacien en l'année 1776, à Strasbourg, département du Bas-Rhin; a signé sur ses lettres, les citoyens Renaudin, examinateur des chirurgiens et pharmaciens de la ci-devant province d'Alsace; et exerce depuis 26 ans à Belfort.

POIROT (*Pierre*), natif de Beaune, âgé de 54 ans, reçu pharmacien en l'année 1773, à Beaune, département de la Côte-d'Or; ont signé sur ses lettres les citoyens Chozard, Morelat, Maire, Etienne et Ozanon; et exerce à Belfort, où il est pharmacien en chef de l'hôpital militaire.

SCHŒDELIN (*Joseph*), natif de Neuf-Brisack, âgé de 28 ans, reçu pharmacien en l'an 8, à Colmar, département du Haut-Rhin; ont signé sur ses lettres, les citoyens Selim,

Morel, médecin ; et Wimphen, pharmacien ; et exerce depuis 2 ans à Neuf-Brisack.

VERENET (*Charles-Christophe*), natif de Montbéliard, âgé de 38 ans, reçu pharmacien en l'ann. 1793, à Montbéliard, départem. du Haut-Rhin ; ont signé sur ses lettres, les cit. Raisin, Sahler, médecins ; Morlot et Parrot, chirurgiens, Morel, Kohler, pharmaciens ; et exerce depuis 10 ans, dans ladite ville de Montbéliard.

DÉPARTEMENT DE RHIN ET MOSELLE.

Médecins.

BOECKH (*Jean-Georges*), natif de Iringen, âgé de 34 ans, reçu D. médecin en l'année 1790, à Erlangen en Prusse ; ont signé sur ses lettres, MM. Delius, Schreber, &c. professeurs ; et exerce depuis 5 ans à Kirchberg.

CREVELT (*Henri*), natif de Bonn, âgé de 50 ans, reçu D. médecin en l'année 1782, à Bonn, départ. du Rhin et Moselle ; a signé sur ses lettres, le citoyen Esser syndic de l'Académie ; et exerce depuis 20 ans à Bonn.

DIMROTH (*Ernest-Henri*), natif de Hornbach, âgé de 33 ans, reçu D. médecin en l'ann. 1792, à Erlangen, pays d'Anspach-Bareuth ; a signé sur ses lettres, M. Pfeffer, recteur de l'Académie ; et exerce depuis 1797 à Trarbach.

FRANZ (*Fréderic-Ferdinand*), natif de Trarbach, âgé de 28 ans, reçu D. médecin en l'année 1796, à Marburg, pays de Hesse ; a signé sur ses lettres, M. Robert, recteur de l'Académie ; et exerce depuis 6 ans à Trarbach.

ROTHENBERGER (*Jean-Pierre*), natif de Heinzebach, âgé de 27 ans, reçu médecin en l'an 8, à Coblentz, département du Rhin et Moselle; ont signé sur son diplome, les citoyens Wallch, Seidengats, et Veling, membres du jury; et exerce depuis 10 ans à Simmern.

Nota. Le citoyen Rothenberger est médecin près le tribunal correctionel.

WALLICH (*Emanuel*), natif de Coblentz, âgé de 30 ans, reçu D. médecin en l'année 1793, à Jena; ont signé sur ses lettres, MM. Nicolaï, Gruner, et Loder, professeurs; et exerce depuis 1794 à Coblentz.

Nota. Le citoyen Wallich a été nommé en l'an 6 médecin des prisons civiles.

WEGELER (*François*), natif de Bonn, âgé de 36 ans, reçu D. médecin en l'année 1789, à Vienne en Autriche; ont signé sur ses lettres, MM. Brambilla, Bœcking, Pienck, professeur; et exerce depuis 13 ans à Bonn.

WOLFF (*J.*), natif de Marburg, âgé de 43 ans, reçu D. médecin en l'année 1783, à Strasbourg, département du Bas-Rhin; a signé sur ses lettres, le citoyen Hermann; et exerce depuis 1785 à Bonn.

WURZER (*Ferdinand*), natif de Bruel, âgé de 36 ans, reçu D. méd. en l'année 1788, à Bonn, département du Rhin et Moselle; ont signé sur ses lettres, les citoyens Hedderinch, recteur; et Gynetti, doyen; et exerce depuis 14 ans à Bonn.

Nota. Le citoyen Wurzer a été nommé en 1792 professeur de chimie à l'université de Bonn; nommé de nouveau professeur de physique exp. et de chimie en l'an 7, près l'école centrale du départem. du Rhin et Moselle, et est membre de plusieurs académies et sociétés savantes, et du jury de médecine du département.

Chirurgiens.

JUNGK (*Jean-Georges*), natif de Kirn, âgé de 52 ans, reçu chirurgien et accoucheur en l'ann. 1777, à Carlsruhe, margraviat de Baden; ont signé sur ses lettres, MM. Charles Frédéric, margrave de Baden, de Hagu et Salzec; et exerce depuis 25 ans à Kiechberg.

STEIN (*Philippe*), natif de Creuznach, âgé de 58 ans, reçu chirurgien en l'an. 1768, à Manheim; a signé sur ses lettres, M. Harres; et exerce depuis 1772 à Simmern.

Nota. Le citoyen Stein est chirurgien près le tribunal correctionnel.

Pharmaciens.

GRUB (*Jean-François*), natif de Kirchberg, âgé de 40 ans, reçu pharmacien en l'année 1786, à Carlsruhe, margraviat de Baden; ont signé sur ses lettres, MM. Von Kniestedt, Posselt; et Froncel, secrétaire; et exerce depuis 16 ans à Kirchberg.

DÉPARTEMENT DU RHONE.

Médecins.

DELAFONT (*Claude*), natif de Réguié, âgé de 34 ans, reçu médecin en l'an 5 à Caen, département du Calvados; ont signé sur son diplome, les cit. Boucher, Deroussel, Beauvoisin, professeurs; et exerce depuis 4 ans à Villefranche.

DITTMAR (*Jacob*), natif de Genève, âgé de 32 ans, reçu D. médecin en l'année 1785, à Edimbourg; ont signé sur ses lettres, MM. Hume, Black, Rutherford, Monro, Gregori, etc. professeurs; et exerce depuis 4 ans à Lyon.

Chirurgiens.

Camet (*Mathieu*), natif de Réamond, âgé de 51 ans, reçu chirurgien en l'ann. 1789, à Lyon, départem. du Rhône; ont signé sur ses lettres, les citoyens Guérin, lieutenant, et Binard, greffier; et exerce depuis 13 ans à Neuville-sur-Saône.

Imbert (*Jean*), natif de Neuville-sur-Saône, âgé de 58 ans, reçu chirurgien en l'ann. 1774, à Lyon, département du Rhône; ont signé sur ses lettres, les citoyens Changrin, lieutenant; Didier Landry, Blanque, greffier; et exerce depuis 28 ans à Neuville-sur-Saône.

Mournand (*Claude*), natif de Trelin, âgé de 47 ans, reçu chirurgien en l'année 1784, à Villefranche, département du Rhône; ont signé sur ses lettres, les cit. Morel et Joudiaux; et exerce depuis 18 ans à Amplepuis.

Prost (*Claude-Charles*), natif de Neuville-sur-Saône, âgé de 37 ans, reçu chirurgien en l'année 1789, à Lyon, département du Rhône; ont signé sur ses lettres, les cit. Guérin, lieutenant; Champeaux, Binard, greffier; et exerce depuis 13 ans à Neuville-sur-Saône.

Rebuffet (*Laurent*), natif de Villefranche, âgé de 46 ans, reçu chirurgien en l'année 1790, à Saint-Etienne, département de la Loire; ont signé sur ses lettres, les cit. Baralle, lieutenant; Davier, Girard, prévôt; et exerce depuis un an à Villefranche.

Nota. Le cit. Rebuffet a servi 5 ans comme chirurgien en chef sur les vaisseaux de l'état dans la guerre d'Amérique; il a été admis à la maîtrise en 1781 à Trévoux, breveté chirurgien-major près l'armée du Midi, en l'an 2 de la république, par le ministre de la guerre Bouchotte, et breveté chirurgien de première classe près l'armée d'Italie en l'an 4, par le citoyen Pétiet, ministre de la guerre.

SAUTEMOUCHE (*Jean-Pierre*), natif de Saint-Symphorien-le-Château, âgé de 36 ans, reçu chirurgien en l'année 1790, à Lyon, département du Rhône; ont signé sur ses lettres, les citoyens Guérin, lieutenant; et Binard, secrétaire; et exerce à Saint-Symphorien.

Nota. Le citoyen Sautemouche a été employé comme chirurgien interne de l'hôpital de Lyon, et est correspondant des Sociétés médicales de Lyon et de Grenoble.

DÉPARTEMENT DE LA ROER.

Médecins.

JAGER (*Paul*), natif de Cologne, âgé de 46 ans, reçu D. médecin en l'année 1776, à Cologne, département de la Roër; ont signé sur ses lettres, les citoyens Menn et Passera; et exerce depuis 1778 à Urdingen.

KEERMACHER (*Pierre*), natif de Juliers, âgé de 39 ans, reçu D. conseiller de médecine et pharmacie en l'année 1789, à Dusseldorff, ville du Palatinat; a signé sur ses lettres, M. Oberndorff, ministre palatin; et exerce depuis 13 ans à Juliers.

KORTUM (*C... G... T...*), natif de Dortmund, âgé de 36 ans, reçu D. médec. en l'année 1785, à Gottingue; a signé sur ses lettres, M. Murray, professeur; et exerce depuis 11 ans à Stollberg.

KRUPPEL (*Jean-Guillaume*), natif de Cologne, âgé de 32 ans, reçu D. médecin en l'année 1796, à Cologne, départem. de la Roër; ont signé sur ses lettres, les citoyens Jos, Meyer, prof.; Haas, doyen; et exerce à Commerne.

Nota. Le citoyen Kruppel a exercé à Cologne et à Munstereiffel, en qualité de médecin-physicien pensionné par le gouvernement.

KRUSÉ (*Guillaume*), natif de Wevelinghen, âgé de 29 ans, reçu D. médecin en l'année 1794, à Bonn, département du Rhin et Moselle; ont signé sur ses lettres, les citoyens Wegeler, Wurger, prof.; Esser, syndic; et exerce depuis 4 ans à Juliers.

MENGÉLBERG (*Joseph*), natif de Lintz, âgé de 30 ans, reçu D. médecin en l'année 1793, à Bonn, départem. de Rhin et Moselle; ont signé sur ses lettres, les cit. Wegeler et Wierzer, professeurs; et exerce depuis 9 ans à Urdingen.

MIOHELER (*Joseph*), natif de Juliers, âgé de 55 ans, reçu D. médecin en l'année 1767, à Strasbourg, département du Bas-Rhin; et exerce depuis 35 ans à Juliers.

Nota. Le citoyen Mioheler a omis sur son extrait les noms des signataires de ses titres; mais l'authenticité en est garantie par le maire de Juliers, et par l'approbation dont les a revêtus le conseil de médecine de Dusseldorff.

PEMPELFURT (*Jean-Godhard-Laurent*), natif de Duisbourg, âgé de 68 ans, reçu D. médecin en l'année 1760, à Duisbourg en Prusse; ont signé sur ses lettres, MM. Von-Reusch, président; Leideufrost et Scherer, prof.; et exerce depuis 1774 à Creveld.

PICARD (*Jacques*), natif de Tigné, âgé de 70 ans, reçu D. médecin en l'année 1756, à Pont-à-Mousson, département de la Meurthe; ont signé sur ses lettres, les citoyens Grandelas, doyen; Jadelot et Parisot, professeurs; Lachetelle, secrétaire; et exerce depuis 1757 à Aix-la-Chapelle.

QUADFLIEG (*Léonard-Joseph*), natif d'Aix-la-Chapelle, âgé de 25 ans, reçu D. médecin en l'an 8, à Duisbourg, en Prusse; ont signé sur ses lettres, MM. Günther et Carstanjen; et exerce depuis 2 ans à Aix-la-Chapelle.

REUMONT (*Gérard*), natif d'Aix-la-Chapelle, âgé de 36 ans, reçu D. médecin en l'année 1793, à Edimbourg; ont signé sur ses lettres, MM. Gregory, Black, Mouro, Duncan, Hunter, Dick, Hume, &c., professeurs; et exerce depuis 1794 à Aix-la-Chapelle.

Nota. Le cit. Reumont est médecin de l'hospice civil d'Aix-la-Chapelle; membre de la société royale de médecine et de celle d'histoire-naturelle d'Edimbourg; de la société de médecine de Londres, et correspondant de la société médicale de Bruxelles.

ROUGEMONT (*Joseph-Claude*), natif de St.-Domingue, âgé de 46 ans, reçu D. médecin en l'année 1786, à Bonn, département du Rhin et Moselle; ont signé sur ses lettres, les cit. Oberthier, recteur; et Kaulhen, doyen; et exerce depuis 1797 à Cologne.

Nota. Le citoyen Rougemont a été, depuis 1783 jusqu'à la suppression de l'Université de Cologne, professeur d'anatomie, physiologie et chirurgie près cette Université; il a remporté, en 1778, à l'école Pratique de Paris, sous Desault et Chopart, la première médaille d'or; il a été démonstrateur d'anatomie et de chirurgie de 1781 à 1783, à Brest; correspondant de la ci-devant société royale de Paris, qui lui a adjugé, en 1790, le prix proposé sur les maladies héreditaires; en 1791, un prix d'encouragement sur les exutoires; il est membre honoraire de l'Académie des Sciences d'Utrecht, qui lui a adjugé, en 1793, le prix sur les suites de la morsure des animaux enragés.

ragés ; honoraire de l'académie correspondant des médecins et chirurgiens de Zurich ; de la société médicale de Bruxelles, et membre de la société d'Emulation du département de la Roër.

Sehneider (*Chrétien-Jean-Jacques*), natif de Duislaken, âgé de 33 ans, reçu D. médecin en l'année 1790, à Duisbourg, en Prusse ; ont signé sur ses lettres, M. M. Vstagen, président ; Leideufrost, Günther et Castanien, professeurs ; et exerce depuis 1791 à Creveld.

Solders (*Mathieu*), natif de Maestricht, âgé de 52 ans, reçu D. médecin en l'année 1781, à Cologne, département de la Roër ; ont signé sur ses lettres, les citoyens Ginetti, professeur ; et Papera, doyen ; et exerce depuis 21 ans à Aix-la-Chapelle.

Nota. Le citoyen Solders a été nommé, en 1798, médecin des hospices civils d'Aix-la-Chapelle.

Schumacher (*François-Michel*), natif de Duren, âgé de 26 ans, reçu médecin en l'an 8, à Cologne, département de la Roër ; ont signé sur son diplome, les citoyens Sions, Dameux et Stolle, professeurs ; et exerce depuis 2 ans à Aix-la-Chapelle.

Chirurgiens.

Ebben (*Pierre*), natif de Cranenbourg, âgé de 28 ans, reçu chirurgien en l'ann. 1797, à Berlin, en Prusse ; ont signé sur ses lettres, M. M. Rield et Schieffer prof. ; et exerce depuis 6 ans à Cranenbourg.

Freudenberg (*Martin*), natif de Wickrath, âgé de 33 ans, reçu chirurgien en l'année 1792, à Dusseldorf, pays de Bergue ; ont signé sur ses lettres, M. M. Audendarl, Zanders, Schmigd, &c. conseillers en médecine ; et exerce depuis 9 ans à Odenkirchen.

Hecking (*Etienne*), natif de Forst, âgé de 63 ans, reçu chirurgien en l'année 1779, à Bonn, département de Rhin et Moselle; ont signé sur ses lettres, les citoyens Kirch, Kauglen, Vilaine, professeurs; et Esser, syndic; et exerce depuis 23 ans à Gusdorf.

Hecking (*Pierre*), natif de Wiseveiller, âgé de 34 ans, reçu chirurgien en l'ann. 1789, à Bonn, département de Rhin et Moselle; ont signé sur ses lettres, les citoy. Kauhlen, Wegeler et Ginetti; et exerce depuis 12 ans, à Creveld.

Muller (*Jean-Conrade*), natif de Wanlôo, âgé de 35 ans, reçu chirurgien en l'année 1787, à Dusseldorff; a signé sur ses lettres, M. Naegèle, professeur; et exerce depuis 6 ans à Dahlen.

Reiland (*Philippe*), natif d'Echlernach, âgé de 60 ans, reçu chirurgien en l'ann. 1770, à Juliers, département de la Roër; ont signé sur ses lettres, les citoyens Godstein et Eilerz; et exerce depuis 40 ans à Juliers.

Sporenberg (*Louis*), natif de Bosium, âgé de 35 ans, reçu chirurgien en l'ann. 1791, à Bonn, département de Rhin et Moselle; ont signé sur ses lettres, les citoyens Siaulen, Rougemont et Wegeler, professeurs; et exerce depuis 11 ans à Urdingen.

Welti (*Joseph*), natif de Juliers, âgé de 51 ans, reçu chirurgien en l'année 1774, à Dusseldorff; ont signé sur ses lettres, MM. Goldslem, et Egletz; et exerce depuis 28 ans à Juliers.

Wimmers (*François*), natif d'Urdingen, âgé de 49 ans, reçu chirurgien en l'année 1780, à Bonn, département de Rhin et Moselle; ont signé sur ses lettres, les cit. Kirch, Fauch, Menn et Kauhlen; et exerce depuis 22 ans à Urdingen.

WIMMERS (*Jean*), natif d'Urdingen, âgé de 55 ans, reçu chirurgien en l'année 1771, à Bonn, département de Rhin et Moselle; a signé sur ses lettres, le citoyen Kirch; et exerce depuis 1772 à Urdingen.

ZAHNER (*Jean-Edouard*), natif de Wendelstein, âgé de 34 ans, reçu chirurgien en l'année 1792, à Meurs, département de la Roër; ont signé sur ses lettres, les citoyens Fabricius et Goldbeck; et exerce depuis 10 ans à Crevelt.

Pharmaciens.

FRANCK (*Gérard*), natif de Clermont, âgé de 38 ans, reçu pharmacien en l'année 1789, à Maestricht, département de la Meuse inférieure; ont signé sur ses lettres, les citoyens Brugmans, et Henkelius, professeur; et exerce depuis 13 ans à Aix-la-Chapelle.

JEEGER (*Joseph*), natif de Buchold, âgé de 30 ans, reçu pharmacien, en l'an 4, à Bonn, département de Rhin et Moselle; ont signé sur son diplome, les citoyens Ginetti, et Wurzer, professeurs; et exerce depuis 6 ans à Lechnich.

VORMANN (*Gaspard-Henry*), natif d'Altona, âgé de 29 ans, reçu pharmacien en l'année 1797, à Stoest, en Prusse; ont signé sur ses lettres, MM. Van-Scheibler, président; et Von-Henhauss, professeur; et exerce depuis 1 an à Creveld.

DÉPARTEMENT DE SAMBRE ET MEUSE.

Médecins.

ANTOINE (*Gaspard-Joseph*), natif de Namur, âgé de 38 ans, reçu D. médecin en l'année 1787, à Louvain, département de la Dyle; a signé sur ses lettres, le citoyen Van-Rossum, professeur; et exerce depuis 14 ans à Namur.

Nota. Le cit. Antoine qui a été médecin des hôpitaux militaires de l'armée des Etats belgiques unis, est médecin de l'hospice civil et prisons de Namur.

COLLIGNON (*Joseph*), natif de Rédu, âgé de 33 ans, reçu D. médecin en l'année 1792, à Vienne, en Autriche, ont signé sur ses lettres, MM. Jacquin, Schosulan, Bartt, etc., docteurs; et exerce depuis 8 ans à Rochefort.

Nota. A la même époque, le citoyen Collignon a été breveté chirurgien impérial au régiment de Mathesen.

DANDOY (*Pierre-François-Joseph*), natif de Saint-Hubert, âgé de 38 ans, reçu D. médecin en l'ann. 1786, à Louvain département de la Dyle; a signé sur ses lettres, le citoyen Vanderbelen, professeur; et exerce depuis 8 ans à Andenne.

Nota. Le citoyen Dandoy a en outre été aggrégé au collége de médecine de Bruxelles en 1794, et est médecin des hospices civils.

DEHANNE (*Henry*), natif de Saint-Hubert, âgé de 38 ans, reçu D. médecin en l'année 1792, à Rheims, départem. de la Marne; ont signé sur ses lettres, les citoy. Navier et Fillon; et exerce depuis 9 ans à Saint-Hubert.

DELVAUX (*Théodore-Joseph*), natif de Rochefort, âgé de 70 ans, reçu D. médetin en l'année 1753, à Rheims, département de la Marne; ont signé sur ses lettres, les citoy. Josnet, doyen; Macquart, professeur; et exerce depuis 49 ans à Rochefort.

GODEFROID (*Dominique-Joseph*), natif de Gembloux, âgé de 35 ans, reçu D. médecin en l'année 1796, à Louvain, département de la Dyle; a signé sur son diplome, le citoyen Vonnek, professeur; et exerce depuis 6 ans à Gembloux.

GRAND fils (*Philippe-Joseph*), natif de Marche, âgé de 32 ans, reçu médec. en l'an 7, à Louvain, département de la Dyle; a signé sur son diplome, le citoyen Vonnek, professeur; et exerce depuis 3 ans à Marche.

HENROZ (*J.*), natif de Champlon, reçu D. médecin en l'année 1792, à Vienne, en Autriche; ont signé sur ses lettres, MM. de Florech, président, Schosulan, doyen, etc.; et exerce depuis 1793 à Marche.

ISTA (*Antoine-Grégoire*), natif d'Aubel, âgé de 58 ans, reçu D. médecin en l'année 1770, à Liége, département de l'Ourthe; ont signé sur ses lettres, les citoyens Demoréal, préfet; de Bierset, président; Baquet, secrétaire; et exerce depuis 27 ans à Ockier.

LAPRAILLE (*Jacques*), natif de Grainchamps, âgé de 34 ans, reçu D. médecin en l'année 1792, à Vienne en Autriche; a signé sur ses lettres, M. Brambilla, directeur de l'Académie; et exerce depuis 8 ans à Lausche.

MINEUZ (*Philippe-Sébastien*), natif de Moréaline, âgé de 37 ans, reçu D. médecin en l'ann. 1791, à Louvain, département de la Dyle; a signé sur ses lettres, le citoyen Vanderbelen, professeur; et exerce depuis 11 ans à Florennes.

PHILIPPIN (*Ambroise*), natif de Grune, âgé de 40 ans, reçu D. médecin, en l'année 1791, à Rheims, département de la Marne; ont signé sur ses lettres, les citoyens Navier, doyen; et Caqué, professeur; et exerce depuis 11 ans à Durbuy.

SIMONIN (*Bernard*), natif de Marche, âgé de 45 ans, reçu D. médecin en l'an. 1791, à Rheims, départem. de la Marne, ont signé sur ses lettres, les citoyens Navier et Fillion; et exerce depuis 11 ans à Durbuy.

WODON (*Henri-Léonard-Joseph*), natif de Namur, âgé de 37 ans, reçu D^r. médecin en l'ann. 1793, à Louvain, département de la Dyle; a signé sur ses lettres, le cit. Vonneck, professeur; et exerce depuis 6 ans à Andenne.

Nota. Le cit. Wodon est attaché aux hospices civils du ci-devant canton d'Andenne.

ZOUDE (*Léopold-Joseph*), natif de Namur, âgé de 30 ans, reçu D. méd., en l'année 1794, à Louvain, département de la Dyle; a signé sur ses lettres, le cit. Vanderbelen, professeur; et exerce à S.-Hubert, après plusieurs années de service comme médecin attaché aux armées.

Chirurgiens.

GÉRARD (*Jean-Joseph*), natif de Libin-Haut, âgé de 54 ans, reçu chirurgien en l'année 1770, à Luxembourg, département des Forêts; ont signé sur ses lettres, les citoyens Collart et Martigny, D. M.; et exerce depuis 31 ans à Libin.

MALQUET (*Lambert Joseph*), natif de Namur, âgé de 41 ans, reçu chirurgien en l'année 1786, à Namur, département de Sambre et Meuse; ont signé sur ses lettres, les cit. Gilard et Pilon, doyens; Grenier et Burette, assesseurs; Malisoux, D. méd.; Degodenne et Jupin, échev.; et exerce dep. 16 ans à Andenne.

Nota. Depuis 1787, le citoyen Macquet est attaché aux hospices civils.

MOLITOR (*Jacques*), natif de Trèves, âgé de 40 ans, reçu chirurgien-major en l'année 1788, à Paris; son brevet est signé Louis; et exerce depuis l'an 1er à Ave, département de Sambre et Meuse.

Nota. Le cit. Molitor a été reçu par concours, chirurgien de l'hôtel des Invalides, qualité qu'il a conservée pendant six ans.

Pharmaciens.

FAVERLY (*Jean-Antoine-Joseph*), natif de Florneste, âgé de 63 ans, reçu pharmacien en l'année 1776, à Liége, départem. de l'Ourthe; ont signé sur ses lettres, les citoy. de Bierset, président; Moréal, préfet; Bacquet, secrétaire; et exerce depuis 23 ans dans la ville de Florennest.

JAMPSIN (*Auguste*), natif de Namur, âgé de 28 ans, reçu pharmacien en l'an 5, à Namur, département de Sambre et Meuse; ont signé sur son diplome, les citoy. Malisoux, médecin; Moscapset et Dupont, pharmaciens; et exerce depuis 5 ans à Namur.

LELIÈVRE-MERCIER (*Ferdinand-Henri-Joseph*), natif de Namur, âgé de 27 ans, reçu pharmacien en l'an 5, à Namur, département de Sambre et Meuse; ont signé sur son diplome, les citoyens Malisoux, médecin; Jampsin et Menet, pharmaciens; et exerce depuis 5 ans à Namur.

MOUVET (*Narcisse*), natif d'Andenne, âgé de 27 ans, reçu pharmacien en l'an 6, à Namur, département de Sambre et Meuse; ont signé sur ses lettres, les citoyens Malisoux, médecin; Mercier et Jampsin, pharmaciens; et exerce depuis 4 ans à Namur.

TAQUIN (*Casimir*), natif de Hui, âgé de 28 ans, reçu

pharmacin en l'année 1795, à Jodoigne, département de l'Ourthe; a signé sur son diplome, le citoyen Sentron, pharmacien; et exerce depuis 3 ans à Gembloux.

DÉPARTEMENT DE LA HAUTE-SAONE.

Médecins.

ANCEY (*Nicolas*), natif de Pemes, âgé de 43 ans, reçu D. médecin en l'année 1782, à Besançon, département du Doubs; ont signé sur ses lettres, les citoyens Lange; Rougnon; France, profess. et exerce à Gray.

Nota. Le citoyen Ancey a été nommé en l'an 2 médecin de l'hospice de Gray, commissionné en l'an 3 médecin de l'armée du Rhin, a exercé en cette dernière qualité jusqu'en frimaire an 5 et est rentré à cette époque medecin de l'hospice de Gray.

DÉVOILLE (*Jean-Baptiste*), natif d'Aillevillers, âgé de 32 ans, reçu D. médecin en l'année 1791, à Besançon, département du Doubs; ont signé sur ses lettres, les citoyens Rougnon, France et Tourtelle; et exerce depuis 8 ans à Saint-Loup, après avoir exercé 3 ans dans les hôpitaux militaires.

FOUROT (*Jean-André*), natif de Besançon, âgé de 56 ans, reçu D. médec. en l'année 1777, audit Besançon, département du Doubs; ont signé sur ses lettres, les citoyens Athalin, doyen, et Chandiot, secrétaire; et exerce depuis 2 ans à Gray.

Nota. En 1770, avant de se faire recevoir médecin, le citoyen Fourot s'était fait recevoir chirurgien à Langres; depuis il a été nommé chirurg. du bataillon de Langres.

HUMBLOT (*Nicolas*), natif de Jussey, âgé de 42 ans, reçu D. médec. en l'ann. 1784, à Besançon, département du Doubs; ont signé sur ses lettres, les citoyens Lange, France, Rougnon; et Solicard, secrétaire; et exerce depuis 18 ans à Jussey.

JOLY (*Claude-François*); natif de Teinecy, âgé de 38 ans, reçu D. médecin en l'année 1785, à Besançon, département du Doubs; ont signé sur ses lettres, les citoyens Lange, Rougnon et France, prof.; et exerce depuis 14 ans à Teinecy.

LAFOND (*L.... Nicolas*), natif de Champlite âgé de 46 ans, reçu D. médecin en l'année 1783, à Nancy, département de la Meurthe; ont signé sur ses lettres, les citoy. Tournay, Guillemin et Jadelot, prof.; et exerce depuis 19 ans à Champlitte.

LAMAILLAUDERIE (*Jean-Ignace*), natif de Cuiseaux, âgé de 40 ans, reçu D. médecin en l'année 1787, à Besançon, département du Doubs; ont signé sur ses lettres, les cit. Lange, Rougnon et France, prof.; et exerce depuis 7 ans à Gray.

LOMBARD (*Pierre-François-Joseph*), natif de Planchey-bas, âgé de 32 ans, reçu D. médecin en l'année 1793, à Besançon, département du Doubs; ont signé sur son diplome, les citoy. Rougnon, doyen, et Orcheret, secrét. et exerce depuis 6 ans à Planchey-bas.

MOUROT (*Silvain*), natif du Thillot, âgé de 35 ans, reçu D. médecin en l'année 1792, à Besançon, département du Doubs; ont signé sur ses lettres, les citoyens Rougnon, France et Tourtelle, prof.; et exerce à Famogues.

Nota. Le citoyen Mourot compte plusieurs années de service en qualité de chirurgien-major près l'armée du Rhin, où il a été fait prisonnier de guerre.

Petiet (*Claude - Pierre-Gabriel*), natif de Rigny, âgé de 30 ans, reçu D. médecin en l'année 1792 à Besançon, département du Doubs; ont signé sur ses lettres, les citoyens Tourrelle, profess. et Archeret, secrétaire; et exerce à Gray.

Nota. Le citoyen Petiet a été breveté médecin des armées en l'an 4 par le ministre de la guerre Aubert-Dubayet.

Picou (*Claude-François*), natif de Champlitte, âgé de 70 ans, reçu D. méd. en l'année 1662, à Besançon, département du Doubs; ont signé sur ses lettres, les citoyens Athalin, Lange, et Rougnon, professeur; et exerce depuis 40 ans à Champlitte.

Roy (*Charles-François*), natif de Marnay, âgé de 37 ans, reçu D. méd. en l'année 1789, à Besançon, département du Doubs; ont signé sur ses lettres, les citoyens Rougnon et Jolicard, prof.; et exerce depuis 13 ans à Marnay.

Simonet (*Joseph*), natif de Champlitte, âgé de 41 ans, reçu D. médecin en l'ann. 1782, à Besançon, département du Doubs; ont signé sur ses lettres, les citoyens Lange, Rougnon et France, prof.; et exerce depuis 20 ans à Champlitte.

Nota. Le citoyen Simonet a en outre été reçu chirurgien à Gray en 1785.

Chirurgiens.

Barberet (*Denis*), natif de Saint-Broingt, âgé de 51 ans, reçu chirurgien en l'année 1775, à Gray, département de la Haute-Saône; ont signé sur ses lettres, les cit. Chevillet; Vinet père et fils; et Boyer; et exerce à Beaujeux, après plusieurs années d'exercice à Broingt.

Berthet (*Louis-Claude-Maximilien*), natif de Marnay, âgé de 34 ans, reçu chirurgien en l'année 1792, à Gray, departem. de la Haute-Saône; ont signé sur ses lettres, les citoyens Vinet, Dubois, Paris, etc.; et exerce depuis 5 ans à Marnay.

BERTRAND (*Jean-Baptiste*), natif de Magny, âgé de 41 ans, reçu chirurgien en l'année 1789, à Vesoul, département de la Haute-Saône; ont signé sur ses lettres, les cit. Genevrey, Boisson, Laffey, père et fils; & Vejus, greffier; et exerce depuis 13 ans à Trave.

BOUDROT (*Jean-François*), natif de Ray, âgé de 64 ans, reçu chirurgien en l'ann. 1762, à Gray, départ. de la Haute-Saône; ont signé sur ses lettres, les citoy. Vinet, père et fils; Boyer et Chevillet; et exerce depuis 40 ans à Ray.

CRÉTENET (*Jean*), natif de Champlitte, âgé de 66 ans, reçu chirurgien en l'ann. 1761, à Gray, départ. de la Haute-Saône; ont signé sur ses lettres, les citoyens Vinet, père et fils; Boyer et Chevillet; et exerce depuis 41 ans, à Champlitte.

DUBOIS (*Claude-Antoine*), natif de Gray, âgé de 40 ans, reçu chirurgien en l'année 1790, à Gray, département de la Haute-Saône; ont signé sur ses lettres, les citoyens Vinet, lieutenant; Gauchier, médecin; Lacordaire; Paris, prévôt; et exerce depuis 12 ans à Gray.

Nota. Le cit. Dubois a fait en qualité de chirurgien de 1re classe près l'armée du Rhin, les campagnes de 1792 et 93.

DUCHELARD (*Michel*), natif de Saint-Pourçain, âgé de 38 ans, reçu chirurgien en l'année 1787, à Quingey, département du Doubs; ont signé sur ses lettres, les citoy. Idrac, &c.; et exerce à Beaujeux.

GENEVREY (*René*), natif de Vesoul, âgé de 61 ans, réçu chirurgien en l'année 1764, à Vesoul, département de la Haute-Saône; ont signé sur ses lettres, les citoy. Grangeret, lieutenant; Boisson, père; Fulcot, père, médecin, &c.; et exerce depuis 38 ans à Vesoul.

Nota. Le cit. Genevrey a été nommé en 1767, lieutenant du premier chirurgien près la communauté de Vésoul.

HUGUET (*Antoine*), natif de Cugney, âgé de 55 ans, reçu chirurgien en l'ann. 1771, à Gray, département de la Haute-Saône; ont signé sur ses lettres, les citoy. Vinet, père et fils; Gauchier, Chevillet, Harits et Boyer; et exerce depuis 31 ans à Vars.

MICHEL (*Claude-Joseph*), natif de Saint-Loup, âgé de 37 ans, reçu chirurgien en l'année 1788, à Luxeuil, département de la Haute-Saône; ont signé sur ses lettres, les citoyens Horlique, lieutenant; et Mazet, greffier; et exerce depuis 14 ans à Saint-Loup.

Nota. En 1788, le citoyen Michel a été breveté par l'ancien gouvernement, chirurgien-juré pour l'étendue de la jurisdiction de Vesoul.

PAULIN (*Charles-René-François*), natif de Féiry, âgé de 43 ans, reçu chirurg. en l'an. 1784, à Vesoul, dép. de la Haute-Saône; ont signé sur ses lettres, les citoyens Génevrey, lieutenant; Laffey, père et fils; et Véjus, secrétaire; et exerce depuis 15 ans à Rupt.

PERRON (*Simon*), natif d'Arc, âgé de 30 ans, reçu chirurgien en l'an 6, à Paris, département de la Seine; ont signé sur son diplome, les citoyens, Boyer, président; Thouret, directeur; et Leclerc secrétaire; et exerce depuis 4 ans à Autrey.

PITOLLET fils (*François-Ignace*), natif de Jussey, reçu chirurgien en l'an. 1788, à Vesoul, département de la Haute-Saône; ont signé sur ses lettres, les citoyens Boisson, médecin; Genevrey, lieutenant; Laffey, père et fils; Vejus, secrétaire; et exerce à Morey.

Nota. Le citoyen Pitollet avoit été précédemment brévété chirurgien-major de la marine à Brest, par les citoyens Billard, Duret et Lapoterie.

QUÉVY (*Claude-Franç.*), natif de Morey, âgé de 33 ans, reçu chirurgien en l'année 1791, à Besançon, département du Doubs; ont signé sur ses lettres, les cit. Jussy, lieutenant; Larchamp, père; et Jalyot; et exerce depuis 4 ans à Morey.

Pharmaciens.

LIQUET (*Claude-Etienne*), natif de Virey, âgé de 35 ans, reçu pharmacien en l'an 6, à Lyon, départem. du Rhône; ont signé sur son diplome, les cit. Deschamps, Macart, Barte, Malinas, vice-doyen; et Caratery, professeur; et exerce à Virey.

DÉPARTEMENT DE SAONE ET LOIRE.

TABLEAU des Médecins, Chirurgiens et Pharmaciens exerçant à Macon, département de Saône et Loire, tel qu'il a été envoyé aux Editeurs par le Préfet du département.

SANCI (*Charles*), natif de Châlons, département de Saône et Loire, âgé de 74 ans, reçu D. médecin à l'école de Montpellier, en 1750; et exerce à Mâcon, depuis 1761.

RUYS (*Jean-Benoît*), natif de Marsonna, département de l'Ain, âgé de 49 ans, reçu D. médecin en l'année 1774, à l'école de Montpellier; et exerce depuis 1779, dans la ville de Mâcon.

BAUDOT (*Louis*), natif de Saint-Jean-Goux, dit Jouvence, département de Saône et Loire, âgé de 36 ans, reçu D. médecin à l'école de Montpellier, en 1792; et exerce à Mâcon depuis l'an 6 de la république.

MONNIER (*Charles-Joseph*), natif de Bourg, chef-lieu du département de l'Ain, âgé de 46 ans, reçu D. médecin à l'école de Montpellier, en 1783; et exerce depuis 3 mois dans la ville de Mâcon.

CHASIZ (*Pierre*), natif de Saint-Amour, département de Saône et Loire, âgé de 46 ans, reçu chirurgien à Mâcon, en 1784; et exerce depuis cette époque dans ladite ville.

BLANC (*Himetiere*), natif de Saint-Himetiere, département du Jura, âgé de 37 ans, reçu chirurgien à Mâcon, en l'année 1791; et exerce depuis cette époque dans ladite ville.

FOUILLOUX (*Pierre*), natif de Mâcon, département de Saône et Loire, âgé de 63 ans, reçu pharmacien en 1764; et exerce depuis cette époque dans la même ville de Mâcon.

GRATACAP (*Antoine*), natif d'Aubin, département de l'Aveyron, âgé de 58 ans, reçu pharmacien à Mâcon, en 1770; et exerce depuis cette époque dans la même ville.

PERIER (*Jean-Baptiste*), natif de Mâcon, départem. de Saône et Loire, âgé de 55 ans, reçu pharmacien en 1778; et exerce depuis cette époque dans la même ville.

DEFRANC (*Louis*), natif de Mâcon, département de Saône et Loire, âgé de 48 ans, reçu pharmacien en 1781; et exerce depuis cette époque dans la même ville.

Médecins.

Boisset (*Jean-Guillaume*), natif de Laroquebron, âgé de 43 ans, reçu D. médecin en l'année 1777, à Montpellier, département de l'Hérault, ont signé sur ses lettres, les citoyens Imbert, chancelier, Barthez, vice-chancelier; Delamure, doyen, etc.; Vincent, secrétaire; et exerce depuis 14 ans à Châlons-sur-Saône.

Carmoy (*Gilbert*), natif de Paray, âgé de 67 ans, reçu D. médecin en l'année 1754, à Montpellier, département de l'Hérault; ont signé sur ses lettres, les citoy. Magnol, doyen et vice-chancelier, etc.; et exerce depuis 1756 à Paray.

Nota. Le citoyen Carmoy a été nommé membre correspondant des ci-devant académie de Dijon et société royale de médecine.

Carmoy (*François*), natif de Paray, âgé de 41 ans, reçu D. médecin en l'année 1783, à Montpellier, département de l'Hérault; ont signé sur ses lettres, les citoyens René, sous-doyen; et Vincent, secrétaire; et exerce depuis 9 ans à Paray.

Delacroix (*François-Louis*), natif de Cermaux, âgé de 22 ans, reçu médecin l'an 6, à Besançon département du Doubs; ont signé sur son dipl., les citoyens Rougnon, France et Cusenier, professeurs; et exerce depuis 2 ans à Montpont.

Nota. Le citoyen Delacroix a été reçu chirurgien la même année, par les citoyens Monnot et Gomel, professeurs de chirurgie de Besançon, et commissionné en l'an 7 pour l'hôpital militaire de la fraternité de la même ville, par le ministre de la guerre Bernadote.

Dunand (*Jacques-François*), natif de Lons-le-Saulnier, âge de 54 ans, reçu D. médecin en l'année 1768, à Besançon, département du Doubs; ont signé sur ses lettres, les citoyens Athalin, professeur doyen; Chandiot, secrét.; et exerce depuis 1773 à Tournus.

Nota. Le citoyen Dunand a été nommé en 1773, médecin de l'hospice de Tournus.

VERCHERE (*Ignace*), natif de Bourdon-Lancy, âgé de 71 ans, reçu D. médecin en l'année 1751, à Montpellier, département de l'Hérault; ont signé sur ses lettres, les citoyens Magnol, doyen, et vice-chancelier; et Vincent, secrétaire; et exerce depuis 1752 à Bellevue-les-Bains, ci-devant Bourbon-Lancy.

Nota. Le citoyen Verchere a été breveté en 1774, intendant des eaux minérales dudit Bourbon-Lancy, et nommé en 1777, correspondant de la société ci-devant royale de médecine.

VERCHERE (*Jacques*), natif de Bourbon-Lancy, âgé de 32 ans, reçu D. médecin en l'année 1994, à Montpellier, département de l'Hérault; ont signé sur ses lettres, les citoyens René, doyen; et Vincent, secrétaire; et exerce à Bellevue-les-Bains, ci-devant Bourbon-Lancy.

Nota. Le citoyen Verchere a été commissionné médecin près l'armée d'Italie, par les memb. du conseil de santé; les cit. Villard, Parmentier, Coste, etc.; Vergès, secrétaire, et n'a quitté le service que par suite de maladies.

Chirurgiens.

BAUDERON (*Pierre*), natif de Paray, âgé de 53 ans, reçu chirurgien en l'année 1774, à Charolles, département de Saône et Loire; ont signé sur ses lettres, les citoyens Bauderon père, Fricaud, Leclerc, Rougemont, &c.; et exerce depuis à Paray.

Nota. Le citoyen Bauderon

a été revêtu du grade de lieutenant du premier chirurgien, en l'année 1786.

BONNOT (*François*), natif de Maltat, âgé de 59 ans, reçu chirurgien en l'année 1767, à Autun, département du Saône et Loire; ont signé sur ses lettres, les citoyens Tripier, lieutenant; et Charton, greffier; et exerce depuis 1770 à Toulon-sur-Aroux.

Nota. Le citoyen Bonnot a en outre été reçu à Charolles en 1770, ainsi qu'il conste de ses lettres signées Rougemont, greffier.

CONY (*Claude-François*), natif de Lasite, âgé de 48 ans, reçu chirurgien en l'ann. 1775, à Nevers, département de la Nièvre; ont signé sur ses lettres, les citoyens Domique, lieutenant; et Bamet, greffier; et exerce depuis 1781 à Mont-Saint-Vincent.

Nota. Le citoyen Cony a également été reçu à Charolles en 1781, ainsi qu'il conste de ses lettres signées Baudron, lieutenant, &c.; Rougemont, greffier.

CRETIN (*Etienne*), natif de Paray, âgé de 65 ans, reçu chirurgien en l'année 1765, à Charolles, département de Saône et Loire; ont signé sur ses lettres, les citoyens Boudinot, lieutenant général du bailliage; Baudron, lieutenant de la communauté, &c.; et exerce depuis 37 ans à Paray.

DENIS (*Gilbert*), natif de Saint-Igny-de-Roche, âgé de 50 ans, reçu chirurgien en l'année 1784, à Macon, département de Saône et Loire; ont signé sur ses lettres, les citoyens Dupré, lieutenant; et Gemtet, greffier; et exerce depuis 18 ans à Matour.

FAIDEANT (*Antoine*), natif de Gensac, âgé de 60 ans, reçu chirurgien en l'année 1784, à Charolles, département de Saône et Loire; ont signé sur ses lettres, les cit. Baudron, lieutenant; Leclerc, Villette, Baudron fils; et

Rougemont, greffier, et exerce depuis 18 ans à Toulon-sur-Aroux.

Nota. Le citoyen Faideant avait été reçu en 1779, par la communauté de Sainte-Menehould, ainsi qu'il conste de ses lettres signées Toublanc, lieutenant, et Delabaume, greffier.

GUILLOT (*Jacques*), natif de Bellevelvre, âgé de 29 ans, reçu chirurgien en l'ann. 1782, à Besançon, département du Doubs; ont signé sur ses lettres, les citoyens Monnot, professeur; Britillot, &c.; et exerce depuis 4 ans à Bellevelvre.

Nota Le citoyen Guillot a aussi éte reçu médecin en l'an 6 à Besançon, ainsi qu'il conste de ses lettres signées Rougnon, France et Cusenier.

MALHERBE (*Antoine*), natif de Paray, âgé de 57 ans reçu chirurgien en l'année 1767, à Charolles, département de Saône et Loire; ont signé sur ses lettres, les citoyens Baudron, lieutenant; Fricaud, Guillet, Durand, &c.; et exerce depuis 35 ans à Paray.

DÉPARTEMENT DE LA SARRE.

Médecins.

BURKHARDT (*F. Charles*), natif de Trèves, âgé de 26 ans, reçu médecin en l'an 9, à Trèves, département de la Sarre ont signé sur son diplome, les cit. Helt, Doerner, Suss; et exerce depuis 1 an à Trèves.

GRACH (*J. Michel*), natif de Trèves, âgé de 25 ans, reçu médecin en l'an 9, à Trèves, département de la Sarre; ont signé sur son diplome, les cit. Helt, Doerner et Sehneider; et exerce depuis 1 an à Trèves.

HAUSMAN (*Pierre-Guillaume*), natif de Blanskemberg, âgé de 38 ans, reçu D. médecin, en l'année 1789, à Huidelberg, Haut-Palatinat; ont signé sur ses lettres, MM. de Oberkamp, Nebel, Mai et Quecarini, professeurs; et exerce depuis 3 ans à Blankenheim.

KEMPF (*Chrétien*), natif de Qiégenhain, âgé de 26 ans, reçu médecin en l'an 7, à Mayence, départ. du Mont-Tonnerre; ont signé sur ses lettres, les citoyens Werdmann, Metternich, Molitor, &c.; et exerce depuis 3 ans à Birckenfeld.

MAGNAN (*Victor-Amédée*), natif de Marseille, âgé de 56 ans; reçu D. médecin en l'année 1764 à Montpellier, département de l'Hérault; ont signé sur ses lettres, les citoyens Fizes, Haguenot, Lamure, Barthès, &c.; et exerce a Trèves.

Nota. Le citoyen Magnan a exercé à Marseille et à Paris, a été breveté médecin des armées, et est, en ce moment, médecin de l'hôpital militaire de Trèves.

STEININGER (*Nicolas*), natif de Saint-Wendel, âgé de 45 ans, reçu D. Médecin en l'année 1777, à Strasbourg, département du Bas Rhin; a signé sur ses lettres, le citoyen Dubolt, professeur; et exerce depuis 16 ans à Saint-Wender, par ordre du cabinet du ci-devant Electeur de Trèves.

WILLEVERSCH (*Joseph*), natif de Pfalzel, âgé de 37 ans, reçu D. médecin en l'année 1789, à Trèves, département de la Sarre; ont signé sur ses lettres, les cit. Helt, Doerner, Moretz, &c.; et exerce depuis 10 ans à Trèves.

Chirurgiens.

FICKELSCHERER (*Jean-Christoz*) natif de Biberach, âgé de 70 ans, reçu chirurgien en l'année 1771, à Nancy, département de la Meurthe; ont signé sur ses lettres, les citoyens Pierron, lieutenant; Laflize, prevôt; Lafitte, doy.; Lamoureux, Bagazt, médecins; et Paulens, greffier; et exerce depuis 45 ans à Saarvelling.

Nota. Le citoyen Fickelscherer a été chirurgien juré de tout le comté de Créange.

STAAB (*François-Henry*), natif de Sobernheim, âgé de 46 ans, reçu chirurgien en l'an 8, à Deux-Ponts, département du Mont-Tonnerre; ont signé sur son diplome, les citoyens Boecking et Schillinq, D. M.; et exerce depuis 2 ans à Saint-Imbert.

SUSS (*Jean*), natif de Trèves, âgé de 35 ans, reçu chirurgien et accoucheur en l'année 1790, à Trèves, département de la Sarre; ont signé sur ses lettres, les citoy. Helt, Doerner, et Muller, professeurs; et exerce depuis 12 ans à Trèves.

Pharmaciens.

NOELL (*Jean-Henry*), natif de Mulhausen, âgé de 34 ans, reçu pharmacien en l'année 1786, à Birkenfeld, département de la Sarre; ont signé sur ses lettres, les citoy. Marsdhall, Echroct, Fitcher, professeur; et exerce depuis 8 ans à Birkenfeld.

RAZEN (*Joseph-Marc*), natif de Saint-Goar, âgé de 32 ans, reçu pharmacien en l'année 1786, à Saint-Goar, département de Rhin et Moselle; ont signé sur ses lettres, les citoy. Israël, frères; et Razen, D. méd.; Vicland, pharmacien; et exerce à St.-Wendel, après plusieurs années d'exercice à Blieskastel.

VILLETTE (*Gabriel-François*), natif de Verneuil, âgé de 58 ans, reçu pharmacien en l'année 1767 ; ont signé sur ses lettres, les citoyens Belletête, doyen; Macar et Leclair, professeurs du collége de pharmacie ; et exerce à Trèves.

Nota. Le citoyen Villette a servi comme pharmacien en chef dans la marine de Brest pendant la guerre d'Amérique, a été commissionné de première classe en l'an 3 près les armées de la République, et est maintenant pharmacien de l'hôpital militaire de Trèves.

DÉPARTEMENT DE LA SARTHE.

Médecins.

CHAMPION (*François*), natif du Mans, âgé de 62 ans, reçu D. médecin en l'année 1762, à Angers, département de la Mayenne ; ont signé sur ses lettres, les citoyens Paulmier, Boussat, Dupaty, Berger, &c.; et exerce depuis 40 ans au Mans.

CHENON DES VARENNES (*Michel-Jean*), natif de Chantenay, âgé de 55 ans, reçu D. médecin en l'année 1772, à Angers, département de la Mayenne ; ont signé sur ses lettres, les citoyens Delisle, Berger, Dupaty, Delaunay, &c. ; et exerce depuis un an au Mans, après 25 ans d'exercice dans l'étendue du même département.

JUCHEREAU *François Jacques*), natif d'Alençon, âgé de 47 ans, reçu D. médecin en l'année 1781, à Caën, département du Calvados; ont signé sur ses lettres, les citoyens Desmoueux, doyen; Lecanu, Roussel, Adain, et Bunel, secrétaires; et exerce depuis 1783 à la Flèche.

Nota. En 1781, le citoyen Juchereau a été aggrégé au

collége des médecins de la ville du Mans.

Liberge (*Antoine-Pierre-Marie*), natif du Mans, âgé de 35 ans, reçu D. médecin en l'année 1787 à Reims, département de la Marne; ont signé sur ses lettres, les citoy. Caqué et Raussin; et exerce depuis 13 ans au Mans.

Mallet (*Pierre-Franç.*), natif de Conlie, âgé de 44 ans, reçu D. médecin en l'année 1779, à Rheims, département de la Marne; ont signé sur ses lettres, les citoyens Raussin et Filion; et exerce depuis 21 ans au Mans.

Peffault de la Cour (*Dominique*), natif de Saumur, âgé de 87 ans, reçu D. médecin en l'année 1737, à Montpellier, département de l'Hérault; et exerce depuis 1764, à la Flèche.

Nota. Le citoyen Peffault a été nommé en 1761, correspondant de la société ci-devant royale de médecine de Paris; breveté en 1764, médecin en chef de l'école militaire de la Flèche, et en l'an 9 nommé membre de la société de médecine de Paris.

Chirurgiens.

Boucher (*Charles*), natif de Montbazon, reçu chirurgien en l'année 1767, à la Flèche, département de la Sarthe; ont signé sur ses lettres, les cit. Drouault, Farcy, Lépine, &c.; et exerce depuis 45 ans à la Flèche.

Nota. Le cit. Boucher a été nommé en 1789, correspondant de l'académie de chirurgie de Paris.

Boutelou (*Nicolas*), natif du Mans, âgé de 35 ans, breveté chirurgien de la marine en l'année 1790, à Nantes, département de la Loire-inférieure; ont signé sur ses lettres, les citoy. Bisson et Godebert, professeurs; et exerce à Beaumont après 11 ans de service militaire, qu'il n'a quitté que par suite de mauvaise santé.

Chenenaillie (*Joseph*), natif de S.-Diez, âgé de 72 ans, reçu chirurgien en l'année 1775, à Chartres, département d'Eure-et-Loir; ont signé sur ses lettres, les citoy. Fougeret, lieutenant; Bardet, Philippe, Durand, &c.; et exerce depuis 27 ans à Montmirail.

Couriot (*Clément-Jean*), natif de Brulon, âgé de 34 ans, breveté en l'an 2, chirurgien de première classe, près l'armée des Pyrénées-occidentales, par le ministre de la guerre; son brevet signé Gauthier, adjoint; et exerce depuis 5 ans au Mans.

Nota. Le citoyen Couriot avoit été breveté en 1792 chirurgien de deuxième classe près la même armée, et a été de nouveau breveté de 1ere. classe près l'armée de l'Océan, division du Sud, par le ministre de la guerre Petiet.

Demay (*Jean-Christophe*), natif de Château-Portien, âgé de 35 ans, reçu chirurgien en l'ann. 1785, à Rhetel-Mazarin, département des Ardennes; ont signé sur ses lettres les citoy. Féart, lieutenant; et Desingly, greffier; et exerce depuis 5 ans à Sablé.

Nota. Le cit. Demay a été aggrégé en 1785 à la communauté des chirurgiens de Rhetel-Mazarin; a été nommé en 1791 chirurgien-major du 3e bataillon des Ardennes; et a exercé avec la même qualité près la 24e demi-brigade légère jusqu'en germinal an 5.

Dubignon (*Charles-Urbain-Lebreton*), natif d'Angers, âgé de 32 ans, reçu chirurgien en l'année 1790, à Baugé, départem. de Maine-et Loire; ont signé sur ses lettres, les citoy. Drouault, lieutenant; Pontonnier, prévôt; Perrault, doyen, &c.; et exerce depuis 12 ans à la Flèche.

Farcy (*Camille*), natif de la Flèche, reçu chirurgien en l'ann. 1782, à la Flèche, département de la Sarthe; ont signé sur ses lettres, les cit. Drouault, Lespine, etc.; et exerce depuis 28 ans à la Flèche.

FIORY (*Joseph*), natif de Monaco, âgé de 36 ans, breveté chirurgien de première classe, en l'an 3, par le ministre de la guerre, sur la présentation du conseil de santé; ont signé sur sa commission, les citoyens Heurteloup, Parmentier, et Vergez, secrétaire; et exerce depuis 3 ans au Mans.

Nota. Le cit. Fiory avait été précédemment breveté chirurg. major du douzième régiment d'infanterie, et a exercé comme chirurgien en chef de l'hôpital militaire de la ville du Mans, jusqu'à la suppression dudit hôpital.

LECAMUS (*Jean-François*), natif de Château-du-Loir, âgé de 52 ans, reçu chirurgien en l'année 1778, à Château-du-Loir, département de la Sarthe; ont signé sur ses lettres, les citoyens Bourgoin, Levollier et Lecamus; et exerce depuis 24 ans à Château-du-Loir.

Nota. Le citoyen Lecamus a, de plus, été gradué lieutenant du premier chirurgien en 1788, ainsi qu'il conste de ses lettres signées Andouillé; nommé professeur pour les accouchemens, en 1779; et exerce depuis 1778, comme chirurgien de l'hospice civil et militaire de Château-du-Loir.

LECOQ (*Joseph-Honorat*), natif d'Evron, âgé de 54 ans, reçu chirurg. en l'année 1786, à Baugé, département de Maine et Loire; ont signé sur ses lettres, les citoyens Drouault, Dutiers et Perrault; et exerce depuis 3 ans à Bonnetable.

Nota. Le cit. Lecoq a en outre été reçu la même année, pharmacien, à Durtal, ainsi qu'il conste de ses lettres signées Juchereau, médecin; Perrault, et Lemaire.

LUZARD (*Dominique*), natif de Sainte-Marie-de-Curale, âgé de 48 ans, reçu chirurgien en l'année 1791, à Canches, département des Bouches-du-Rhône; ont signé sur ses lettres, les citoyens Brontin, lieutenant; et Cernier, greffier; et exerce au Mans.

Luzardi (*Dominique*), natif de Sainte-Marie-de-Curale, âgé de 51 ans, reçu chirurgien en l'année 1785, à Aix, département des Bouches-du-Rhône; ont signé sur ses lettres, les citoyens Broutin et Lernier, et exerce au Mans.

Maynadé (*Antoine*), natif de Caserin, âgé de 41 ans, reçu chirurgien et accoucheur, en l'année 1790, à Château-du-Loir, départem. de la Sarthe; ont signé sur ses lettres, les citoyens Lecamus, lieutenant; et Duvollier, greffier; et exerce depuis 12 ans à Parigné.

Mercier (*Alexandre*), natif d'Arrou, âgé de 47 ans, reçu chirurgien en l'ann. 1786, à Beaugency, département du Loiret; ont signé sur ses lettres, les citoyens Pellieux père et fils, Rochon, Andry, D. méd.; et Coudray, greffier; et exerce depuis 11 ans à Montmirail, après 5 ans d'exercice à Taley.

Ollivier (*Louis*), natif de Torcé, âgé de 45 ans, reçu chirurgien en l'année 1787, à Laflèche, département de la Sarthe; ont signé sur ses lettres, les citoyens Farcy père et fils, Druault, Bouché; et exerce depuis 22 ans à Brullon.

Pottier (*Jacques*), natif de Marigné, âgé de 62 ans, reçu chirurgien en l'an. 1761, Château-du-Loire, départem. de la Sarthe; ont signé sur ses lettres, les citoyens Lecamus, lieutenant; et Michel, gref.; et exerce à Marigné.

Renou (*Pierre*), natif d'Angers, âgé de 35 ans, reçu chirurgien en l'année 1786, à Angers, département de Maine et Loire; ont signé sur ses lettres, les citoyens Garnier-Lagrée, lieutenant; Lachaise, prévôt, et Bretaut, greffier; et exerce depuis 4 ans à Laflèche, après 12 ans d'exercice à Vilvelque.

Vavasseur (*Antoine*), natif du Piu, âgé de 50 ans, reçu chirurgien en 1780, au Mans, département de la Sarthe; ont signé sur ses lettres, les citoyens Goutard et Thibault; et exerce depuis 22 ans à Marolles.

Pharmaciens.

Letrône (*Louis*), reçu pharmacien en l'année 1788, à Alençon; ont signé sur ses lettres, les citoyens Bougon, Dupont, Millet, Desnos, Latour, Lefevre et Dugas; et exerce depuis 7 ans à Bonnetable.

Nota. Le citoyen Letrône a en outre été reçu en 1789, à Jongny; en 1791 à Bonnetable; de plus, commissionné en vendémiaire an 3, pharmacien de première classe, près l'armée des Pyrénées-Occidentales, par le conseil de santé.

DÉPARTEMENT DE LA SEINE.

Médecins.

Albert (*Jean-Antoine-Marie*, natif de Paris, âgé de 40 ans, reçu D. médecin en l'année 1790, à Montpellier, département de l'Hérault; a signé sur ses lettres, le citoyen Barthès, chancelier; et exerce depuis 1 an à Paris.

Nota. Le citoyen Albert a été reçu chirurgien en même tems que médecin; il a passé à Saint-Domingue en qualité de pharmacien-major de l'amirauté, par le brevet du ci-devant duc de Penthièvre. En 1792, il fut breveté par le gouverneur général Rochambeau et l'intendant Pouget, médecin en chef de l'hôpital militaire et de la marine du Cap; puis, de l'armée de Saint-Domingue, par le gouverneur général Lavaux; enfin, les agens du gouvernement français à Saint-Domingue, ont breveté le citoyen Albert, inspecteur général du service de Santé civil et militaire.

AUBIN (*Louis-Charles*), natif de Paris, âgé de 34 ans, reçu D. médecin en l'année 1789, à Paris, département de la Seine; ont signé sur ses lettres, les citoyens Bajet, Leclerc, Solier, et a visé le le citoyen Bourru; et exerce dans ladite ville de Paris.

Nota. Le citoyen Aubin exerce en qualité de médecin et comme premier aide de l'école de clinique interne à l'hospice de l'unité. Il est médecin de la société de la charité maternelle, et membre de plusieurs sociétés savantes.

BAYLE (*Jean*), natif de Saint-Marcellin, âgé de 50 ans, reçu D. médecin en l'année 1788, à Montpellier, département de l'Hérault; ont signé sur ses lettres, les citoyens Barthès, chancellier, René, doyen; Broussonnet, Vigaroux, Sabatier, Degrimaud et Brun; et exerce à Paris.

Nota. Le citoyen Bayle a été chirurgien aide-major des camps et armées; puis, 2.e chirurgien-major du régiment de Paris.

BELLAUD (*François-de-Sales Moure-Joseph-Paul-Benjamin*), natif de Toulouse, âgé de 29 ans, reçu D. médecin en l'année 1794, à Montpellier, département de l'Hérault; ont signé sur ses lettres, les citoyens René, doyen; et Vincent, secrétaire; et exerce à Paris.

BONNET (*Antoine-Hyacinthe*) natif de Valence, âgé de 33 ans, reçu D. médecin en l'an 5, à Caen, département du Calvados; ont signé sur ses lettres, les citoyens Beauvoisin, doyen; Deroussel, Leboucher, professeurs; et Saujalin, secrétaire; et exerce depuis 5 ans à Paris.

BOYVEAU-LAFFECTEUR (*Pierre*), natif de St.-Ciers âgé de 57 ans, reçu D. médecin en l'année 1780, à Valence, département de la Drôme; ont signé sur ses lettres, les citoyens Daumont, de St.-Geneys et Blein; et exerce depuis 22 ans à Paris.

Bressy (*Joseph*), natif de Poms, âgé de 44 ans, reçu D. médecin en l'année 1783, à Montpellier, département de l'Hérault; ont signé sur ses lettres, les citoyens René, doyen; et Vincent, secrétaire; et exerce depuis un an à Paris, après avoir resté 15 ans à Arpajon.

Nota. Le citoyen Bressy a été nommé, en 1783, médecin de l'hôpital de Cadenet, département de l'Hérault. Il a aussi exercé à l'armée des Vosges et à celles du Rhin.

Brunet (*Pierre-Jean*), natif de Paris, âgé de 38 ans, reçu D. médecin en l'année 1791, à Reims, département de la Marne; ont signé sur ses lettres, les citoyens Filion et Navier, doyen; et exerce à Paris.

Nota. Le citoyen Brunet a été ci-devant chirurgien en chef de Bicêtre. Le premier germinal an 6, le ministre de la marine lui donna une commission pour aller en Angleterre organiser les hôpitaux des prisonniers de guerre français.

Le citoyen Brunet est enfin un des 4 chirurgiens des prisons de Paris; il fut nommé à cette place, par le comité des Secours de la convention nationale.

Chappon (*Pierre*), natif de Chaumont, âgé de 55 ans, reçu D. médecin en l'année 1781, à Nanci, département de la Meurthe; ont signé sur ses lettres, les citoyens Tournay, doyen; Jadellot, Guillemin et Nicolas; et exerce depuis 21 ans à Paris.

Nota. En 1784, le citoyen Chappon a été nommé associé correspondant de la faculté de Nancy.

Colon (*François*), natif de Dirol, âgé de 36 ans, reçu D. médecin en l'année 1790, à Reims, département de la Marne; ont signé sur ses lettres, les citoyens Navier, doyen; et Caqué; et exerce depuis 12 ans à Paris.

DELATOUR (*Etienne-Bon-Guilbert*), natif de Paris, âgé de 53 ans, reçu D. médecin en l'année 1782, à Trèves, département de la Saare; a signé sur ses lettres, le citoyen Jean-Nicolas Brot, sous la présidence duquel il a été reçu; et exerce depuis 19 ans à Paris.

Nota. Le citoyen Delatour est médecin des pauvres de la division de l'arsenal, d'après un arrêté du directoire exécutif du 16 floréal an 4.

DUFFOUR (*Joseph*), natif de Bourganeuf âgé de 42 ans, reçu D. médecin en l'année 1786, à Reims, département de la Marne; ont signé sur ses lettres, les citoyens Caqué, doyen; et Filion, professeur; et exerce depuis 13 ans à Paris.

Nota. Le citoyen Duffour a étudié dans l'Université de Poitiers où il a été reçu maître-ès-arts; puis, dans celle de Paris. Il a été appellé, en 1788, à Versailles, pour être médecin ordinaire de *Madame*, belle-sœur du roi; et depuis 1789, il n'a cessé d'être employé par le gouvernement dans plusieurs hospices et autres établissemens d'humanité.

Le Citoyen Duffour est médecin en chef de l'hospice des quinze vingts.

EMONNOT (*J. B.*), natif de Saint-Loup-de-la-Salle, âgé de 40 ans, reçu D. médecin en l'année 1789, à Caen, département du Calvados; ont signé sur ses lettres, les citoyens Deschamps, Chiboures, Desmoueux, Deroussel et Briard; et exerce depuis 13 ans à Paris.

Nota. Le cit. Emonnot est membre résident de la Société de Médecine de Paris, et l'un de ses secrétaires.

GAY (*Charles-Antoine*), natif de Montpeyroux, âgé de 42 ans, reçu D. médecin en l'année 1785, à Montpellier, département de l'Hérault, ont signé sur ses lettres, les citoyens René, sous-doyen; et Vincent, secrétaire; et exerce à Paris.

Nota. Le citoyen Gay a été ci-devant médecin en chef de l'hôpital militaire, dit des Récolets de Montpellier.

GUIGNARD (*Claude-Nicolas*), natif de Paris âgé de 45 ans, reçu D. médecin en l'année 1791, à Caen, département du Calvados; ont signé sur ses lettres, les citoyens Desmoueux, doyen; Lange, Dejean, et Bunel, greffier; et exerce depuis 11 ans à Paris.

LERMINIER (*Nilamon-Théodoric*), natif d'Abbeville, âgé de 31 ans, reçu D. médecin en l'an 5, à Caen, département du Calvados; ont signé sur ses lettres, les citoyens Beauvoisin, doyen; Deroussel et Leboucher, professeurs; et exerce depuis 2 ans à Paris.

Nota. Le citoyen Lerminier a été médecin-adjoint de l'hôtel-dieu d'Abbeville; membre du jury d'instruction de cette ville. Il est membre de la société médicale de Paris; de celle des observateurs de l'homme; de celle d'Emulation d'Abbeville, et associé au conseil de Santé du Calvados.

MAILHOL (*Joseph*), natif de Mosset, âgé de 50 ans, reçu D. médec. en l'ann. 1789, à Nancy, département de la Meurthe; ont signé sur ses lettres, les citoyens Jadelot, Guillemin et Tournay, doy.; et exerce depuis 13 ans à Paris.

MARESCHEAU (*Jean René-François*), natif de Château-du-Loir, âgé de 43 ans, reçu D. médecin en l'année 1778, à Montpellier, département de l'Hérault; ont signé sur ses lettres, les citoyens Lamure, doyen, en l'absence du chancelier; Barthès, et Vincent, secrétaire; et exerce à Paris.

Nota. Le citoyen Marescheau a été médecin de quartier du ci-devant Monsieur.

MARIE (*Charles - Louis-Jean*), natif de Condé - sur-Noireau, âgé de 40 ans, reçu D. médecin en l'an. 1786, à Nancy, département de la Meurthe ; ont signé sur ses lettres, les citoyens Jadelot, Guillemin, Nicolas, professeurs ; et Tournay, secrétaire ; et exerce depuis 16 ans à Paris.

MICHEL (*Jean-François*), natif d'Amiane, âgé de 73 ans, reçu D. médecin en l'année 1749, à Montpellier, département de l'Hérault ; ont signé sur ses lettres, les citoyens Fizes et Vincent secrétaire ; et exerce depuis 53 ans à Paris.

Nota. Le citoyen Michel etait autrefois médecin ordinaire de Louis XVI et membre de la ci - devant société royale de médecine. Il est encore membre de la nouvelle.

MOLLET (*Guillaume-Jacques*), natif de Condé - sur-Noireau, âgé de 40 ans, breveté médecin en chef de l'armée de Sambre - et - Meuse, ont signé sur son brev., les cit. Petiet, ministre de la guerre, et Sauvan ; et exerce à Paris.

Nota. Le citoyen Mollet a été docteur-régent et professeur de la faculté de médecine de Nantes.

RECAMIER (*Claude Anselme*), natif de Rochefort, reçu médecin en l'an 8, à Paris, département de la Seine ; ont signé sur ses lettres, les cit. Thouret, directeur, Leroux, président ; et Leclerc, secrétaire ; et exerce depuis 2 ans à Paris.

Nota. Le citoyen Recamier est médecin de l'Hôtel-Dieu. C'est par erreur qu'on l'a placé ici se trouvant au rang des médecins inscrits sur l'Almanach National.

REIS (*Paul-Jacques*), natif de Chartres, âgé de 43 reçu D. médecin en l'année 1792, à Nancy, département de la Meurthe ; ont signé sur ses lettres, les citoyens Jadelot, professeur, vice-doyen ; Guillemin, prof. ; et Tournay, secrétaire ; et exerce depuis 18 ans à Paris.

Nota. Le cit. Reis a été attaché, en qualité de médecin titulaire, dans les hôpit. et amphithéâtres militaires de Metz depuis 1778 jusqu'en 1784 qu'il est venu se fixer à Paris.

RENAULDIN (*Léopold-Joseph*), natif de Nancy, âgé de 26 ans, reçu D. médecin en l'an 10, à Paris, département de la Seine; ont signé sur ses lettres, les cit. Thouret, directeur; Desgenettes, président; et Sue, secrétaire; et exerce depuis 1 an à Paris.

ROUX (*Charles-Frédéric*), natif de Belloy, âgé de 30 ans, reçu D. médecin en l'an 6, à Caen, département du Calvados; ont signé sur ses lettres, les cit. Beauvoisin, doyen; Lebouché, Deroussel, Lasaulcy, secrétaire; et exerce à Paris.

Nota. Le citoyen Roux a exercé dans les hôpitaux de la marine à Toulon et dans l'arrondissement de Belloy, départem. de l'Ain.

SEGUY (*Jean-Michel*), natif de Léopold, âgé de 62 ans, reçu D. médecin en l'année 1769, à Rome, en Italie, ont signé sur ses lettres, messieurs Biondi, Salicetti, Candidi, proto méd.; Filipani, Rotondi, Volpi, Checconi, Scufoni, Toucy, Mora, et Clémenti, secrétaire; et exerce depuis 30 ans à Paris.

Nota. Le citoyen Seguy a été un des médecins de la cour.

Chirurgiens.

ANÉ (*Pierre*), natif de Castelnau-de-Durban, âgé de 63 ans, reçu chirurgien en l'année 1784, à Senlis, département de l'Oise; ont signé sur ses lettres, les citoyens Genest et Prévôt, greff.; et exerce à Paris.

Nota. Le citoyen Ané a été chirurgien, par quartier, du ci-devant roi. Il est membre de la Société de médecine de Paris.

BALIN (*François*), natif de Marigny, âgé de 60 ans, reçu

reçu chirurgien herniaire en l'année 1763, à Paris, département de la Seine; ont signé sur ses lettres, les citoyens Foubert, lieutenant; et Allix, greff.; et exerce depuis 39 ans à Paris, place de Grève n°. 56.

BAYARD (*Jean*), natif de Culant, âgé de 57 ans, reçu chirurgien en l'année 1770, à Moulins, département de l'Allier; ont signé sur ses lettres, les citoyens Bouchet, lieutenant; et Bertrand, prévôt; et exerce à Paris, dans le huitième arrondissement.

BEAUREGARD (*Jean*), natif de Terrasson, âgé de 44 ans, reçu chirurgien-privilégié en l'année 1783, à Paris, département de la Seine; ont signé sur ses lettres, les cit. Lassus, Sue et Hévin, membres du ci-devant collège de chirurgie; et exerce à Paris, dans la division des Tuilleries.

BLAZY (*Pierre-Jean-François*), natif de Crecy, âgé de 40 ans, reçu chirurgien en l'année 1787, à Meaux, département de Seine et Marne: ont signé sur ses lettres, les cit. Ollivier, lieutenant; et Desprez, greffier; et exerce depuis 15 ans à Paris.

BOUSQUET (*Jean-Bernard*), natif de Draguignan, âgé de 64 ans, reçu chirurgien, en l'année 1782, au collège et à l'académie de chirurgie de Paris; ont signé sur ses lettres, les citoyens Lassus, lieutenant; et Petit, greffier; et exerce depuis 20 ans à Paris.

Nota. Le citoyen Bousquet est membre de la Société de médecine de Paris.

BY (*Guillaume-Charles*), natif de Paris, âgé de 52 ans, reçu chirurgien en l'année 1782, à Paris, département de la Seine; ont signé sur ses lettres, les cit. Lassus, lieutenant; et Petit, greffier; et exerce depuis 20 ans à Paris.

COURÉ jeune (*Jean-Baptiste*), natif de Tarbes, âgé de 56 ans, reçu chirurgien en l'ann. 1772, au Cap-Saint-Domingue, en Amérique; et exerce depuis 4 ans à Paris.

Nota. En 1775, le citoyen Couré a été commissionné par le gouvernement chirurgien-major des troupes coloniales; il est un des fondateurs du cercle des philadelphes, érigé en académie des sciences et arts du Cap, en 1792; à la formation des hôpitaux militaires au Cap, on l'a nommé médecin en chef desdits hôpitaux.

David (*Charles-François*), natif d'Entrevaux, âgé de 57 ans, reçu chirurgien en l'année 1779, à Paris, départem. de la Seine; ont signé sur ses lettres, les cit. Lassus, lieutenant; et Petit, greffier; et exerce depuis 23 ans à Putault.

Debray (*Laurent*), natif de Combles, âgé de 59 ans, reçu chirurgien en l'ann. 1791, à Senlis, départem. de l'Oise; ont signé sur ses lettres, les citoyens Genest et Prévost; et exerce depuis 11 ans à Paris.

Nota. Le citoyen Debray est ancien chirurgien de l'hôtel-dieu de Paris; et il s'occupe depuis plus de trente ans de ce qui est relatif aux hernies ou descentes.

Decelles (*François*), natif du Grand-Bresigny, âgé de 48 ans, reçu chirurgien privilégié par acte passé devant Préau et Trutat, notaires à Paris, le 12 avril 1788, et enregistré au greffe de la chambre de juridiction de M. le premier chirurgien du roi, au college de chirurgie de Paris, par moi greffier de la chambre soussigné le 5 août 1788, signé Petit; et exerce à Paris depuis 14 ans.

Deveze (*Jean*), natif de Rabastin, âgé de 49 ans, reçu chirurgien en l'année 1785, au Cap français, isle Saint-Domingue; ont signé sur ses lettres, les citoyens Arthaud, d'Angerville; vu par Bellecombe, général; et Bongars, intendant; et exerce dep. 2 ans à Paris, après avoir été employé dans les hôpitaux de Philadelphie, comme médecin en chef.

Nota. Le citoyen Deveze est membre de la Société philosoph. de Philadelphie, et de la Société de médecine de Paris.

DUFAY (*P.*), reçu chirurgien de première classe en l'an 2, à Paris département de la Seine ; ont signé sur sa commission les cit. Chabrol, Antoine Dubois, etc. ; membres du conseil de santé ; et exerce à Paris rue S. Honoré, n°. 108.

Nota. Le citoyen Dufay est depuis l'an 3 prosecteur de l'École de médecine de Paris.

FAVAREILLE (*Placial*), natif de Saint-Julien, âgé de 51 ans, reçu chirurgien en l'année 1781, à Saint-Julien, départem. de la Gironde ; ont signé sur ses lettres, les cit. Lafourcade, lieutenant ; et Saint-Ourens, greffier ; et exerce à Paris.

Nota. Le cit. Favareille a été en 1779 chirurgien-major de l'avant-garde de l'armée (P. C.). Depuis 1793, il a exercé comme chirurgien de première classe, aux armées de la république, et en chef aux hôpitaux militaires.

GENOUVILLE (*Jean-Etienne*), natif de Betz, âgé de 43 ans, nommé chirurgien de premiere classe en l'an 3, à Paris, par les membres du conseil de santé, les citoyens Heurteloup, Brongniart, Grossier, Vergez fils, etc. ; et exerce à Paris.

Nota. Le cit. Genouville a été pourvu du même grade pour l'armée des Alpes et d'Italie. Avant la révolution, il appartenoit au corps des religieux de la Charité, et remplissoit les fonctions de chirurgien ; de plus il a été professeur d'anatomie et de chirurgie depuis 1784 jusqu'en 1793, tant à l'hôpital de la Charité de Paris, qu'à l'hôpital militaire de Grenoble.

---

* GUERIN (*Claude*), natif de Genève, reçu chirurgien en l'ann. 1767, à Rouen, département de la Seine-inférieure ; ont signé sur ses lettres, les citoyens Thibault et Drouet, membres du collège

de chirurgie; et exerce depuis 35 ans à Paris.

Nota. Le citoyen Guerin est auteur de deux ouvrages, l'un sur l'urètre, et l'autre sur la gonorrhée.

Guyenot (*Jean-Baptiste-Clair*), natif de Paris, âgé de 32 ans, maître ès arts, nommé chirurgien de première classe en l'an 2, à Paris, départ. de la Seine, ont signé sur ses lettres, les citoyens Costes, Heurteloup, Parmentier et Biron; et exerce à Paris.

Nota. Le citoyen Guyenot est membre correspondant de la Société de médecine de Paris depuis l'an 4. Ont signé sur son diplome, les citoyens Desessart, Roussille-Chamseru, Bouillon-Lagrange et Sédillot jeune, et a servi dans les hôpitaux milit., depuis le 6 ventôse an 2, jusqu'au premier vendémiaire an 9.

Huttier (*Joseph*), natif du Pont-de-Pierre, âgé de 38 ans, reçu chirurgien en l'ann. 1792, au collège de Paris, département de la Seine; ont signé sur ses lettres, les cit. Andouillé, premier chirurgien du roi; Lassus, lieutenant; et Petit, greffier; et exerce depuis 10 ans à Paris.

Nota. Le citoyen Huttier est ex-chirurgien des armées de la république, et ex-professeur de l'hôpital militaire d'instruction de Paris.

Latour (*Armand*), natif de Florimond, âgé de 53 ans, reçu chirurgien en l'année 1776, au collège de Paris, departem. de la Seine, ont signé sur ses lettres, les citoyens Goursaux et Petit, greffier; et exerce depuis 26 ans à Paris.

Nota. Le citoyen Latour est depuis l'époque de sa réception, chirurgien en chef de l'hospice des orphelins, ci-devant Enfans-Trouvés.

Lecanus (*Jean-François-Sébastien*) natif de Notre-Dame-du-Mont-Saint-Martin, âgé de 50 ans, reçu chirurgien en l'année 1779, au collège de Paris, département de la

Seine; ont signé sur ses lettres, les citoyens Lassus et Petit, greffier; et exerce depuis 23 ans à Nois y-le-Sec.

Lioult (*Pierre-J.-Baptiste*), natif de Germigny, âgé de 34 ans, commissionné chirurgien de première classe, en l'an 3, pour les hôpitaux de vénériens et de galleux, de l'armée du Nord, division de l'intérieur, par le comité de salut public, sur la présentation de la commission de santé; ont signé sur sa commission, les citoyens Saucerotte, Pelletier, Villart, Coste et Parmentier, Grossier et Leprun, tous membres de ladite commission de santé; et exerce depuis 5 ans, à Paris.

Nota. Le citoyen Lioult ayant été blessé à l'armée du Rhin, par un éclat d'obus, en remplissant ses fonctions, dans une sortie, a reçu un brevet de pension de 800 francs; il a été employé comme chirurgien de premiere classe, à l'hôpital de Maubuisson, jusqu'au mois de frimaire an 5, époque à laquelle on a supprimé cet hôpital; il a obtenu alors son licenciement et est venu se fixer à Paris.

Louis (*Alexandre M.*), natif de Condé-sur-Noireau, âgé de 45 ans, reçu chirurgien en l'année 1792, à Caen, département du Calvados; ont signé sur ses lettres, les cit. Merille, lieutenant; Gueroult, Lefebvre, Merille fils, Devaux, conducteur; et Guilbert fils pour le gref. et exerce depuis 10 ans à Paris.

---

* Mahon (*Laurent-André*), natif de Paris, âgé de 50 ans, reçu chirurgien denti. en l'an. 1775, au collége de Paris, département de la Seine; ont signé sur ses lettres, les cit. Goursaud, lieutenant; et Petit, greffier; et exerce depuis 27 ans à Paris.

Nota. Le citoyen Mahon est auteur d'un ouvrage intitulé : le Dentiste Observateur.

Maison-Neuve (*Jean*), natif de Dax, âgé de 59 ans, reçu chirurgien en l'ann. 1773, à Dax, département des Landes; ont signé sur ses lettres, les citoyens Durozier, lieutenant; et Busquet, gref.; et exerce depuis 21 ans à Paris.

Nota. Le citoyen Maison-Neuve a été chirurgien-major des troupes provinciales de la ci-devant généralité de Paris, en vertu d'un diplome signé Berthier, intendant de la généralité.

Mercadier (*Michel*), natif de Montauban, reçu chirurgien en l'année 1779, à Montauban, département d'Ille et Vilaine; ont signé sur ses lettres, les citoyens Mercadier (*Antoine*), lieutenant; et Pichon, greffier; et exerce depuis 23 ans, à Paris.

Millot (*Jacques-André*), natif de Dijon, âgé de 61 ans, reçu chirurgien en l'année 1771, à Paris, département de la Seine; ont signé sur ses lettres, les citoyens Goursaud, lieutenant; et Alix, secrétaire du collége de chirurgie; et exerce depuis 32 ans à Paris.

Nicolle (*Pierre*), natif d'Argonges, âgé de 36 ans, reçu chirur. en l'ann. 1788, à Avranches, département de la Manche; ont signé sur ses lettres, les citoyens Coupard, lieutenant; et Porée, greffier; et exerce depuis 4 ans à Paris.

Nota. Le citoyen Nicolle est un des chirurgiens de la division des Arcis; il a été nommé à cette place par le préfet du département de la Seine, sur la présentation de la municipalité de ladite division.

Perron (*Jean-François*), natif de Paris, âgé de 51 ans, reçu membre du collége et de l'académie de chirurg. de Paris, en 1788; ont signé sur ses lettres, les citoyens Lassus, lieutenant; et Petit, greffier; et exerce depuis 14 ans dans ladite ville de Paris.

POTAIN (*Jean*), natif de Saint-Germain, âgé de 42 ans, breveté chirurgien de première classe, pour le service des armées; ont signé sur son brevet, les citoyens Cambacerès, pour le premier Consul, et Carnot, ministre de la guerre; et exerce à Paris.

Nota. Le citoyen Pontain a été chirurgien-major, en 1778, dans la marine ci-devant royale.

REULLET *dit* VILLENEUVE (*Jean Baptiste*), natif de Bencjacq, âgé de 44 ans, reçu chirurgien en l'année 1785, à Paris, département de la Seine; ont signé sur ses lettres, les citoyens Lassus, lieutenant; et Petit, greffier; et exerce depuis 17 ans à Aubervillers.

SCHOECK *dit* CHEK (*Jean-Georges*), natif d'Haffenheim, âgé de 50 ans, breveté chirurgien d'ambassade, en l'année 1779, par le comte de Mercy, d'Argento, ambassadeur impérial à Paris; et exerce à Paris.

Nota. Le citoyen Schoeck a été chirurgien-major de la division de Montmartre.

STINVILLE (*Jean-Baptiste*), natif de Paris âgé de 57 ans, reçu chirurgien herniaire, en l'année 1788, au collége de Paris, départ. de la Seine; ont signé sur ses lettres, les citoyens Lassus, et Petit, greffier; et exerce depuis 14 ans dans ladite ville de Paris.

TILHARD (*Jacques*), natif de Monlieu, âgé de 39 ans, reçu chirurgien en l'année 1791, à Senlis, département de l'Oise; ont signé sur ses lettres, les citoyens Genest, et Prévot, greffier; et exerce depuis 11 ans à Paris.

WILLAUME (*Nicolas-Joseph*), natif de Senusies, âgé de 45 ans, reçu chirurgien en l'année 1780, à Senlis, département de l'Oise; ont signé sur ses lettres, les citoyens Genest, lieutenant; Duplege, prévôt; et Pichaut de la Martinière, premier chirurgien du roi; et exerce depuis 22 ans à Paris.

Nota. Le citoyen Willaume a été ci-devant chirurgien de la cour et des hôpitaux.

Pharmaciens.

Aubé (*Charles-Mathieu*), natif de Vernon, âgé de 34 ans, reçu pharmacien en l'an 7, à Pontoise, départ. de Seine et Oise; ont signé sur ses lettres, les citoyens Boutin, D. médecin; Delarge, Gruel, Duverger et Brichot; et exerce depuis 2 ans à Paris, y étant autorisé par un arrêté du bureau central, du 3 ventose an 8.

Bessieres (*Marc-Ant.*), natif de Cahors, âgé de 37 ans, reçu pharmacien en l'an 7, à Pontoise, département de Seine et Oise; ont signé sur ses lettres, les citoyens Boutin, D. médecin; Lelarge, Gruel, Duverger et Brichot; et exerce depuis 2 ans à Paris, y étant autorisé par un arrêté du bureau central, du 3 ventose an 8.

Blond (*Joseph-François*), natif de Paris, âgé de 40 ans, reçu pharmacien en l'an 7, à Pontoise, département de Seine et Oise; ont signé sur ses lettres, les citoyens Boutin, D. médecin; Lelarge, Gruel, Duverger, et Brichot; et exerce depuis 2 ans à Paris, y étant autorisé par un arrêté du bureau central, du 3 ventose an 8.

Guibout (*J.-Baptiste-Gabriel*), natif de Paris, âgé de 40 ans, reçu pharmacien en l'an 7, à Pontoise, département de Seine et Oise; ont signé sur ses lettres, les citoyens Boutin, D. médecin; Lelarge, Gruel, Duverger et Brichot; et exerce depuis 2 ans à Paris; y étant autorisé par un arrrêté du bureau central, du 3 ventose an 8.

Guillon (*Charles-Germain*), natif de Saint-Gaten, reçu pharmacien en l'an 6, au collége de pharmacie de

Paris, département de la Seine; ont signé sur ses lettres, les citoy. Bouillon de la Grange, Bourru, Cheradame, Laverne, Moringlane, et Trusson; et exerce depuis 4 ans à Paris.

Hardy (*Denis*), natif de Longpont, âgé de 44 ans, reçu pharmacien en l'an 7 à Pontoise, département de Seine Oise; ont signé sur ses lettres, les citoyens Boutin, D. médecin; Lelarge, Gruel, Duverger, et Brichot; et exerce depuis 2 ans à Paris, y étant autorisé par un arrêté du bureau central, du 3 ventose, an 8.

Peyroit (*François*), natif de Saint-Germain-sur-Vienne, âgé de 31 ans, reçu pharmacien en chef de la maison nationale de Bicêtre, en l'an 7, à Paris, département de la Seine; ont signé sur sa commission, les citoyens Lemoine, Levasseur, Gouillard, membres de la commission administrative des hospices civils de Paris; et exerce depuis 3 ans.

Nota. Le citoyen Peyroit est membre de la société médicale de Paris.

DÉPARTEMENT DE LA SEINE INFÉRIEURE.

Médecins.

Ciszeville (*Pierre*), natif de Forges-les-Eaux, âgé de 57 ans, reçu D. médecin en l'année 1785, à Caen, département du Calvados; ont signé sur ses lettres, les citoyens Le Cornu, doy.; Desmoueux, Deroussel et Bunel, secrétaire; et exerce depuis 17 ans à Forges-les-Eaux.

Nota. Le citoyen Ciszeville avoit de plus été reçu chirurgien en 1768 à Neufchâtel. Il est correspondant de la société d'émulation et arts de Rouen, et de la société médicale de Tours.

JULLIEN (*Marin*), natif de Bois-l'Evêque, âgé de 48 ans, reçu D. méd. en l'année 1777, à Caen, département du Calvados; ont signé sur ses lettres, les citoy. Desmoueux, Deschamps, Deparfouru, Briard; et exerce depuis 25 ans à Dieppe.

Nota. Le cit. Jullien a été nommé médecin des hôpitaux par délibération de l'hôtel-de-ville, du 19 août 1779, et médecin des dames de charité par autre délibération du 24 août 1785, homologuée au conseil du roi.

LECHAPTOIS (*Julien*), natif de S.-Séver, âgé de 29 ans, reçu D. médecin en l'an 4, à Caen, département du Calvados; ont signé sur ses lettres, les citoyens Derousset, Desmoueux, Beauvoisin, Leboucher, et Lanjalcy, secrétaire; et exerce depuis 6 ans à Caudebec.

LEHURE (*André-Charles*), natif de Bernay, âgé de 71 ans, reçu D. médec. en l'ann. 1754, à Rheims, département de la Marne; ont signé sur ses lettres, les citoyens L'Arbre, doyen; et Macquart, collègue; et exerce depuis 44 ans à Neufchâtel.

PERRIÈRE (*Jean-Louis*), natif de Dommoy, reçu D. médecin en l'an. 1778, à Caen, département du Calvados; ont signé sur ses lettres, les citoyens Desmoueux, Briard, Lecanu, Adam, Roussel, Deschamps, Depafouru, tous professeurs; et Bunel, secrétaire; et exerce depuis 20 ans tant au Hâvre qu'à Caudebec.

SOUBERT (*Jacques*), natif de Saint-Hilaire, âgé de 41 ans, reçu D. médec. en l'année 1781, à Caen, département du Calvados; ont signé sur ses lettres, les citoyens Desmoueux, Canu, Roussel, Cauvet, Bunel; et exerce depuis 5 ans au Hâvre où il est médecin en chef de l'hôpital civil milit. et de marine du Hâvre.

Chirurgiens.

ALEXANDRE (*Jean-Baptiste*), natif de Lille, âgé de 40 ans, reçu chirurgien en l'ann. 1790, à Tournay, départ du Nord; ont signé sur ses lettres, les citoyens Dubois, fils; et Montreil; et exerce depuis 12 ans à Saint-Adresse.

BARATTE (*Pierre-Nicolas*), natif de Paris, âgé de 66 ans, reçu chirurgien en l'année 1772, à Abbeville, département de la Somme; ont signé sur ses lettres, les citoyens Vaconsaint, lieutenant; et Mauvoisin, greffier; et exerce depuis 30 ans, à Saens.

BARATTE (*Jean-Louis*), natif du Caule, âgé de 48 ans, reçu chirurgien en l'année 1784, à Neufchâtel, département de la Seine-inférieure; ont signé sur ses lettres, les citoyens Lehure, médecin; Leborne, prévôt; Durand, Valentin de Bonnaire, chirurgiens; et Denise, greffier; et exerce depuis 18 ans à Gaille-Fontaine.

BLANCHARD (*Evrard*), natif de la Mortaux, âgé de 56 ans, reçu chirurgien en l'année 1779, à Montivillier, départem. de la Seine-inférieure; ont signé sur ses lettres, les citoyens Duvivier et David; et exerce depuis 24 ans à Breauté.

BOUVET (*Pierre-René*), natif de Livré, âgé de 33 ans, reçu chirurgien en l'ann. 1789, à Verneuil, département de l'Eure; ont signé sur ses lettres, les citoyens Guérin, D. médecin; Dol, lieutenant; Médal, prévot; Gautier, doyen; Hubert, greffier; et exerce depuis 1 an à Fécamp.

CARLET (*César-Robert-Laurent*), natif de Rouen, âgé de 59 ans, reçu chirurgien en l'année 1770, à Dieppe, département de la Seine-inférieure; ont signé sur ses lettres, les citoy. Riolle, lieutenant; et Lavene, greffier; et exerce depuis 32 ans à Dieppe.

Nota. Le citoyen Catlet a été prévôt de la communauté, en l'année 1776.

CAULLET (*Gabriel*), natif d'Onge, âgé de 46 ans, reçu chirurgien en l'année 1788, à Dieppe, département de la Seine-inférieure; ont signé sur ses lettres, les citoy. Riolle, lieutenant; et St.-Félix, greffi.; et exerce depuis 16 ans à Cauville, près S.-Laurent.

COCU (*Baptiste-Paule*), natif de Lambercourt, âgé de 33 ans, reçu chirurgien en l'année 1789, à Amiens, département de la Somme; ont signé sur ses lettres, les citoyens Collignon, lieutenant; et Musset, greffier; et exerce depuis 5 ans à Dieppe.

Nota. Le citoyen Cocu a été commissionné par le comité de santé pour le service des hôpitaux militaires; signé Vergez, Hego, Chabrol, Berthol et, Pelletier, Becu, Bayen, Villars, etc.

DELABARDOUILLÈRE (*Jean-Charles-Louis*), natif de Monfort-Suville, âgé de 52 ans, reçu chirurgien en l'année 1774, à Montivilliers, département de la Seine-inférieure; ont signé sur ses lettres; les citoyens Abraham, et Maille, greffier; et exerce à S.-Romain.

DELEVAREY (*Pierre*), natif de Cuy-S.-Fiacre, âgé de 40 ans, reçu chirurgien en l'année 1792, à Neufchâtel, département de la Seine-inférieure; ont signé sur ses lettres, les citoyens Lapierre, lieutenant; Lecorne, doyen; Delaunay, Lehurre, médecin; et Duquesne, greffier; et exerce depuis 12 ans à Loudinières.

GAUTHIER (*Pierre-Antoine*), natif de Louviers, âgé de 62 ans, reçu chirurgien en l'ann. 1771, à Pont-de-l'Arche, département de l'Eure ; et exerce depuis 31 ans à Elbœuf.

Nota. Les noms des signataires sont omis, mais l'authenticité des titres du cit. Gauthier est garantie par le maire d'Elbœuf.

LE GRIP (*Jacques*), natif de Rouen, âgé de 45 ans, reçu chirurgien en l'ann. 1778, à Honfleur, département du Calvados ; ont signé sur ses lettres, les citoyens Beaudequin et Le Chevalier, chirurgiens-examinateurs ; et exerce à la Feuillie.

Nota. Le cit. Grip a été chirurgien de la marine, et a exercé au Fort-Louis en Amérique.

LEMANISSIER (*Noël*), natif de St.-Martin d'Aguerny, âgé de 48 ans, reçu chirurgien en l'ann. 1775, au Hâvre, département de la Seine-inférieure ; ont signé sur ses lettres, les citoyens Delacroix et Planchon ; et exerce depuis 27 ans tant aux colonies qu'à Bolbec et S.-Romain.

LENOURRY (*Jean-Baptiste*), natif de Guillemécourt, âgé de 50 ans, reçu chirurgien en l'année 1777, à Dieppe, département de la Seine-inférieure ; ont signé sur ses lettres, les cit. Riolle, lieutenant ; et Lavenue, greffier ; et exerce à Grenyr.

LE SERRE (*Jean-Baptiste*), natif d'Yerville, âgé de 78 ans, reçu chirurgien en l'année 1776, à Rouen, département de la Seine-inférieure ; ont signé sur ses lettres, les cit. Drouet et Langlois ; et exerce depuis 50 ans à Yerville.

LONGUET (*Jean-Baptiste*), natif de Rouen, âgé de 54 ans, reçu chirurgien en l'ann. 1778, à Caudebec, département de la Seine-inférieure ; ont signé sur ses lettres, les citoyens Damon, Canu, et Berger ; et exerce depuis 1772 à Doudeville.

MARTIN (*Philibert*), natif d'Avignez, âgé de 49 ans, reçu chirurgien en l'ann. 1780, à Verneuil, département de l'Eure; ont signé sur ses lettres, les citoyens Dol, lieutenant; Médar, prévôt; Gotier, doyen; Fromon, et Hubert gr.; et exerce à Dieppe.

Nota. Le citoyen Martin est attaché à la 15e division militaire.

MILHET (*François*), natif de Meulers, âgé de 50 ans, reçu chirurgien en l'année 1772, à Dieppe, département de la Seine-inférieure; ont signé sur ses lettres, les citoyens Riolle, lieutenant; Girard, médecin; et David, chirurgien en chef de l'Hôtel-Dieu; et exerce depuis 30 ans à Argues.

MORTREUIL (*Pierre-Marie*) natif d'Elbœuf, âgé de 44 ans, reçu chirurgien en l'année 1782, au Hâvre, département de la Seine-inférieure; ont signé sur ses lettres, les citoyens Planchon et Baudry; et exerce depuis 20 ans au Hâvre.

Nota. Le citoyen Mortreuil a exercé à l'hôpital du Hâvre depuis 1786 jusqu'en l'an 4 de la République en qualité de chirurgien en second; et depuis cette époque en qualité de chirurgien en chef.

PAUL (*André-Joseph*), natif de Marseille, âgé de 44 ans, reçu chirurgien en l'année 1779, à Marseille, département des Bouches-du-Rhône; ont signé sur ses lettres, les citoyens Bertrand, lieutenant; Roux, Bremond, Audric et Donsan; et exerce depuis 8 ans à Fécamp.

PEUFFIER (*Pierre-Marie-Auguste*), natif de Rouen, âgé de 33 ans, reçu chirurgien de première classe pour la 58e demi-brigade, par brevet du ministre de la guerre du 20 fructidor an 4; et exerce depuis 5 ans à Elbœuf.

POULAIN (*Michel-Nicolas-Charles*), natif de St-Pierre-sur-Dive, âgé de 56 ans, reçu chirurgien en l'ann. 1765, à Montivilliers, département de la Seine-inférieure; ont signé sur ses lettres, les cit. Moreau, chirurgien-major; Dubuc, Desmars, D. médec.; et exerce depuis 17 ans à Montivilliers.

RENAULT (*Jean-Baptiste-Mathieu*), natif d'Elbœuf, âgé de 34 ans, reçu chirurgien en l'année 1790, à Pont-de-l'Arche, département de l'Eure; a signé sur ses lettres, le citoyen Deschamps, lieutenant; et exerce à Orival.

Nota. Le citoyen Renault est porteur d'un certificat des administrateurs de l'hôpital d'Elbœuf, qui constate qu'il en est le chirurgien en chef, et qu'il mérite, par ses talens, une considération particulière.

TROUARD dit RIOLLE (*Joseph-Jacques*), natif de Dieppe, âgé de 48 ans, reçu chirurgien en l'ann. 1774, à Dieppe, départ. de la Seine-inférieure; ont signé sur ses lettres, les cit. Riolle, lieutenant; et Lavenue, greffier; et exerce depuis 28 ans dans ladite ville de Dieppe.

TROUARD dit RIOLLE (*Jacques-Augustin*), natif de Dieppe, âgé de 41 ans, reçu chir. en l'an. 1786, à Dieppe, departement de la Seine-inférieure; ont signé sur ses lettres, les citoyens Carlet et Demay, chirurgiens; et exerce à Lemeray.

YVELIN (*Thomas*), natif de Monville, âgé de 69 ans, reçu chirurgien en l'année 1758, aux Andelys, départem. de l'Eure; ont signé sur ses lettres, les citoyens Leroux, lieutenant; Gringore, père et fils; Aubert et Macmahon, tous médecins et chirurgiens des Andelys; et exerce depuis 14 ans à Octeville près le Hâvre.

Nota. Le citoyen Yvelin a été aggrégé en 1786, à la communauté des chirurgiens de Montivilliers, par le citoyen Abraham, lieutenant des maîtres chirurgiens de cette ville.

Pharmaciens.

ABRAHAM (*Antoine-Jacques-Bernardin*), natif de Montivilliers, âgé de 38 ans, reçu pharmac. en l'année 1788, à Rouen, département de la Seine-inférieure; ont signé sur ses lettres, les citoyens Michel, médecin; Arvezs, Lechandelier, et Besserve; et exerce depuis 14 ans à Bolbec.

ASSELIN (*François*), natif de Fontenai, âgé de 30 ans, reçu pharmacien en l'an 9, à Dieppe, département de la Seine-inférieure; ont signé sur ses lettres, les citoy. Julien, médecin des hôpitaux civils; Rettner, Carpentier et Hérault, pharmaciens; et exerce depuis un an à Dieppe.

BOURCIER (*François*), natif de Toul, âgé de 51 ans, reçu pharmacien en l'année 1784, à Rouen, département de la Seine-inférieure; ont signé sur ses lettres, les citoy. Hardy, médecin; Lechandelier, Besserve et Hue, gardes pharmaciens; et exerce depuis 18 ans à Montivilliers.

CARPENTIER (*Pierre-François*), natif de Dieppe, âgé de 34 ans, reçu pharmacien en l'année 1791, à Dieppe, département de la Seine-inférieure; ont signé sur ses lettres, les citoyens Julien, médecins des hôpitaux; Rettener, Anquetil et Boulard, pharmaciens; et exerce depuis 11 ans dans ladite ville de Dieppe.

DELAHALLE (*Jacques-François*), natif de Cany, âgé de 41 ans, reçu pharmacien en l'année 1791, à Montivilliers, département de la Seine-inférieure; ont signé sur ses lettres, les citoyens André, médecin; Malandre, Hébert, Boursier et Abraham, pharmaciens; et exerce depuis 11 ans à S.-Romain.

DELESTRE (*Pierre-Étien.-Nicolas*), natif de Neufchâtel,

tel, âgé de 42 ans, reçu pharmacien en l'année 1787, à Rouen, département de la Seine-inférieure; ont signé sur ses lettres, les cit. Lecarpentier, Lechandelier, Arvers, pharmaciens; et Pinard, médecin conseiller du roi; et exerce depuis 15 ans à Neufchâtel.

Dupray (*Louis-François-Jean*), natif de S.-Pierre-sur-Dive, âgé de 30 ans, reçu pharmacien en l'an 4, à Paris, département de la Seine, ont signé sur ses lettres, les citoyens Bourru, ex-doyen; Laverne, ex-professeur; Boisseau, Trusson, Buisson, Bacoff; et exerce depuis 6 ans au Hâvre.

Guillon (*Charles-Germain*), natif de S.-Gatien, reçu pharmacien en l'an 9, à Paris, ont signé sur son diplome, les citoyens Bouillon, De la Grange, Bourru, Cheradame, Moringlane, Laverne et Trusson; et exerce au Hâvre, département de la Seine-inférieure.

Hébert (*Charles-Jean*), natif d'Epaigne, âgé de 54 ans, reçu pharmacien en l'année 1775, à Rouen, département de la Seine-inférieure; ont signé sur ses lettres, les cit. D'Aurignac, médecin du roi, Jalama, Lecarbonnier et Lecarpentier; et exerce depuis 27 ans à Montivilliers.

Hérault (*Louis-Alexis*), natif de Saint-Barthélemy, âgé de 36 ans, reçu pharmacien en l'année 1792, à Dieppe, département de la Seine-inférieure; ont signé sur ses lettres, les citoyens Carpentier, Rethner, Carpentier fils, Boulard, pharmaciens; et Julien, médecin; et exerce depuis 10 ans à Dieppe.

Lefebvres (*Nicolas*), natif de Doudeville, âgé de 53 ans, reçu pharmacien en l'année 1774, à Caudebec, département de la Seine-inferieure; ont signé sur ses lettres, les citoyens Rouet, médecin; Crosnier, Heurtault, Duracq, Folloppe et Manitru; et exerce depuis 28 ans à Doudeville.

LE SAAS (*Marin*), natif de Dernétal-lès-Rouen, âgé de 53 ans, reçu pharmacien en l'année 1790, à Rouen, département de la Seine-inférieure; ont signé sur ses lettres, les citoyens Dorignac, médecin; Mesaize, Beserve, Lechandellier, &c.; et exerce depuis 12 ans à Elbœuf.

MANOURY (*Franç.-Guillaume*), natif de Fauville, âgé de 25 ans, reçu pharmacien en l'an 9, à Ivetot, département de la Seine-inférieure; ont signé sur ses lettres, les citoyens Benet, Lefebvre, Thieullen, Hedde, et le Nud; et exerce depuis 1 an à Fauville.

RETTNER (*Balthasard*), natif de Wurtsburg, âgé de 55 ans, reçu pharmacien en l'année 1782, à Caudebec, département de la Seine-inférieure; ont signé sur ses lettres, les cit. Hardy, D. méd.; Follope, Lefevre, Benet, etc.; et exerce depuis 17 ans à Dieppe.

Nota. Le citoyen Rettner a encore été reçu à Rouen, en 1785; ses lettres sont signées par Gassaume, médecin du roi; Carbonnier, Hue, Beserve, pharmaciens.

THIEULLEN (*Just-Paul*), natif de Goufreville-Caillot, âgé de 26 ans, reçu pharmacien en l'an 6, à Caudebec, département de la Seine-inférieure; ont signé sur ses lettres, les citoyens Follope, Olivier, Dalmenesche et Perrier; et exerce depuis 4 ans à Ivetot.

TROCQUE (*Pierre*), natif de Baigreville, âgé de 44 ans, reçu pharmacien en l'an. 1785, à Versailles, département de Seine et Oise; ont signé sur ses lettres, les citoyens Lassone et Delatour, secrétaire; et exerce depuis 16 ans à Fécamp.

VIVIER (*Philippe*), natif de Fécamp, âgé de 43 ans, reçu pharmacien en l'année 1788, au Hâvre, départem. de la Seine-inférieure; ont signé sur ses lettres, les cit. Veron et Lau preste, gardes; et exerce depuis 13 ans à Fécamp.

DÉPARTEMENT DE SEINE ET MARNE.

Médecins.

BRULLEY (*Claude-Antoine*), natif de Sezanne, âgé de 34 ans, reçu D. médecin en l'année 1792, à Montpellier, département de l'Hérault; ont signé sur ses lettres, les citoyens René, doyen; et Vincent, secrétaire; et exerce dedepuis 6 ans à Fontainebleau.

DUCLOS (*Jean-Germain*), natif de Saint-Lisier, âgé de 44 ans, reçu D. méd. en l'année 1780, à Toulouse, département de la Haute-Garonne; ont signé sur ses lettres, les citoyens Ménard, Dubord, Dubernar, prof.; Defaye, chancelier; et exerce depuis 15 ans à Meaux.

Nota. Le citoyen Duclos, est médecin de l'hospice civil et de la maison d'arrêt de la ville de Meaux; il a été chargé du traitement des maladies épidémiques du ci-devant district, comme il l'est maintenant de l'arrondissement.

JACOB (*Pierre*), natif de Lyon, âgé de 48 ans, reçu D. médecin en l'année 1783, à Montpellier, département de l'Hérault; ont signé sur ses lettres, les citoyens René, doyen; et Vincent, secrétaire; et exerce depuis 17 ans à Melun.

LAJOIE (*Hubert*), natif de Bourges, âgé de 46 ans, reçu D. médecin en l'an. 1782, à Reims, département de la Marne; ont signé sur ses lettres, les cit. E. P. H. Caqué et R. Fillion; et exerce depuis 19 ans à Melun.

LECOQ (*Guillaume*), natif de Moret, âgé de 62 ans,

reçu D. médecin en l'an. 1792, à Reims, département de la Marne; ont signé sur ses lettres, les cit. Fillion et Caqué; et exerce depuis 10ans à Moret.

Nota. Le cit. Lecoq a été reçu chirurgien à Moret, en 1762, par les citoyens Henry, lieutenant; Lecoq, doyen; Desmarais et Dragon, greffier et chirurgien.

SENTEX (*Louis*), natif de Condom, âgé de 49 ans, reçu D. médecin en l'année 1782, à Toulouse, département de la Haute-Garonne; ont signé sur ses lettres, les cit. d'Arrazat et Dubernard, profess.; et exerce depuis 20 ans à Provins.

Chirurgiens.

BORASSÉ-COURTOIS (*Jean-Joseph*), natif de la Ferté-sous-Jouarre, âgé de 39 ans, reçu chirurgien en l'ann. 1788, à. Paris, département de la Seine; ont signé sur ses lettres, les citoyens Lhéritier, prévôt; Pelletan, Arrachart et Lassus; et exerce depuis 14 ans à la Ferté-sous-Jouarre.

BOURDICHON (*Christophe*), natif de Rigueperse, âgé de 42 ans, reçu chirurgien en l'année 1784, à Meaux, département de Seine et Marne; ont signé sur ses lettres, les citoyens Olivier, lieutenant; et Desprez, greffier; et exerce depuis 18 ans à Lizy-sur-Ourcq.

BRIDON (*Nicolas*), natif de Fontenay, âgé de 46 ans, reçu chirurgien en l'ann. 1778, à Meaux, départem. de Seine et Marne; ont signé sur ses lettres, les citoyens Courtier, médecin; Olivier, Jacquet, Valée, Enguin, et Desprez, greffier; et exerce depuis 24 ans à Rebais.

CARDON (*Jean-Charles-François*), natif de Provins, âgé de 43 ans, reçu chirurgien en l'année 1783, à Paris département de la Seine; ont signé sur ses lettres, les cit. Lassus, lieutenant; et Petit; et exerce depuis 19 ans à Provins.

Nota. Le citoyen Cardon a été breveté, en 1786, chirurgien-major de l'hôpital civil et militaire de Provins, et commissionné en 1792 chirurgien de première classe pour les hôpitaux de Nantes et pour l'armée du Rhin.

Cartereau (*Guillaume*), natif de Pont-sur-Yonne, âgé de 35 ans, reçu chirurgien en l'année 1790, à Provins, département de Seine et Marne; ont signé sur ses lettres, les citoyens Vennevault, Copin, Cardon, Plumereau et Guyon, méd.; et exerce depuis 6 ans à Donnemarie.

Chlesner (*Jean-Antoine*), natif de Milan, âgé de 44 ans, reçu chirurgien en l'ann. 1793, à Provins, département de Seine et Marne; ont signé sur ses lettres, les cit. Vennevault, Plumereau et Cardon; et exerce depuis 9 ans à Baunost.

Clozier (*Jean Philippe*), natif de Rebais, âgé de 35 ans, reçu chirurgien en l'ann. 1789, à Meaux, département de Seine et Marne; ont signé sur ses lettres, les citoyens Olivier, lieutenant; et Desprez, greffier; et exerce depuis 11 ans à la Ferté-sous-Jouarre.

Corbin (*François-Antoine*), natif de Tournan, âgé de 40 ans, reçu chirurgien en l'année 1789, à Coulommier, département de Seine et Marne; ont signé sur ses lettres, les citoyens Pierre-Etienne-Charles Clozier, lieutenant; et Desenne, greffier; et exerce depuis 13 ans à Tournan.

Nota. Le cit. Corbin a été ci-devant chirurgien à l'Hôtel-Dieu de Paris.

Coupeux (*Philip.-Bernard*), natif d'Emily, âgé de 42 ans, reçu chirur. en l'année 1785, à Melun, département de Seine et Marne; ont signé sur ses lettres, les citoyens Marcellat, Jusan, Vennevault; et exerce depuis 17 ans aux Marestz.

Cruel (*Pierre-Jean*), natif de Melun, âgé de 61 ans, reçu chirurgien en l'ann. 1766, à Coulommiers, département de Seine et Marne; ont signé sur ses lettres, les cit. Fildesoye, Clozier et Deserin, et exerce depuis 36 ans à Guerard.

Danvers (*René-Louis-Auguste*), natif de Gizeux, âgé de 57 ans, reçu chirurgien en l'année 1768, à Nemours, département de Seine et Marne; a signé sur ses lettres, le citoyen Tordu, greffier de la communauté des chirurgiens; et exerce depuis 34 ans à Lorrey-le-Boccage.

Depuille (*Pierre-Eloi*), natif de Croux, âgé de 33 ans, nommé chirurgien-major par le comité de santé de Paris, en 1792, employé pendant trois ans dans les hôpitaux militaires; et exerce depuis 6 ans à la Chapelle-la-Reine, près Fontainebleau.

Nota. Les noms des signataires sont omis, mais l'authenticité du titre du cit. Depuille est garantie par le maire de la Chapelle-la-Reine.

Enguin (*Fulcrand*), natif de Lunellaville, âgé de 48 ans, reçu chirurgien en l'année 1776, à Meaux, département de Seine et Marne; ont signé sur ses lettres, les cit. Olivier, lieutenant; et Desprès, greffier; et exerce depuis 26 ans à Meaux.

Garcet (*Jean-Louis*), natif de Corbeil, âgé de 43 ans, reçu chirurgien en l'ann. 1787, à Moret, département de Seine et Marne; ont signé sur ses lettres, les citoy. Desmaraioy, lieutenant, et Lecoq, chirurgien; et exerce depuis 15 ans à Moret.

Gignoux (*Pierre*), natif de Cahors, âgé de 34 ans, reçu chirurgien en l'ann. 1791, à Melun, département de Seine et Marne; ont signé sur ses lettres, les citoyens Marcellot, lieutenant; Jusan, greff.; et le prévôt en charge; et exerce depuis 9 ans à Meaux, où il est chirurgien en chef de l'hospice civil.

GOUPIL (*Claude Antoine*), natif de Paris, âgé de 31 ans, reçu chirurgien en l'an 5, à Nemours, département de Seine et Marne; ont signé sur ses lettres, les citoyens Bigé, Roneau et Saillard, membre de la ci-devant communauté des chirurgiens; et exerce depuis 5 ans à Nemours.

GRANDMAISON (*Pierre-François-Henry*), natif de Melleraye; âgé de 48 ans, reçu chirurgien en l'ann. 1776, à Meaux, département de Seine et Marne; ont signé sur ses lettres, les cit. Olivier, lieutenant; et Després, greffier; et exerce depuis 28 ans à Melleraye.

GRILLON (*Paul Placide*), natif de Courpalay, âgé de 49 ans, reçu chirurgien en l'année 1777, à Melun, département de Seine et Marne; ont signé sur ses lettres, les cit. Marselat et Rolland, chirurgiens; et exerce depuis 25 ans à Gastins.

GUIONNET (*Jean-André-Benjamin*), natif de Mauzé, âgé de 60 ans, reçu chirurgien en l'année 1773, à Meaux, départem. de Seine et Marne; ont signé sur ses lettres, les citoyens Olivier, lieutenant; et Desprez, greffier; et exerce depuis 29 ans à Crécy.

JUSANX (*Dominique*), natif de Sertartas, âgé de 61 ans, reçu chirurgien en l'année 1772, à Melun, département de Seine et Marne; ont signé sur ses lettres, les citoyens Rolland et Pellieux, chirurgiens; et exerce depuis 30 ans à Melun.

LASSOU (*Pierre*), natif de Salles-en-Buch, âgé de 56 ans, reçu chirurgien en l'ann. 1780, à Provins, département de Seine et Marne; ont signé sur ses lettres, les citoyens Bureau et Naudot, chirurgiens; et exerce depuis 22 ans à Gouaix.

LEMAIRE (*Sébastien*), natif d'Augerville la-Riviere, âgé de 35 ans, reçu chirurgien en l'année 1788, à Fontainebleau, département de Seine et Marne; ont signé sur ses lettres, les citoyens Lenfant et Martin, chirurgiens à Fontainebleau; Lecoq et Larnault, chirurgiens à Moret; et exerce depuis 14 ans à Fontainebleau.

LERIN (*Jean-Denis*), natif de Cormeilles, âgé de 38 ans, reçu chirurgien en l'année 1791, à Melun, département de Seine et Marne; ont signé sur ses lettres, les citoyens Juzat et Marcelet; et exerce depuis 9 ans à Chaumes.

MASSON (*Louis-Franç.*), natif de Baunost, âgé de 45 ans, reçu chirurgien en l'année 1783, à Provins, département de Seine et Marne; ont signé sur ses lettres, les citoyens Bureau, lieutenant; et Nodot, greffier, et exerce depuis 16 ans à Baunost.

MÉRIGOT(*Jean-Baptiste*), natif de Clumac, âgé de 41 ans, reçu chirurgien en l'année 1787, à Châteauroux, département de l'Indre; ont signé sur ses lettres, les citoyens Bourdillon, procureur au baillage; Bodin, Derozière, lieutenant; visé par les citoyens Regnault, Basset, Dudoussa, officiers municipaux du Châtelet; et exerce depuis 18 ans au Châtelet.

MIR (*Jean-François*), natif de Chenoise, âgé de 53 ans, reçu chirurgien en l'année 1776, à Provins, département de Seine et Marne; ont signé sur ses lettres, les citoyens Guyon, Naudot, Bureau, Vennevault; et exerce depuis 28 ans à Beton-Bazoches.

NAVARRE (*Jean-Pierre*), natif de Bray-sur-Seine, âgé de 40 ans, reçu chirurgien en l'année 1785, à Provins, départem. de Seine et Marne; ont signé sur ses lettres, les citoyens Bureau, Naudot; et exerce depuis 14 ans à Nangis.

Noel (*Brice*), natif d'Auxerre, âgé de 63 ans, reçu chirurgien en l'année 1763, à Provins, département de Seine et Marne; ont signé sur ses lettres, les citoyens Bureau, lieutenant; Cardon, prévôt; Vennevault, Gros, et Babée, greffier; et exerce depuis 39 ans à Chalautre.

Noguez (*Dominique*), natif de Vic, âgé de 50 ans, reçu chirurgien en l'an. 1780, à Meaux, département de Seine et Marne; ont signé sur ses lettres, les citoyens Olivier, lieutenant; et Després, greffier; et exerce depuis 22 ans à Crécy.

Piat (*Louis*), natif de Chapelles, âgé de 51 ans, reçu chirurgien en l'année 1784, à Coulommiers, département de Seine et Marne; ont signé sur ses lettres, les citoyens Dufour, et Clozier, lieutenant; et exerce depuis 1 an à Amilly.

Nota. Le citoyen Piat a exercé aux armées, dans la 128e. et 7e. demi-brigade, jusqu'en l'an 9 qu'il a obtenu son congé de réforme avec un brevet de pension.

Prévost (*Louis*), natif de Choisey, âgé de 45 ans, reçu chirurgien en l'an. 1780, à Paris, département de la Seine; ont signé sur ses lettres, les citoyens Lassus, lieutenant; et Petit, greffier; et exerce depuis 22 ans à Fontenay.

Richard (*Auguste*), natif de Saint-Malo, âgé de 29 ans, reçu chirurgien en chef de la frégate nationale, *la Bravoure*, après avoir subi les examens d'usage à Saint-Mâlo, en l'an 4; ont signé sur ses lettres, les citoyens Mora et Gouard.

Nota. Le cit. Richard a obtenu son licenciement à Brest, le premier brumaire an 9; et depuis cette époque il exerce à Coubert.

Roubaud (*Louis-Hypolite*), natif de Saints, âgé de

45 ans, reçu chirurgien en l'année 1784, à Coulommiers, département de Seine et Marne; a signé sur ses lettres, le citoyen Clozier, lieutenant; et exerce depuis 18 ans à Saints.

ROUCY (*Jean-Franç-Dom.*), natif de l'Echelles, âgé de 59 ans, reçu chirurgien en l'année 1766, à Riblemont, département de Seine et Marne; a signé sur ses lettres, le cit. Duplessis, lieuten.; et exerce depuis 25 ans à Touquin.

Nota. Le citoyen Boucy a de plus été reçu en 1771, à Coulommiers, par le citoyen Closier, lieutenant; et à Melun en 1777, par le citoyen Marcellat.

VALLÉE (*Jean-Charles*), natif de la Ferté-sous-Jouarre, âgé de 55 ans, reçu chirurg. en l'année 1772, à Meaux, département de Seine et Marne; ont signé sur ses lettres, les citoyens Olivier, lieutenant; et Desprez, greffier; et exerce depuis 30 ans à Meaux.

VALLÉE (*Pierre-Derouet*), natif de la Ferté-sous-Jouarre, âgé de 45 ans, reçu chirurgien en l'année 1784, à Château-Thiery, départem. de l'Aisne; ont signé sur ses lettres, les citoyens Montargnon, lieutenant; et Joly, greffier; et exerce depuis 6 ans à Meaux.

VILLETTE (*Pierre-Etienne*), natif d'Ancilly, âgé de 56 ans, reçu chirurgien en l'an. 1767, à Meaux, départem. de Seine et Marne; ont signé sur ses lettres, les citoyens Latouche, Baquet, Jacquet, Olivier, et Barré; et exerce depuis 1 an à Doüe.

Pharmaciens.

BELLANGER (*J.-Baptiste-Hypolite*), natif de Paris, âgé de 44 ans, reçu pharmacien en l'année 1785, à Provins, département de Seine et Marne; ont signé sur ses lettres, les citoyens Opoix, Caron, Salmon, et Guyon;

et exerce depuis 17 ans à Provins.

BIZOR (*Barthelemy*), natif de Fontainebleau, âgé de 43 ans, reçu pharmacien en l'année 1788 à Fontainebleau, département de Seine et Marne; ont signé sur ses lettres, les citoy. de Machi, Buisson, Mitouart de la Planche, Marin et Deyeux; et exerce depuis 14 ans dans ladite ville de Fontainebleau.

DESPREZ (*Pierre-François*), reçu pharmacien en l'année 1759, à Paris, département de la Seine; ont signé sur ses lettres, les cit. Boyer, doy.; Lebaron Bernard, D. méd.; Taxil, Bronyard, Tertier, membres du collège; et exerce depuis 43 ans à Meaux.

GERZAT (*Joseph*), natif de Champeron, âgé de 50 ans, reçu pharmacien en l'année 1781, à Melun, département de Seine et Marne; ont signé sur ses lettres, les citoyens Barth, médecin; Sayré, Bullautet Bizok, pharmaciens composant la communauté; et exerce depuis 21 ans à Melun.

LEBEL (*Jacques-Christophe*), âgé de 28 ans, reçu pharmacien à Meaux, département de Seine et Marne; ont signé sur ses lettres, les cit. Nolland, médecin; et Gignoux, chirurgien en chef de l'Hôtel-Dieu de Meaux; et exerce dans ladite ville de Meaux.

LECOINTE (*Charles*), natif de Soignolles, âgé de 43 ans, reçu pharmacien en l'année 1789, à Melun, département de Seine et Marne; ont signé sur ses lettres, les citoyens Lajoie, médecin, Bizon, Gillot et Gerza; et exerce depuis 13 ans à Melun.

LELOUP (*Jean-Baptiste-Olivier*), âgé de 44 ans, reçu pharmacien en l'année 1778, à Melun, département de Seine et Marne; ont signé sur ses lettres, les citoyens Barth, Lambert, médecins; Sayvé, Fereol, Jard, Bizort, Denin, pharmaciens; et exerce depuis 24 ans à Rojoye.

Siret (*Simon-Etienne-Marie*) natif de Reims, âgé de 36 ans, reçu pharmacien en l'année 1791, à Provins, département de Seine et Marne; ont signé sur ses lettres, les citoyens Salmon, D. médecin; Guyon, D. méd.; Opoix et Bellanger, pharmaciens; et exerce depuis 11 ans à Provins.

DÉPARTEMENT DE SEINE ET OISE.

Médecins.

Blanquié (*Felix-François-Bernard*), natif d'Andresy, âgé de 52 ans, reçu D. médecin en l'année 1784, à Reims, département de la Marne; ont signé sur ses lettres les citoyens Navier et Caqué; et exerce depuis 4 ans à Mantes.

Nota. Le cit. Blanquié est ex-médecin breveté des armées de la république, et a, en outre, été reçu chirurgien en l'année 1776, à Versailles, ainsi qu'il conste de ses letrres signées Marigues et Clause.

Engaz (*Joseph*), natif de la Vallée d'Aoste, âgé de 45 ans, reçu D. médec. en l'année 1781, à Turin, en Piémont; ont signé sur ses lettres, MM. Cigna, prof.; Ballard, prochancèlier; et Bauderius, secrétaire; et exerce depuis 15 ans à Etampes.

Nota. Le citoyen Engaz est ancien médecin des eaux de Cormayeur, et près Saint-Didier sous le Montblanc, et depuis 15 ans, médecin de l'hôpital d'Etampes.

Gudin (*Jean-Baptiste-Etienne*), natif d'Etampes, âgé de 39 ans, reçu D. médecin en l'année 1791, à Reims, département de la Marne; ont signé sur ses lettres, les citoyens

Navier, doyen; et Filion, professeur; et exerce depuis 5 ans à Etampes.

LECHARTIER-DE-LUCIVEL (*Gabriel*), natif de Conches, âgé de 65 ans, reçu D. médecin en l'année 1764, à Caen, département du Calvados; ont signé sur ses lettres, les citoyens Goubin, Boullard, &c., professeurs; et exerce à Mantes.

NOBLESSE (*Jean-Baptiste*), natif d'Airaines, âgé de 48 ans, reçu D. méd. en l'an 5, à Caen, département du Calvados; ont signé sur ses lettres, les citoyens Beauvoisin, doyen; Deroussel, Lebouchet, professeur; Jamalen, secrétaire; et exerce à Gambais.

OFLIN (*Edme-Charles*), natif de Galconyen, en Irlande, âgé de 60 ans, reçu D. médecin en l'année 1766, à Reims. département de la Marne; ont signé sur ses lettres, les citoyens Samet père et fils, Larbue et Camus, professeurs; et exerce à Saint-Germain, après plusieurs années d'exercice à Mantes.

OZANNE (*Nicolas*), natif de Juziers, âgé de 44 ans, reçu D. médecin en l'année 1790, à Nancy, département de la Meurthe; ont signé sur ses lettres, les citoyens Guillemin, Tournay, Jadelot et Nicolas, professeurs; et exerce depuis 12 ans à Meulan après 2 ans d'exercice à Paris.

PESQUY (*Antoine*), natif de Narbonne, âgé de 53 ans, nommé médec. pour les établissemens royaux du Mont-Cenis, à Paris, département de la Seine; ont signé sur sa commission, les cit. Louis, Desault et Bouvars; et exerce à Saint-Cloud après plusieurs années d'exercice, tant au Mont-Cenis qu'à Pezenas.

Nota. Le citoyen Pesquy a été, dans cette dernière ville, chargé de la visite des réquisitionnaires.

Chirurgiens.

Baldi-Bartet (*Michel*), natif de Saurat, âgé de 53 ans, reçu chirurgien en l'année 1779, à Mantes, département de Seine et Oise; ont signé sur ses lettres, les citoyens Caperan, lieutenant; et Duval, greffier; et exerce depuis 23 ans à Mantes.

Nota. Le citoyen Baldi-Bartet a été pourvu d'office pour faire exclusivement les visites et rapports ordonnés en justice.

Basserre dit Génois (*Louis*), natif de Limets, âgé de 38 ans, reçu chirurgien en l'année 1788, à Magny, département de Seine et Oise; ont signé sur ses lettres, les citoyens Vincent, lieutenant; Pégnot, &c.; et exerce depuis 14 ans à Limetz.

Bedane (*Philippe-François*), natif d'Orléans, âgé de 38 ans, reçu chirurgien en l'année 1791, à Vierzon, département du Cher; ont signé sur ses lettres, les citoyens Devillantroy, médecin; Benegat, lieutenant; Bourderioux, doyen, &c.; et exerce depuis 23 ans à Méréville.

Nota. Le citoyen Bedane a été reçu précédemment chirurgien de la marine à Brest, et a servi 2 ans en cette qualité dans la guerre d'Amérique.

Bougarel (*Gilbert*), natif de Beneuil, âgé de 51 ans, reçu chirurgien en l'ann. 1788, à Versailles, département de Seine et Oise; ont signé sur ses lettres, les citoyens Marigues, Claussert, et Thibaud, greffier; et exerce depuis 14 ans à Jouy.

Boutroy (*Antoine-François-Nicolas*), natif de La Fère, âgé de 44 ans, reçu chirurgien en l'année 1785, à Paris, département de la Seine; ont signé sur ses lettres, le citoyen Lassus, inspecteur des écoles de chirurgie ; et exerce depuis 17 ans à Poissy.

Castre (*Guillaume*), natif de Vigan, âgé de 53 ans, reçu chirurgien en l'an. 1780, à Paris, département de la Seine; a signé sur ses lettres, le citoyen Lassus, inspecteur des écoles de chirurgie; et exerce depuis 22 ans à Gonesse.

Chauvet (*Louis-Roch*), natif de Flexanville, âgé de 35 ans, reçu chirurgien en l'année 1788, à Mantes, département de Seine et Oise; ont signé sur ses lettres, les citoyens Caperon, lieutenant; Lucivel, médecin; Roger, Burte, chirurgiens; et Pierrain, greffier; et exerce depuis 10 ans à Bréval.

Chiquet (*Laurent*), natif de Saint-Cyr-de-Vaudreuil, âgé de 45 ans, reçu chirurgien en l'année 1778, à Mantes, département de Seine et Oise; ont signé sur ses lettres, les citoyens Capron, lieutenant; et Duval, greffier; et exerce depuis 2 ans à Meulan.

Nota. Le citoyen Chiquet a de plus été reçu en 1787, au Pont de l'Arche, département de l'Eure, et commissionné chirurgien-major du 2e. bataillon volontaire du même département.

Danse (*Jean-Claude*), natif de Beauzac, âgé de 49 ans, reçu chirurgien en l'ann. 1779, à Paris, département de la Seine; ont signé sur ses lettres, les citoyens Lassus, inspecteur des écoles de chirurgie; et Petit, greffier; et exerce depuis 4 ans à Savigny-sur-Orge, après 19 ans d'exercice à Atties-sur-Orge.

Darrac (*Jean-Baptiste-François*), âgé de 44 ans, reçu chirurgien en l'année 1782, à Meulan, département de Seine et Oise; ont signé sur ses lettres, les citoyens Barte, médecin; Marellus, lieutenant, etc.; et exerce depuis 20 ans à Soisy-sur-Ecolle.

DEMAY (*Charles*), natif de Martézay, âgé de 59 ans, reçu chirurgien en l'année 1771, à Paris, départem. de la Seine; ont signé sur ses lettres, les citoyens Gourşault, et Alix, greffi.; et exerce depuis 32 ans à Yerres.

DESCHESNES (*Jean-Toussaint*), natif de Paris, âgé de 40 ans, reçu chirurgien et dentiste, en l'année 1783, à Château-Neuf, département du Cher; ont signé sur ses lettres, les citoyens Moustet, le Conté, Lefèvre, etc.; et exerce depuis un an à Magny.

DUCLOS (*Chaunay*), natif de Loudon, âgé de 69 ans, reçu chirurgien en l'ann. 1766, à Versailles, département de Seine et Oise; et exerce à Versailles.

Nota. Les noms des signataires des lettres du citoyen Duclos Chaunay, sont omis, mais leur authenticité est garantie par le maire de Versailles.

Nota. Le citoyen Duclos Chaunay est chirurgien des prisons de la même ville.

DURAND père (*Gobert*), natif de Lablenie, âgé de 70 ans, reçu chirurgien en l'ann. 1759, à Paris, département de la Seine; ont signé sur ses lettres, les citoyens Foubert, lieutenant, et Alix, greffier; et exerce depuis 43 ans à Poissy.

DURAND fils (*Jacques*), natif de Poissy, âgé de 41 ans, reçu chirurgien en l'année 1785, à Montfort-Lamaury, département de Seine et Oise; ont signé sur ses lettres, les citoyens Normand, lieutenant; Barbot, greffier; et exerce depuis 10 ans à Poissy.

EMMANUEL (*Bernard*), natif de Toulouse, âgé de 69 ans, reçu chirurgien en l'année 1762, à Paris, département de la Seine; ont signé sur ses lettres, les citoyens Foubert, lieutenant; et Alix, greffier; et exerce depuis 40 ans à Boissy-sous-St.-Yon.

EYME (*Louis*), natif d'Epernon, âgé de 54 ans, reçu chirurgien en l'année 1777, à Paris, département de la Seine; ont signé sur ses lettres, les citoyens Goursaud, professeur; et Petit, greffier; et exerce depuis 25 ans à Nauphle-le-Château.

GODINEAU (*Jean-Charles*), natif d'Avrainville, reçu chirurgien en l'année 1771, à Paris, département de la Seine; ont signé sur ses lettres, les citoyens Goursaud, profess.; et Alix, greffier; et exerce depuis 31 ans à Villeneuve-St.-Georges.

JONQUET (*Antoine*), natif de Saint-Antoine, âgé de 74 ans reçu chirurgien en l'année 1757, à Paris, département de la Seine; ont signé sur ses lettres, les cit. Foubert prof. et Alix, greffier; et exerce depuis 45 ans à Yerres.

LAMOUREUX (*François-Jacques*), natif de Bressuire, âgé de 37 ans, reçu chirurgien en l'année 1790, à Paris, département de la Seine; ont signé sur ses lettres, les citoy. Lassus, inspecteur des écoles de chirurgie; et Petit, greff.; et exerce depuis 12 ans à Argenteuil.

LEGER (*Arnaux*) natif de Versailles, âgé de 56 ans, reçu chirurgien en l'an. 1768, à Paris, département de la Seine; ont signé sur ses lettres, les citoyens Goursaud, lieutenant; et Alix, greffier; et exerce depuis 34 ans à Versailles.

MARÉCHAL (*Jean-Baptiste-Alexandre*), âgé de 59 ans, reçu chirurgien et dentiste en l'année 1771, à Paris, département de la Seine; ont signé sur ses lettres, les citoy. Goursaud, lieutenant; et Alix, greffier; et exerce depuis 30 ans à Houdan.

MARIGLIER (*Charles-Philippe-Joseph*), natif de Riom, âgé de 37 ans, reçu chirurgien en l'an 5, à Dijon, département de la Côte-d'Or; ont signé sur ses lettres, les cit. Enaux, Hoin, Tarnier, Dechaux, etc.; et exerce à St.-Germain.

MICHAUX (*Ambroise-Clément*), natif de S.-Antoine, âgé de 42 ans, reçu chirurg. en l'année 1787, à Paris, départem. de la Seine; ont signé sur ses lettres, les citoyens Lassus, l'Héritier et Caron, membres du collége de chirur.; et exerce depuis 16 ans à Maulle.

MONTAUDON (*Gabriel*), natif de Salagnad, âgé de 66 ans, reçu chirurgien en l'ann. 1784, à Pontoise, dép. de Seine et Oise; ont signé sur ses lettres, les citoyens Brechot, lieutenant; Arnal, greffier; et exerce depuis 2 ans à Meulan.

OZANNE (*Jean-Pierre*), natif de Villers-en-Artée, âgé de 41 ans, reçu chirurgien en l'année 1788, à Chaumont, département de l'Oise; ont signé sur ses lettres, les cit. Fery, lieutenant; Prignot, prévôt; Lefrançois, doyen; et exerce depuis 5 ans à Magny.

POEY-FARRÉ (*Bernard*), natif de Casteide-Candau, âgé de 43 ans, reçu chirurgien en l'année 1785, à Paris, département de la Seine; ont signé sur ses lettres, les citoy. Lassus, l'Héritier, Caron, et Petit, greffier; et exerce depuis 6 ans à S. Arnoud, après 11 ans d'exercice à Vanvres.

POINULET (*Jean-Baptiste*), natif d'Autrécour, âgé de 45 ans, reçu chirurgien en l'année 1777, à Montfort-Lamaury, département de Seine et Oise, ont signé sur ses lettres, les citoyens Raymond, lieutenant; Barbot, greffier; et exerce depuis 25 ans à Houdan.

PRUDHOMME (*François-Pierre*), natif de Mantes, âgé de 52 ans, breveté en l'année 1780 chirurgien-major du régiment des Gardes-Suisses; ont signé sur son brevet, le ci-devant comte d'Artois, colonel; et Esmangart;

de Bournonville, secrétaire; et exerce depuis le licenciement de son corps à Mantes.

ROGER (*Jean*), natif de Lorlanges, âgé de 49 ans, reçu chirurgien en l'ann. 1778, à Mantes, département de Seine et Oise; ont signé sur ses lettres, les citoyens Caperon, lieutenant; et Duval, greffier; et exerce depuis 24 ans à Mantes.

SAINT-PIERRE (*Antoine*), natif du Pont-de-Beauvoisin, âgé de 58 ans, reçu chirurgien en l'année 1773, à Paris, département de la Seine; ont signé sur ses lettres, les cit. Goursaud, membre du collège de chirurgie; et Petit, gref.; et exerce depuis 29 ans à Argenteuil.

TEXIER (*Jean*), natif de Périgueux, âgé de 41 ans, reçu chirurgien en l'ann. 1787, à Versailles, département de Seine et Oise; ont signé sur ses lettres, les citoy Sauchez, lieutenant; Voisin, greffier; et exerce depuis 15 ans à Versailles.

Nota. Le citoyen Texier, est associé de la Société médicale de Paris. chirurgien en chef de l'annexe des Invalides et de l'école d'instruction des troupes à cheval, par brevet du ministre de la guerre, du 18 messidor an 7, chirurgien de la préfecture et de la gendarmerie du département de Seine et Oise, par commission du 30 brumaire an 10.

VOISIN (*François*), natif de Versailles, âgé de 41 ans, reçu chirurg. en l'année 1783, à Versailles, département de Seine et Oise; ont signé sur ses lettres, les citoyens Marigues, lieutenant; Gaucher, greffier; et exerce depuis 19 ans à Versailles.

Nota. Le citoyen Voisin est chirurgien de l'hospice civil de Versailles, et associé de la Société de médecine de Paris et de celle d'agriculture du département de Seine et Oise.

Pharmaciens.

Ameslaut (*René-François*), natif de Sées, âgé de 40 ans, reçu pharmacien de première classe en l'an 4, à Paris, par le ministre de la guerre; et exerce à Milly, département de Seine et Oise.

Nota. Le nom du ministre est omis; mais l'authenticité de la commission est garantie par le maire de Milly.

Becker (*Jean*), natif de Metz, âgé de 49 ans, reçu pharmacien en l'an 9, à Etampes, département de Seine et Oise; ont signé sur son diplome, les citoyens Gudin, Engaz, Dergny, Druilhé, médecin; Morelot et Guiard père, pharmaciens, profess. du coll.; et exerce depuis 10 ans à Arpajon.

Delisle (*Philippe*), âgé de 36 ans, reçu pharmacien en l'an 9 à Etampes, département de Seine et Oise; ont signé sur ses lettres, les cit. Gudin, Engaz, Dergny, Druilhé, méd. et prof. Guiard, père, et Morelot, prof. du col. de phar.; et exerce depuis 8 ans à Etampes.

Dergny (*J. Antoine-Hyppolite*), natif de la Rochelle, âgé de 60 ans, reçu pharmacien en l'année 1780, à Etampes, département de Seine et Oise; ont signé sur ses lettres, les cit. Perrier, Desboquairen, Delisle, pharmaciens; et Boncerf, D. médecin; et exerce depuis 22ans à Etampes.

Nota. Le citoyen Dergny est ancien apothicaire-major de l'hôpital militaire de Saint-Domingue; et ex-apothicaire-major de l'hôpital-général de la Salpétrière de Paris.

Epinard (*Pierre*), natif de Querret, âgé de 57 ans, reçu pharmacien en l'année 1772, à Paris, département de la Seine; ont signé sur ses lettres, les citoyens Lethicullier, doct. régent; Berch..,

Bellot, professeurs, etc.; et exerce depuis 30 ans à Mantes.

GALLET (*Laurent*), natif d'Orgeval, âgé de 33 ans, reçu pharmacien en l'an 9, à Paris, département de la Seine; ont signé sur son diplome, les cit. Sureau, Guiart père et Nachet, prof.; et exerce depuis 1 an à Meulan.

LEGRAS (*Louis-Joseph*), natif d'Antony, âgé de 43 ans, reçu pharmacien en l'an 9, à Etampes, départem. de Seine et Oise; ont signé sur ses lettres, les citoyens Gudin, Engaz, Dergny, Druilhé, Guiart et Morelot; et exerce depuis 16 ans à Etampes.

PERRIN (*Nicolas-François*), natif de Ramberviller, âgé de 51 ans, reçu pharmacien en l'année 1777, à Mantes, département de Seine et Oise; ont signé sur ses lettres, les citoyens Lechartier de Lucivel, D. médecin; Epinard, et Gruel père, pharmaciens; et exerce depuis 25 ans à Mantes.

ROBERT (*A. Joseph*), natif de Saint-Omer, âgé de 60 ans, reçu pharmacien du ci-vant Roi, à titre de charge, en l'année 1787, à Versailles, département de Seine et Oise; ont signé sur son brevet, les citoyens Delassonne et Lemonier, premiers médecins; et exerce à Versailles.

DÉPARTEMENT DES DEUX-SEVRES.

Médecins.

LEVESQUE (*Jean-Alphonse*), natif de Saint-Maixent, âgé de 50 ans, reçu D. médecin en l'année 1778, à Montpellier, département de l'Hérault ; ont signé sur ses lettres, les citoyens Bathès chancelier; Vincent, secrétaire ; et exerce depuis 20 ans à Saint-Maixent.

POITEVIN (*Julien*), natif de Pons, âgé de 35 ans, reçu D. médecin en l'année 1789, à Montpellier, département de l'Hérault; ont signé sur ses lettres, les citoyens René, doyen; et Vincent, secrétaire ; et exerce depuis 13 ans à Chefboutonne.

Chirurgiens.

AMUSSAT (*Nicolas-Jacq.*), natif de Saint-Maixent, âgé de 35 ans, reçu chirurgien en l'année 1790, à Bordeaux, département de la Gironde ; ont signé sur ses lettres, les citoyens Dubruel, Mestivier et Brauny, greffier ; et exerce à Saint-Maixent après plusieurs années d'exercice dans les hôpitaux militaires.

CAFFIN (*Denis*), reçu chirurgien de première classe de la marine en l'an 9, à Brest, département du Finistère, par le conseil de Santé Naval ; ont signé sur son brevet, les cit. Peichon, Billard et Duret, membres dudit conseil; et exerce à Thouars.

CHASTENET (*F. Charles-Edouard*), natif de Maillezais, âgé de 48 ans, reçu chirurgien en l'année 1776, à Thouars, département des Deux-Sèvres ; ont signé sur ses lettres, les citoyens Frogion, lieuten.; et Perdriau, greffier; et exerce depuis 26 ans à Chiché.

Nota. Le citoyen Chastenet a été breveté, en l'an 4, pharmacien près l'armée de l'océan par le ministre de la guerre sur la présentation du conseil de Santé.

CIROTTEAU (*Jacques*), natif de Poitiers, âgé de 45 ans, reçu chirurgien en l'année 1783, à Civrais, département de la Vienne; ont signé sur ses lettres, les cit. Descats, Serph, Vailland, Lalande, &c.; et exerce depuis 4 ans à Chizé.

DENECHEAU (*Jean*), natif de Saintes, âgé de 48 ans, reçu chirurgien en l'année 1786, à Saint-Jean-d'Angely, département de la Charente-Inférieure; ont signé sur ses lettres, les citoyens Roquet, lieutenant; Valentin, méd.; Chardon, prévôt; Fabre, doyen; Gardaillac, Bruni, Durand, greffier; et exerce à Mauze.

Nota. Le cit. Denecheau a été pourvu de commission de chirurgien-major de l'armée de l'Ouest par le conseil de Santé.

DUPUY (*Pierre-Philippe*), natif de Grip-sur-Niort, âgé de 60 ans, reçu chirurgien en l'année 1774, à Niort, département des Deux-Sèvres; ont signé sur ses lettres, les citoyens Dubois, lieutenant; Dubuisson, greffier; et exerce depuis 28 ans à Niort.

Nota. Le citoyen Dupuy a été nommé en l'année 1782, lieutenant du premier chirurgien près la communauté de Niort, ainsi qu'il conste de ses lettres signées Pichaud-Lamartinière et Leblond-Dolblen; en 1788, chirugien-major de la Charité; chirurgien de l'hôpital militaire, extrà muros, pendant la guerre de la Vendée, et est depuis l'an 6, premier chirurgien de l'hospice civil.

HIPPEAU (*Jean-René*), natif de Périgny, âgé de 34 ans, breveté chirurgien de première classe en l'an 4, par le ministre de la guerre, le cit. Petiet; et exerce depuis 5 ans à Chizé.

Nota. Le cit. Hippeau a en outre été commissionné chirurgien de première classe, en l'an 2 et en l'an 4, par le conseil de santé.

INGRAND (*Olivier*), natif de Beauvoir, âgé de 50 ans, reçu chirurgien en l'ann. 1779, à Civrais, département de la Vienne; ont signé sur ses lettres, les cit. Imbert, frères, Serph, Descats, Lalande, lieutenant; et Vaillant, greffier; et exerce depuis 28 ans, à Beauvoir.

MARTIN (*Charles*), natif de St. Maixent, âgé de 44 ans, reçu chirurgien en l'ann. 1779, à St.-Maixent, département des Deux-Sèvres; ont signé sur ses lettres les cit. Tuffet, lieutenant; et Girard, secrétaire; et exerce depuis 22 ans à Menigoute.

PHIOLLEAU (*Pierre*), natif de Chizé, âgé de 64 ans, reçu chirurgien en l'année 1758, à Civrais, département de la Vienne, ont signé sur ses lettres les cit. Lalande, Imbert et Fureau; et exerce depuis 44 ans à Chizé.

PIHOUÉ (*François-Paul-René*), natif de Passavant, âgé de 34 ans, reçu en l'année 1789, membre de la communauté des chirurg. de Thouars, département des Deux-Sèvres; ont signé sur ses lettres, les citoyens Frogier, lieutenant; Audebert, greffier; et Lamoureux, D. médecin; et exerce depuis 15 ans à Thouars.

POULLAIN FONTAINE (*Isaac*), natif de la Forest, âgé de 20 ans, reçu chirurgien en l'année 1793, à St.-Malo, département d'Ille-et-Villaine; ont signé sur ses lettres les cit. Baugour, le Mesle et le Raye; et exerce à Moulin, après avoir exercé à Châtillon-sur-Sèvre.

POUPIN (*Joseph*), natif de Latillé, âgé de 51 ans, reçu chirurgien en l'année 1779, à Menigoute, département des Deux-Sèvres; ont signé sur ses lettres, les cit. Tuffet, lieutenant; Girard, secrétaire; et exerce depuis 22 ans à Menigoute.

SERVANT (*Charles*), âgé de 60 ans, reçu chirurgien en

l'année 1765, à St.-Maixent, département des Deux-Sèvres; ont signé sur ses lettres, les cit. Servant, doyen; Berthol, Prevost; Demiezu, lieutenant; Aymard, greffier; et exerce depuis 37 ans, à St.-Maixent.

Nota. Le citoyen Servant a été nommé en 1776, chirurgien de l'hôpital civil et militaire, et breveté en l'an 2, chirurgien en chef de l'hospice militaire, par le ministre de la guerre.

SIMONIN (*Etienne*), natif de Donzy, âgé de 39 ans, reçu chirurgien de la Marine, en l'année 1788, à Nantes, département de la Loire inférieure; ont signé sur ses lettres, les citoyens Minée et Biffon; et exerce à St.-Georges.

Nota. Le cit. Simonin compte plusieurs années de service comme chirurgien-major de la gendarmerie à cheval, organisée à Tours.

TERRIERE (*Pierre*), natif de Thorigné, âgé de 40 ans, reçu chirurgien en l'ann. 1786, à Niort, départ. des Deux-Sèvres; ont signé sur ses lettres, les citoyens Dupuy, lieutenant; et Lagrave, greffier; et exerce depuis 16 ans à Prahecq.

DÉPARTEMENT DE LA SOMME.

Médecins.

BENARD (*Louis-Quentin*), natif de Douilly, âgé de 34 ans, reçu médecin en l'an 10, à Paris, département de la Seine; ont signé sur son diplome, les cit. Thouret, directeur; Baudeloque et Leclerc; et exerce à Ham.

BERTRAND (*Antoine-St.-Cyr*), natif de Viff, âgé de 43 ans, reçu D. médecin en l'année 1786, à Reims, département de la Marne; ont signé sur ses lettres, les cit.

Caqué, Navier, Fillion et Demanche; et exerce à Roy.

Nota. Le citoyen Bertrand, est ex-médecin de l'hôpital de Chartres, ex-chef du service à l'hôpital militaire d'Amiens, ex-médecin de l'armée du Nord, et maintenant médecin de l'hospice civil de Roy et Nesle arrondissement de Péronne.

Chandeon (*Jean-Hyppolite-Victor*), natif de Pons, âgé de 65 ans, reçu D. médecin en l'année 1776, à Montpellier, département de l'Hérault; ont signé sur ses lettres, les citoyens Barthez, chancelier; et Vincent, secrétaire; et exerce depuis 24 ans à Mont-Didier.

Desains (*Armand-Barthelemy*), natif de Ham, âgé de 27 ans, reçu médecin, en l'an 9, à Paris, département de la Seine; ont signé sur son diplome, les citoyens Baudelocque, président; Thouret, directeur; Leclerc, secrétaire; et exerce à Ham.

Gaudefroy (*Louis-Charles*), natif de Péronne, âgé de 69 ans, reçu D. médecin en l'année 1754, à Montpellier, département de l'Hérault; ont signé sur ses lettres, les citoy. Magnol, doy. et sous-chancelier; et Vincent, secrétaire; et exerce depuis 48 ans à Péronne.

Midy (*Adrien*), natif de Saint-Quentin, âgé de 47 ans, reçu D. médecin en l'année 1780, à Reims, départem. de la Marne, ont signé sur ses lettres, les citoyens Raussin, doyen; et Fillion, professeur; et exerce depuis 21 ans à Roye.

Senez (*Henri-Joseph*), natif de Carnières, âgé de 36 ans, reçu D. médecin en l'ann. 1789, à Douai, département du Nord; a signé sur ses lettres, le cit. Simon, professeur; et exerce depuis 11 ans à Lihons.

Chirurgiens.

Ballin (*Nicolas Florent*). natif de Montdidier, âgé de 55 ans, reçu chirurgien en l'ann. 1771, à Montdidier, département de la Somme; ont signé sur ses lettres, les citoyens Lendormy, lieutenant; et Tohory, greffier; et exerce depuis 31 ans à Mondidier.

Nota. Le cit. Ballin a été nommé en 1774 chirurgien en chef des hospices civils de Montdidier.

Cuvillier (*Mathieu*), natif de Rosières, âgé de 62 ans, reçu chirurgien en l'ann. 1782, à Roye, département de la Somme; ont signé sur ses lettres, les citoyens Midy, Mouret, Laby; et exerce depuis 20 ans à Roye.

Daniel (*Jean Baptiste*), natif de Vicence, reçu chirurgien en l'ann. 1767, à Padoue, en Italie; ont signé sur ses lettres, MM. Jacques de Scavolo, p. p. p. pro-rect. et syndicus; Jean-Baptiste Morgagnus, p. p. p. anat; Jérôme Mandellus, p. p. p.; Jean Marsilius, p. p.; et exerce à Abbeville, département de la Somme.

Nota. Le citoyen Daniel revenu à Vicence s'y est fait aggréger au collége des chirurgiens.

Deboulongne (*François-Côme-Pierre*), natif de Bouchoir, âgé de 53 ans, reçu chirurgien en l'année 1778, à Roye, départ. de la Somme; ont signé sur ses lettres, les citoyens Laby, Pechon et Duprez; et exerce depuis 24 ans à Champien.

Deboulongne (*Jean-Eloy*), natif de Bouchoir, âgé de 37 ans, reçu chirurgien en l'année 1786, à Montdidier, départem. de la Somme, ont signé sur ses lettres, les citoyens Debaumont, Thory, Balin, &c.; et exerce depuis 16 ans à Moreuil.

Nota. Le citoyen Deboulongne est chirurgien de l'hospice civil de Moreuil.

DEBOULONGNE (*Pierre-Antoine*), natif de Bouchoir, âgé de 35 ans, reçu chirurgien et accoucheur, en l'année 1789, à Montdidier, département de la Somme; ont signé sur ses lettres, les citoyens Beaumont, Cact, Lefevre, Balin, etc.; et exerce depuis 13 ans à Montdidier.

Nota. Le cit. Deboulongne a été attaché deux ans, en qualité de chirurgien, à l'hôpital militaire de Montdidier.

DEBOULONGNE (*Pierre-Médard*), natif de Bouchoir; âgé de 32 ans, reçu chirurgien en l'ann. 1789, à Montdidier, département de la Somme; ont signé sur ses lettres, les citoyens Beaumont, Thory, Cact, etc.; et exerce depuis 13 ans à Bouchoir.

DELBART (*Etienne-François*), natif de Doulens, âgé de 57 ans, reçu chirurgien en l'année 1775, à Péronne, département de la Somme; ont signé sur ses lettres, les cit. Malafait et Lafille, et exerce depuis 27 ans à Albert.

DUROIZEL (*Jean-Baptiste*), natif de Herbecourt, âgé de 81 ans, reçu chirurgien en l'année 1753, à Péronne, département de la Somme; ont signé sur ses lettres, les cit. Lacapon et Lafille; et exerce depuis 14 ans à Nesle.

ISÈBE (*Louis*), natif de Mons-en-Chaussée, âgé de 48 ans, reçu chirurgien en l'année 1788, à Roye, département de la Somme; ont signé sur ses lettres, les citoyens Laby, Cuvillier, Mouret et Valancourt; et exerce depuis 14 ans à Roye.

LAIGNEL (*Pierre-Alexandre*), natif d'Authie, âgé de 63 ans, reçu chirurgien en l'anneé 1762, à Montdidier, département de la Somme; ont signé sur ses lettres, les cit. Lendormy, lieutenant, et Thory, greffier; et exerce depuis 40 ans à Sourdon.

lettres, les cit. Delamarre, Maury, Breffort, Deroussent, lieutenant, etc.; et exerce à Dominois.

LECAS (*Jean-Baptiste*), natif de Massinghin, âgé de 34 ans, reçu chirurgien en l'année 1791, à Lille, département du Nord; ont signé sur ses lettres, les citoyens Chastanet, lieutenant; Descroix, D. médecin, et Bruloy, gref.; et exerce à Mezerolle le Courcelle.

LETELLIER (*Nicolas*), natif de Vains, âgé de 36 ans, reçu chirurgien en l'ann. 1791, à Avranche, département de la Manche; ont signé sur ses lettres, les citoyens Coupard, Enjourbaut, Geffroy, etc.; et exerce depuis 10 ans à Nesle.

TILLOLOY (*Antoine-François*), natif d'Argoulle, âgé de 58 ans, reçu chirurgien en l'année 1768, à Montreuil-sur-mer, département du Pas-de-Calais; ont signé sur ses

---

TURQUAN (*Antoine-Henry*), natif de Labroy, âgé de 50 ans, reçu chirurgien en l'année 1773, à Amiens, département de la Somme; ont signé sur ses lettres, les citoyens Bourgeois, Candron, Muzé, Musset, etc; et exerce depuis 29 ans à Fontaine-sur-Maye.

VALANCOURT (*Eugène-François*), natif de Gruni, âgé de 42 ans, reçu chirurgien en l'année 1782, à Roye, départem. de la Somme; ont signé sur ses lettres, les cit. Cuvillier, Mouret, Thocquesne, Laby, lieutenant, etc.; et exerce depuis 20 ans à Roye.

Pharmaciens.

COCHON (*Furcy Gauthier*), natif de Péronne, âgé de 35 ans, reçu pharmacien en l'année 1791, à Peronne, département de la Somme; ont signé sur ses lettres, les cit. Godefroy, D. médecin; Fournier, Desmazières, et Lévêque, pharm.; et exerce depuis 10 ans à Péronne.

Coras (*Barnabé*), natif d'Amy, âgé de 44 ans, reçu pharmacien en l'année 1786, à Paris, département de la Seine; ont signé sur ses lettres, les cit. Bourru, doyen; Solier de la Romillais, Levacher de La Feutrie, Solomé et Bataille; et exerce depuis 16 ans à Roye.

Coulon (*Jean-Bapt. René*), natif de Roye, âgé de 36 ans, reçu pharmacien en l'année 1789, à Pontoise, département de Seine et Oise; ont signé sur ses lettres, les cit. Lelarge, Boutin, Bréchot, Duverger et Milon Gruet; et exerce depuis 12 ans à Roye.

Desmarquet (*Frédéric*), natif de Martigny, âgé de 36 ans, reçu pharmacien en l'année 1786, à Soissons, département de l'Aisne; ont signé sur ses lettres, les cit. Petit, Pommier, Tingry et Lecomte; et exerce depuis 15 ans à Nesle.

DÉPARTEMENT DU TARN.

Médecins.

Bories (*Alexis-Joachin*), natif de S.-Juery, âgé de 25 ans, reçu médecin en l'an 7, à Montpellier, département de l'Hérault; ont signé sur son diplome, les citoyens Vigarous, Gouan, Berthe, Montabré, Senaux, etc, profess.; René, directeur; et exerce depuis 3 ans à Alley.

Clos (*Jean-Antoine*), natif de Sorèze, âgé de 27 ans, reçu médecin en l'an 5, à Montpellier, département de l'Hérault; ont signé sur son diplome, les citoyens René, directeur; et Piron, secrétaire; et exerce depuis 5 ans à Sorèze.

COMPAYRE (*Jacques-Innocent*), natif de Lisle, âgé de 38 ans, reçu D. médecin en l'année 1791, à Toulouse, département de la Haute-Garonne; ont signé sur ses lettres, les citoyens Gouazé, recteur; Perrolle, professeur; et Boyer, secrétaire; et exerce depuis 10 ans à Lisle.

COUTAUD (*Thomas*), natif de Gaillac, âgé de 73 ans, reçu D. médecin en l'année 1753, à Montpellier, département de l'Hérault; ont signé sur ses lettres, les citoyens Magnol, doyen et vice-chancelier; et Vincent, secrétaire; et exerce depuis 49 ans à Gaillac.

FOS-LABORDE (*Edouard*), natif de Gaillac, âgé de 50 ans, reçu D. médecin en l'année 1773, à Montpellier, département de l'Hérault; ont signé sur ses lettres, les citoy. Barthez, chancelier; et Vincent, secrétaire; et exerce à Gaillac.

Nota. Le citoyen Fos-Laborde est ancien médecin de l'hôpital militaire du Port-au-Prince, isle Saint-Domingue.

FOURNÈS (*Pierre-Joseph-Frédéric*) natif de la Brugnière, âgé de 37 ans, reçu D. médecin en l'année 1786, à Montpellier, département de l'Hérault; ont signé sur ses lettres, les citoyens René, Gouan, Vigaroux, Sabatier, Delamure, etc.; et exerce à la Brugnière.

MALZAC (*Félix*), natif de Castres, âgé de 43 ans, reçu D. médecin en l'année 1783, à Montpellier, département de l'Hérault; ont signé sur ses lettres, les citoyens René, prodoyen, etc.; et exerce depuis 11 ans à Castres.

Nota. Le cit. Malzac a été nommé en 1793, médecin en chef de l'hôpital civil de Castres.

RIVIÈRE (*François*), natif de Rabastens, âgé de 31 ans, reçu médecin en l'an 8, à Montpellier, département de l'Hérault; ont signé sur son diplome, les citoyens René, directeur; Fouquet, Lafabrie, Méjean, Vireuque, etc.; et exerce depuis 2 ans à Rabastens.

SEGAUVILLE (*Thomas*), natif de Lavaur, âgé de 64 ans, reçu D. médec. en l'année 1757, à Toulouse, département de la Haute-Garonne; ont signé sur ses lettres, les citoyens Cairol, chancelier; et Latour, professeur; et exerce depuis 1764 à Lavaur.

Nota. Le citoyen Segauville a été nommé en 1781, correspondant de la ci-devant société royale de médecine de Paris.

Chirurgiens.

AUSSAGUET (*François*), natif de Granchet, âgé de 43 ans, reçu chirurgien en l'année 1787, à Lavaur, département du Tarn; ont signé sur ses lettres, les citoyens Davan, lieutenant; Bourret, doyen; Sepet, Moré, etc.; et exerce à la Brugnière.

Nota. Le citoyen Aussaguet compte 4 ans de service comme chirurgien-major du premier régiment de dragons.

PAGÉ (*Etienne*), natif de Lisle, âgé de 64 ans, reçu chirurgien en l'année 1759, à Alley, département du Tarn; ont signé sur ses lettres, les citoyens Beliard, lieutenant; et Raymondon, greffier; et exerce à Gaillac.

PETIT (*Joseph*), natif de Gaillac, âgé de 78 ans, reçu chirurgien en l'année 1764, à Alby, département du Tarn; ont signé sur ses lettres, les citoyens Linières, lieutenant; et Becus, greffier; et exerce à Gaillac.

PINEL (*Charles*), natif de Saint-Paul, âgé de 52 ans, reçu chirurgien en l'ann. 1781, à Lavaur, département du Tarn; ont signé sur ses lettres, les citoyens Davan,

lieutenant;

lieutenant ; Pabricaut, et Gontier ; et exerce depuis 25 ans à Saint-Paul.

Nota. Le cit. Pinel avoit été reçu en 1773, chirurgien de la Marine, à Bordeaux.

PINEL (*Pierre - Louis*), natif de Saint-Paul, âgé de 50 ans, reçu chirurgien en l'ann. 1780, à Toulouse, département de la Haute-Garonne ; ont signé sur ses lettres, les citoyens Cazabon, professeur et lieutenant ; Soyer, greffier ; et exerce depuis 20 ans à Saint-Paul.

RIGAL (*Jean-Jacques*), natif de Caussanel, âgé de 46 ans, reçu chirurgien en l'ann. 1783, à Toulouse, département de la Haute-Garonne ; et exerce à Gaillac.

Nota. Le citoyen Rigal est ancien premier chirurgien interne de l'Hôtel-Dieu de Saint-Jacques, de Toulouse, chirurgien en chef de l'hôpital de Gaillac, correspondant de la société ci-devant royale de médecine de Paris, de l'académie de chirurgie de la même ville, des sociétés de Toulouse, Montpellier, Beziers, et de la société d'agriculture, sciences et arts d'Alby.

Le citoyen Rigal a omis sur son extrait les noms des signataires de ses titres, mais l'authenticité en est garantie par le maire de Gaillac à qui ils ont été représentés.

ROSSIGNOL (*Jean-Antoine*), natif de Certuirots, âgé de 55 ans, reçu chirurgien en l'année 1772, à Alby, département du Tarn, ont signé sur ses lettres, les citoyens Linières, lieutenant ; Jalabert, greffier ; et exerce à Gaillac.

SEBE (*P...B...H...*), natif d'Orlagnes, âgé de 38 ans, reçu chirurgien en l'ann. 1789, à Montpellier, département de l'Hérault ; ont signé sur ses lettres, les citoyens Poutingon, Senaux, Vigaroux, Correch, Laborie, &c. ; et exerce depuis 13 ans à Montredon.

VIDAL père (*Jean-Baptiste*), natif de Pampelone, âgé de 58 ans, reçu chirurgien en l'année 1769, à Alby, département du Tarn; ont signé sur ses lettres, les citoyens Linières, lieutenant; Mespolié; et exerce depuis 33 ans à Pampellone.

VIDAL fils (*Jean-Baptiste*), natif de Pampellone, âgé de 27 ans, reçu chirurgien en l'an 7, à Montpellier, département de l'Hérault; ont signé sur ses lettres, les cit. René, directeur; Piron, secrétaire; et exerce depuis 3 ans à Pampellone.

Pharmaciens.

MARTURÉ (*Jean-François*), natif de Castres, âgé de 35 ans, breveté pharmacien de première classe par le ministre de la guerre sur la présentation du conseil de Santé; et exerce depuis 12 ans à Alby.

MAYNARD (*Jean-Pierre*), natif d'Alby, âgé de 54 ans, reçu pharmacien à Alby, département du Tarn; ont signé sur ses lettres, les cit. Melli, Mazeurs et Canet, pharmaciens; et exerce à Gaillac.

Nota. Le citoyen Maynard compte quatre ans de service comme pharmacien aide-major principal, près les armées des Pyrénées Orientales et Occidentales.

DÉPARTEMENT DU VAR.

Médecins.

ANTIBOUL (*Tropez-Toussaint*), natif de Saint-Tropez, âgé de 44 ans, reçu D. médecin en l'ann. 1790, à Montpellier, département de l'Hérault; ont signé sur ses lettres, les citoyens René doyen; et Vincent secrétaire; et exerce depuis 12 ans à S. Tropez.

ARNOUX (*Joseph*), natif de Saint-Paul, âgé de 34 ans, reçu D. médecin en l'année 1790, à Montpellier, département de l'Hérault; ont signé sur ses lettres, les citoyens Gouan, René, Vigaroux, &c.; et exerce depuis 12 ans à St.-Paul et à Antibes.

AUBERT (*François-Ignace*), natif de Roquebrune, âgé de 33 ans, reçu D. médecin en l'année 1790, à Montpellier, département de l'Hérault; ont signé sur ses lettres, les citoyens René, doyen; Vincent, secrétaire; et exerce depuis 11 ans à Roquebrune, Draguignan et autres communes du départ. du Var.

BATAILLE (*Jean-Antoine*), natif d'Hières, âgé de 41 ans, reçu D. médecin en l'année 1781, à Montpellier, département de l'Hérault; ont signé sur ses lettres, les citoyens Barthès, chancelier; et Vincent, secrétaire; et exerce depuis 21 ans à Hières.

CARATERI (*Charles-Antoine*), natif de Saint-Tropez, âgé de 40 ans, reçu D. méd. en l'ann. 1785, à Montpellier, département de l'Hérault; ont signé sur ses lettres, les citoyens Delamure, Broussonnet, Gouan, Brun, René &c.; et exerce depuis 17 ans à St.-Tropez.

CAVALIER (*Elzeard-Pie*), natif de Barjolés, âgé de 34 ans, reçu D. méd., en l'année

1790, à Montpellier, département de l'Hérault; ont signé sur ses lettres, les cit. Barthès, René, Gouan, &c.; et exerce depuis 5 ans à Tropez.

Nota. Le citoyen Cavalier est ex-médecin de la marine.

COURTÉS (*Louis-Paul*), natif de Toulon, âgé de 56 ans, reçu D. médecin en l'année 1782, à Montpellier, département de l'Hérault; ont signé sur ses lettres, les citoyens Delamure, doyen; Barthès, chancelier; et exerce à Toulon.

Nota. Le cit. Courtés est ancien médecin en chef et officier supérieur des armées; médecin titulaire des hospices civils et militaires et des infirmeries au Lazareth de Toulon; membre du jury d'instruction près l'école centrale du département du Var, et correspondant de la société de médecine de Paris.

ESTALE (*Sauveur-Victor*), natif d'Hyères, âgé de 62 ans, reçu D. médecin en l'année 1762, à Montpellier département de l'Hérault; ont signé sur ses lettres, les citoyens Imbert, chancelier; Haguenot, doyen; Fizes, Sauvage &c.; et exerce depuis 30 ans à Hyères.

GRAS (*Jean-François*), natif de Gars, âgé de 32 ans, reçu médecin en l'an 6, à Monaco, département des Alpes maritimes; ont signé sur son diplome les cit. Jirandy, Ramel, médecin en chef de l'armée d'Italie, Guiges, Bertrand, Millin, Giraudin; et exerce depuis un an au Bausset.

MARTIN (*Dominique-Fr.*), natif de Pignans, âgé de 27 ans, reçu D. médecin en l'ann. 1790, à Montpellier, département de l'Hérault; ont signé sur ses lettres, les cit. Barthez Chanc, et Vincent, secrétaire; et exerce depuis 12 ans à Luc.

MARTINENQ (*Laurent*), natif de Sixjours, âgé de 36 ans, reçu D. médecin en l'année 1787, à Montpellier, département de l'Hérault; ont signé sur ses lettres le cit. René

Doyen; et exerce depuis 6 ans à la Seyne.

Nota. Le citoyen Martinenq a servi en qualité de médecin ordinaire, breveté de l'armée d'Italie, depuis 1792 jusqu'en fructidor an 4.

Pascal (*Jean-François*), natif des Arcs, âgé de 64 ans, reçu D. médecin en l'ann. 1759, à Aix, départ. des Bouches-du-Rhône; ont signé sur ses lettres, les cit. Bourret, rect.; Deregina doyen; Goiran, Molinard, professeurs, etc.; et exerce depuis 43 ans, au Muy, et dans tout l'arrondissement de Draguignan.

Pascal (*Jean-Joseph*), natif de Grasse, âgé de 26 ans, reçu médecin en l'an 6, à Montpellier, département de l'Hérault; ont signé sur son diplome les cit. René, directeur; Fouquet et Beaume, professeurs; Piron, secrétaire; et exerce depuis 3 ans à Cagne.

Poitroux (*Charles François*), natif de Thorarnebasse, âgé de 33 ans, reçu médecin en l'an 6, à Montpellier, département de l'Hérault; ont signé sur son diplome, les cit. René, directeur; Fouquet, Petiot, Dumas, Gouan, etc. professeur; et exerce depuis 3 ans à Draguignan.

Raybaud (*Fançois-Bonnet*), natif de la Colle, âgé de 37 ans, reçu D. médecin en l'année 1789, à Montpellier, département de l'Hérault; ont signé sur ses lettres, les cit. Barthès, René, Brun, etc.; et exerce depuis 7 ans à la Colle.

Nota. Le citoyen Raybaud compte six ans de service près les armées, comme médecin breveté par les ministre de la guerre Bouchotte et Petiet.

Reverdit (*Honoré*), natif de Bargemont, âgé de 56 ans, reçu D. médecin en l'année 1769, à Aix, département des Bouches-du-Rhône; ont signé sur ses lettres, les cit. de Dons pro-chancel.; Simeon, recteur; Pelicot, profes.; et Etienne, secrétaire ; et exerce depuis 33 ans à Bargemont.

ROUDIER (*Jean-Etienne*), natif de Roquebrune, âgé de 40 ans, reçu D. médecin, en l'année 1786, à Montpellier, département de l'Hérault; ont signé sur ses lettres, les cit. René, doyen ; et Vincent, secrétaire ; et exerce depuis 16 ans à Roquebrune.

Chirurgiens.

ANDRÉ (*Christine*), natif de Lourette, âgé de 44 ans, reçu chirurgien en l'année 1781, à Draguignan, département du Var; ont signé sur ses lettres les cit. Héraud, lieutenant; et Baudoin, greffier; et exerce depuis 21 ans à Roquebrune.

AUZEPY (*François*), natif de la Garde-Freinet, âgé de 46 ans, reçu chirurgien en l'année 1782, à Draguignan, département du Var; ont signé sur ses lettres, les cit. Héraud, lieutenant, Langlade, médecin; Baudin, secrétaire; et exerce depuis 20 ans à la Garde Freinet.

BARON (*Pierre*), natif de Sixjours, âgé de 79 ans, reçu chirurgien en l'année 1766, à Toulon, département du Var; ont signé sur ses lettres, les cit. Durand, D. médecin; Boucaud, Verguin, Mouret, Aubert, etc. et exerce depuis 36 ans à Six-Jours.

BERTRAND (*Jean*), natif du Muy, âgé de 64 ans, reçu chirurgien en l'année 1773, à Toulon, département du Var; ont signé sur ses lettres, les citoyens Verguin, lieutenant, Reg. Prevôt, Durand, docteur médecin, etc.; et exerce au Muy.

BLANC (*Jean-François*), natif de St.-Tropez, âgé de 45 ans, reçu chirurgien en l'année 1775, à Draguignan, département du Var; ont signé sur ses lettres, les citoyens Héraud, lieutenant, etc. et exerce depuis 27 ans à Saint-Tropez.

Cat (*Honoré*), natif du Muy, âgé de 76 ans, reçu chirurgien en l'année 1755, à Draguignan, département du Var; ont signé sur ses lettres, les citoyens Colla, lieutenant; Raibaud, prévôt; Flour, doyen, etc.; et exerce depuis 47 ans au Muy.

Garçon (*Jean*), natif de Sanary, âgé de 75 ans, reçu chirurgien en l'année 1760, à Toulon, département du Var; ont signé sur ses lettres, les citoyens Boucault, Ricard, Verguin, Gauthier et Hutra; et exerce depuis 42 ans à Sanary.

Gazagnaire (*Pierre-Joseph*), natif de Coursegoulles, âgé de 29 ans, reçu chirurgien en l'ann. 1791, à Marseille, département des Bouches-du-Rhône; ont signé sur ses lettres, les cit. Aillaud, Benoît, méd.; Jourdan, Dansan, Roux et Girard, chirurg.; et exerce à Coursegoulles.

Nota. Le cit. Gazagnaire a été breveté en 1793, par le ministre de la guerre, comme chirurgien à la suite des hôpitaux de l'armée d'Italie, et a servi en cette qualité jusqu'en brumaire an 10.

Guillabert (*Joseph*), natif de la Garde-Freinet, âgé de 48 ans, reçu chirurgien en l'année 1784, à Draguignan, département du Var, a signé sur ses lettres, le cit. Héraud, lieutenant; et exerce depuis 18 ans dans la ville de S.-Tropez.

Hugon-Lange (*Augustin*), natif de Draguignan, âgé de 57 ans, reçu chirurgien en l'ann. 1768, à Draguignan, département du Var; ont signé sur ses lettres, les citoyens Héraud, lieutenant; Spitalier, Paibaud, Rautrier, &c.; et exerce depuis 34 ans dans la même ville.

Jean (*Jean-Baptiste*), natif de Montmeyant, âgé de 42 ans, reçu chirurgien en l'année 1783, à Brignoles, département du Var; ont signé sur ses lettres, les citoyens Garachon, lieutenant; Cavalier et Demollin; et exerce depuis 19 ans à Hyères.

LAURENTY (*Jean Joseph*), natif de Liége, nommé officier de santé de première classe pour l'armée d'Italie, en l'ann. 1793, à Paris; a signé sur sa commission, le cit Dorly, adjoint au ministre de la guerre; et exerce à Draguignan.

Nota. Le citoyen Laurenty a fait pendant 5 ans le service d'officier de santé de première classe à la même armée; en l'an 2, il fut confirmé dans ce grade par une nouvelle commission, signée du cit. Eyssautier, commissaire-ordonnateur, et du ministre de la guerre Pétiet.

OLLIVIER (*Louis-Tropez*), natif du Plan-de-la-Tour, âgé de 42 ans, reçu chirurgien en l'année 1783, à Draguignan, département du Var, ont signé sur ses lettres, les citoy. Héraud, lieutenant; & Baudin, greffier; et exerce depuis 14 ans à Roquebrune.

POULLE (*Joseph*), natif de Montauroux, âgé de 48 ans, reçu chirurgien en l'année 1787, à Draguignan, département du Var; ont signé sur ses lettres, les citoyens Héraud, lieutenant; et Baudin, greffier; et exerce depuis 15 ans à Montauroux.

REIBAUD, fils (*Jean-François-Toussaint*), natif de Grimaud, âgé de 48 ans, reçu chirurgien en l'année 1782, à Draguignan, département du Var; ont signé sur ses lettres, les citoyens Héraud, lieutenant; et Baudin, greffier; et exerce depuis 20 ans à Grimaud.

VERIGNON (*Pierre*), natif d'Hyères, âgé de 54 ans, reçu chirurgien en l'année 1773, à Hyères, département du Var; ont signé sur ses lettres, les citoyens Nixières, lieutenant; Estalle, doyen; Cheyré, prévôt, &c.; et Guibaud, greffier; et exerce depuis 29 ans à Hyères.

Nota. Le citoyen Verignon compte 18 ans de service en sa qualité de chirurgien, tant sur les vaisseaux de l'Etat que dans les hôpitaux militaires.

VIDAL (*Jean-Honoré-Marie*), natif de la Garde-Fraisnet, âgé de 31 ans, reçu chirurgien major du 4e bataillon de l'Ardèche, en l'an 3, à Toulon; a signé sur sa commission le cit. Narquis, chirurgien en chef de l'expédition maritime; et exerce à la Garde-Fraisnet.

Pharmaciens.

RICARD (*Antoine-Marcel*), natif de Saint-Tropez, âgé de 35 ans, reçu pharmacien en l'année 1788, à Aix, département des Bouches-du-Rhône; ont signé sur ses lettres, les cit. Bertrand, Topin, Bertet, Jaubert, Léon, médec.; Léon, pharmacien, etc.; et exerce depuis 14 ans à St.-Tropez.

RICORD (*Joseph*), natif de Cannes, âgé de 49 ans, breveté pharmacien de première classe à l'armée d'Italie; a signé sur son brevet, le cit. Bonaparte, premier consul; et exerce à Antibes.

DÉPARTEMENT DE VAUCLUSE.

Médecins.

Billot (*Guillaume-Pascal*), natif de Cucuron, âgé de 33 ans, reçu D. médecin en l'année 1791, à Montpellier, département de l'Hérault; ont signé sur ses lettres, les citoyens René, doyen; Vincent, secrétaire; et exerce depuis 11 ans à Cucuron.

Bonnaud (*Jean-François*), natif de Pertuis, âgé de 50 ans, reçu D. médecin en l'année 1775, à Orange, département de Vaucluse; ont signé sur ses letrres, les citoyens Guillaumont, pro-chancelier, Jeard, Vitalis, Augier, prof.; Abrigeon, secrétaire; et exerce depuis 27 ans à Pertuis.

Dautane (*Gaspard-Bernard*), natif de Villeneuve, âgé de 40 ans, reçu D. médecin en l'année 1789, à Montpellier, département de l'Hérault; a signé sur ses lettres, le cit. René, doyen; et exerce depuis 13 ans à Ansouis.

Delestre (*Joseph-Jean-Baptiste*), natif de Carpentras, âgé de 67 ans, reçu D. médecin en l'année 1758, à Montpellier, département de l'Hérault; ont signé sur ses lettres, les citoyens Chicoineau, chancelier; Magnol, Hagnenot, Fizes, Lamure et Imbert; et exerce depuis 42 ans à Carpentras.

Gaussen (*Agricol*), natif de Cavallen, âgé de 30 ans, reçu médecin en l'an 6, à Montpellier, département de l'Hérault; ont signé sur son diplome, les cit. René, Gouan, Poutingon, etc., profess.; et exerce depuis 4 ans à Cavallen.

Guérin (*Pierre-Laurent*), natif de Caderouse, âgé de 60 ans, reçu D. médecin en l'année 1762, à Montpellier, département de l'Hérault ; a signé sur ses lettres, le cit. Imbert, chancelier ; et exerce depuis 40 ans à Caderousse.

LIEUTARD (*Joseph-Guillaume-Fidèle*), natif de Cavaillon, âgé de 69 ans, reçu D. médecin en l'année 1753, à Montpellier, département de l'Hérault ; ont signé sur ses lettres, les citoyens Lazerne et Sauvage, professeurs ; et exerce depuis 49 ans à Cavaillon.

SILVY (*Dominique*), natif de Pertuis, âgé de 60 ans, reçu D. médecin en l'année 1764, à Aix, département des Bouches-du-Rhône ; ont signé sur ses lettres, les citoyens Cabassol, recteur ; et Etienne, secrétaire ; et exerce depuis 38 ans à Pertuis.

TERRIS (*Joseph-Jean-Baptiste*), natif de Bonniaux, âgé de 68 ans, reçu D. médecin en l'année 1757, à Avignon, département de Vaucluse ; ont signé sur ses lettres, les citoyens Calvet, Gautier, etc., professeurs ; Bernard, secrétaire ; et exerce depuis 46 ans, à Bonnieux.

Chirurgiens.

ALLIBERT (*Jean-Marie*), natif de Carpentras, âgé de 33 ans, reçu chirurgien en l'année 1790, à Montpelpellier, département de l'Hérault, ont signé sur ses lettres, les citoyens Fage, Poutingon, Bourguenot, profess. ; et exerce depuis 9 ans à Carpentras.

BONNET (*François*), natif de Vauréas, âgé de 50 ans, reçu chirurgien-major de la marine, en l'année 1784, à Brest, département du Finistère ; ont signé sur son brevet, les citoyens Lapoterie, D. médecin ; Billard et Duret, chirurgiens en chef ; et exerce à Vauréas.

Nota. Le citoyen Bonnet fait le service de médecin à l'hospice civil de Vauréas.

Bosse (*Vincent*), natif de Lauries, âgé de 48 ans, reçu chirurgien en l'année 1771, à Lauris, département de Vaucluse; ont signé sur ses lettres, les citoyens Breflier et Fabre; et exerce depuis 30 ans à Menerbe.

Castanié (*Jean-Joseph*), natif de Puymeras, âgé de 59 ans, reçu chirurgien en l'année 1767, à Montpellier, département de l'Hérault; ont signé sur ses lettres, les citoy. Sarau, Galabert, Mejcan, Vigaroux, etc. prof.; et exerce depuis 35 ans à Puymeras.

Nota. Le citoyen Castanié est chirurgien des hospices de Saint-Romain, Faucon et Puymeras.

Delaye (*Antoine*) natif de Lisle, âgé de 59 ans, reçu chirurgien en l'ann. 1770, à Lisle, département de Vaucluse; ont signé sur ses lettres, les citoy. Brouillard, pro-doyen, Gourdonier et Malbos, jurés, et Moricelly, secrétaire; et exerce depuis 10 ans à Lacoste.

Molinas (*Joseph*), natif de Goult, âgé de 48 ans, reçu chirurgien en l'année 1779, à Apt, département de Vaucluse; ont signé sur ses lettres, les cit. Archias, lieut.; Masse, prévôt; Tessier et Rippert, méd.; et exerce depuis 23 ans à Goult.

Pamard (*Jean-Baptiste-Antoine-Benezet*), natif d'Avignon, âgé de 39 ans, reçu chirurgien en l'année 1782 à Avignon, départem. de Vaucluse; ont signé sur ses lettres, les citoyens Pamard, Beauregard, Clément et Sauvan; et exerce depuis 16 ans à Avignon.

Rocanus (*François*), natif de Cucuron, âgé de 54 ans, reçu chirurgien en l'ann. 1766, à Aix, département des Bouches-du-Rhône; ont signé sur ses lettres, les citoyens Pontier, lieutenant; Pellicot, prévôt; Brémard, doyen; et exerce à Cucuron.

Nota. En 1793 le citoyen Rocanus a été nommé chirurgien-major du quatrième bataillon du ci-devant district d'Apt; breveté par le général Bonaparte, chirurgien-major de l'artillerie de l'armée d'Italie, en l'an 3; attaché, à la même armée, au parc d'artillerie de siége, par arrêté des représentans du peuple Dumas et Réal, et a fait, en cette qualité, toutes les campagnes d'Italie, jusqu'à la paix continentale.

Rocanus (*Joseph-André-Elzéard*), natif de Cucuron, âgé de 44 ans, reçu chirurgien en 1783, à Aix, département des Bouches-du-Rhône, ont signé sur ses lettres, les citoyens Pontier, lieutenant; et Socachan, greffier; et exerce depuis 19 ans à Saignon.

Roman (*Eloy*), natif de Mazan, âgé de 35 ans, reçu chir. en l'an 2, à Montpellier, département de l'Hérault; ont signé sur ses lettres, les citoy. Sarda, Combes, Verney, Poutingon, etc.; et exerce depuis 4 ans à Mazan.

Nota. Le citoyen Roman compte 4 années de service comme chirurgien breveté près les armées.

Santon (*Louis-Jean-François*), natif de Cereste, âgé de 58 ans, reçu chirurgien en l'année 1765, à Aix, département des Bouches-du-Rhône; ont signé sur ses lettres, les citoyens Pélicot, prévôt; Bermon, doyen; Pontier, lieutenant; Saint-Etienne, Tabary, greffier; et exerce depuis 37 ans à Pertuis.

Pharmaciens.

Alliez (*Jacques*), natif de Cavaillon, âgé de 52 ans, reçu pharmacien en l'année 1767, à Avignon, départem. de Vaucluse; et exerce à Cavaillon.

Nota. Le citoyen Alliez a été breveté en l'an 2, pharmacien de première classe près l'armée des Pyrénées-Orientales, et compte en outre trois ans de service comme pharmacien de l'hospice civil d'Avignon.

Les maires et adjoints de Cavaillon garantissent l'authenticité des titres du citoyen Alliez qui a omis sur son extrait les noms de ceux qui les lui ont délivrés.

BAYNOL (*Amable*), natif de Mazan, âgé de 50 ans, reçu pharm. et chirurg. en l'an. 1777, à Avignon, départem. de Vaucluse ; ont signé sur ses lettres, les citoyens Gasinldy, et Bonhomme, chirurgien ; et exerce depuis 25 ans à Mazan.

BILLARD (*Pierre-Franç.*), natif de Pertuis, âgé de 44 ans, reçu pharmacien en l'année 1789, à Aix, département des Bouches-du-Rhône ; ont signé sur ses lettres, les citoyens Jullien, recteur ; Joubert, Pontier, médecins ; Thomasset et Léon, pharmaciens ; Bertet, secrétaire ; et exerce depuis 13 ans à Pertuis.

BOUYER (*Jean-Franç.*), natif d'Orange, âgé de 49 ans, reçu pharmacien en l'an. 1780, à Orange, département de Vaucluse ; ont signé sur ses lettres, les cit. Scard, Vitalis, médecins ; Lagarde et Bouveyron, pharmaciens ; et exerce depuis 29 ans à Orange.

BUISSON (*Claude*), natif de Manosque, âgé de 41 ans, reçu pharmacien en l'année 1786, à Aix, département de Vaucluse ; ont signé sur ses lettres, les citoyens Bourret, recteur ; Bertrand, syndic ; Aubert et Jaubert, médecins ; Léon et Bertet, secrétaires ; et exerce depuis 16 ans à Pertuis.

DÉPARTEMENT DE LA VENDÉE.

TABLEAU des Médecins, Chirurgiens et Pharmaciens exerçant à Fontenay-le-Peuple, départem. de la Vendée, tel qu'il a été envoyé aux Editeurs par le Préfet du département.

DESAYVRE (*Jacques*), natif de Fontenay-le-Peuple, âgé de 74 ans, reçu médecin en l'année 1750, à Montpellier, département de l'Hérault; ont signé sur ses lettres, les citoyens Chiconeau, chancelier; Magnot, doyen; Lazerme, Fizes, Haguenot, Desauvage, Serane, Lamure, professeurs; et exerce à Fontenay-le-Peuple.

BRISSON (*Paul*), natif de la Châteigneraye, âgé de 63 ans, reçu médecin en l'année 1762, à Montpellier, département de l'Hérault; ont signé sur ses lettres, les citoyens Imbert, chancelier; Haguenot, doyen; Fizes, Sauvage, Lamure, Venel, Leroy, Barthès, professeurs; et exerce à Fontenay-le-Peuple.

ROUSSE (*Joseph-Marie*), natif de la Flosselière, âgé de 56 ans, reçu médecin en l'année 1765, à Montpellier, département de l'Hérault; ont signé sur ses lettres, les citoyens Imbert, chancelier; Haguenot, doyen; Fizes, Sauvage, Lamure, Venel, Leroy, Barthès, professeurs; et exerce à Fontenay-le-Peuple.

Nota. Le citoyen Rousse a été nommé par le gouvernement pour le traitement des maladies épidémiques qui ont régné à Mortagne, Chollet, &c.

PERREAU (*Charles-Louis*), natif de Loge-Fougereuse, âgé de 56 ans, reçu médecin en l'ann. 1766, à Montpellier, département de l'Hérault; ont signé sur ses lettres, les cit. Imbert, chancelier; Haguenot, doyen; Fizes, Sauvage, Lamure, Venel, Leroy, Barthès, professeurs; et exerce à Fontenay-le-peuple.

Nota. Le citoyen Perreau a été correspondant de la ci-devant société royale de médecine depuis 1777 jusqu'à son extinction.

Dupuis (*Louis-Benjamin*), natif de Fontenay-le-Peuple, âgé de 44 ans, reçu médecin en l'année 1779, à Montpellier, département de l'Hérault; ont signé sur ses lettres, les citoyens Barthès, chancelier; Lamure, doyen; René, Leroy, Broussonnet, professeurs; et exerce à Fontenay-le-Peuple.

Nota. Le citoyen Dupuis a été nommé par le gouvernement pour le traitement des maladies épidémiques qui ont régné aux environs de Fontenay, en 1785.

Brisson (*Paul-Charles*), natif de Fontenay le-Peuple, âgé de 32 ans, reçu médecin en l'année 1790, à Montpellier, département de l'Hérault; ont signé sur ses lettres, les citoyens Barthès, chancelier; René, doyen; Gouan, Broussonnet, Vigaroux, Brun, Fouquet, professeurs; et exerce à Fontenay-le-Peuple.

Nota. Le citoyen Brisson est médecin des hospices et des prisons depuis le 29 nivôse an trois.

Chupin (*Gabriel-François*), natif de Saint-Ouen-des-Gats, âgé de 64 ans, reçu chirurgien en l'année 1769, à Fontenay-le-Peuple, département de la Vendée; ont signé sur ses lettres, les citoy. Girard, lieutenant; Rolland, secrétaire; Ballard, Blaisot; et exerce à Fontenay-le-Peuple.

Giraud (*Barnabé-Eti.*), natif de S.-Michel-le-Clouq, âgé de 47 ans, reçu chirurgien en l'année 1776, à Fontenay-le-Peuple, département de la Vendée; ont signé sur ses lettres, les citoyens Rolland, lieutenant; Ballard, secrétaire; Chupin; et exerce à Fontenay le Peuple.

Dumay (*Charles-Prosper*), natif de Richelieu, âgé de 28 ans, reçu chirurgien en l'année 1792, à Fontenay-le-Peuple, département de la Vendée ; ont signé sur ses lettres, les citoyens Rolland, Ballard, Chupin, Giraud ; et exerce à Fontenay-le-Peuple.

Bonneau (*Pierre*), natif de Fontenay-le-Peuple, âgé de 68 ans, reçu pharmacien en l'année 1768, à Fontenay-le-Peuple, département de la Vendée ; ont signé sur ses lettres, les citoy. Gauducheau, Ducroq, Pichard-la-Blanchère, médecin ; et réside à Fontenay-le Peuple.

Nota. Le citoyen Bonneau n'exerce plus.

Loizeau (*Jean-Baptiste*), natif de Fontenay-le-Peuple, âgé de 41 ans, reçu pharmacien en l'année 1787, à Fontenay-le-Peuple, départem. de l'Hérault ; ont signé sur ses lettres, les citoyens Gauducheau, Bonneau, Bourdin, Ducroq, Pichard-la-Blanchère, médecin ; et exerce à Fontenay-le-Peuple.

Nota. Le citoyen Loizeau a été employé à l'armée de l'Ouest en qualité de pharmacien de première classe, depuis 1793 jusqu'au 29 fructidor l'an 4.

Biaille (*Charles-Armand*), natif de Fontenay-le-Peuple, âgé de 52 ans, reçu D. médec. en l'année 1776, à Montpellier, département de l'Hérault ; ont signé sur ses lettres, les citoyens Barthès, Lamure, Leroy et Venel ; et exerce à Fontenay-le-Peuple.

Chapelain (*Vincent*), natif des Epesses, âgé de 44 ans, reçu D. méd. en l'année 1779, à l'université de médecine de Caen, département du Calvados ; ont signé sur ses lettres, les citoyens Desmoueux, Deparfouru, Deschamps, Deroussel, Lecagnu, Adam, Belliard ; et exerce à Fontenay-le-Peuple.

Nota. Le citoyen Chapelain a été nommé par le gouvernement, médecin pour le traitement des maladies épidémiques qui ont régné dans la partie du Bocage ; médecin à l'armée de l'Ouest en l'an 2 et 3 ; et représentant du peuple, en l'an 4, 5, 6 et 7.

Médecins.

ALLAIRE (*Joachim*), natif des Essarts, âgé de 42 ans, reçu D. méd. en l'année 1784; et exerce depuis 4 ans à Sainte-Florence.

Nota. Le citoyen Allaire était ci-devant médecin des hospices militaires de la Rochelle et de l'isle d'Aix, depuis l'an 2 jusqu'à l'an 6 ; il a été, d'après un brevet, médecin de l'armée de l'Ouest.

Le citoyen Allaire a omis sur son extrait le lieu de sa réception et les noms des signataires de ses lettres et brevets, mais le maire de Sainte-Florence certifie que les qualités prises par ledit citoyen Allaire sont conformes à celles énoncées sur ses titres.

BARRÉS (*Charles-Claude*), natif du Poussin, âgé de 33 ans, reçu D. médecin en l'année 1791, à Montpellier, département de l'Hérault ; ont signé sur ses lettres, les citoyens René, doy. ; Gouan, Broussonnet, Brun, et Vincent, secrétaire ; et exerce depuis 2 ans à Challans.

Nota. Le cit. Barrés a été reçu chirurgien en même tems que médecin. Il a servi en qualité de chirurgien-major dans la 28.e demi-brigade d'infanterie légère jusqu'au mois de fructidor an 9, époque à laquelle il a obtenu son congé du ministre de la guerre ; ses papiers sont signés du général de division Pillagra ; du commissaire des guerre Rivaud; et des membres du conseil d'administration de la 28.e demi-brigade.

BENOIST (*Henry-Marc*), natif de Niort, âgé de 47 ans, reçu D. méd. en l'année 1785, à Nancy, département de la Meurthe; ont signé sur ses lettres, les citoyens Tournay,

Jadelot, Guillemin, Nicolas, et Devilliers, secrétaire; et exerce depuis 14 ans aux Sables.

Clemenceau (*Pierre-Paul*), natif de Monchamps, âgé de 53 ans, reçu D. médecin en l'année 1771, à Montpellier, département de l'Hérault; ont signé sur ses lettres, les citoyens Imbert, chancelier et juge; et Vincent, secrétaire; et exerce à Montaigu.

Nota. Le citoyen Clemenceau est sous-préfet de Montaigu; il a été employé par l'intendant de Poitiers pour les épidemies en 1779, 1784, 1785 et 1786, et il a exercé en qualité de médecin dans les hôpitaux militaires de l'Ouest pendant la guerre de la Vendée.

Dorion (*Charles-Joseph*), natif du Poiré sous la Roche-sur-yon, âgé de 69 ans, reçu D. méd. en l'ann. 1769, à Montpellier, département de l'Hérault; ont signé sur ses lettres, les citoyens Imbert, chancelier; Delamure, doyen; Barthès, Venel, Leroi, Broussonnet, René, et Vincent, secrétaire; et exerce depuis 33 ans à Soullans et Fenouillé.

Gobin (*Joseph-Pierre*), natif d'Aizenay, âgé de 33 ans, reçu D. médec. en l'année 1791, à Montpellier, département de l'Hérault; ont signé sur ses lettres, les citoyens René, doyen; et Vincent, secrétaire; et exerce depuis 11 ans à Aizenay.

Hullin (*Jean-Baptiste-Louis*), natif de Mortagne, âgé de 38 ans, reçu D. médec. en l'année 1787, à Montpellier, département de l'Hérault; ont signé sur ses lettres, les citoyens René, Gouan, Broussonnet, Vigaroux, Sabatier, Grimaud et Brun; et exerce à Mortagne.

Nota. Le citoyen Hullin a exercé dans les hôpitaux militaires de la Vendée.

Lansier (*François-Alex. Marie-Mathieu*), natif de la Mothe-Achard, âgé de 35 ans, reçu D. médecin en l'an. 1790, à Montpellier, département de l'Hérault ; ont signé sur ses lettres, les cit. René, doy.; et Vincent, secrétaire ; et exerce depuis 10 ans à la Mote-Achard.

Musset (*Jacques-René*), natif de Montaigu, âgé de 45 ans, D. reçu médecin en l'année 1778, à Montpellier, département de l'Hérault ; ont signé sur ses lettres, les citoyens René et Vincent secrétaire ; et exerce depuis 24 ans à Montaigu.

Trastour (*Etienne-Louis*), natif de Lougeron, âgé de 26 ans, reçu médecin en l'an 9, à Paris, département de la Seine ; ont signé sur ses lettres, les citoyens Baudelocque, Leclerc, Thouret ; et exerce depuis 1 an à Montaigu.

Vidal (*Jean André*), natif de Laflèche, âgé de 33 ans, reçu D. médecin en l'an 2, à Reims, département de la Marne ; ont signé sur ses lettres, les cit. Navier et Caqué, collègue ; et exerce à Hermin-Hermand, après avoir exercé dans diverses armées de la république.

Chirurgiens.

Baudin (*Louis*), natif de Bazoge, âgé de 33 ans, reçu chirurgien en l'an 2, à Nantes, département de la Loire-inférieure ; ont signé sur ses lettres, les citoyens Bisson et Godebert ; et exerce depuis 4 ans à Chantonnay.

Nota. Le citoyen Baudin a exercé en second et en chef sur les vaisseaux de la république.

Boisselier (*Joseph-François*), natif de Salartaine, âgé de 52 ans, reçu chirurgien en l'ann. 1772, à Thouars, département des Deux-Sèvres ; ont signé sur ses lettres, les citoyens Frogier, lieutenant ; et Perdrican, greffier ; et exerce depuis 30 ans à Salartaine.

BRIVIN (*Philippe*), natif de la Ville-Dieu-d'Aunay, âgé de 50 ans, reçu chirurgien en l'année 1770, à Niort, département des Deux-Sèvres ; ont signé sur ses lettres, les citoyens Dubois, lieutenant ; Dubuisson, greffier ; et exerce depuis 31 ans à Benet.

BRIVIN (*Jean-Alexandre*), natif de Benet, âgé de 34 ans, reçu chirurgien en l'année 1790, à Larochelle, département de la Charente-Inférieure ; ont signé sur ses lettres, les citoyens Fleury, Toutant et Bauregard ; et exerce depuis 3 ans à Fontenay-le-Peuple.

Nota. Le cit. Brivin a été breveté chirurgien-major pour les ports de Rochefort et de Brest. Sa nomination pour ce dernier port a été confirmée en l'an 3 par le conseil de santé de Paris.

BUET (*Mary*), natif de la Coupchainière, âgé de 34 ans, reçu chirurgien en l'ann. 1791, à Thouars, département des Deux-Sèvres ; ont signé sur ses lettres, les citoyens Frogier, lieutenant ; Audebert aîné, greffier ; et exerce depuis 6 ans au Brouzir.

CAIGNAUD (*J. M.*), natif des Epesses, âgé de 36 ans, reçu chirurgien en l'année 1789, à Nantes, département de la Loire inférieure ; ont signé sur ses lettres, les cit. Bisson et Godebert ; et exerce depuis 1 an à Chataigneraye.

CHASTELTIER (*Jean-François-Philippe*), natif de Foussay, âgé de 55 ans, reçu chirurgien en l'année 1769, à Fontenay-le Peuple, département de la Vendée ; ont signé sur ses lettres, les cit Blaisot, Prévot en exercice ; et Rolland, greffier ; et exerce depuis 33 ans à Foussay.

CHIRON (*André-Joseph*), natif de Luçon, âgé de 60 ans, reçu chirugien en l'année 1769, à Fontenay-le-Peuple, département de la Vendée ; ont signé sur ses lettres, les cit. Blaisot, lieut. ; et Rolland, greffier ; et exerce à Mareuil.

Nota. Le citoyen Chiron a été nommé en 1773, chirurgien-major des hospices, ainsi que des prisons de Fontenay. Il a ensuite exercé dans les villes d'Agen, du Cap-Français et de St.-Domingue; la première de ces villes en France, département de Lot et Garonne, et les deux autres en Amérique.

Le cit. Chiron, de retour en France, a encore fait les fonctions de chirurgien en chef aux hospices militaires de Tarbes et de Mirande, comme chirurgien de l'armée des Pyrénées occidentales.

DAVID (*Benjamin*), natif de Monchamp, âgé de 33 ans, reçu chirurgien en l'an. 1791, à Rochefort, département de la Charente inférieure; ont signé sur ses lettres, les cit. Chambellant, chirurgien major de l'Amirauté; Harouard, juge; et Dubreuil, greffier; et exerce depuis 6 ans à Chantonny.

DOUSSEAU (*François*), natif de Ste. Lanne, âgé de 66 ans, reçu chirurgien en l'ann. 1781, à Thouars, département des Deux-Sèvres; ont signé sur ses lettres, les citoyens Forgier, lieutenant, et Perdricau, greffier; et exerce depuis 21 ans à Saint-Gilles.

DUVERDIER (*Jacques*), natif de Doulmes, âgé de 58 ans, reçu chirurgien en l'année 1772, à Fontenay-le-Peuple, département de la Vendée; ont signé sur ses lettres, les cit. Rolland, et Ballard, greffier; et exerce depuis 30 ans à Doulmes.

FAYAU (*Aimé*), natif de Roche-Serviere, âgé de 41 ans, reçu chirurgien en l'an. 1787, à Thouars, département des Deux-Sèvres; ont signé sur ses lettres, les citoyens Audebert frères; et exerce à Montaigu.

Nota. Le citoyen Fayau a excercé deux ans aux armées, et 4 ans dans les hôpitaux en qualité de chirurgien de première classe.

GAUTIER (*Pierre-Alexandre*), natif de Vieillevigne,

âgé de 34 ans, reçu chirurgien en l'année 1790, à Nantes, département de la Loire inférieure; ont signé sur ses lettres les citoyens Bisson et Godebert; et a exercé depuis 12 ans, tant aux armées qu'à St.-Hilaire de Ryé.

GUYONNET (*François*), natif de Poitiers, âgé de 47 ans, reçu chirurgien en l'année 1784, à Fontenay-le-Peuple, département de la Vendée; ont signé sur ses lettres, les citoyens Rolland, lieutenant; et Ballard, greffier; et exerce depuis 18 ans à Challans.

HIPPEAU (*Jacques*), natif de Périgny, âgé de 46 ans, reçu chirurgien en l'ann. 1781, à Fontenay-le-Peuple, département de la Vendée; ont signé sur ses lettres, les citoyens Rolland, lieutenant; Ballard, greffier; Giraud, chirurgien; et Pichard médecin; et exerce depuis 21 ans dans les communes de Poiré sous la Roche-sur-Yon, Beaulieu et St.-Gilles, sa résidence actuelle.

LUNEAU (*Sébastien-Jean-Baptiste*), natif de Nantes, âgé de 35 ans, reçu chirurgien en l'année 1792, à Nantes, département de la Loire inférieure; ont signé sur ses lettres, les citoyens Guérin, doyen; Etienvrin, Godebert, Valleteau, Labadie et Bisson, gref.; et exerce depuis 3 ans à Bonin.

RAGUENIER (*Joseph*), natif de Beauvoir, âgé de 53 ans, reçu chirurgien en l'année 1770, à Thouars, département des Deux-Sèvres; ont signé sur ses lettres, les citoyens Frogier, Meschins, Thomas, Perdricaux; et exerce depuis 30 ans à Beauvoir.

St.-MARTIN (*Pierre-Joseph*), natif de Benet, âgé de 42 ans, reçu chirurgien en l'année 1789, à Niort, département des Deux-Sèvres; a signé sur ses lettres, le citoyen Dupui; et exercé depuis 13 ans à Benet.

Violleau (*Jacques-François*), natif de St Philbert-Dupont-Charrault, reçu chirurgien en l'ann. 1785, à Thouars, département des Deux-Sèves; ont signé sur ses lettres, les cit. Frogier, lieutenant; et Perdricau greffier; et exerce depuis 1785, à St.-Philbert.

DÉPARTEMENT DE LA VIENNE.

Médecins.

Bodin (*André-Vincent*), natif de Mirabeau, âgé de 63 ans, reçu D. médecin en l'année 1760, à Montpellier, département de l'Hérault; ont signé sur ses lettres, les citoy. Imbert, chancelier; Haguenot, doyen; Fize, Desauvage, Delamure, etc.; et exerce depuis 42 ans à Mirabeau.

Doucet (*Pierre*), natif de Chatellerault, âgé de 35 ans, reçu médecin en l'an 9, à Montpellier, département de l'Hérault; ont signé sur son diplome, les cit. Gouan, Dumas, Fouquet, René, Seneaux, Lafabrie, Barthès, etc. Vincent; et Piron, secrétaire; et exerce à Loudun.

Machet Lamartiniere (*Louis-David*), natif de Charroux, âgé de 51 ans, reçu D. médecin en l'année 1774, à Montpellier, département de l'Hérault; ont signé sur ses lettres, les cit. Barthès, chancelier; et Lamure, doyen; et exerce depuis 28 ans à Charroux.

Nosereau (*F. M.*), natif de Saint-Maixent, âgé de 47 ans, reçu D. médecin en l'année 1778, à Montpellier, département de l'Hérault; ont signé sur ses lettres, les citoyens Lamure, doyen, pour le chancelier; et Vincent, secrétaire; et exerce depuis 18 ans à Loudun.

Nota. Le citoyen Nosereau est médecin de l'hospice civil.

ROUSSEAU (*Paul-Henry-Marie-Isidore*), natif de Saint-Martin-du-Fouillon, âgé de 42 ans, reçu D. médecin en l'année 1785, à Montpellier, département de l'Hérault; ont signé sur ses lettres, les citoyens Delamure, René, Gouan, Broussonnet, Vigaroux, Sabatier, Degrimaud et Brun; et exerce depuis 14 ans à Mirbeau.

Chirurgiens.

AUGIER (*Louis-François*), natif de Montmorillon, âgé de 46 ans, reçu chirurgien pour les voyages de long cours, en l'année 1775, à l'Amirauté de Nantes, département de la Loire-inférieure; ont signé sur ses lettres, les citoyens Minée et Bisson, interrogateurs; et exerce depuis 24 ans à Montmorillon, où il a été reçu de nouveau par les citoyens Reigondeau, Rougier, Roy de Lacoux, Pian, etc.

BAILLON RAGON (*Henry-François*), natif de Loudun, âgé de 38 ans, reçu chirurgien en l'ann. 1789, à Loudun, département de la Vienne; ont signé sur ses lettres, les citoyens Metayer, lieutenant; Boursault, Latour, doyen; et Lucas, greffier; et exerce depuis 13 ans à Loudun.

BOYREAU (*Léonard*), natif d'Almère, âgé de 69 ans, reçu chirurgien en l'ann. 1758, au Dorat, département de la Vienne; ont signé sur ses lettres, les cit. Pébuo, Mora, Lavaud et Lherbon; et exerce depuis 44 ans à Availles.

BOYREAU (*Antoine*), natif d'Almère, âgé de 62 ans, reçu chirurgien en l'année 1765, à La Rochelle, département de la Charente-inférieure; ont signé sur ses lettres, les citoyens Lasalle et Lavienne; et exerce depuis 37 ans à Availles.

CLÉMENT (*Guillaume*), natif de Lusignan, âgé de 61 ans, reçu chirurgien en l'année 1775, à Lusignan, département de la Vienne; ont signé sur ses lettres, les cit. Baron, doyen; Quinfauet, conducteur; Violette, prévôt en charge; et Tilleux, lieutenant; et exerce depuis 27 ans à Lusignan.

CORDEROY-DESBROUX (*François*), natif de Pressac, âgé de 34 ans, reçu chirurgien en l'année 1791, à Poitiers, département de la Vienne; ont signé sur ses lettres, les citoyens Bussac, ancien chirurgien du roi; Monteau, président; Bonnefont, Butant, Barbier, Bastide, etc. et exerce depuis 5 ans, à Charroux.

Nota. Le citoyen Corderoy Desbroux a été reçu au concours chirurgien du premier bataillon des gardes nationales de la Vienne.

JOUBERT (*Jerôme-Pierre*), natif de Saint-Martin-Lars, âgé de 45 ans, reçu chirurgien en l'année 1784, au Dorat, département de la Vienne; ont signé sur ses lettres, les citoy. Bouquet, lieutenant; Sandemois, greffier; et exerce à Migné.

Nota. Le citoyen Joubert a été reçu en 1790 chirurgien de vaisseaux marchands à Nantes; ont signé Brisson et Godebert, chirurgiens en chef de ladite marine.

LACOMBE (*Jean*), natif de Charas, âgé de 33 ans, reçu chirurgien en l'année 1790, à Bordeaux, département de la Gironde; ont signé sur ses lettres, les citoyens Metiviers et Dubonel; et exerce depuis 19 ans à Dissay.

LIMOUZINEAU (*Louis-Jacques*), natif de Poitiers, âgé de 38 ans, reçu chirurgien en l'année 1786; ont signé sur ses lettres, les citoy. Martin de la Bouldonnière, doyen; et Rivault, greffier; et exerce à Neuville.

Nota. Le citoyen Limouzineau, avant sa réception, avait fait deux campagnes en Amérique en qualité de chirurgien-major, sur des vaisseaux nationaux. Il a omis sur son extrait le nom du lieu où il a été reçu; mais le maire et adjoint de Neuville ont certifié véritable tout ce qui est énoncé audit extrait.

OLLIVIER PRESTAT (*Jean*), natif d'Availles, âgé de 35 ans, reçu chirurgien en l'ann. 1790, à Paris, département de la Seine; ont signé sur ses lettres, les citoyens Chopart, Deleurie, Peyrille, Sue et Sabatier; et exerce depuis 12 ans à Availles.

QUINEFAULT (*André*), natif de Foussay, âgé de 60 ans, reçu chirurgien en l'ann. 1768, à Lusignan, département de la Vienne; ont signé sur ses lettres, les citoyens Tillieux, lieutenant; et Neuillé, greff.; et exerce depuis 34 ans à Lusignan.

RAMBEAU (*Michel*), natif de Cheronnac, âgé de 51 ans, reçu chirurgien en l'ann. 1771, à l'amirauté de la Rochelle, departement de la Charente-inférieure, pour aller dans l'Amérique septentrionale, et en Afrique; ont signé sur ses lettres, les citoyens Delavienne et Fleury; et exerce à Rochechouart.

Nota. A son retour des isles, le citoyen Rambeau s'est fait recevoir de nouveau, à Montmorillon dép. de la Vienne; ses lettres sont signées par les cit. Reygondeau, lieutenant; Rougié, prévôt; Roy, doyen; Delascaux, Augier, et Martin, greffier.

VILLENEUVE (*Jean-Léonard*), natif de Lusignan, âgé de 33 ans, reçu chirurgien en l'année 1790, à la Rochelle, départem. de la Charente, par l'amirauté; ont signé sur ses lettres, les citoy. Harouard, lieutenant; et Dubreuil, greffier; et exerce depuis 10 ans à Lusignan.

VIOLETTE (*Charles*), natif de Saint-Maxent, âgé de 56 ans, reçu chirurgien en l'année 1766, à Lusignan, département de la Vienne; a signé sur ses lettres, les cit.

Tilleux, lieutenant de la communauté des chirurgiens ; et exerce depuis 36 ans à Lusignan.

DÉPARTEMENT DE LA HAUTE-VIENNE.

Médecins.

BONIN (*Antoine*) natif de Limoges, âgé de 56 ans, reçu D. médecin en l'année 1767, à Montpellier, département de l'Hérault; ont signé sur ses lettres, les citoyens Lamure, professeur; et Vincent, secrétaire; et exerce depuis 33 ans à Limoges.

Nota. Le citoyen Bonin a été aggrégé en 1769, au collége de médecine de Limoges, et nommé médecin de l'hospice civil de la même ville, en 1783.

CHATAIGNON (*Jean*), natif de Saint-Yrieix, âgé de 32 ans, reçu D. médecin en l'an 2, à Toulouse, département de la Haute-Garonne; ont signé sur ses lettres, les citoy. Perolle, professeur; Clausolle, recteur; et Boyer, secrétaire; et exerce depuis 5 ans à St.-Yrieix.

COGNIASSE (*Joseph*), natif de Limoges, âgé de 60 ans, reçu D. médecin en l'année 1767, à Montpellier, département de l'Hérault; ont signé sur ses lettres, les citoyens Lamure, professeur; et Vincent, secrétaire; et exerce depuis 33 ans à Limoges.

Nota. Le citoyen Cogniasse a été aggrégé en 1769, au collége de médecine de Limoges, et nommé médecin de l'hospice civil de la même ville, en 1783.

DOUDET (*Mathieu*), natif de St. Martinet, âgé de 69 ans, reçu D. méd. en l'année 1756, à Montpellier, département de l'Hérault; ont signé sur ses lettres, les citoyens Magnol, doyen; et Vincent, secrétaire; et exerce depuis 46 ans à Limoges.

Nota. Le citoyen Doudet a été aggrégé au ci-devant collége de médecine de Limoges, a donné en 1778, une dissertation sur l'origine de la médecine, son état et ses différentes révolutions jusqu'à cette époque, etc.; il est membre de la commission de santé pour la visite des militaires, et spécialement chargé par le préfet de la Haute-Vienne, de la direction du traitement des maladies épidémiqués de l'arrondissement de Limoges.

FRAISSEIX-VEYVIALLE (*Pierre-Léonard*), natif de Saint-Léonard, âgé de 42 ans, reçu D. médecin en l'année 1781, à Montpellier, département de l'Hérault; ont signé sur ses lettres, les citoyens Barthès, vice-chancelier; Delamure, doyen; Gouan, etc.; et exerce depuis 19 ans à Saint-Léonard.

GOUDINET (*Pierre*), natif de Saint-Yrieix, âgé de 46 ans, reçu D. médec. en l'ann. 1776, à Toulouse, département de la Haute-Garonne; ont signé sur ses lettres, les citoyens Dubernard, Daubon, Gardeil et Meynard, profess.; et exerce depuis 26 ans à Saint-Yrieix.

Nota. Le citoyen Goudinet a été nommé en 1789, correspondant de la ci-devant société royale de médecine de Paris.

GRAVELLAT (*Léonard*), natif de Saint-Auvant, âgé de 33 ans, reçu D. médecin en l'année 1792, à Angers, département de Maine et Loire; ont signé sur ses lettres, les citoyens Choudieu, Guérin, Pontin, Berger et Tessié, doyen; et exerce depuis 2 ans à Limoges.

LACROIX (*Jean-Jacques*), natif de Roche-Chouard, reçu D. médec. en l'année 1752, à Montpellier, département de l'Hérault; ont signé sur ses lettres, les citoyens Lazerme, professeur, etc.; et exerce depuis 50 ans à Roche-Chouard.

Moulinier (*François*), natif de Bellac, âgé de 26 ans, reçu D. médecin en l'an 7, à Pavie, en Italie; ont signé sur ses lettres, les citoyens Scarpa, recteur; Nesli, Brugnatelli, Nocca, doyen; Ripari, chancelier, etc.; et exerce depuis 1 an à Bellac.

Peconnet (*Bernard*), natif de Limoges, âgé de 30 ans, reçu médecin en l'an 7, à Montpellier, département de l'Hérault; ont signé sur son diplome, les citoyens Fouquet, Petiot, Dumand, Méjean, etc., professeurs; Vincent et Piron, secrétaires; et exerce depuis 3 ans à Limoges où il est surnuméraire de l'hospice civil.

Sulpicy (*Gabriel*), natif de Saint-Yrieix, âgé de 35 ans, reçu D. médecin en l'année 1780, à Montpellier, département de l'Hérault; ont signé sur ses lettres, les citoyens Gouan, Broussonet, Vigaroux, Grimaud, Brun et René, professeurs; et exerce depuis 13 ans à Saint-Yrieix.

Chirurgiens.

Barget (*Yrieix*), natif de S.-Yrieix, âgé de 44 ans, reçu chirurgien en l'année 1782, à Saint-Yrieix, département de la Haute-Vienne; ont signé sur ses lettres, les citoyens Rosier, lieutenant; Brande, Chataignon, etc.; et exerce depuis 20 ans à St.-Yrieix.

Bouteilloux (*François*), natif de Jabreilles, âgé de 42 ans, reçu chirurgien en l'année 1785, à Limoges, département de la Haute-Vienne; ont signé sur ses lettres, les citoyens Constant, doyen; Villeviale, Morel père et fils; etc.; et exerce depuis 3 ans à Limoges, après 14 ans d'exercice à Jabreilles.

BUTAUD (*Joseph-Armand*), natif de Magnac-Laval, âgé de 36 ans, reçu chirurgien en l'année 1790, au Dorat, département de la Haute Vienne; ont signé sur ses lettres, les citoyens Bouquet, lieutenant; Habrieaux, prévôt; Maurat, doyen, etc.; Saudemoy, greffier; et exerce depuis 12 ans à Magnac-Laval.

CHATAIGNON (*Antoine*), natif de S.-Yrieix, âgé de 60 ans, reçu chirurgien en l'année 1773, à Saint-Yrieix, départem. de la Haute-Vienne; ont signé sur ses lettres, les citoyens Darnet, Ligeois, Arragon, Duverneuil; et exerce depuis 29 ans à Saint-Yrieix.

CRUVEILHIER (*Léonard*), natif de Meillard, âgé de 42 ans, reçu chirurgien en l'ann. 1782, à Limoges, département de la Haute-Vienne; ont signé sur ses lettres, les citoyens Boyer, D. méd.; Périgord, Thibaut, Constant, Deralde, &c.; et exerce à Limoges.

Nota. En l'an 2, le citoyen Cruveilhier a éte breveté chirurgien-major du 1er bataillon de la Haute-Vienne; breveté la même année chirurgien de première classe à l'hôpital de Choisy, par le conseil de santé; envoyé la même année avec le même titre à l'armée de la Moselle, et ensuite à celle du Rhin; y a continué son activité de service jusqu'en nivôse en 4.

DUFRAISEIX (*Léonard*), natif d'Eymontier, âgé de 50 ans, reçu chirurgien en l'année 1776, à Limoges, département de la Haute-Vienne; ont signé sur ses lettres, les cit. Arnaud, Thibaut, Lodin, Morel, prévôt; Léger, lieutenant, etc.; et exerce depuis 26 ans à Eymontier.

DURAND-MONTAZEAU (*Pierre*), natif de Rochechouard, âgé de 75 ans, reçu chirurgien en l'année 1773, à Montmorillon, département de la Haute-Vienne; ont signé sur ses lettres, les citoyens Rigondeau, lieutenant, &c; et exerce depuis 54 ans à Rochechouard.

Fray-Fournier (*Joseph*), âgé de 64 ans, reçu chirurgien en l'année 1763, à Limoges, département de la Haute-Vienne; et exerce à Limoges.

Nota. Le citoyen Fray-Fournier a été breveté en 1757 chirurgien-major à l'armée d'Allemagne; du régiment de Limoges en 1771, 1777 et 1782; et breveté chirurgien-jor de Limoges tant pour le civil que pour le militaire.

Lacroix (*Jean-Baptiste*), natif de Rochechouart, âgé de 60 ans, reçu chirurgien en l'année 1768, à Montmorillon, département de la Haute-Vienne; ont signé sur ses lettres, les citoyens Raigondeau, lieutenant; et Hameau, etc.; et exerce depuis 1768, à Montmorillon.

Lecomte (*Julien*), natif d'Arnac-la-Porte, âgé de 59 ans, reçu chirurgien en l'année 1778, à Arnac-la-Porte, départem. de la Haute-Vienne; ont signé sur ses lettres, les citoyens Reygondeau, lieutenant; Rougier, prévôt; Roy, doyen; Laneau et Delacoux; et exerce depuis 24 ans dans ladite ville d'Arnac-la-Porte.

Martin (*Joseph*), natif de Comprégnac, âgé de 56 ans, reçu chirurgien en l'an. 1766, à Comprégnac, département de la Vienne; ont signé sur ses lettres, les citoy. Lassalle, Lavienne, etc.; et exerce depuis 32 ans à Comprégnac.

Mitraud (*Jacques*), natif de Magnac-Laval, âgé de 48 ans, reçu chirurgien en l'année 1778, au Dorat, département de la Haute-Vienne; ont signé sur ses lettres, les citoyens Leherbon lieutenant; Bouquet, prévôt; Maurat, doyen, etc.; Sandemoy, greffier; et exerce depuis 24 ans à Magnac-Laval.

Plaignaud (*Jean-Baptiste-François*), natif d'Arnac-la-Poste, âgé de 36 ans, reçu chirurgien en l'ann. 1791,

à

à Rheims, département de la Marne; ont signé sur ses lettres, les citoyens Navier, doyen; Fillon, etc.; et exerce depuis 13 ans à Arnac-la-Poste.

Nota. Le citoyen Plaignaud a été reçu à la même époque, médecin et pharmacien.

QUICHAUD (*Joseph*), natif de Magnac-Laval, âgé de 40 ans, reçu chirurgien en l'année 1789, au Dorat, département de la Haute-Vienne; ont signé sur ses lettres, les citoyens Bouquet, lieutenant; Habriaux, prévôt; Maurat, doyen, etc.; et exerce depuis 13 ans à Magnac-Laval.

ROLLE-MILLIAGUET (*Joseph*), natif de Rochechouard, âgé de 33 ans, reçu chirurgien en l'année 1792, à Liége, département de l'Ourthe; ont signé sur ses lettres, les citoyens Clavareau, médecin; Gouverne, chirurgien, etc.; et exerce depuis 4 ans, à Rochechouard.

Nota. Le citoyen Rolle-Milliaguet, compte 7 ans de service dans les hôpitaux militaires, en vertu des commissions à lui délivrées par les inspecteurs-généraux de santé aux armées.

Pharmaciens.

BRISSET (*Alexis*), natif de Limoges, âgé de 38 ans, reçu pharmacien en l'année 1790, à Bellac, département de la Haute Vienne; ont signé sur ses lettres, le citoyen Badon, Teytaud, D. médecins, etc. et exerce depuis 12 ans à Bellac.

MOUNIER (*Léonard*), natif de Limoges, âgé de 50 ans, reçu pharmacien en l'année 1775, à Limoges, département de la Haute-Vienne; ont signé sur ses lettres, les cit. Defaille et Royer, médecins; Fougères, doyen; Mounier et Pomon; et exerce depuis 27 ans à Limoges.

RECULÉS père (*François-Gabriel*), natif de Limoges, âgé de 56 ans, reçu pharmacien en l'année 1770, à Limoges, département de la Haute-Vienne; ont signé sur ses lettres, les citoyens Fougères, doyen; Mounier Pomon et Faugieres, tous pharmac.; et exerce depuis 32 ans à Limoges.

RECULÉS fils (*Mathieu*), natif de Limoges, âgé de 25 ans, reçu pharmacien en l'an 10, à Paris, département de la Seine; ont signé sur ses lettres, les cit. Bouillon-Lagrange, Cheradam, Guiart père, Traton; et exerce à Limoges.

SÉNEMAND (*Jean*), natif de Limoges, âgé de 45 ans, reçu pharmacien en l'année 1784, à Limoges, département de la Haute-Vienne; et exerce depuis 18 ans à Limoges.

Nota. Les noms des signataires des lettres du cit. Senemand sont omis sus son extrait; mais ce pharmacien se trouvant dans le tableau envoyé aux éditeurs par le corps des pharmaciens de Limoges, on doit croire que c'est une erreur, et que le citoyen Senemand a des titres très-authentiques.

DÉPARTEMENT DES VOSGES.

Médecins.

Brocard (*Jean-Baptiste*), natif de Brevane, âgé de 44 ans, reçu D. médecin en l'année 1782, à Nancy, département de la Meurthe; ont signé sur ses lettres, les citoyens Tournay, Jadelot, Guillemin et Nicolas; et exerce depuis 17 ans, à Charmes.

Nota. Le cit. Brocard a été breveté en l'an 4, par le ministre de la guerre Aubert-Dubayet, médecin près l'armee du Rhin et Moselle.

Colin (*Charles-Noël*), natif du Voidele-Girancourt, âgé de 58 ans, reçu docteur médecin en l'année 1775, à Strasbourg, départem. du Bas-Rhin; a signé sur ses lettres, le citoyen Lobstein, professeur et doyen; et exerce depuis 30 ans à Epinal.

Courcier (*Charles-François Remy*), natif de Mirecourt, âgé de 43 ans, reçu D. médecin en l'année 1779, à Nancy, département de la Meurthe; ont signé sur ses lettres, les citoyens Tournay, Jadelot et Guillemain; et exerce depuis 19 ans à Mirecourt.

Garnier (*Guillaume-Etienne*), natif de Neuf-Château, âgé de 82 ans, reçu D. médecin en l'année 1740, à Montpellier, département de l'Hérault; a signé sur les lettres, le cit. Chicaineau, chancelier et Juge; et exerce depuis 62 ans à Neufchâteau.

Nota. Le citoyen Garnier a été aggrégé en 1754, au collége de médecine de Nancy; breveté la même année, médecin ordinaire du roi de Pologne, duc de Lorraine; nommé en l'année 1787, correspondant de la société ci-devant royale de médecine de Paris, et est depuis 1779, médecin pensionné de Neufchâteau.

GARNIER (*Jean-Baptiste Alexandre*), natif de Neufchâteau, âgé de 50 ans, reçu D. médecin en l'année 1772, à Montpellier, département de l'Hérault; ont signé sur ses lettres, les cit. Lamure, doyen; et Vincent, secrétaire; et exerce depuis 2 ans à Epinal, après 28 ans d'exercice, tant à Neufchâteau qu'à Mircourt.

GROSJEAN (*Jean-François-Etienne*), natif de Remiremont, âgé de 46 ans, reçu D. médecin en l'année 1780, à Nancy, département de la Meurthe; ont signé sur ses lettres, les citoyens Tournay, Jadelot, Guillemin et Dutennetar, professeurs, et exerce depuis 10 ans à Plombières.

Nota. Le citoyen Grosjean est membre de plusieurs sociétés de médecine.

JACQUOT (*Jean-Baptiste*), natif d'Epinal, âgé de 50 ans, reçu D. médecin, en l'année 1777, à Nancy, département de la Meurthe; ont signé sur ses lettres, les citoyens Tournay, Jadelot, Guillemin, Dutennetar, professeurs, et Devillers, secrétaire; et exerce à Epinal.

Nota. Le cit. Jacquot a été attaché à l'hôpital militaire de Nancy, depuis 1777, jusqu'en 1783; nommé à cette époque médecin des eaux Thermales des bains; breveté en 1792 et en l'an 8, par le premier Consul, en qualité de médecin de l'armée du Rhin, et a fait toutes les campagnes jusqu'à la paix.

MENGIN (*Georges*); natif de Châtel sur Moselle, âgé de 54 ans, reçu D. médecin en l'année 1774, à Nancy, département de la Meurthe; ont signé sur ses lettres, les citoyens Tournay, Jadelot et Willemet, professeurs; et exerce depuis 33 ans à Châtel.

Nota. En 1769, le citoyen Mengin avait été reçu chirurgien par la même faculté, séant alors à Pont-à-Mousson.

ROULY (*Laurent*), natif de Regnieveil, âgé de 62 ans,

reçu D. médecin en l'année 1773, à Strasbourg, département du Bas-Rhin ; ont signé sur ses lettres, les citoyens de Berkheim, Chancel, Lorenz, rect.; Lobstein et Spielman, professeurs ; et exerce depuis 24 ans à Lamarche.

Chirurgiens.

AUBERT (*Jean-Joseph*), natif de Vouxey, âgé de 61 ans, reçu chirurgien en l'année 1764, à Lunéville, département de la Meurthe ; ont signé sur ses lettres, les citoyens Perret, Nicolas, Beaulieu et Henry, professeurs ; et exerce depuis 38 ans à Vouxey.

AUBERT (*Claude-Nicolas*), natif de Vouxey, âgé de 31 ans, reçu chirurgien en l'année 1793, à Mayence ; ont signé sur son diplome, les citoyens Dupont et Ravelet; et exerce depuis 9 ans à Removille.

AUBRY (*Claude*), natif de Bains, âgé de 41 ans, reçu chirurgien en l'année 1784, à Nancy, département de la Meurthe; ont signé sur ses lettres, les citoyens Laflise et Paullet; et exerce depuis 3 ans à Escles, après 7 ans d'exercice à Bains et 3 ans et demi à l'armée en qualité de chirurgien-major breveté du 5.e bataillon des Vosges.

BAILLY (*Nicolas-Basile*), natif de Darney, âgé de 64 ans, reçu chirurgien aux rapports du ci-devant Bailliage en l'année 1775, à Nancy, départem. de la Meurthe ; ont signé sur ses lettres, les cit. Lamartinière et Laflise ; et exerce depuis 42 ans à Darney.

BATAILLE (*Christophe-Etienne*), natif de Toul, âgé de 54 ans, reçu chirurgien en l'année 1775, à Nancy, département de la Meurthe; ont signé sur ses lettres, les citoyens Platel, Kenens, Willemet, &c.; et exerce depuis 27 ans à Epinal.

Bussiere (*Sylvain*), natif de Guéret, âgé de 67 ans, reçu chirurgien en l'année 1766, à Lunéville, départem. de la Meurthe; ont signé sur ses lettres, les citoyens Perret, Nicolas, Beaulieu et Henry; et exerce depuis 46 ans à Mirecourt.

Charpentier (*Jean-Baptiste*), natif de Ruppes, âgé de 57 ans, reçu chirurgien en l'année 1768 à Chaumont, département de la Haute-Marne; ont signé sur ses lettres, les citoy. Leillet, lieutenant; Champion, greffier; et exerce depuis 33 ans à Frélucourt.

Gadault (*Jean-François*), natif de Fontenay, âgé de 50 ans, reçu chirurgien en l'année 1775, à Remiremont, département des Vosges; ont signé sur ses lettres, les citoy. Gremillet, Richard, Duroch, Gerard, Grillot et Mathieu, greffier; et exerce depuis 27 ans à Fontenoy.

Guerin (*Jean*), natif de Lamarche, âgé de 78 ans, reçu chirurgien en l'ann. 1753, à Lunéville, département de la Meurthe; ont signé sur ses lettres, les citoyens Deffarge, Perret, Boulanger, secrétaire; et exerce depuis 49 ans à Lamarche.

Ingrand (*René*), natif de Chating, âgé de 55 ans, reçu chirurgien en l'année 1777, à Lamarche, département des Vosges; ont signé sur ses lettres, les citoyens Fournier, doyen; Champion, lieutenant; Champion, prévôt; Perret, Guerin, greffier; et exerce depuis 6 ans à Neufchâteau.

Jourdain (*Louis-Antoine*), natif de Lamarche, âgé de 45 ans, reçu chirurgien en l'année 1790, à Lamarche, département des Vosges; ont signé sur ses lettres, les citoyens Champion, Royer, Perret et Guerin; et exerce depuis 12 ans à Lamarche, après 15 ans d'exercice en qualité de chirurgien aide-major du régiment de Navarre, Cavalerie.

KOHLER (*Georges-Xavier*), natif de Strasbourg, âgé de 61 ans, reçu chirurgien en l'ann. 1761, à Strasbourg, département du Bas-Rhin; ont signé sur ses lettres, les citoyens Leriche, frères; Domergues et Barbezant; et exerce depuis 27 ans a Epinal.

Nota. Le citoyen Kohler a en outre été reçu à Vienne, en Autriche, en 1770, et à Nancy, en 1778; a été employé plusieurs années en sa qualité de chirurgien, tant auprès de l'armée Impériale qu'à l'hôpital militaire de Florence.

LEGROS (*Joseph*), natif de Drouville, âgé de 61 ans, reçu chirurgien en l'ann. 1766, à Lunéville, département de la Meurthe; ont signé sur ses lettres, les cit. Perret, Beaulieu, Henry, chir.; Pierre; D. médecin; et Oudin, greffier; et exerce depuis 35 ans à Senones.

MALGAIGNE (*Joseph-François*), natif de Nomeny, âgé de 58 ans, reçu chirurgien en l'année 1772, à Nancy, département de la Meurthe; ont signé sur ses lettres, les cit. Pierrot, Laflize, Lafitte, Lamoureux, Colin et Pauliet; et exerce depuis 24 ans à Charmes.

MONSSEAU (*Antoine*), natif de Jonvelle, reçu chirurgien en l'année 1782, à Nancy, département de la Meurthe; ont signé sur ses lettres, les citoyens Laflize, lieutenant, et Paulet, greffier; et exerce depuis 21 ans à Damblain.

MOUROT, natif de Thillot, âgé de 41 ans, reçu chirurgien en l'année 1784, à Paris, département de la Seine; ont signé sur ses lettres, les cit. Louis, Sabatier, Hevin et Lassus; et exerce à Thillot.

Nota. Le cit. Mourot a été nommé en 1792, chirurgien-major du 3e. bataillon de la Haute-Saône, et a exercé en cette qualité jusqu'en l'an 3; a été requis la même année par le ci-devant district de Remiremont, pour une maladie épidémique qui régnait dans la commune du Valdajol, et nommé par le même district, pour donner ses soins aux indigens des cantons de Thillot et Cornemont.

NAJEAN (*Gaspard*), natif d'Ogneville, âgé de 63 ans, reçu chirurgien en l'ann. 1767, à Lunéville, département de la Meurthe; ont signé sur ses lettres, les citoyens Henry, Nicolas et Pierre, et exerce depuis 34 ans à Dommartin.

Nota. Le citoyen Najean compte six ans de service comme chirurgien-major de la 74e demi-brigade, et est pensionné du gouveruement.

PASQUIER (*Jean-Louis-René*), natif de Langeais, âgé de 47 ans, breveté chirurgien-major du régiment de cavalerie Nassau Saarbruck, en l'année 1780, par le ministre de la guerre; et exerce depuis 2 ans à Mirecourt.

Nota. Le citoyen Pasquier a été en outre breveté en 1783, chirurgien-major du régiment de Dragons de Schomberg, et en l'an 3 chirurgien de gremière classe près l'armée du Rhin, par la commission des secours publics, sur la présentation du conseil de santé.

PELLICOT (*Joseph-Fortunat*), natif de Montferrat, âgé de 46 ans, reçu chirurgien en l'année 1792, à Nancy, département de la Meurthe; ont signé sur ses lettres, les citoyens Laflize père et fils, Durand, etc.; et exerce depuis 10 ans à Epinal.

PROCUREUR (*Charles-Joseph*), nat. de Bourmont, âgé de 36 ans, reçu chirurgien en l'année 1790, à Lamarche, dép. des Vosges; ont signé sur ses lettres, les cit. Champion, lieutenant; Jourdain père et fils; Guéren, prévôt; Peret; Royer, greffier; et exerce depuis 12 ans à Vrécourt.

RELCGUE (*Nicolas*), natif de Badonviller, âgé de 62 ans, reçu chirurgien en l'ann. 1767, à Pont-à-Mousson, département de la Meurthe; ont signé sur ses lettres, les citoy. Tournay, Jadelot, Masson,

Perret, etc.; et exerce à Senones.

Nota. Le citoyen Relogue a été commissionné par le citoyen Percy chirurgien en chef de l'armée de Rhin et Moselle, et breveté par le ministre de la guerre, chirurgien de première classe; et a servi 8 ans en cette qualité dans les hôpitaux militaires.

ROBLOT (*Hyacynthe*), natif de Romain-sur-Meuse, âgé de 68 ans, reçu chirurgien en l'année 1761, à Lunéville, départem. de la Meurthe; ont signé sur ses lettres, les citoyens Beaulieu, Desfarges et Perret; et exerce depuis 19 ans à Parcy-Saint-Ouen.

ROUGE (*Nicolas-Marie*), natif de Bulguéville, âgé de 41 ans, reçu chirurgien en l'année 1787, à Thionville; ont signé sur ses lettres, les cit. Castrique, lieutenant; Hannaud, Wiez, etc., chirurgien; et Urbain, D. médecin; et exerce depuis 3 ans à Sandaucourt.

TENETTE (*Jean-Baptiste*), natif de Visembach, âgé de 34 ans, reçu chirurgien en l'an 2, à Schélestat, département du Bas-Rhin; ont signé sur ses lettres, les cit. Dutaille père et fils, et Sérard; et exerce à Cohoy-la-grande.

Nota. Le citoyen Tenette a été attaché en qualité de chirurgien à l'hôpital militaire de Schelestalt.

THIRION (*Jean-François*), natif de Remiremont, âgé de 37 ans, reçu chirurgien en l'année 1791, à Nancy, département de la Meurthe; ont signé sur ses lettres, les citoyens Laflise, lieutenant; Simonin et Durand, prévots; Laflize fils, greffier; et exerce à Remiremont, après trois ans d'exercice dans les hôpitaux militaires.

THOUVENEL (*Dominique*), natif de Parey-S.-Ouen, âgé de 71 ans, reçu chir. en l'an. 1755, à Lunéville, département de la Meurthe; ont signé sur ses lettres, les citoyens Sallin, lieutenant; Defarges et Perret; et exerce depuis 47 ans à Aulnoy.

THOUVENEL (*Dominique*), natif d'Aulnoy, âgé de 50 ans, reçu chirurgien en l'année 1777, à Neufchâteau, département des Vosges; ont signé sur ses lettres, les citoyens Sallin, lieutenant; et Zeller, greffier; et exerce depuis 25 ans à Médouville.

Pharmaciens.

BELOT (*Jean-Franç.-An.*), natif de Neufchâteau, âgé de 31 ans, reçu pharmacien en l'an 5, à Nancy, département de la Meurthe; ont signé sur son diplome, les citoyens Mandel, Villemet, Mathieu, Lebrun, etc., membres du collége de pharmacie; Lallemand, président de la société de santé; et Gomand, secrétaire; et exerce depuis 4 ans à Neufchâteau.

GIRARDIN (*Alexis*), natif de Plombières-les-Bains, âgé de 35 ans, reçu pharmacien en l'année 1791, à Nancy, département de la Meurthe; ont signé sur ses lettres, les citoyens Villemet, doyen; Lebrun, Mandel, Mathieu, etc.; et exerce depuis 10 ans à Neufchâteau.

GRILLOT (*Louis*) natif de Plombières, âgé de 28 ans, reçu pharmacien en l'an 9, à Metz, département de la Moselle; ont signé sur son diplome, les citoyens Després et Sechéchai, pharmaciens; marchand, médecin; Charmel et Ibrelisle, chirurgiens; et exerce depuis un an à Plombières.

Nota. Le citoyen Grillot a été reçu chirurgien à la même époque.

LAURENT (*Nicolas*), natif de Saint-Nicolas, âgé de 37 ans, reçu pharmacien en l'année 1788, à Nancy, département de la Meurthe; ont signé sur ses lettres, les cit. Lallemand, président; Willemet, Groux, Lebrun, etc.; et exerce depuis 4 ans à Epinal, après 10 rns d'exercice à Sainte-Marie-aux-Mines.

Pierson (*Joseph Henri*), natif de Nancy, âgé de 60 ans, reçu pharmacien en l'ann. 1765, à Nancy, département de la Meurthe; ont signé sur ses lettres, les citoyens Bagand, Harmant, François, Sirejean, Cuper, etc.; D. médecin; Humbert, Beaulieu, Villemet, etc.; pharmaciens; et exerce à Epinal après plusieurs années d'exercice à Nancy, et trois ans de service près les armées en qualité de pharmacien de première classe.

DÉPARTEMENT DE L'YONNE.

Médecins.

Bertho (*Nicolas-Joseph-Guillaume*), natif de Chefneux âgé de 51 ans, reçu D. médecin en l'année 1774, à Rheims, département de la Marne; ont signé sur ses lettres, les cit. Fillion, doyen; et Lecamus, professeur; et exerce depuis 25 ans à Joigny.

Bouesnel (*Pierre*), natif d'Avallon, âgé de 62 ans, reçu D. médecin en l'année 1761, à Montpellier, département de l'Hérault; a signé sur ses lettres, le citoyen Imbert, chancelier; et exerce depuis 41 ans à Avallon.

Decourtive (*Jean-Baptiste*), natif de Tonnerre, âgé de 39 ans, reçu D. médecin en l'année 1787, à Montpellier, département de l'Hérault; ont signé sur ses lettres, les citoyens René, doyen; et Vincent, secrétaire; et exerce depuis 15 ans à St.-Florentin.

Desjardins (*Claude-Jean-Cognasse*), natif de Troyes,

âgé de 31 ans, reçu médecin l'an 9, à Montpellier, département de l'Hérault; ont signé sur son diplome, les citoyens René, Fouquet, Senaux, Gouan, Vireuque, etc., professeurs; Vincent et Piron, secrétaires; et exerce depuis 1 an à Sens.

LACAM (*Jean-Baptiste*), natif de Caylus, âgé de 43 ans, reçu D. méd. en l'année 1784, à Montpellier, département de l'Hérault; ont signé sur ses lettres, les citoyens René et Sabatier, professeurs; et exerce depuis 15 ans à Joigny.

REUCHE (*Jean Baptiste*), natif de Monceaux-le-Comte, âgé de 45 ans, reçu D. médecin en l'année 1789, à Nancy, département de la Meurthe; ont signé sur ses lettres, les citoyens Tournay, Guillemin, et Jadelot professeurs; et exerce depuis 13 ans à Vezelay.

Nota. Le citoyen Reuche a exercé, précédemment, à la maison de Bicêtre, en qualité de chirurgien aide-major.

ROUSSEAU-DUMARCET (*Jean-Baptiste-Marc*), natif d'Avallon, âgé de 42 ans, reçu D. médecin en l'année 1785, à Reims départem. de la Marne; a signé sur ses lettres, le citoyen Navier, docteur régent; etexerce depuis 17 ans à Avallon.

TONNELLIER (*Louis-François-Jean-Baptiste*), natif de Venisy, reçu D. méd. en l'an. 1789, à Reims, département de la Marne; ont signé sur ses lettres les citoyens Navier, Fillion, etc. professeurs; et exerce depuis 13 ans à St.-Florentin.

Nota. Le citoyen Tonnellier est depuis 1792, médecin en chef de l'hospice civil de Saint-Florentin.

Chirurgiens.

Bernardin (*Edme*), âgé de 72 ans, reçu chirurgien en l'ann. 1753, à Auxerre, département de l'Yonne; et exerce depuis 48 ans, tant à Coulange-la-Vineuse, qu'à Vincelles.

Nota. Le citoyen Bernardin a omis sur son extrait les noms des signataires de ses titres, mais l'authenticité en est garantie par les maire et adjoints de Coulange-la-Vineuse, à qui les pièces originales ont été représentées

---

Bernardin fils (*Edme*), natif de Vincelles, âgé de 43 ans, reçu chirurgien en l'année 1782, à Auxerre, département de l'Yonne; ont signé sur ses lettres, les citoyens Latour, lieutenant, et Roux, greffier; et exerce à Ouaine.

Nota. Une persécution suscitée au citoyen Bernardin, en l'an premier de la république, le contraignit d'abandonner son pays, et de se réfugier dans la Brie, où il demeura caché pendant six mois sous le nom de Pierre Pentot; il y concourut pour une place de chirurgien à l'armée, et fut commissionné sous le nom déguisé de Pierre Pentot, chirurgien de première classe près l'armée de Sambre et Meuse, le 25 frimaire an 2, par le conseil de santé, ainsi qu'il conste de son brevet. Signé Heurteloup, Villars, Parmentier, Coste, Vergés, etc.

Bernardin (*Germain*), natif de Vincelles, âgé de 29 ans, commissionné chirurgien de première classe à l'armée de la Moselle, en l'an 2, par le conseil de santé; ont signé sur sa commission, les cit. Heurteloup, Vergés, Dionis, Coste, Parmentier, etc.; et exerce depuis 5 ans à Vezelay.

Billout (*Jean*), natif d'Eravant, âgé de 46 ans, reçu chirurgien en l'année 1779, à Auxerre, départ. de l'Yonne; ont signé sur ses lettres, les cit. Guilbert Latour, lieutenant, et Roux, greffier; et exerce depuis 23 ans à Courson.

Bourry (*Louis-François*), natif de Thomery, âgé de 60 ans, reçu chirurgien en l'année 1764, à Nemours, département de Seine et Marne; ont signé sur ses lettres, les citoyens Rose, Tondu, etc.; et exerce depuis 36 ans à Pont-sur-Yonne.

Bourry (*Charles-Savinien-Emery*), natif de Pont-sur-Yonne, âgé de 31 ans, commissionné chirurgien de première classe, près l'armée de l'Ouest; ont signé sur sa commission, les citoyens Vergés, Coste, Parmentier, etc.; et exerce à Courlon.

Cana (*François*), natif de Pisy, âgé de 46 ans, reçu chirurgien en l'année 1778, à Semur, départem. de l'Yonne; ont signé sur ses lettres, les cit. Bert, don Bert, Bruley, prévôt; prudhomme, doyen; Rochefort, Judin, greffiers; et exerce à Pisy.

Chapelain (*Jean-Baptiste-Henri*), natif d'Auxerre, âgé de 38 ans, reçu chirurgien en l'ann. 1786, à Auxerre, département de l'Yonne; et exerce depuis 16 ans à Appoigny.

Nota. Le citoyen Chapelain a été employé depuis 1781 jusqu'en 1785, comme chirurgien de la marine de Brest, et a fait les campagnes des Indes orientales, sous le commandement de Suffren; le maire d'Appoigny garantit l'authenticité de ses titres.

Crethé (*Charles*), natif de Saint-Maurice, âgé de 44 ans, reçu chirurgien en l'ann. 1785, à Montargis, département du Loiret; ont signé sur ses lettres, les citoyens Jolly et Dufour, et exerce depuis 17 ans à Charny.

Dufois (*Louis*), natif de Chigy, âgé de 44 ans, reçu chirurgien en l'année 1787, à Sens, département de l'Yonne, ont signé sur ses lettres, les ciroyens Aublet, lieutenant; et Salgues, greffier; et exerce depuis 15 ans à Sens.

FORESTIER (*François*), natif de Rouvray, âgé de 49 ans, reçu chirurgien en l'année 1777, à Paris, département de la Seine; a signé sur ses lettres, le cit. Germain Pichault, président de l'académie de chirurgie; et exerce à Avallon, après plusieurs années d'exercice à Epoisse.

FRANÇOIS (*Edme-Zacharie*), âgé de 47 ans, reçu chirugien en l'année 1779, à Sens, département de l'Yonne; ont signé sur ses lettres, les citoyens Dalmiers, lieutenant; et Salgues, greffier; et exerce depuis 20 ans à Seignelay.

GERMAIN (*Edme-Malo*), natif de S.-Malo, âgé de 42 ans, reçu chirurgien en l'année 1783, à Auxerre, département de l'Yonne; ont signé sur ses lettres, les citoyens Guilbert-Latour, lieutenant; et Paradis, greffier; et exerce depuis 19 ans à Vezelay.

GRAND-JEAN-DELISLE (*Jean-Baptiste*), natif de Saint-Brin, âgé de 43 ans, reçu chirurgien en l'année 1784, à Auxerre, départem. de l'Yonne; ont signé sur ses lettres, les citoyens Guillart, Latour, lieutenant; et Paradés, greffier; et exerce depuis 18 ans, à Saint-Bris.

GUILLEMOT (*Pierre-Théodose*), natif d'Héry, âgé de 29 ans, reçu chirurgien en l'an 9, à Auxerre, département de l'Yonne; ont signé sur son diplome, les citoyens Tonnellier et Thiennot, D. médecin; François et Lesseré, chirurgiens; et exerce depuis 1 an à Héry.

GUY (*Jacques*), natif de Treigny, âgé de 46 ans, reçu chirurgien en l'année 1783, à Auxerre, départ. de l'Yonne; ont signé sur ses lettres, les cit. Guilbert-Latour, lieutenant; et Paradis, greffier; et exerce depuis 19 ans à Treigny.

Lorne (*François*), natif de Journaudin, âgé de 68 ans, reçu chirurgien en l'année 1759, à Sens, département de l'Yonne; ont signé sur ses lettres, les citoyens Dalmiers et Ducasse; et exerce depuis 43 ans à Saint-Maurice aux Riches-Hommes.

Moreau (*Pierre-François*), natif de Joigny, âgé de 60 ans, reçu chirurgien en l'ann. 1782, à Montargis, département du Loiret; a signé sur ses lettres, le citoyen Jullien pour l'absence du lieutenant; et exerce depuis 20 ans à Joigny.

Nodot (*Edme*), natif de Meichery, âgé de 45 ans, reçu chirurgien en l'année 1780, à Sens, département de l'Yonne; ont signé sur ses lettres, les cit. Dalmiers et Salgues; et exerce à Courlon.

Nota. Le citoyen Nodot a en outre été reçu chirurgien en 1786, à Bray sur Seine.

Perrot (*Louis-Constantin*), natif de Thorigny, âgé de 32 ans, reçu chirurgien en l'année 1790, à Sens, département de l'Yonne; ont signé sur ses lettres, les citoyens Aublet, lieutenant; et Salgues, greffier; et exerce depuis 11 ans à Sergines.

Poulin (*François*), natif du Vault, âgé de 64 ans, reçu chirurgien en l'année 1765, à Paris, département de la Seine; a signé sur ses lettres, le cit. Germain Pichault, président de l'académie de chirurgie; et exerce depuis 37 ans à Avallon.

Pouymayon (*Jean*), natif de Mimbarte, âgé de 72 ans, reçu chirurgien en l'ann. 1767, à Sens, départem. de l'Yonne; ont signé sur ses lettres, les citoyens Dalmiers, Salgues, Bel, Paulé, Salas, Villière, chirurgiens; et Bournonville, D. médecin; et exerce depuis 33 ans à Michery.

Quérard (*Joseph*), natif de Guichin, âgé de 54 ans, reçu chirurgien en l'année 1777, à Montargis, départem. du Loiret; a signé sur ses lettres,

lettres, le citoyen Jullien, pour le lieutenant absent; et exerce depuis 23 ans à Joigny.

QUIN (*Louis*), natif de Villefranche, âgé de 57 ans, reçu chirurgien en l'ann. 1773, à Paris, département de la Seine; a signé sur ses lettres, le citoyen Goursaud, lieutenant; et exerce depuis 23 ans à Joigny.

ROCHÉ (*Hubert-Denis*), natif de Mezilles, âgé de 52 ans, reçu chirurgien en l'année 1773, à Montargis, département du Loiret; a signé sur ses lettres, le citoyen Jolly, lieutenant; et exerce depuis 29 ans à Mezilles.

ROUSSEAU (*Antonin*), natif de Brion, âgé de 56 ans, reçu chirurgien en l'ann. 1766, à Villeneuve, département de l'Yonne; a signé sur ses lettres, le citoyen Bouquillard, lieutenant; et exerce depuis 36 ans à Chamlay.

VILLEPIGUE (*Laurent-Isidor*), natif de Champignelles, âgé de 29 ans, reçu chirurgien en l'année 1790, à Auxerre, département de l'Yonne; ont signé sur ses lettres, les citoyens François, lieutenant; Lesserre, &c.; et exerce depuis 12 ans à Champignelles.

Pharmaciens.

ALBAT (*Louis-Joseph*), natif de Sens, âgé de 47 ans, reçu pharmacien en l'année 1787, à Sens, département de l'Yonne; ont signé sur ses lettres, les citoyens Villiers, Ducasse, D. médecins; Stor, Poumiers et Tavernier, pharmaciens; et exerce depuis 15 ans à Sens.

COURTOIS (*Edme-Joachim*), natif de Joigny, âgé de 39 ans, reçu pharmacien en l'année 1786, à Versailles, département de Seine et Oise, ont signé sur ses lettres, les citoyens Lussone, Chatlard et Colombert; et exerce depuis 17 ans à Joigny.

Jouin (*Jean-Baptiste*), natif de Commercy, âgé de 70 ans, reçu pharmacien en l'année 1760, à Auxerre, département de l'Yonne; ont signé sur ses lettres, les citoyens Tiennot, Martin & Bonnet; et exerce depuis 42 ans à Vezelay.

Smetana (*Jean-Baptiste*), natif d'Olmultz en Moravie, âgé de 39 ans, reçu pharmacien en l'année 1777, à Olmultz, a signé sur ses lettres, M. Gottliel, pharmacien; et exerce depuis 7 ans à Saint-Florentin.

Nota. Le citoyen Smetana a de plus été reçu chirurgien en 1783, à Vienne en Autriche, ainsi qu'il conste de ses lettres signées par M. Frambilla, chirurg.-général.

FIN.

MÉDECINS, CHIRURGIENS

ET

PHARMACIENS FRANÇAIS

LÉGALEMENT REÇUS.

ENVOIS TARDIFS.

On comprend sous ce titre les extraits qui sont parvenus aux éditeurs lorsque le travail a été achevé, c'est-à-dire après l'expiration du délai qui a eu lieu le 15 germinal dernier. Dans la seconde édition, ils seront placés dans leurs départemens respectifs (1).

Tableau des Médecins, Chirurgiens et Pharmaciens reçus légalement, et exerçans à Albi, département du Tarn, tel qu'il a été adressé aux éditeurs par le maire de cette ville.

Médecins.

Falgairac (*Jean-Joseph-Sébastien*), natif de Gaillac, âgé de 36 ans, reçu médecin en l'université de Montpellier, en 1785 ; ont signé ses lettres, Gaspard-René, vice-chancelier; Vincent, secrétaire.

Reynald (*Joseph-Marie*), natif d'Albi, âgé de

(1) Les Médecins, Chirurgiens, etc., qui desireront occuper une place dans la seconde édition de ce Dictionnaire, dont l'impression sera achevée le 1er. janvier, sont avertis qu'ils ne pourraient l'être à leur département qu'autant qu'ils feraient parvenir un extrait de leur titre avant le 1er. octobre prochain.

43 ans, reçu médecin à Toulouse en 1789; ont signé ses lettres, Cambon, chancelier, Duboc, p^{r}., Vaissière, sec.

Sérieis (*Jacques*), natif d'Alby, âgé de 53 ans, chirurgien d'infanterie en 1771, juré de la ville d'Alby en 1779, docteur en médecine en l'université de Montpellier en 1789; ont signé ses lettres de médecine, de Grainville, vice-chancelier, René, doyen, Vincent, secrétaire.

N. B. La ville d'Alby a encore deux autres médecins qui n'ont pas jugé à propos de se mettre sur cette liste.

Chirurgiens.

Cahours (*Joseph*), natif d'Alby, âgé de 64 ans, reçu chirurgien à Alby en 1763; ont signé ses lettres, les cit. Linières, lieutenant, Bécus, greffier.

Gaubert (*Pierre*), natif d'Alby, âgé de 65 ans, reçu chirurgien à Alby, en 1763; ont signé ses lettres de maîtrise, les cit. Linières, lieutenant, Bécus, greffier.

Jalabert (*Jean-Baptiste-François*), natif d'Alby, âgé de 61 ans, reçu chirurgien en 1779; ont signé ses lettres de maîtrise, les cit. Linières, lieutenant, Laplaine, greffier.

Pharmaciens.

Canet (*Jean-François*), natif de Servian, âgé de 68 ans, a commencé la pharmacie en 1748; il a exercé pour son compte, à Lodève, pendant onze années; il exerce depuis vingt-huit ans dans Alby, où il a été reçu pharmacien en 1775; ont signé ses lettres, les cit. Besnard, Mazens, Lortal.

Lortal (*Antoine*), natif de Villefranche-d'Aveiron, âgé de 60 ans, reçu pharmacien à Villefranche, en 1766; ont signé ses lettres, les c. Roucoules, conseiller, médecin du roi, Astruc, Mercier, Lamoureux, Toussain ; il exerce dans la ville d'Alby.

Mazens (*Antoine*), natif d'Alby, âgé de 62 ans, reçu pharmacien en 1772 ; ont signé ses lettres, les cit. Besnard, Treillhon, Lortal.

Nuly (*Ambroise*), reçu pharmacien en 1776, ont signé ses lettres, les cit. Lortal, Mazens, Canet, pharmaciens : sa veuve exerce.

CANTON DE VALENCE.

Département du Tarn.

Gleirose (*Jean-François*), natif de Valence, département du Tarn, âgé de 58 ans, reçu chirurgien à Alby, en 1781 ; ont signé ses lettres, les cit. Linières, lieuten., Jalabert, geffier ; il exerce à Valence.

Tabeau des Médecins et Chirurgiens de l'arrondissement de Saint-Quentin, département de l'Aisne, envoyé aux Editeurs par le sous-préfet de cet arrondissement.

Médecins.

Forestier (*Robert-André*), natif de Paris, département de la Seine, âgé de 63 ans, reçu médecin à Rheims en 1765, établi en exercice à St-Quentin, département de l'Aisne, en 1766 ; ont signé sur ses lettres d'inscription les médecins de la faculté de Paris, Marc Mahon, Marteau, Cantwell, Cosnier, le Camus ; et sur ses trois diplômes de Rheims, les médecins Larbre, Macquart, Josnet, père et fils, Rossin-Ninnin, le Camus ; et exerce depuis cette époque à St-Quentin.

CAPON (*Louis*), natif de Metz-en-Couture, département du Pas-de-Calais, âgé de 47 ans, reçu maître en chirurgie en 1780 à St-Quentin, département de l'Aisne; et a signé sur son diplôme, Rigaut, lieutenant; et exerce depuis cette époque, tant aux armées de la république, depuis 1792 jusqu'au 23 frimaire an 8, et depuis cette époque dans la commune d'Houblieres, département de l'Aisne.

CUISINIER (*Charles-Louis*), natif de Pecquencourt en Hainaut, âgé de 75 ans, reçu chirurgien à Saint-Quentin, département de l'Aisne, en l'année 1758; ont signé sur son diplôme les cit. Rigaut et Raison; et exerce depuis cette époque dans la commune de Nauroy, même département.

DEVANT (*Philippe-François*), natif de Monceau-les-Leups, âgé de 40 ans, reçu chirurgien en l'année 1784 à Soissons, département de l'Aisne; ont signé sur sa lettre de maîtrise les cit. Delabarre, lieutenant, et Verlac, greffier; a exercé jusqu'en 1788 dans la ville de Braine, et depuis cette époque dans celle de Ribemont, département de l'Aisne.

DEVERMONT (*Antoine-Eloy-Joseph*), natif de Homblieres, âgé de 42 ans, reçu chirurgien en l'année 1786 à Chauny, département de l'Aisne; ont signé sur sa lettre de maîtrise les cit. Penant et Rabeuf; et exerce depuis cette époque dans la commune de Jussy, même département.

FLAMANT (*Louis*), âgé de 55 ans, reçu chirurgien le 9 septembre 1779 à Chauny, département de l'Aisne; ont signé sur son diplôme les cit. Penant et Rabeuf; et exerce depuis la susdite époque à Remigny, arrondissement de St-Quentin.

GODINOT (*Jacques-Et.*),

natif d'Origny-Ste-Benoite, âgé de 38 ans, reçu chirurgien en l'année 1791, à Guise, département de l'Aisne; ont signé sur ses lettres les cit. Choppin, Gelez, Labeyrie, chirurgiens; Dieu, médecin, et Savary, pharmacien; ledit Godinot a été nommé le 15 septembre 1793 par le conseil exécutif provisoire, à la place de chirurgien-major du 74e régiment d'infanterie, qu'il a occupée jusqu'en l'an 5; et depuis cette époque il exerce dans la commune d'Origny-Sainte-Benoite.

Guincourt (*Clovis*), natif de Villers-Saint-Christophe, département de l'Aisne, âgé de 37 ans, reçu chirurgien en l'année 1784 à St-Quentin, même département; ont signé sur son diplôme les cit. Rigaut et Desains; et exerce depuis cette époque dans la commune de Fleuguiers, à l'exception que depuis 1786 jusqu'en 1788 inclus, il a suivi à Paris le cours de chirurgie et les hôpitaux.

Lemaire (*Louis-Joseph*), natif d'Hargicourt, âgé de 37 ans, reçu chirurgien en l'année 1789 à St-Quentin, département de l'Aisne; a signé sur son diplôme le cit. Dupont; et exerce depuis cette époque dans la commune d'Hargicourt, département de l'Aisne.

Magnier (*Charles*), natif du Mesnil-en-Arronaise, âgé de 79 ans, reçu chirurgien le 13 avril 1750; a signé sur son diplôme le cit. Fontaine; et exerce depuis la susdite époque en la ville de St-Quentin; il est depuis 40 ans chirurgien de l'hospice civil de la même ville.

Mennuy (*Jean-Charles*), natif de Dury, âgé de 58 ans, reçu chirurgien en l'année 1789, à Chauny, département de l'Aisne; ont signé sur ses diplômes les cit. Penaut, l'Ecluse et Tribalet, maîtres en chirurgie; et exerce depuis cette époque dans la commune de Dury et celles circonvoisines.

Warnier (*François-*

Jacques-Ignace), natif de Félalieres, département de la Somme, âgé de 54 ans, reçu chirurgien en l'année 1772 à Guise, département de l'Aisne ; a signé sur son diplôme en copie le cit. Fontaine, greffier ; et sur l'original, Duplessis, lieutenant, Dupont, prevôt, Savary, doyen, Delabeyrie, maître en chirurgie, et Vendermonde, médecin ; et exerce depuis cette époque dans la ville de Ribemont, département de l'Aisne.

Tableau des Chirurgiens et Pharmaciens exerçant à Liége, département de l'Ourthe, envoyé aux Editeurs par le Maire de cette ville.

Chirurgiens.

Bovy (*Hubert-Michel*), natif de la commune de Loncin, près de la ville de Liége, département de l'Ourthe, âgé de 46 ans, reçu maître en chirurgie, en 1780, au collége des médecins de la ville de Liége ; ont signé ses patentes, les cit. J. Bierset, président, C. Dencorca, préfet, Gailliet, greffier ; il exerce depuis son admission dans la commune de Liége.

Crahay, (*Gille-Joseph*), natif de la commune de Liége, départ. de l'Ourthe, âgé de 41 ans, reçu maître en chirurgie au collége des médecins de la ville de Liége en 1783 ; ont signé ses patentes, les cit. Depoix, président, Beauvoix, préfet, Gailliet, greffier ; il exerce depuis son admission dans la commune de Liége.

Debru (*Weulter*), natif de la commune d'Ougrée, premier arrondiss., du département de l'Ourthe, âgé de 64 ans, reçu maître en chirurgie, en l'an 1760, au collége des médecins de la ville de Liége, département susdit ; ont signé ses patentes d'admission, les cit. Réfence, président du collége, d'Ewaide, préfet, et Bauquet, greffier ; il exerce dans la commune de Liége depuis son admission.

DEHOUSSE, (*Jacques-Louis*), natif de la commune d'Olne, département de l'Ourthe, deuxième arrondissement, âgé de 63 ans, reçu maître en chirurgie, en l'année 1764, au collége des médecins de la ville de Liége; ont signé sur ses patentes les cit. J. Bierset, président, C. de Moréal, préfet, P. C. Bacquet, greffier; il exerce depuis son admission dans la susdite commune de Liége, département de l'Ourthe.

DELEIXHE (*Reniez-Joseph-Guillaume*), natif de la commune d'Heurile-Romain, département de l'Ourthe, âgé de 35 ans, reçu maître en chirurgie en 1794, au collége des médecins de la ville de Liége; ont signé ses patentes, Depoix, président, Dejoez, préfet, Duchateau, greffier; il exerce depuis son admission.

MALAISE (*G.-F.*), natif de la commune de Liége, âgé de 51 ans, arrondissement et département de l'Ourthe, reçu maître en chirurgie, le 27 avril 1791, au collége des médecins et chirurgiens de la ville de Liége, département susdit; ont signé ses patentes d'admission, les cit. Bierset, président du collége, Dellehe, préfet, Baquet, greffier; il exerce dans la commune de Liége depuis son admission.

RAMOUX (*Pierre-Michel*), natif de la commune de Liége, âgé de 50 ans, reçu maître en chirurgie, en l'année 1778, au collége des médec. de la ville de Liége, département de l'Ourthe; ont signé ses lettres d'admission, les cit. Bierset, président du collége, Delwaide, préfet, et Duchateau, greffier; il exerce dans la commune de Liége depuis son admission.

Vatelot (*Henri-François*), natif de la commune de Liége, départem. de l'Ourthe, âgé de 40 ans, reçu maître en chirurgie en 1783, au collége des médecins de la ville de Liége; ont signé ses patentes, les cit. Depoix, président, Bronckaat, préfet; il exerce depuis son admission dans la commune de Liége.

Pharmaciens.

LLZARUS (*François-Alexandre*) natif de la commune de Liége, âgé de 42 ans, reçu maître apothicaire en 1778, au collége des médecins de la ville de Liége; ont signé ses patentes, les cit. Bierset, président, C. Moréal, préfet, Gaillet, greffier; il exerce depuis 1780 dans la commune de Liége.

TABLEAU des Médecins exerçant à Perpignan, envoyé aux Editeurs par les cit. Beringo et Campagne, ex-recteur et doyen de l'université de cette ville.

BERINGO (*Joseph*).

Nota. Le cit. Beringo se trouve déjà placé au rang des Médecins des Pyrénées-Orientales.

BONAFORT (*François*), natif de Perpignan, âgé de 60 ans, d. médecin en l'année 1761, à Perpignan, département des Pyrénées-Orientales.

CAMPAGNE (*Jean-Pierre*), natif de Chalabre, âgé de 79 ans, reçu d. médecin, en l'année 1749, à Montpellier, département de l'Hérault.

FERET (*François*), natif de Perpignan, âgé de 47 ans, reçu d. médecin, en l'année 1774, à Perpignan, département des Pyrénées-Orientales.

MASSOT (*Jean*).

Nota. Le cit. Massot est également au rang des médecins des Pyrénées-Orientales.

VILAROJE (*Joseph*), natif de Perpignan, âgé de 59 ans, reçu d. médecin en l'année 1766, à Perpignan, département des Pyrénées-Orientales.

Chirurgiens et Pharmaciens français.

Tableau des Chirurgiens et Pharmaciens exerçant au Mans, département de la Sarthe, envoyé aux Editeurs par le ci-devant lieutenant du premier chirurgien du roi, et certifié véritable par chacun d'eux en particulier, puis collectivement.

Chirurgiens.

Faribault (*Louis*), natif du Mans, âgé de 65 ans, chirurgien en l'année 1766 pour la ville du Mans, département de la Sarthe; sa lettre de maîtrise est signée des cit. Marigne, lieutenant, et Dervilliers, greffier; et exerce depuis 1766, dans ladite ville du Mans.

Jélin (*Jean*), natif du Mans, âgé de 39 ans, reçu chirurgien, le 13 mars 1790, pour la ville du Mans, département de la Sarthe; sa lettre de maîtrise est signée des cit. Faribault, lieutenant, et Thibault des Bois, greffier; et exerce depuis 1790 au Mans.

Ménard (*Julien*), natif du Mans, âgé de 35 ans, reçu chirurgien en l'année 1790, le 21 mai, pour la ville du Mans, département de la Sarthe; sa maîtrise est signée des cit. Faribault, lieutenant, et Thibault des Bois, greffier; et exerce depuis 1790, dans ladite ville du Mans.

Pharmaciens.

Bazin (*Pierre-Jean*), natif du Mans, âgé de 38 ans, reçu pharmacien, le 12 octobre 1789, pour le Mans, département de la Sarthe; sa lettre de maîtrise est signée des cit. Lehoux, médecin, Liberge, Franchet, Barben-Dubourg, pharmaciens; et exerce depuis ce tems dans ladite ville du Mans.

Franchet (*Jean*), natif de Gries, âgé de 48 ans, reçu pharmacien, le 17 juillet 1780, pour le Mans, département de la Sarthe; sa lettre de maîtrise est signée des cit. Barben-Dubourg, Antonin, Liberge, Eustache Livré, Cherneau, médecins; et exerce depuis ce temps, dans ladite ville du Mans.

Le Noir Ducoudray (*Julien*), natif de Parigne-lès-le-Mans, âgé de 60 ans, reçu pharmacien en 1775, le 16 mai, pour la ville du Mans, département de la Sarthe; sa lettre est signée des cit. Livré, lieutenant, Barben-Dubourg, Liberge, Pinchinat, Barben-Doubourg, fils, greffier; et exerce depuis ce tems dans ladite ville du Mans.

Médecins, Chirurgiens et Pharmaciens.

Arnoldi (*Charles-Guillaume*), natif de Winningen, âgé de 25 ans, reçu d. médecin en l'an 6, à Marpourg en Hessois; ont signé sur ses lettres, MM. Baldinger, Stein, Michaeles, professeurs de l'université; et exerce depuis quatre ans à Winningen, département de Rhin et Mozelle.

Aubry (*Michel*), natif de Dannemarie, âgé de 33 ans, reçu chirurgien en l'an 3, à Paris; ont signé sur son diplôme, les cit. Heurteloup, Saucerote, Lepreux, Coste, Parmentier, etc.; et exerce à Baugé, département de la Haute-Marne.

Autard (*Charles*), natif de Naves, âgé de 39 ans, reçu chirurgien en l'an 10, à Nismes, département du Gard; ont signé sur son diplôme, les cit. Goy et Philip, médecins; et exerce depuis cinq ans, à Manduel, département du Var.

Azire (*Sylvain-Gabriel*), natif de Levroux, âgé de 64 ans, reçu chirurgien en l'année 1780, à Châteauroux, département de l'Indre; ont signé sur ses lettres, les cit. Godin de Rosier, père, lieutenant, Guérinot, médecin, Rochoux, prévôt et Delouche, greffier.

Balmes (*Robert*), reçu chirurgien à Valence, en l'an 9; ont signé sur son diplôme provisoire, les cit. Blein, médecin, Vidal, Pansu et Leffrey, chirurgiens; exerce à Valence, département de la Drôme.

Bastide (*David*), natif de Sauve, âgé de 57 ans, nommé chirurgien-major du premier bataillon auxiliaire du Gard; et exerce dans ladite commune.

Nota. Les noms des signataires du brevet du cit. Bastide sont omis; mais l'authenticité en est garantie par le maire de Sauve. Le cit. Bastide avait précédemment, en l'an 2, été choisi par les professeurs de l'école de Montpellier, pour remplir les fonctions d'aide-chirurgien de l'hôpital dit de la Grange-des-Prés, établi à Pezenas.

Benezet (*Damien*), natif de Saint-Laurent, âgé de 48 ans, reçu chirurgien en l'année 1784, à Perpignan; ont signé sur ses lettres, les cit. Coste, médecin, Ribeill, lieutenant, Fusties, Forgues, Gurries, greffiers, etc.; et exerce depuis 1784, à Saint-Laurent de Cerdas, département des Pyrénées-Orientales.

Bernutz (*Laurent-Frédéric*), natif de Bouillon, âgé de 52 ans, reçu chirurgien-major de l'hôpital militaire du château de Bouillon, en l'année 1777, à Landeau; et exerce à Bouillon.

Nota. Les noms des signataires du brevet du cit. Bernutz sont omis; mais le maire de la même ville en garantit l'authenticité.

Le cit. Bernutz compte 35 ans, d'exercice tant dans les hôpitaux militaires qu'aux armées; aussi est-il pensionnaire de l'état.

Berthelot (*Henri*), natif de Dolus, âgé 36 ans, reçu chirurgien-major du troisième bataillon de l'Indre, en l'année 1792, à Tours, département d'Indre et Loire; exerce à Tours.

Nota. Les noms des signataires de la commission du cit. Berthelot sont omis; mais l'authenticité en est garantie par le maire de Tours. Les cit. de cette ville ont nommé le cit. Berthelot, chirurgien-major de la garde nationale et des colonnes mobiles du département; ses talens lui ont encore mérité le titre d'officier de santé en chef de l'hospice des orphelins de la patrie. Cette place lui a été donnée en l'an 7, par l'administration municipale.

BILLARD (*François-Xavier*), natif de Porentruy, âgé de 30 ans, reçu médecin en l'année 1787, à Strasbourg, département du Bas-Rhin; ont signé sur ses lettres, les cit. Hermann, doyen, Spielmann et Lauth, professeurs; et exerce depuis 1789 à Porentruy, département du Haut-Rhin.

Nota. Le cit. Billard est médecin de l'hospice civil de cette dernière ville.

BIRÉ (*Jean-Baptiste*), natif de Fontenay, âgé de 30 ans, admis, après avoir été examiné, à exercer la pharmacie, en l'an 4, à Fontaine, département de la Vendée; ont signé sur son titre d'admission, les cit. Brunetiere, Perreau, Brisson père, Brisson fils, et Vidal, D. M. Ballard, Chupin, Dumay et Tillier, chirurgiens; et exerce depuis l'an 4, à Fontenay.

BLONDEL, natif d'Arras, âgé de 48 ans, reçu d. médecin en l'année 1777, à Douai; ont signé sur ses lettres, les cit. Bernard, Mellet et Majoult, professeurs; et exerce à Liége en qualité de médecin de l'hôpital militaire.

Nota. L'année même de son doctorat, le cit. Blondel se fit aggréger au collége des médecins de la ville d'Arras, où il a exercé la médecine jusqu'en l'an 2, qu'il fut nommé médecin en chef à l'armée de Sambre et Meuse, où il a fait deux campagnes.

BOISSE (*François*), natif

d'Issigeac, âgé de 49 ans, reçu pharmacien en l'an 10, par le conseil de santé de Saintes, département de la Charente-Inférieure; et exerce à Pons.

Nota. Les noms des signataires du diplôme du cit. Boisse sont omis; mais l'authenticité en est garantie par le maire de Pons.

BOISSEAU (*Louis-Charles-Noël*), natif de Vennier, âgé de 30 ans, reçu chirurgien-major du neuvième bataillon formé à Orléans en l'année 1793, département du Loiret; et exerce depuis un an à Joué, près Baltaud, Indre et Loire.

Nota. Les noms des signataires de la commission du cit. Boisseau sont omis; mais l'authenticité en est garantie par le maire de Joué. Le cit. Boisseau a été pourvu du titre de chirurgien, attaché à la 106e demi-brigade, et confirmé dans son grade par un brevet du premier consul.

BOUSQUET (*Guillaume*), natif d'Esteing, âgé de 34 ans, reçu chirurgien en l'année 1788, à Montpellier, département de l'Hérault, et exerce depuis 10 ans à Esteing, département de l'Aveyron.

Nota. Le cit. Bousquet n'a pas relaté les noms des signataires de ses lettres; mais l'authenticité de ses titres est garantie par le cit. Doumergue, médecin et maire de la commune d'Esteing.

BRIOU (*François-Martel*), natif de Saint-Michel, âgé de 34 ans, reçu officier de santé de première classe à l'armée de la Mozelle, sur la présentation du conseil de santé; a signé sur sa commission, le cit. Gauthier, adjoint du ministre de la guerre; et exerce depuis l'an 4, à Saint-Michel, département de la Meuse.

CALVET (*Pierre-Jean-Paul*), natif de Salles-Curau, âgé de 25 ans, reçu médecin en l'an 8, à Montpellier, département de l'Hérault; ont signé sur ses lettres, les cit. René, directeur, Fouquet, Gouan, la

Fabrie, Dumas, Montabré, Poutingon, Broussonnet, Berthe, Seneaux et Vigaroux, tous professeurs, Vincent et Piron, secrétaires; et exerce depuis deux ans à Salles-Cureau, département de l'Aveyron.

CAMUS, reçu en l'année 1793, pharmacien en chef de l'hôpital militaire de Cauteres, par le comité de Paris; a signé sur sa commission, le commissaire ordonnateur des guerres; et exerce à Cauteres, département des Hautes-Pyrénées.

Nota. Le cit. Camus fut nommé en 1779, pharmacien en chef du port des Barques, près Rochefort, par le commissaire ordonnateur de la marine, le cit. Casamajor; et en 1781, il a servi en la même qualité sur le vaisseau *le Terrible*, commandé par le vice-amiral, Lamothe-Piquet.

CANDELLON (*Jean*), natif de Blaye, âgé de 35 ans, reçu officier de santé de première classe à l'armée des côtes de l'Océan en l'an 2, à Bordeaux, département de la Gironde; ont signé sur sa commission, après l'avoir examiné, les cit. J. Carejus, Moulinier, Tourtaux et Falquet aîné; et exerce depuis l'an 4, à Blaye, même département.

CARAYON (*Antoine-Charles*), natif de Saint-Sermin, âgé de 40 ans, reçu d. médecine en l'année 1790, à Toulouse, département de la Haute-Garonne; ont signé sur ses lettres les cit. Perrolle, professeur, Delors, recteur, et Vaissière, secrétaire; et exerce depuis onze ans à Saint-Sermin, département de l'Aveyron.

CARME (*Pierre*), natif de Nismes, âgé de 38 ans; reçu pharmacien en l'an 9 à Nismes, département du Gard; ont signé son diplôme les cit. Goy et Baume, médecins, Dubois, Blachier et Cazimir Fornier; et exerce depuis 9 ans dans la ville de Nismes, même département.

CHAUVAUX (*Pierre Edme*), natif de Cormicy, âgé de 31

ans, reçu chirurgien en l'an 8, à Reims, département de la Marne ; ont signé sur son diplôme, les cit. Leroy, Clément, Carré et Petit ; et exerce depuis l'an 8, à Cormicy, même département.

Nota. Le cit. Chauvaux a servi à l'armée de Rhin et Mozelle, en qualité d'officier de santé de première classe ; son brevet est signé du ministre de la guerre Aubert du Bayet, et est actuellement maire de Cormicy.

Couret (*Jean-Pierre*), âgé de 42 ans, ancien démonstrateur à l'école d'émulation de Montpellier, département de l'Hérault ; et exerce à Souch, cinquième arrondissement, départem. de la Haute-Garonne.

Nota. Le cit. Couret est membre du juri d'accouchemens, et correspondant de la société de médecine, chirurgie et pharmacie de Toulouse.

Cuguillere (*Bertrand*), natif de Limoux, âgé de 56 ans, reçu chirurgien en l'année 1775, à Limoux, département de l'Aude ; ont signé sur ses lettres, par duplicata, les cit. Cuguillère, lieutenant, et Bernard, greffier ; et exerce depuis vingt-trois ans à Caudiès, département des Pyrénées-Orientales.

Dallenes (*Charles-Bertin-Emmanuel*), natif de S.-Omer, département du Pas-de-Calais ; ont signé sur son diplôme les cit. Descamps, Vandamme, André et Dupuis, médecins ; et exerce à S.-Omer, même département.

Dalmeneche (*Louis-François*), natif d'Almenèche, âgé de 32 ans, reçu pharmacien, en l'an 8, à Caudebec, département de la Seine-Inférieure ; ont signé sur son diplôme, les cit. Follope, Olivier, Fournier, Pierre-Charles Dalmenèche, apothicaire ; Thieulent et Bonneville, d. médecins.

Nota. Le cit. Dalmenèche a servi aux armées, en qualité de pharmacien.

Debeney (*Paul-Joseph*), natif de Chazey, âgé de 62 ans, reçu chirurgien, en l'année 1773, à Belley, département de l'Ain; a signé sur ses lettres, le cit. Lebrun; et exerce à Lagnier, même département.

Delasaille (*Jean-Baptiste*), natif de S.-Léger-sur-Bonneville, âgé de 41 ans, reçu chirurgien de la marine-marchande, en l'année 1790, au Hâvre, département de la Seine-Inférieure; ont signé sur ses lettres, les cit. Lacroix, et Planchon, chirurgien-examinateur de la Marine; et exerce à Tonques, département du Calvados.

Délaunay (*Pierre-Mathurin*), natif de Bourg-de-Luitré, âgé de 46 ans, reçu chirurgien, en l'année 1783, à Château-Thierry, département de l'Aisne; a signé sur ses lettres le cit. René Montmignon, lieutenant; et exerce depuis quatorze ans, à Soulaines, département de l'Aube.

Desain (*Jean-Baptiste*), natif de Ham, âgé de 25 ans, reçu médecin en l'an 9, à Paris, département de la Seine; ont signé sur ses lettres, les cit. Baudelocq, président; Thouret, directeur; et Leclerc, secrétaire; et exerce depuis un an à Saint-Quentin, département de l'Aisne.

Desaybats (*Etienne*), natif d'Agen, âgé de 38 ans, nommé officier de santé de première classe, en l'an 2, à Bordeaux, département de la Gironde; ont signé sur sa commission, les cit. Feits, Gibbon, Alary, Laffiteau, Carejus, Salquet aîné, Cousteau et Laroche, secrétaire; et exerce à Bordeaux, même département.

Desneux (*Joseph*), natif du Lude, âgé de 63 ans; reçu chirurgien en l'année 1767, à Angers, département de Maine et Loire; ont signé sur ses lettres, les cit. Garnier, Bretault, Cordier, prévôt en charge; Chevreuil, Lachese, père; Claude Bachelico, *etc.*; et exerce depuis trente-cinq ans, à Marigné, même département.

Dhautsegure

Dhautsegure (*Jean-François*), natif de Thueis, âgé de 52 ans, reçu pharmacien en l'année 1775 à Montpellier, département de l'Hérault ; ont signé sur ses lettres les cit. Fouquet Vigaroux, etc. ; et exerce à Aubenas : certifié véritable par le maire d'Aubenas.

Dessois (*Gilbert*), natif du Châtelet, âgé de 43 ans, reçu chirurgien en l'année 1781, à Paris, pour exercer dans la commune du Châtelet, département du Cher ; ont signé sur ses lettres les cit. Sue, Tenon, Lassus, lieutenant, etc. ; et exerce depuis 1781 au Châtelet, même département.

Dianoux (*Jacques*), natif de Baix, âgé de 45 ans, reçu chirurgien en l'année 1786 à Montelimart, département de la Drôme ; ont signé sur ses lettres les cit. Simon, lieutenant, Maurice, père et fils, Bartatier et Duchanot ; et exerce depuis 16 ans à Saint-Paul-trois-Châteaux, même département.

Doumergue (*François-Amont*), natif d'Esteing, âgé de 50 ans, reçu médecin en l'année 1776 à Montpellier, département de l'Hérault ; et exerce depuis 26 ans à Esteing, département de l'Aveyron.

Nota. Le cit. Doumergue a omis sur son extrait les noms des signataires de ses lettres, mais on croit devoir observer qu'il est maire de sa commune.

Dubosq (*Jacques*), reçu d. médecin en l'année 1793 à Caen, département du Calvados ; ont signé sur ses lettres les cit. Desmoueux, doyen, Deroussel, Lerosty, Leboucher et Jamard, secrétaire ; et exerce depuis neuf ans à Quimper, département du Finistère.

Nota. Le cit. Dubosq a eu une commission de médecin près l'armée navale au port de Brest; il l'a reçue en l'an 3 du conseil de santé, établi par la loi du 12 pluviose de la même année ; ont signé les cit. Coste, Saucerotte, Villar, Sabatier, Lepreux, Lorentz et Vergez, secr. Le cit. Dubosq a reçu en 1793 du ministre de la marine Dalbarade, l'ordre de se rendre à Brest, pour y servir en qualité de chirurgien-major auxiliaire. Il est actuellement professeur d'histoire naturelle à l'école centrale du département du Finistère.

Dunmora (*Pierre*), natif de la Teste de Buch, âgé de 51 ans, reçu chirurgien en l'année 1779 à Bordeaux, département de la Gironde; ont signé sur ses lettres les cit. la Fourcade, lieutenant; et Saintourens, greffier; et exerce depuis 1779 à la Teste de Buch, même département.

Dupuy (*Guillaume*), natif de Saint-Astier, âgé de 52 ans, reçu chirurgien en l'année 1775 à Périgueux, département de la Dordogne; ont signé sur ses lettres les cit. Dumoulin, lieutenant; et Buis, greffier; et exerce depuis 27 ans à Saint-Astier, même département.

Embry (*Jean-Antoine*), natif de Cuxac-Cabardès, âgé de 35 ans, reçu d. médecin en l'année 1787 à Montpellier, département de l'Hérault; ont signé sur ses lettres les cit. René, doyen, et Vincent, secrétaire; et exerce depuis 14 ans à Cuxac-Cabardès, département de l'Aude.

Esquiron (*Geraud*), reçu chirurgien en l'année 1779 à Strasbourg, département du Bas-Rhin; et exerce depuis 28 ans à Montsalvy, département du Cantal.

Nota. Les noms des signataires des lettres du cit. Esquiron sont omis, mais leur authenticité est garantie par le maire de Montsalvy.

Quatorze maires des environs de Montsalvy assurent que le cit. Esquiron jouit de la confiance de tout l'arrondissement.

Fages (*Joseph*), natif de Toulouse, âgé de 37 ans, reçu premier chirurgien interne gagnant maîtrise, en l'année 1789, à l'hôtel-

Dieu de Montpellier, département de l'Hérault; ont signé sur ses lettres, les cit. Soutinyon, Méjean, Vigaroux, Courrege, Dupin, Brugnier et Beaumelle, membres du ci-devant collége de chirurgie, examinateurs et juges; Farjon, Amoreux et Rouches, médecins, et les administrateurs de cet hôpital; et exerce depuis douze ans à Montpellier.

FONTANGE (*Paulin*), natif de Mauriac, âgé de 30 ans, reçu d. médecin, en l'an 3, à Montpellier, département de l'Hérault; ont signé sur ses lettres, les cit. René, doyen, et Piron, secrétaire; et exerce depuis l'an 6, à Mauriac, département du Cantal.

Nota. En l'an 3, le cit. Dumas, professeur de l'école de médecine de Montpellier, chargé de choisir parmi les jeunes médecins ceux qui avaient assez de talent pour pratiquer, désigna le cit. Paulin, et le 14 ventose de l'an 3, il fut nommé médecin à l'armée d'Italie, où il a servi en cette qualité jusqu'en l'an six.

FOSSEYEUX (*Louis-Jerôme*), natif de Chablis, âgé de 30 ans, reçu officier de santé de première classe en l'an 2, à Perpignan; ont signé sur sa commission, les cit. Boisot, inspecteur des hôpitaux militaires, qui l'a examiné, et Boiscler, commissaire-ordonnateur des guerres; et exerce à Percey, département de l'Yonne.

Nota. Le cit. Fosseyeux a plusieurs fois été examiné par les officiers de santé en chef, et notamment en l'an 4, à Montpellier, par les cit. Courtes et Lagrezie, officiers de santé en chef de l'armée des Pyrénées orientales.

FROMILHAGUE (*Barthelemi*), natif de Mauvi, âgé de 62 ans, reçu chirurgien en l'année 1767, à Limoux, département de l'Aude, ont signé sur ses lettres, les cit. Roujet, Bonnet, Bernard, Vives, Castillon, d'Aoustene; et exerce depuis trente-cinq ans à Limoux, susdit département.

GAGNEBÉ (*Joseph*), natif de la commune de l'Hôpital-Saint-Jean, reçu médecin en l'an 9, à Montpellier, département de l'Hérault; ont signé sur son diplôme, les cit. Fouquet, René, Berthe, Broussenet, Vincent, etc.; exerce à Sarazac.

GALLERNAT, nommé officier de santé de première classe en l'an 8, à Paris; a signé sur sa commission le ministre de la guerre Carnot; et exerce depuis deux ans à Saint-Sauge.

Le cit. Gallernat avait précédemment été pourvu du titre d'officier de seconde classe, et notamment en l'an 2, à Nice, par le cit. Heurteloup, membre du conseil de Santé de Paris, qui lui a fait subir des examens.

GENTON (*Claude-Esprit*), natif de Saint-Paul-Trois-Châteaux, âgé de 80 ans, reçu chirurgien en l'année 1758, à Montelimart, département de la Drôme; a signé sur ses lettres, le cit. Riviere; et exerce depuis quarante-quatre ans, à Saint-Paul-Trois-Châteaux, département susdit.

GIRARD (*Maurice*), natif de Saint-Etienne, âgé de 32 ans, reçu chirurgien en l'an 6, à Saint-Etienne, département de la Loire; ont signé sur ses lettres, les cit. Barral, Louis Girard, chirurgiens de l'hospice de Saint-Etienne, et André Girard, ex-chirurgien de première classe; et exerce depuis quatre ans à Sermini, département susdit.

GODEFROY (*Nicolas*), natif de Saint-Evron-de-Montfort, âgé de 40 ans, chirurgien, admis provisoirement à exercer la chirurgie par le préfet du département de l'Eure, sur un avis motivé, et signé de tous les membres du comité médical d'Evreux, d'après un examen subi devant ledit comité; et exerce la chirurgie depuis vingt ans dans la commune des Ventes, arrondissement d'Evreux, département de l'Eure.

Grenier (*Vincent*), natif de Bordeaux, âgé de 54 ans, reçu d. médecin en l'année 1768, à Bordeaux, département de la Gironde; ont signé sur ses lettres, les cit. Betbeder, Patronus, F. R. Labarrière, Prochancelier et Boissel, secrétaire; et exerce depuis vingt-quatre ans, à Saint-Surin-de-Cadourne, même départem.

Juramy (*Pierre-Gabriel*), natif de Seyne, reçu chirurgien de la marine marchande à Marseille, en l'année 1782, à Marseille; ont signé sur ses lettres, les cit. Bouge, lieutenant du premier chirurgien, Terrier, Helliez, Coutarel, etc.; et exerce depuis l'an 4, à Seyne, département des Basses-Alpes.

Nota. En 1791, les administrateurs du département des Basses-Alpes, ont nommé le cit. Juramy, chirurgien-major du deuxième bataillon dudit département; et en l'an 3 il reçut du ministre de la guerre d'alors, le brevet de chirurgien-major en chef de la ci-devant dix-neuvième demi-brigade d'infanterie, titre qu'il a conservé jusqu'au moment où il s'est retiré à Seyne, avec celui de chirurgien-major surnuméraire.

Kraut (*Louis*), natif de Metz, âgé de 45 ans, reçu pharmacien en l'année 1785, à Saar-Libre; a signé sur ses lettres, le cit. Thouvenel, médecin, inspecteur des hôpitaux militaires de la ci-devant province d'Alsace; et exerce depuis l'an 5, à Thaux, département du Haut-Rhin.

Nota. Le cit. Kraut a exercé dans les hôpitaux militaires de Molsheim, en qualité de pharmacien en chef, depuis 1792 jusqu'en l'an 5.

Lafont (*Etienne*), natif de Paillet, âgé de 44 ans, reçu chirurgien en l'année 1779, à Bordeaux, département de la Gironde; ont signé sur ses lettres, les cit. Mestiviers et Dubruel, professeurs; et exerce depuis 22 ans à Paillet, même département.

LAIR-CORIGNY (*Charles François*), natif de Thorigny, âgé de 34 ans, reçu pharmacien en l'an 2 aux armées et hôpitaux de la république; ont signé sur ses lettres, les cit. Quinquet, Guéret, Féret et Malapert, pharmaciens en chef de l'armée du Rhin; et exerce depuis cinq ans à Thorigny, département de la Manche.

LAMOTHE (*Gabriel*), natif de Decise, âgé de 53 ans, reçu chirurg. en l'ann. 1774, à Paris; ont signé sur ses lettres, les cit. Mallouet Thierri de Bussy, d. médecins, et Sue, maître en chirurgie; et exerce depuis vingt-trois ans à la Rochelle, département de la Charente-Inférieure.

Certifié véritable, par le cit. Traversay, sous-préfet de la Rochelle.

LASSELVE (*Jean-Bapt.*), reçu chirurgien à Mauriac, département du Cantal; a signé sur ses lettres le cit. Beaune, ex-lieutenant; et exerce à Saignes, même département.

LAVAISSE (*Jean-Bapt.*), âgé de 33 ans, reçu chirurgien en l'an 8, à Paris; ont signé sur son diplôme, les professeurs de l'école de médecine, les cit. Chaussier, Leclerc et Thouret, directeur; et exerce depuis l'an 8, dans l'arrondissement d'Ambert, département du Puy-de-Dôme.

LAVERGNE DE PRÉFONTAINE (*Louis-Marie*), natif de Londéac, âgé de 45 ans, reçu d. médecin en l'année 1782, à Nancy, département de la Meurthe; ont signé sur ses lettres, Jodelot, Tournay, Guillemin, Nicolas, *etc.*; et exerce depuis dix-neuf ans, à Lamballe, département des Côtes-du-Nord.

LEGRAND (*Jean-François*), natif de Fouillet, âgé de 34 ans, reçu chirurgien-major du premier bataillon de l'Oise en l'an 1, à Noyer; ont signé sur sa commission, les cit. Richard et Boulanque, chirurgiens chargés de s'assurer de la capacité dudit Legrand; et exerce depuis cinq ans, à Blerancourt, département de l'Aisne.

LEGUAY (*Jean-François*), natif de Dole, âgé de 35 ans, nommé chirurgien-major en l'an 3, à l'armée des Côtes-de-Brest; ont signé sur sa commission, les cit. Petiet, commissaire - ordonnateur des guerres, et Gallée, chirurgien en chef de l'armée; et exerce depuis l'an 10, à Broon, département des Côtes-du-Nord.

LENOIR (*Jean-Baptiste*), natif du Châtelet, âgé de 28 ans, reçu chirurgien en l'an 7, à Bourges, département du Cher; ont signé sur ses lettres, les cit. Carré, médecin en chef de l'hospice civil, et Bourbon, chirurgien en chef du dépôt; et exerce depuis trois ans au Châtelet, département du Cher.

LEROI (*François*), natif de Chavange, âgé de 50 ans, reçu chirurgien en l'année 1780, à Chaumont, département de la Haute-Marne; ont signé sur ses lettres, les cit. Chaloin, lieutenant, et Barrotte, en l'absence du greffier; et exerce depuis vingt-deux ans à Chaumont, même département.

LISLE (*Bernard*), natif de Montferrand, âgé de 48 ans, reçu chirurgien en l'année 1779, à Toulon, départem. de Lot et Garonne; ont signé sur ses lettres, les cit. Casabon, lieutenant, et Vallès, greffier; et exerce depuis vingt-huit ans, à l'Isle-Jourdain, départem. du Cher.

LONG (*Jean-Pierre*), natif d'Arvieu, âgé de 34 ans, reçu médecin en l'an 7, à Montpellier, département de l'Hérault; ont signé son diplôme, les cit. René Dumas, Gouan, Fouquet, Petiot, Poutigon, Mejan, Broussonet, Lafabrie, Montubré, *etc.*; et exerce depuis trois ans à Arvieu, département de l'Aveyron.

MAILHET (*Etienne*), natif de Momères, âgé de 50

ans, reçu chirurgien en l'année 1781, à Tarbes, département des Hautes-Pyrénées; ont signé sur ses lettres, les cit. Larrey, lieutenant, et Pambrun, greffier; et exerce depuis vingt-un ans, à Orignac, département des Hautes-Pyrénées.

MARSENNE (*Augustin*), natif de Mansigné, âgé de 75 ans, reçu chirurgien en l'année 1755, à Château du Loir, dépar. de la Sarthe; a signé sur ses lettres, le cit. Lecamus, lieutenant, etc. et exerce depuis 1755, à Mausigné, même département.

MAUDROU, (*Jacques*), natif d'Aire, âgé de 33 ans, reçu d. médecin en l'année 1790, à Montpellier, département de l'Hérault; a signé sur ses lettres, le cit. de Barthès; et exerce depuis douze ans à Harlin, département des Basses-Pyrénées.

MONNERON fils, (*Jean-Baptiste*), natif de Dampierre, âgé de 31 ans, nommé offic. de santé en l'an 4, à Paris; ont signé sur son diplôme, les cit. Sabatier, Ant. Dubois et Vergez; et exerce depuis 4 ans à Salle, départem. de la Charente-Inférieure.

MOREAU, (*Pierre*), natif de Chateller, âgé de 30 ans, nommé officier de santé en l'année 1793, à Paris, par le conseil des armées; ont signé sur son diplôme, les cit. Pelletan, Corte, Chambon, etc.; et exerce au Coudrai, département de Maine et Loire.

MOREL-RUELLON (*Jean-Baptiste*) natif de Pontorson, âgé de 49 ans, reçu chirurgien en l'année 1782, à Rennes, département d'Ille et Vilaine; ont signé sur ses lettres, les cit. Toulmouche et Picot, greffier; et exerce depuis vingt ans, à Plancouët, département des côtes du nord.

MOREL (*Jacques-Pierre-Louis*), natif de Jesponsard, âgé de 35 ans, reçu chirurgien en l'an 9, à Lille, département du nord; ont signé sur son diplôme, les cit. Delacourt, Ducret, Buelman, Cuveiller, Pionnier, chirurgien; et exerce depuis l'an 9, à Lille, département du nord.

MOYREAU (*Victor*), natif de Bourges, âgé de 34 ans, admis à exercer la pharmacie en l'an 8, à Bourges, département du Cher; par les cit. Sigaud-Lafond, professeur de physique et de chymie expérimentale à l'école centrale du Cher, Carré, médecin en chef de l'hospice civil et militaire de Bourges, Rochette, médecin, etc.; et exerce depuis l'an 8, à Bourges, même département.

NIEL (*Jean-Gabriel*), natif d'Avignon, âgé de 33 ans, reçu d. médecin en l'année 1786, à Montpellier, département de l'Hérault, ont signé sur ses lettres, les cit. Barthès, Fouquet, Petiot et Gouan, professeurs; et exerce depuis 5 ans à Saint-Paul-trois-Chateaux, département de la Drôme.

PALLIER (*Jean-Ant.*), natif de Condrieux, âgé de 34 ans, reçu médecin en l'an 6 à Montpellier, département de l'Hérault; ont signé sur son diplôme les cit. René, directeur, Fouquet, Poutingon, Petiot, Vigaroux et Piron, secrétaires; et exerce à Clamecy, département de la Nièvre.

PANTRIER (*Joseph-André*), natif de Jauziers, âgé de 30 ans, reçu médecin en l'an 9 à Montpellier, département de l'Hérault; ont signé sur son diplôme les cit. Fouquet, Gouan, Vireuque, la Fabrie, Dumas, Méjan, Poutingon, René, directeurs; et Berthe, secrétaire; et exerce depuis 1 an à Barcelonnette, département des Basses-Alpes.

PERREAU (*François-Jean*), natif de Semur, âgé de 35 ans, reçu pharmacien de première classe en l'an 3, à Paris, département de la Seine, par le conseil de santé ; ont signé sur ses lettres les cit. Parmentier, Villars, Saucerotte, Bayen, Coste, Heurteloup, Lepreux, Sabatier, et Verger, secrétaire ; et exerce depuis deux ans à Chambéry, département du Mont-Blanc.

PINAIRE (*Pierre-Joseph*), natif de Lanans, âgé de 32 ans, reçu médecin en l'année 1793, à Besançon ; ont signé sur ses lettres les cit. Rougnon-France et Tourtelle, professeurs ; et exerce à Beaune, département du Doubs.

Nota. Le cit. Pinaire a servi huit ans aux armées en qualité d'officier de santé de première classe.

PINOT (*Pierre-René-François*), natif de Poillicy, âgé de 32 ans, reçu chirurgien en l'année 1791 à Avranches, département de la Manche ; ont signé sur ses lettres les cit. Coupard, lieutenant, et Porée, greffier ; et exerce depuis onze ans à Ducé, même département.

PORTAL (*François*), natif de Gabiau, âgé de 36 ans, reçu chirurgien à Montpellier, département de l'Hérault ; ont signé sur ses lettres les cit. Linieres, lieutenant, et Laplaine, greffier ; et exerce à Albi, département du Tarn.

Nota. Le cit. Portal a été chirurgien-major du 4e bataillon du Tarn ; ont signé sur son brevet les cit. Delgo, commandant, Nicolau, capitaine, Laporte, lieutenant, Barthélemi, sergent-major, et autres membres du conseil d'administration.

POUX (*Jules-Joseph*), natif de Verfeil, âgé de 26 ans, reçu médecin en l'an 9 à Montpellier, département de l'Hérault ; ont signé sur son diplôme les c. René, directeur-président, Fouquet, Dumas, Vigaroux, Gouan, Poutingon, Méjan, etc., Vincent et Piron, secrétaires ; et exerce depuis un an à Verfeil, département de l'Aveyron.

RAMONET (*Bonaventure*), natif de Vinca, reçu chirurgien en l'année 1789 à Montpellier, département de l'Hérault ; ont signé sur ses lettres les cit. Poutingon, lieutenant, Beaumelle, Prevot, Verney et Vigaroux, professeurs, etc. ; et exerce à Bagnols-sur-mer, département du Gard.

REBOUL (*Vincent*), natif de Montpellier, âgé de 47 ans, reçu pharmacien en l'année 1788 à Montpellier, département de l'Hérault ; ont signé sur ses lettres les membres composant le collége de pharmacie et les professeurs de médecine de l'université ; et exerce depuis 14 ans dans ladite ville de Montpellier.

Nota. Le cit. Reboul a omis sur son extrait les noms des signataires de ses lettres : mais sa réception ne peut être révoquée en doute, d'après le certifié véritable du maire de Montpellier.

RENARD (*Louis*), natif de Vallognes, âgé de 50 ans, reçu chirurgien en l'année 1779 à Vallognes, département de la Manche ; ont signé sur ses lettres les cit. Roussel et Legoupil ; et exerce depuis 23 ans à Miniac-Marvau, département d'Ille et Villaine.

REY (*Joseph-François*), natif de Montpellier, âgé de 45 ans, reçu pharmacien en l'année 1776 à Montpellier, département de l'Hérault ; ont signé sur ses lettres les membres composant le collége de pharmacie et les professeurs de médecine de l'université; et exerce depuis 26 ans dans ladite ville de Montpellier, même département.

Nota. Le cit. Rey est dans le même cas que le cit. Reboul ci-dessus : il a également omis les noms des signataires. C'est pourquoi nous ne répéterons point la note que nous avons faite à l'article de ce dernier ; et nous prions le lecteur de le consulter.

REYMOND (*Jean*), natif de la Tour-du-Pin, âgé de 30 ans, reçu chirurgien-major de la marine militaire en l'an 1798, à Toulon; ont signé sur sa commission les chirurgiens en chef de la marine de Toulon, dont les signatures sont omises sur cet extrait; et exerce depuis 1797 à la Tour-du-Pin, département de l'Isère. Certifié véritable par le maire de la Tour-du-Pin.

Rizet (*JeanLouis*), natif d'Hirson, reçu chirurgien en l'année 1774, à Guise, département de l'Aisne; ont signé sur ses lettres, les cit. Duplessis, lieutenant, et Fontaine, greffier; et exerce depuis vingt ans à Charleville, département des Ardennes.

Robert (*Charles*), natif de Menerbes, âgé de 33 ans, reçu chirurgien en l'an 5, à Montpellier, département de l'Hérault; ont signé sur son diplôme, les professeurs de l'école, les cit. René, directeur, Dumas, Chaptal, Poutingeon, Berthe, Broussonnet, etc.; et exerce depuis l'an 5, à Menerbes, département de Vaucluse. Certifié véritable par le maire de Menerbes.

Roty (*Marcel*), natif d'Antoing, âgé de 37 ans, reçu chirurgien en l'année 1787, à Tournay, département de Jemmappes; ont signé sur ses lettres, les les cit. Montreuil, Maisonfort, Dubois et Poissonnier, tous quatre chirurgiens jurés, et exerce depuis quinze ans à Tournay, département susdit.

Rozier (*Jean-Jacques*), natif de Verrieres, âgé de 70 ans, reçu d. médecin en l'année 1768, à Montpellier, département de l'Hérault; ont signé sur ses lettres, les cit. Imbert, Chancellier, Haquenot, Lamure, Venel, Leroi, Barthès, René, Gouan et Broussonnet; et exerce depuis 34 ans, à Minau, département de l'Aveyron.

Rouch (*Mathieu*), natif de Limoux, âgé de 50 ans, reçu pharmacien en l'année 1771, à Limoux, département de l'Aude; ont signé sur ses lettres, les citoyens Captier, d'Aoustent, Calmet, Bastide, Bouchere, Lagulaire et Astruc ; et exerce dans la ville de Limoux, département susdit.

Nota. Le citoyen Rouch exerce ladite pharmacie et la chimie depuis trente-six ans à Montpellier, Nismes, Aix en Provence, Marseille, Delion, Alby, Toulouse, Bordeaux, Lanceston et Bresfort en Angleterre, en Espagne et en Portugal; sur les vaisseaux de roi et dans les Indes Orientales, sous M. le Bailly de Suffren.

Le cit. Rouch a été pharmacien-major des hôpitaux militaires de Narbonne, et pharmacien en chef de la division de Monseilve, jusqu'au mois de brumaire an 4, qu'il est rentré dans ses foyers, où il exerce toujours la pharmacie et la chimie. Les journaux de médecine de Paris, du mois de février 1789; ceux de Montpellier, première partie, page 389; les annales de chimie de Paris et de Crell en Allemagne; enfin, la bibliothèque de physique de l'Europe; tous ces ouvrages périodiques contiennent des analyses et découvertes en chimie, fruits des travaux et expériences du citoyen Rouch.

Rousseaux (*Jean-Pierre*), âgé de 38 ans, reçu chirurgien en l'année 1791, à Coucy, département de l'Aisne, par les chirurgiens de cette ville, qui l'ont autorisé à exercer la chirurgie dans ladite ville de Coucy, où il exerce depuis onze ans.

Nota. Les signatures des chirurgiens de Coucy ne sont pas mentionnées sur l'extrait du citoyen Rousseaux; mais la réception et les talens de ce dernier sont garantis d'une manière toute particulière, par le maire de la susdite commune; le cit. Pipelet, qui est ancien chirurgien de Paris, et directeur de l'académie de chirurgie de cette capitale.

Roux (*Pierre*), natif de Seranon, âgé de 62 ans, reçu chirurgien en l'année 1783, à Castelane, département des Basses-Alpes; ont signé sur ses lettres, les cit. Audorel, lieutenant, Garrus, Gauthier et Audoul, greffier; et exerce depuis vingt ans à Eoux, même département.

SAMANOS (*Martin*), natif de Bayonne, âgé 37 ans, reçu d. médecin en l'année 1786, à Montpellier, département de l'Hérault; ont signé sur ses lettres, les cit. René, professeur, Vincent, secrétaire; et exerce depuis seize ans à Bayonne, département des Basses-Pyrénées.

SEGUE, fils (*Pierre*), natif de Montbron, âgé de 30 ans, reçu chirurgien en l'année 1793, à Paris; ont signé sur ses lettres, les cit. Lassus, Dubois, Sue, etc.; et exerce depuis l'an 6, à Montbron, département de la Charente.

SIEBERT (*Pierre*), natif de Neumaguen, âgé de 40 ans, reçu officier de santé de première classe, en l'an 2, à Paris, par le conseil de santé; et exerce à Bayeux.

Nota. Les noms des signataires de la commission du cit. Siebert, sont omis; mais le sous-préfet de Bayeux atteste qu'elle lui a été présentée.

THEVENON (*Joseph-Sebastien*), natif de Châtillon, âgé de 38 ans, nommé officier de santé de première classe; a signé sur sa commission, le cit. Blanchard, commissaire-ordonnateur des guerres; et exerce depuis l'an 5, à Givet, département des Ardennes.

Nota. Le cit. Thevenon avait précédemment, en 1792, été nommé officier de santé de deuxième classe à l'armée du Nord; sa commission est signée du ministre de la guerre, Degraves.

THOMAS, dit L'ECU (*François-Antoine-René*), natif de Paris, âgé de 50 ans, nommé en 1779 chirurgien-major du troisième régiment des Chevaux-Légers, est passé, en cette même qualité, au régiment de Franche-Comté, cavalerie; et à la suppression de ce corps, il entra au sixième bataillon des chasseurs à pied. En 1792 il fut nommé chirurgien de première classe à l'hôpital de Mézières, où il est resté jusqu'en l'an 7;

et depuis cette époque, il réside à Villers-le-Tourneur, département des Ardennes. Son dernier brevet est signé Petiet, ministre.

THOMAS (*Louis*), natif de Villerscauterets, âgé de 63 ans, reçu chirurgien en l'année 1762, à Crespi, département de l'Oise; et exerce depuis 1760, à Crespi, même département.

Nota. Les noms des signataires des lettres du cit. Thomas sont omis, mais leur authenticité est garantie par le juge de paix de Crespi, qui en a vu les pièces originales en l'absence du maire.

TOURNAL (*Gabriel*), natif de Salles, âgé de 28 ans, reçu pharmacien en l'an 7, à Montpellier, département de l'Hérault; ont signé sur son diplôme, les cit. René, directeur, et Piron, secrétaire; et exerce à Narbonne.

TRAVAIL (*Claude*), natif de Seyssel, âgé de 46 ans, reçu pharmacien en l'année 1789, à Lyon, département du Rhône; a signé sur ses lettres, le cit. Lanoix, professeur de chimie; et exerce à Bellay, département de l'Ain.

VALENTIN (*Guillaume*), natif de Marvejols, âgé de 30 ans, reçu d. médecin en l'année 1788, à Montpellier, département de l'Hérault; ont signé sur ses lettres, les cit. Barthès, Chancelier, Renédoy, Gouan, vice doyen, *etc.*

Nota. Le cit. Valentin a été commissionné chirurgien de seconde classe en l'an 2, par la commission de santé. Les signataires sont les cit. Grossier, Becu, Chabral, Pelletier, Dubois et Piron, tous membres de la commission.

VERDIERE (*Robert*), natif de S.-Martin-aux-Brunaux, âgé de 44 ans, reçu chirurgien en l'année 1777, à Brest, département du Finistere; ont signé sur ses lettres, les cit. Lapoterie, médecin; Fournier et Duret, chirurgiens; et exerce à Sommeneuil, département de la Seine-Inférieure.

Nota. Le cit. Verdière s'est fait recevoir de nouveau au Hâvre, en l'année 1784; ont signé sur ses lettres, les cit. Planchon et

Delacroix, officier de santé de la marine.

Vidal (*Jean-Baptiste*), natif de St-Laurent, reçu licencié-médecin en l'année 1793 à Montpellier, département de l'Hérault; ont signé sur ses lettres les cit. René, directeur, Baumes, Gouan, Broussonet, Brun et Fouquet, tous professeurs; et exerce depuis 9 ans à Montpellier, même département.

Vimont (*Pierre*), natif du Sap, âgé de 31 ans, reçu officier de santé de première classe en l'an 2 à l'armée de la Moselle; ont signé sur sa commission les cit. Percy et Chamerlat, chirurgiens en chef de l'armée; et exerce à Château-Salins, département de la Meurthe.

Nota. Le cit. Vimont, qui depuis a été confirmé dans son grade par le premier consul, sur la présentation du ministre de la guerre Carnot, est correspondant de la société de médecine de Paris, qui lui a décerné un prix d'émulation, et est officier de santé pensionnaire des salines de Châseau-Salins.

Vistorte (*Théodore-Jean-François*), natif de la Roche-Derien, âgé de 46 ans, reçu chirurgien en l'année 1782 à Pontivy, département du Morbihan; ont signé sur ses lettres les cit. Thibault, lieutenant, Galzain, doyen, Fumichon, Prévot et Corniquez, greffier; et exerce depuis 20 ans à Locminé, département du Morbihan.

Nota. Le cit. Vistorte a été aggrégé au nombre des chirurgiens de l'isle Sainte-Lucie, colonie Française, en 1785. *Signé* Legendre, médecin, et Germain, inspecteur de la chirurgie.

Vivez (*Gabriel*), natif de Castelreng, âgé de 41 ans, reçu chirurgien en l'année 1786 à Limoux, département de l'Aude; ont signé sur ses lettres les cit. Enguilliere, lieutenant, et Bernard, greffier en titre; et exerce depuis 1786 à Limoux, même département.

CHIRURGIENS

ET PHARMACIENS FRANÇAIS

DE DEUXIÈME CLASSE.

ARGILLLIER (*Robert*), natif de Chauriat, âgé de 32 ans, nommé officier de santé à l'armée des Côtes de la Rochelle, en l'année 1793, à Paris ; a signé sur sa commission le citoyen Blanchard, pour le ministre de la guerre ; et exerce à Clermont.

ARNAUD (*Guillaume*), natif de Nechers, âgé de 35 ans, nommé officier de santé en l'an II de la République, à Nantes, département de la Loire Inférieure ; a signé sur sa commission le cit. Richard, commissaire-général-ordonnateur des guerres en chef de l'armée de l'Ouest ; et exerce la médecine depuis l'an 7, à Thiers, où il remplit les fonctions de médecin de l'hospice civil.

Nota. Le cit. Arnaud a aussi rempli les mêmes fonctions à l'armée de l'Ouest.

AUBRY (*Jean Baptiste*), natif de Langres, âgé de 30 ans, reçu officier de santé ; a signé sur sa commission le cit. Malu, commissaire-ordonnateur ; et exerce à Langres.

BAILLENCOURT, natif de Bar-sur-Ornin, nommé officier de santé pour l'armée du Nord, en l'année 1792 ; ont signé sur sa commission le ministre de la guerre *Degrave* et le commissaire-ordonnateur Dalancey ; et exerce à Bar-sur-Ornin, département de la Meuse.

Nota. Le cit. Baillencourt

s'est retiré dans ses foyers avec le titre d'officier de santé de deuxième classe.

BARAY (Elie-Isidor), reçu officier de santé ; et exerce à Lamballe. Les noms des signataires de la commission du cit. Baray sont omis ; mais l'authenticité en est garantie par le maire de Lamballe.

Le cit. Baray avait précédemment servi neuf ans en qualité d'officier de santé au régiment de Poitou.

BARTH (*Jacques*), natif de Sarreguemine, âgé de 37 ans, nommé officier de santé à l'armée de la Moselle, en l'an 3, à Paris, par le Comité de Salut public, sur la présentation de la commission de Santé ; et exerce à Sarreguemine.

Nota. Le nom des signataires du diplôme du cit. Barth est omis ; mais l'authenticité en est garantie par le sous-préfet de Sarreguemine. Le diplôme n'a été délivré au cit. Barth qu'après avoir subi les examens d'usage.

BAUDOUIN (*Jean-Baptiste*), nommé officier de santé en l'an 7, pour l'hôpital militaire de Gand ; a signé sur sa commission le ministre de la guerre Berthier ; et exerce à Côme, département de la Nièvre.

Le citoyen Baudouin fut nommé le 26 messidor de la même année, chirurgien-major de l'hospice civil et militaire de Côme.

BEAUFILS (*Jean*), natif de Saint-Flour, âgé de 30 ans, nommé officier de santé en l'an 5, à Metz, département de la Moselle ; ont signé sur sa commission, les citoyens Chermeil, Marchand, Jibrelisle, Gorcy, Després ; et exerce depuis l'an 7, à Saint-Flour, en qualité de chirurgien en chef de l'hôpital civil et militaire de la même ville.

BERTHELOT (*Jean-Baptiste*), natif d'Iffendie, âgé de 28 ans, reçu chirurgien au deuxième bataillon franc de l'Ouest, en l'an 8, à Rennes, département d'Ille-et-Vilaine, d'après l'examen des citoyens Dulatry, et Ellevion, chirurgien-major.

Nota. Le cit. Berthelot a

obtenu son licenciement du ministre-directeur de l'administration de la guerre, et se propose d'exercer à Montfort-la-Canne, même département (Ille-et-Vilaine).

Bidegaray (*François*), natif de Gabat, âgé de 26 ans, nommé officier de santé en l'an 2, à Paris; et exerce depuis 16 mois à Domesain, département des Basses-Pyrénées.

Bisch (*Joseph*), natif de Borsel, âgé de 36 ans, nommé officier de santé au treizième régiment de dragons, en l'an 2, à Paris; a signé sur sa commission le cit. Gauthier, adjoint du ministre de la guerre; et exerce depuis l'an 7 à Erstein.

Bodin (*Hippolite-Claude*), natif de Montrichard, âgé de 27 ans, breveté officier de santé du deuxième bataillon de la soixante-quatrième demi-brig. de ligne; a signé sur son brevet le premier Consul; et exerce à Limeray, près Amboise.

Nota. Le cit. Bodin avait précédemment reçu en l'an 8 un semblable brevet, signé Bertier (Al.), sur la présentation du conseil de santé. Ayant été au service depuis 1793 jusqu'en l'an 10, il possède plusieurs commissions d'officier de santé de troisième classe, tant dans les hôpitaux qu'à la suite des armées des îles françaises et du continent.

Bollunet, natif de Charolles, âgé de 52 ans, nommé officier de santé à l'armée du Rhin et Moselle, en l'an 3, à Vaucouleur, département de la Meuse; a signé sur sa commission le cit. Percy, officier de santé en chef des armées; et exerce à Remiremont, département des Vosges.

Brouard, natif de Hennebon, âgé de 34 ans, reçu officier de santé à l'Orient, département du Morbihan; ont signé sur sa commission les cit. Fournier, D. M. Delacour, chirurgien en chef; Becqueret, pharmacien en chef; et Segondat, commissaire-ordonnateur de la marine ; et exerce dans la ville du Faouet, département du Morbihan.

CANUET (*Urbain*), natif de Paris, âgé de 32 ans, nommé officier de santé en l'an 3, à Paris ; ont signé sur sa commission les cit. Brognart, Saucerotte, Parmentier, Ruffin, *etc.* ; et exerce à Paris, rue des Champs-Elysées.

Nota. Le cit. Canuet a été nommé chirurgien de la cent quatre-vingt-quatorzième demi-brigade, en 1792, et est chirurgien du comité de bienfaisance de la division des Champs-Elysées.

CARRUGUE (*Jean*), natif d'Arras, âgé de 40 ans, nommé officier de santé pour l'armée des Hautes-Pyrénées en l'an 2, à Tarbes, département des Hautes-Pyrénées ; ont signé sur sa commission les cit. Grossier, Dambrun, Larrez et Pages, officiers de santé en chef ; et exerce depuis 8 ans à Argelles, département des Hautes-Pyrénées.

CASTELNEAU (*Jean-Pierre*), natif de Bontigny, âgé de 30 ans, nommé officier de santé en l'an 7, pour l'armée du Rhin ; ont signé sur sa commission les cit. Percy, chirurgien en chef, et le commissaire-ordonnateur Mathieu Favier ; et exerce depuis l'an 9 à Boilly-sous-St.-Yon, département de Seine-et-Oise.

CAZENAVE (*Jean*), natif de Louey, âgé de 43 ans, nommé officier de santé en l'an 2, à Paris ; ont signé sur sa commission les cit. Boyer, Ant. Dubois, Pelletier, membres du conseil de santé, et le Feuvre, commissaire-ordonnateur ; et exerce depuis cinq ans et demi, à Triel, département de Seine-et-Oise.

CHAUVIN (*Zacharie*), natif des Essarts, âgé de 35 ans, nommé officier de santé en l'an 3, à Paris; ont signé sur son diplôme, les membres du conseil de santé de Paris, les cit. Heurteloup, Bécu, Ruffin, Saucerote, *etc.*, et Verges, secrétaire; et exerce depuis 6 ans aux Essarts, près Montargis.

CHIRAT (fils), natif de Champbeau, âgé de 32 ans, nommé officier de santé en l'année 1793, à Grenoble, département de la Drôme; exerce depuis 1 an à Feurs, près Montbrison, département de la Loire.

Les noms des signataires de la commission du citoyen Chirat sont omis; mais le maire de la ville de Feurs en garantit l'authenticité.

Le cit. Chirat a fait pendant 4 ans le service d'officier de santé de première classe, et a été chirurgien titulaire de l'Hôtel-Dieu de Lyon, ainsi qu'il est constaté par les certificats signés Petit et Cartier.

CORNETTE (*Dominique*), natif d'Oeilleville, âgé de 35 ans, nommé officier de santé en l'an 3, à l'armée du Nord; ont signé sur sa commission, les officiers de santé en chef de la 2e. division intérieure de l'armée du Nord; et exerce depuis l'an 6 à Sainte-Marie-aux-Mines, départem. du Rhin.

Les noms des signataires du diplôme sont omis, mais l'authenticité en est garantie par le maire de Sainte-Marie-aux-Mines.

COUPÉ (*Eustache-Jean*), natif de Pledihen, âgé de 36 ans, nommé officier de santé, à l'armée du Nord, en l'année 1793; ont signé sur sa commission, les cit. Saint-Lacoveille et Rozapelly, chirurgien en chef de l'armée; et exerce depuis l'an 10 à Pledihen, département des Côtes-du-Nord.

COUTIER (*L. P. H.*), natif de Château-Porcien, commissionné chirurgien en l'an 7, à Paris, d'après examen du conseil de santé; ont signé sur son diplôme, les cit. Coste, Heurteloup, Bruloy et Vergès; et exerce depuis un an à Charlerange, département des Ardennes.

COURTOIS (*Jean*), natif de Galzard, âgé de 32 ans, nommé officier de santé au deuxieme bataillon de la quatorzieme demi-brigade d'infanterie, en l'an huit, à Paris; a signé sur sacommission, le ministre de la guerre Berthier. (*Al.*)

Le cit. Courtois a reçu un nouveau brevet, qui le confirme dans le même grade au même bataillon; ce brevet est signé du premier consul Bonaparte.

Daurensan (*Jean*), natif de Poudraguin, âgé de 43 ans, nommé officier de santé au premier bataillon de la soixante-huitieme, en l'an 5; a signé sur sa commission, le ministre de la guerre Petiet.

Le cit. Daurensan a été confirmé dans le même grade au même corps, en l'an 9, par le premier consul Bonaparte, qui l'a breveté.

Daveaux (*Pierre-Marie*), natif de Civray, âgé de 40 ans, nommé officier de santé en l'an 2, à Paris; a signé sur sa commission, le cit. Percy, officier de santé en chef des armées, et exerce à Alloue, près Consolens, département de la Charente.

Nota. Le cit. Daveaux a souvent fait le service d'officier de santé en chef dans les hôpitaux militaires de Saarbruck et Creusenach.

Delaunay (*Jean*), natif de Paris, âgé de 32 ans, nommé officier de santé à l'armée des Pyrénées orientales, en l'an 3; ont signé sur sa commission, les cit. Rufé, commissaire des guerres, et Victor, général, et exerce depuis trois ans à Saignes, département du Cantal.

Delsol (*Jean*), natif de Creysse, près Cahors, nommé officier de santé en l'an 1793, à Paris; a signé sur sa commission, le cit. Gauthier, adjoint du ministre de la guerre, et exerce à Martel, département du Lot.

Demont (*Jean-Louis*), natif de Moreil, nommé officier de santé, en l'an 6, pour l'hôpital militaire de la même ville; et exerce en ladite qualité, à Calais.

Cet extrait est tiré du tableau des médecins, chirurgiens et pharmaciens de l'hôpital militaire du Pas-de-Calais, envoyé aux éditeurs de cet ouvrage, légalisé par le sous-préfet du premier arrondissement.

Deschamps (*Gabriel*), natif de Rochecorbon, nommé officier de santé en l'an 3, par le conseil de santé de Paris; et exerce à Metray.

Les noms des signataires de la commission du citoyen Deschamps sont omis; mais le maire de Metray en garantit l'authenticité. Le cit. Deschamps, qui a depuis été maintenu dans le même grade, par la commission des secours, ne l'a obtenue qu'après avoir répondu aux questions que lui avait adressé le conseil de santé.

Dupé (*Dominiq.-Yves*), natif de Maletroit, âgé de 36 ans, nommé officier de santé de la marine militaire, en l'an 3, à Brest, département du Finistere; ont signé sur ses lettres, les membres du conseil de salubrité navale, les cit. Dubruel, Billiard, Pichon, Duret et Dupré; et exerce depuis un an à Quimperlay, même département.

Dusserm (*Antoine*), natif de Vieuzac, âgé de 34 ans, nommé officier de santé en l'an 3, à Paris; ont signé sur sa commission, les membres du conseil de santé, les cit. Heurteloup, Parmentier, Coste, Bayen, Villars, Vergez, etc.; et exerce depuis 7 ans dans l'arrondissement d'Argelles, département des Hautes-Pyrénées.

Faille (*Jacques*), natif de Rheims, âgé de 31 ans, commissionné chirurgien en l'an 3, à Paris; ont signé sur sa commission, les cit. Coste, Heurteloup, Grossier, Parmentier, etc., et exerce depuis 3 ans à Juniville, arrondissement de Rouzel, département des Ardennes.

Follain (*Pierre-Julien*), natif de Granville, âgé de 45 ans, nommé pharmacien à l'armée des Alpes, par la commission de santé de Paris; et exerce depuis l'an 5, à Granville, département de la Manche.

Les noms des signataires de la commission du cit. Follain sont omis, mais l'adjoint du maire de Granville en garantit l'authenticité.

FONGERE (*François*), nommé officier pour l'armée de terre, en l'an 2, à Bordeaux, département de la Gironde; ont signé sur sa commission, les cit. Alary, médecin, Laffiteau, Moulinie et Lousteau, chirurgiens; et exerce à Rions, même département.

Le cit. Fongere a exercé plusieurs années dans la commune de Paillet.

FORTIN (*Jean-Pierre*), natif de Saint-Pierre, âgé de 34, nommé officier de santé en l'an 4, pour l'armée du Nord; ont signé sur sa commission, les cit. Ruffin, Coste, Parmentier, Daignan, etc.; et exerce à Coulé, département de la Sarthe.

Nota. En l'an 1er., le cit. Fortin avait été nommé chirurgien-major de bataillon.

FREMION (*Pierre*), natif de Rombas, âgé de 29 ans, nommé officier de santé en l'an 3, à Paris; ont signé sur sa commission, les cit. Saucerote, Vergez, etc.; et exerce à Languion, département de la Mozelle.

GALDEMA (*Julien*), reçu chirurgien de la marine nationale, en l'année 1792, à Brest, département du Finistere; ont signé sur sa commission, délivrée après les examens d'usage, les cit. membres du conseil de santé navale, et se propose d'exercer à Saint-Chely-d'Aubrac, département de l'Aveyron.

Nota. Le cit. Galdema a fait le service de chirurgien en chef sur les vaisseaux désignés sous le nom de *Flutes*.

GASTELLIER (*Louis-Augustin-Dominique*), natif de Venizy, âgé de 24 ans, nommé officier de santé, en l'an 7, à Paris; ont signé sur sa commission, les cit. Heurteloup, Parmentier, Villars, etc.; et exerce à

Venisy, département de l'Yonne.

Certifié véritable par le maire de Venisy.

Gervoy (*Nicolas*), natif de Moulins, âgé de 35 ans, nommé officier de santé en l'an 2, à l'armée du Nord; a signé sur sa commission, le cit. Blanchard, commissaire-ordonnateur des guerres; et exerce depuis six ans à Moulins, département de l'Allier.

Nota. Le cit. Gervoy, qui a été deux fois pourvu du même grade, a été reconnu capable d'exercer la chirurgie, par les officiers de santé chargés de s'en assurer.

Girard (*Joseph-And.*), natif de Saint-Etienne, âgé de 30 ans, nommé officier de santé, attaché à l'hôpital de Grenoble, en l'année 1793, à Grenoble, département de l'Isere; ont signé sur sa commission, les cit. Gigot et Lacour, officiers de santé en chef de l'armée des Alpes; et exerce depuis l'an 4 à St.-Etienne, département de la Loire.

Nota. Le cit. Girard fait le service d'officier de santé à l'hospice de St.-Etienne.

Gradit (*Jean*), natif de Mauriac, âgé de 36 ans, nommé officier de santé à l'armée des Pyrénées orientales en l'an 1er; ont signé sur sa commission les cit. Lagrezie et Boizot, officiers de santé en chef, Courte, médecin en chef, et Chausset, commissaire-ordonnateur; et exerce depuis l'an 4 à Castillon, département de l'Arriege.

Nota. Le cit. Gradit a remporté en 1792 à Montpellier un premier prix, consistant en une médaille en or.

Knaps (*Bermann Geoffroy*), natif d'Acheru, âgé de 36 ans, nommé pharmacien en l'an 3 à Paris par le comité de Salut public; et exerce depuis l'an 7 à Bliecastel, département de la Sarre.

Nota. Les noms des signataires de la commission du cit. Knaps sont omis sur son extrait, mais son authenticité est garantie par le maire de Bliecastel en 1786; le cit. Knaps a été reçu pharmacien à Oberkirch ; et en 1788 à la suite des armées de l'Empereur contre les Turcs.

KUNCKEL (*Richard*), natif de Schelestat, âgé de 33 ans, nommé chirurgien-aide-major pour les hôpitaux militaires en l'année 1785 à Paris ; et exerce depuis l'an 6 à Schelestat.

Nota. Les noms des signataires du breveté du cit. Kunckel sont omis, mais son authenticité est garantie par le maire de la même ville.

JACQUEMIN (*Louis*), natif de Nancy, âgé de 3[illegible] ans, nommé officier de santé pour l'hôpital militaire de Nancy en l'an 2 ; a signé sur sa commission le ministre de la guerre ; et exerce à Nancy, département de la Meurthe.

Nota. Le nom du ministre ne se trouve point sur cet extrait ; mais l'authenticité des pièces sur lesquelles il a été fait, est garantie par le préfet de la Meurthe.

JAUSE (*Philibert*), natif de Commercy, âgé de 30 ans, nommé officier de santé en l'an 2 pour l'armée de la Mozelle ; ont signé sur sa commission les cit. Bruloy, pharmacien en chef de cette armée ; et Poitiers, commissaire - ordonnateur des guerres ; et exerce depuis l'an 5 à Ligny - sur-Ornin, département de la Meuse.

JOGUET (*François-René*), natif de Thouars, âgé de 28 ans, nommé officier de santé pour la marine militaire en l'an 9 à Brest, département du Finistère ; ont signé sur sa commission les membres du comité de salubrité navale les cit. Pichon Dubreuil, Billard Dupré ; et exerce à Brest.

Nota. Le cit. Joguet a été prevôt de l'hôpital militaire de Brest, même département, pendant trois mois, et a fait le service en chef d'une salle pendant huit mois.

LADIEUDIE (*Pierre*), natif de Villvent, âgé de 40 ans, nommé officier de santé de l'hôpital de Saint-

Pierremont, mais faisant le service en chef en l'an 3 à l'armée de la Mozelle; a signé sur sa commission le cit. Percy, officier de santé en chef de cette armée; et exerce depuis six ans à Sanci, département de la Mozelle.

Nota. Le cit. Ladieudie s'est fait recevoir maître-ès-arts à Toulouse en 1781.

LAMEAU (*François*), reçu chirurgien en l'an 3 à Paris, département de la Seine; ont signé sur sa commission les cit. Vergea, Chabrol, Bayen, Hago, Antoine Dubois, etc.; et exerce depuis six mois à Serillac, près Limoges, département de la Haute-Vienne.

Nota. Le cit. Lameau a également été reçu chirurgien de la marine nationale le 6 thermidor an 9, par les cit. Billard Dupré, Dubreuil, membres du conseil de salubrité navale de Brest.

LARROSE (*Jean*), natif de Portet, nommé officier de santé en la trente-troisieme division de gendarmerie nationale en l'année 1792; et exerce depuis l'an 3 à Farmoutier, département de Seine et Oise.

Nata. Les noms des signataires de la commission du cit. Larrose sont omis, mais son authenticité est garantie par le maire de Farmoutier.

LAURENT (*Joseph*), natif de la Marche, âgé de 24 ans, nommé officier de santé à Paris en l'an 4; ont signé sur ses lettres les c. Heurteloup, Villars, Parmentier, Saucerolle, etc.; et exerce à la Marche, département des Vosges.

LEFUR (*Julien*), âgé de 30 ans, nommé officier de santé de la marine nationale en l'an 1er à Brest, département du Finistere; ont signé sur ses lettres les cit. Dubreuil, Dupré, Billard, Pichon, Duret et Thaumur, et exerce à Pontivy.

LEGRAS (*Charles*), natif de Montréal, âgé de 31 ans, nommé officier de santé en l'an 4 à Paris; a signé sur sa commission le ministre de la guerre Bouchotte ; et exerce depuis l'an 10 à Magalas, département de la Seine.

Nota. Le cit. Legras n'a été pourvu du titre d'officier de santé de seconde classe, qu'après avoir été examiné plusieurs fois par feu M. Dessault, chirurgien-major de l'Hôtel-Dieu de Paris, et membre du conseil de santé des armées ; et depuis l'an 9, sur la présentation des inspecteurs généraux pour le service des hôpitaux de l'armée, il a été maintenu dans le même grade à l'armée d'Italie : sa commission est signée par le commissaire-ordonnateur en chef Lambert, visée par les cit. Lenoble, commissaire des guerres, et Vernet, chirurgien en chef de l'armée.

Lestang (*Thomas*), natif de Villamblas, âgé de 33 ans, nommé pharmacien à l'armée des Côtes de l'Ouest en l'an 2, à Paris ; a signé sur sa commission le ministre de la guerre Aubert Dubayet ; et exerce à Fontenay-le-Peuple, département de la Vendée.

Loriot (*Pierre-François Richard*), natif de Caën, âgé de 43 ans, nommé en l'an 10, à Paris, officier de santé entretenu au port d'Anvers ; son brevet signé Forfait, ministre de la marine ; et exerce à Anvers, département des Deux-Nèthes.

Nota. Le cit. Loriot est employé au même port en qualité de chirurgien depuis 1784, et avant de recevoir sa dernière commission de santé, il était officier de santé en chef.

Malherbe (*Mathieu*), natif de Paray, âgé de 27 ans, nommé pharmacien en l'an 4 à l'armée d'Italie ; ont signé sur sa commission les cit. Lelut, pharmacien en chef, et Lambert, commissaire-ordonnateur des guerres ; et exerce depuis 20 mois à Paray, département de Saône et Loire.

Meheut (*François*), natif de Quintin, âgé de 32 ans, nommé officier de santé de la marine en l'année 1792 à Brest, département du Finistère ; ont signé sur sa commission les cit. Duret, Billard et la Poterie, professeurs ; et exerce depuis l'an 4 à Quintin, département des Côtes du Nord.

Mene (*Raimond-Jean*), natif d'Aubertin, âgé de 31 ans, nommé officier de santé en l'an 3 à Paris, par le comité de Salut public ; ont signé sur sa commission les cit. Heurteloup, Villard, Sabatier, Ruffin, Vergez, etc. ; et exerce à Aubertin, département des Basses-Pyrénées.

Michel (*Fortuné*), natif de Saint-André de Majencoules, nommé officier de santé à l'armée des Pyrénées orientales en l'an 2, par le directoire du district du Vigan, département du Gard ; ont signé sur sa commission les cit. Lagrésie, Grandin, Restoul et Langoix, chirurgiens en chef de l'armée ; et exerce depuis l'an 4 à Saint-André de Valborgne.

Michon (*Jean-Théodore*), âgé de 30 ans, nommé officier de santé en l'année 1792, à l'armée du Rhin ; et exerce depuis 4 ans, à Nangis, département de Seine et Marne.

Les noms des signataires de la commission du citoyen Michon sont omis ; mais le maire de Nangis en garantit l'authenticité, et son grade se trouve constaté sur son acte de licenciement, signé Percy, officier de santé en chef des armées.

Morand (*Jacques*), natif de Briançon, nommé afficier de santé en l'an 4, à Paris ; ont signé sur sa commission les cit. Heurteloup, Parmentier, Costes, Vergès ; exerce à Nevian, département de l'Aude.

Moreau (*Thomas*), natif de Tours, âgé de 27 ans, nommé officier de santé à l'armée du Rhin, en l'an 7, par le conseil de santé des armées ; ont signé sur sa commission les cit. Heurteloup, Coste, Parmentier, Vergès, *etc.* ; et exerce depuis l'an 9 à Amboise, départem. d'Indre-et-Loire.

Navarre (*Jacq.-Louis*), natif de Bray-sur-Seine, âgé de 30 ans, nommé officier de santé de la quatre-vingt-dix-septieme demi-brigade d'infanterie, en l'an 3, à l'armée du Rhin et Mozelle; a signé sur sa commission, le cit. Percy, officier de santé en chef des armées; et exerce depuis l'an 5 à Jouy-le-Châtelet.

Nota. Le cit. Navarre a été obligé d'accepter son licenciement lors de la suppression de plusieurs hôpitaux de l'armée.

PAITRAULT (*Guillaume*), natif de Pamprou, âgé de 30 ans, nommé officier de santé, affecté au dépôt de la marine de Brest, en l'an 3, à Paris; ont signé sur sa commission, les cit. Saucerotte, Parmentier, Heurteloup, Coste, Vergez, etc. et exerce depuis l'an 4 à Sauzay, département de la Vienne.

Nota. Le cit. Paitrault a fait plusieurs campagnes sur mer en qualité de chirurgien-major de frégate.

PETIT (*Aug.-Marie*), natif de Claron, âgé de 39 ans, nommé officier de santé en l'année 1793, pour l'armée du Rhin et Mozelle; a signé sur sa commission le cit. Percy, chirurgien en chef de cette armée; et exerce à Moutierander, département de la haute-Marne.

Nota. En 1793, le cit. Petit reçut du ministre de la guerre une commission qui le confirmait dans le même grade.

PHILBERT (*Jausse*), natif de Commercy, âgé de 30 ans, nommé officier de santé pour l'armée du Rhin et Moselle, en l'an 2; ont signé sur sa commission les cit. Bouloy, pharmacien en chef de cette armée, et Poitiers, commissaire-ordonnateur des guerres; et exerce depuis 4 ans à Ligny-sur-Ornin, département de la Meuse.

PICHON (*Augustin-François*), natif de Carouge, âgé de 31 ans, nommé officier de santé en l'an 4, à Paris; a signé sur sa commission le ministre de la guerre Petiet; et exerce depuis 5 ans à Carouge, département de l'Orne.

Poncet (*Pierre-Joseph*), natif de Saint-Bonnet-le-Coureaux, nommé officier de santé, qualité qu'il a conservée jusqu'en l'an 5; et exerce depuis l'an 5, à Feurs, département de la Loire.

Les noms des signataires de la commission du cit. Poncet sont omis, mais l'authenticité en est garantie par le *certifié véritable* du maire de Feurs.

Rambaud (*Jean-Nicolas*), natif de Vittel, âgé de 40 ans, nommé officier de santé en l'an 4, à Paris; ont signé sur sa commission les membres du conseil de santé dont les signatures sont omises sur cet extrait; et exerce depuis l'an 7 à Vittel, département des Vosges.

Certifié véritable par le maire de Vittel.

Nota. Le cit. Rambaud a fait sept campagnes sur mer en qualité de chirurgien-major des vaisseaux de l'état; il a resté 3 ans prisonnier en Angleterre, où il a continué son service de chirurgien à l'hôpital de Mil, prison près de Plymouth.

Reiffinger (*Louis*), natif de Huningue, nommé pharmacien pour l'hôpital militaire de Strasbourg, titre qu'il a conservé jusqu'au 2 prairial an 9; et exerce à Huningue, département du Haut-Rhin.

Reignier (*Louis-Nicolas-Antoine*), natif de Melèt, âgé de 34 ans, nommé officier de santé en l'an 3, à Paris; ont signé sur sa commission les cit. Antoine Dubois, Pelletier, Bécu, Grossier, Bayen, Biron, *etc.* membres du conseil de santé; et exerce à Milly, département de Seine-et-Oise.

Rigollot (*Nicolas*), natif de Bruxière, âgé de 29 ans, reçu chirurgien en l'année 1793, par le conseil de santé de Paris; a signé sur sa commission le citoyen Gauthier, en l'absence de l'adjoint du ministre de la guerre; et exerce depuis 5 ans à Beurey, département de l'Aube.

Rondeau (*Achille-Marin*), natif de Nevers, nommé officier de santé en l'an 2, à Paris; ont signé sur sa commission les membres du conseil de santé, les cit. Pelletan, Desoteux, Daguan, Pelletier, Heurteloup, *etc.*; et exerce à Nevers, département de la Nièvre.

Rouly (*Joseph-Laur.*), natif de la Marche, âgé de 24 ans, nommé officier de santé en l'an 4, à Paris; ont signé sur sa commission, les cit. Heurteloup, Villars, Parmentier, Saucerotte, etc.; et exerce à la Marche, département des Vosges.

Souville (*Pierre-Ant.*), natif de Calais, âgé de 29 ans, nommé officier de santé en l'an 7, à l'hôpital militaire de la même ville, et exerce en ladite qualité à Calais.

Cet extrait est tiré du tableau des médecins, chirurgiens et pharmaciens de l'hôpital militaire du Pas-de-Calais, envoyé aux éditeurs de cet ouvrage, et légalisé par le sous-préfet du premier arrondissement du département.

Stock (*Michel*), natif de Leyrilles, âgé de 27 ans, nommé officier de santé, pour l'hôpital militaire de Metz, en l'an 2, département de la Mozelle; ont signé sur sa commission, les cit. Ibrilisle et Chermeil, chirurgiens en chef de l'hôpital militaire de Metz; et exerce depuis l'an 5 à Lavold, même département.

Tissot (*Dominique-Joseph*), natif de Jonquières, âgé de 41 ans, reçu chirurgien de la marine marchande; a signé sur ses lettres, le cit. Perreymond, chirurgien en chef de l'amirauté de Marseille; et exerce à Nanci, département de la Meurthe.

Nota. Le cit. Tissot a été breveté en 1789 chirurgien aide-major du régiment des dragons de Conty; et en 1793, il a été choisi par les cit. Percy et Chamerlot, pour le service des hôpitaux ambulans.

Vannacque (*François*), natif de Ressous, âgé de 38 ans, nommé officier de santé pour l'armée de Sambre et Meuse, en l'an 3, à Paris,

Paris; ont signé sur sa commission, les cit. Hego, Coste, Pelletier, Vergez, etc.; et exerce à Remy.

Nota. Le cit. Vannacque a été attaché, en l'an 5, dans la même qualité, aux hôpitaux de Seraing, près Liége, et de Bruxelles, à la suite.

VILLAMUR (*Guillaume*), natif de Lombès, âgé de 29 ans, nommé pharmacien en l'an 3, à Perpignan; a signé sur sa commission, le cit. Boilleau, commissaire-ordonnateur des guerres; et exerce à la Grasse, département de l'Aude.

Le cit. Villamur a demandé lui-même son licenciement, qu'il a obtenu en l'an 4.

VILLETTE (*Guillaume*), natif de Salbois, âgé de 27 ans, nommé officier de santé en l'an 4, à Paris; ont signé sur son diplôme, les cit. Becu, Coste, Heurteloup, Parmentier, Saucerotte, Vergez, etc.

VILLETTE (*Louis-Marie-Étienne*), âgé de 30 ans, reçu officier de santé en l'année 1792, à l'armée du Nord; ont signé sur sa commission, les cit. Noël et Rosapelly, chirurgiens en chef de l'armée; et exerce depuis six ans à Boissy-le-Châtel, département de Seine et Marne.

CHIRURGIENS

ET PHARMACIENS FRANÇAIS

DE TROISIÈME CLASSE.

ANDRAU (*François*), natif de Dannemarie, âgé de 28 ans, nommé officier de santé pour l'armée du Rhin, en l'an 2; a signé sur sa commission le cit. Zaigueleics, commissaire-ordonnateur des guerres; et exerce depuis l'an 9 à Dannemarie.

Le cit. Andrau a obtenu son licenciement du ministre de la guerre, le cit. Berthier.

ANGLADE (*Jean*), nommé pharmacien sous-aide-major en l'année 1793, pour l'hôpital militaire de Tours, département d'Indre et Loire; a signé sur sa commission l'adjoint du ministre de la guerre; et exerce à Tours, même département.

AUGER (*Pierre*), nommé officier de santé pour l'armée des Pyrénées en l'annee 1792; ont signé sur sa commission les cit. Pache, ministre de la guerre, et Nicolas Hion, commissaire-ordonnateur en chef de l'armée; et exerce à Souesme, département de Loir et Cher.

BLANCHET (*Jean-Baptiste*), nommé officier de santé à la suite des hôpitaux militaires en l'année 1793, à Paris; a signé sur sa commission le cit. Dory, adjoint du ministre de la guerre ; et exerce à Martisan, département de l'Indre.

(*Extrait du tableau des médecins, chirurgiens, etc., envoyé par le sous-préfet Dublanc, même département*).

CAVAROC (*Guillaume*), natif de Vic-sur-Cere, âgé de 26 ans, nommé officier de santé à l'armée du Danube en l'an 7, à Paris ; a signé sur sa commission le cit. Milet-Mureau, adjoint du ministre de la guerre. Après avoir obtenu son licenciement du cit. Percy, officier de santé en chef de l'armée en l'an 8 ; il exerce depuis cette époque, à Vic-sur-Cere, département du Cantal.

CLAVERIE (*Pierre*), natif de Pomaru, nommé officier de santé à l'armée d'Italie en l'an 9, à Milan, république Italienne ; ont signé sur sa commission les cit. Vernet, officier de santé en chef de l'armée, Lambert, commissaire-ordonnateur, et Lenoble, commissaire des guerres ; et exerce à Castel-Sarrazin, département des Landes.

DEBETTE (*Pierre*), natif de Calais, âgé de 29 ans ; exerce à l'hôpital militaire de Calais comme pharmacien.

DUFRAYSEIX (*Pierre*), nommé officier de santé à l'armée d'Italie en l'an 3, par la commission de santé de Paris ; et exerce à Eymoutiers, département de la Haute-Vienne.

Nota. Les noms des signataires de la commission du cit. Dufrayseix sont omis, mais son authenticité est garantie par le maire d'Eymoutiers.

DURAND (*Lazare*), natif de Lusy, âgé de 34 ans, nommé chirurgien sous-aide-major en l'année 1793, à Paris ; a signé sur sa commission le cit. Dorly, adjoint du ministre de la guerre ; et exerce à Lusy, département de la Nievre.

FAISANT (*Pierre-Thomas*), natif de Sedan, âgé de 27 ans, nommé officier de santé en l'an 7, à Paris, sur la présentation du conseil de santé ; a signé sur sa commission le ministre de la guerre Millet-Mureau ; et exerce à Sedan, département des Ardennes.

Nota. Le cit. Faisant a reçu depuis, en l'an 8 et en l'an 9, deux autres commissions d'officier de santé ; la première datée du 5 prairial, est signée du ministre de la guerre Carnot ; et la seconde datée du 4 ventose, est signée du ministre actuel (Alex. Berthier).

FAYOT (*Jean*), natif d'Allemans, âgé de 30 ans, nommé officier de santé en l'année 1792, au camp sous Paris ; ont signé sur sa commission le ministre de la guerre Servant, et Blanchard, son adjoint ; et exerce depuis 6 ans à Allemans, département de la Dordogne.

FOURCY (*Jacques-François*), natif de Joui-le-Châtel, âgé de 34 ans, nommé officier de santé à l'armée de la Mozelle en l'an 2 ; ont signé sur sa commission les cit. Saucerotte, Lepreux, Peltier, etc. ; et exerce à Donnemarie, près Provins, département de Seine et Marne.

GALLERNAT, nommé officier de santé de première classe en l'an 8, à Paris ; a signé sur sa commission le ministre de la guerre Carnot ; et exerce depuis deux ans à Saint-Sauge.

Le cit. Gallernat avait précédemment été pourvu du titre d'officier de seconde classe, et notamment en l'an 2, à Nice, par le cit. Heurteloup, membre du conseil de Santé de Paris, qui lui a fait subir des examens.

Nota. C'est par erreur que le cit. Gallernat se trouve ici ; *voy*. envois tardifs.

GARDÉ (*Joseph*), natif de Dizy, âgé de 24 ans, nommé officier de santé en l'an 7, à Paris ; a signé sur sa commission le ministre de la guerre Bernadotte ; et exerce à Anois, département du Nord.

GICQUEL (*Louis-Yves*), natif de Etables, âgé de 29

ans, nommé officier de santé en l'année 1793, à Brest, département du Finistère; ont signé sur sa commission les membres des conseils de salubrité navale, les cit. Billard, Dupré, Dubreuil et Thaumur; et exerce depuis deux ans à la Roche-derrieu, département des Côtes du Nord.

GIROUX (*Ch.-André*), natif de Saint-Pierre-les-Calais, âgé de 52 ans; exerce depuis 24 ans à l'hôpital militaire de Calais, comme chirurgien.

GUIGNE (*Etienne-François*), natif de Callas, âgé de 33 ans, nommé officier de santé par le conseil de santé de Paris; et exerce à Lhennenault, département de la Vendée.

Les noms des signataires de la commission du citoyen Guigne sont omis, mais son authenticité est garantie par le maire de Lhennenault: le citoyen Guigne a aussi servi en qualité d'officier de santé sur les vaisseaux de l'état.

GUIMIER (*Nicolas-Emmanuel*), natif de Vernon, âgé de 25 ans, nommé officier de santé en l'an 7, à Paris; ont signé sur sa commission les cit. Hego, Coste, Peltier, Vergez, etc.; et exerce depuis six mois à Vauvrai, département d'Indre et Loire.

HEGO (*Cazimir*), natif de Valenciennes, âgé de 35 ans; exerce à l'hôpital militaire de Calais, comme pharmacien.

JAIRANT (*Thomas*), nommé officier de santé en l'an 7, à Paris; a signé sur sa commission, le cit. Millet-Mureau, ministre de la guerre; et exerce à Sedan.

Nota. Le cit. Jairant a reçu, en l'an 2, deux autres commissions semblables; la première, datée du 5 prairial, et signée du ministre Carnot; la deuxième, du 4 ventose, est signée du ministre Berthier.

Kuntzelmann (*Dominique*), natif de Zelle, âgé de 38 ans; exerce depuis 10 ans à l'hôpital militaire de Calais, comme chirurgien.

Laborde (*J. P. D.*), natif de Sault, âgé de 60 ans, nommé chirurgien-sous-aide-major pour l'hôpital militaire de Brest; et exerce à Sault-de-Navailles, département des Basses-Pyrénées.

La commission du cit. Laborde a été brûlée du temps de la terreur; aussi n'a-t-il pu donner les noms de ceux qui l'ont signée; mais son authenticité est garantie par le maire de Sault.

Lagardere fils (*Jean*), natif de Castel-Jaloux, âgé de 28 ans, nommé officier de santé à la suite des hôpitaux de l'armée des Pyrénées occidentales, en l'an 7, à Paris; ont signé sur sa commission, les membres du conseil de santé, les cit. Heurteloup, Coste, Parmentier, membres de l'institut; Coste, Vergez, etc.; et exerce depuis 18 mois à Castel-Jaloux, département de Lot et Garonne.

Nota. La commission du cit. Lagardere ne lui a été délivrée qu'après avoir été examiné par les officiers de santé de Castel-Jaloux.

Laisnel (*Charles*), natif de Saint-Chartier, nommé officier de santé à l'armée de Sambre et Meuse, en l'an 4, au quartier-général à Cologne; a signé sur sa commission, le cit. Blanchard, commissaire-ordonnateur des guerres; et exerce depuis l'an 6, à Reuilly, département de l'Indre.

Nota. Le cit. Laisnel avait reçu précédemment, en l'an 3, une semblable commission signée du cit. Chamerlat, chirurgien en chef de l'armée de Sambre et Meuse.

Lambert (*Jean-Marie*), natif de Zelle, âgé de 34 ans; exerce depuis 10 ans à l'hôpital de Calais comme chirurgien.

Lebreton (*Jean-Jacques*), nommé officier de santé, en l'an 3, à Paris ; ont signé sur sa commission, les cit. Heurteloup, Parmentier, Lepreux, etc. ; et exerce depuis l'an 6, à Noray, département de la Loire-Inférieure.

Nota. Cette commission n'a été délivrée au cit. Lebreton qu'après avoir satisfait aux questions que lui adressa le conseil de santé de Paris ; le cit. Lebreton a reçu depuis trois semblables commissions en l'an 4 ; la première, datée du 22 brumaire, est signée des citoyens Dubois, chirurgien-major, et Jacob, commissaire des guerres ; la deuxième, du premier frimaire, est signée des cit. Ulliac, chirurgien en chef par intérim, et Esnon, commissaire des guerres ; la troisième, enfin, datée du 23 germinal an 4, est signée par le cit. Villers, commissaire-ordonnateur en chef de la grande division de l'Ouest.

Lefevre (*Jacq.-Alexis*), natif de la commune de Delle, âgé de 27 ans, nommé officier de santé en l'an 3, à Saint-Omer ; ont signé sur sa commission, les cit. André, chirurgien en chef de l'hôpital militaire de Saint-Omer, et Caucheine, commissaire des guerres.

Lemallier, nommé officier de santé pour l'hôpital militaire de Cherbourg, en l'an 2, à Cherbourg ; ont signé sur sa commission, les cit. Delaunay, médecin, Fleury, chirurgien de première classe, et Cornaris, commissaire des guerres ; et exerce à Carentan, département de la Manche.

Lollier (*Félix*), natif de Roppe, âgé de 32 ans, nommé officier de santé à l'armée du Rhin, en 1794 ; ont signé sur sa commission, les cit. Lombard et Dupont, officiers de santé en chef de l'armée, et Prieur, commissaire-ordonnateur ; et exerce depuis quatre ans à Giromaguy, département du Haut-Rhin.

Nota. Le cit. Lollier avait précédemment, en 1792, été pourvu du même grade, à l'hôpital militaire de Betfort. Sa commission est signée des cit. Feltin et Vignies, chirurgiens-majors.

MIQUEY (*Dominique*), natif d'Ossun, âgé de trente ans, nommé officier de santé pour l'armée des Pyrénées Orientales, sur la présentation des inspecteurs généraux du conseil de santé des armées, en l'an 5, à Paris; et exerce depuis quatre ans à Beziers.

Nota. Les noms des signataires de la commission du cit. Miquey sont omis, mais son authenticité est attestée par le sous-préfet de Beziers.

MONSSINAT (*Célestin*), âgé de 30 ans, nommé officier de santé en l'an 4, à Paris; signé, les membres du conseil de santé, les cit. Saucerotte, Pelletier, Rufin, etc.; et exerce à Noë, département de la Haute-Garonne.

NOEL (*Jean-Louis*), natif de Quimper, âgé de 34 ans; exerce depuis 8 ans à l'hôpital militaire de Calais, comme chirurgien.

PAGÈS (*Antoine*), natif de Lourdes, âgé de 36 ans, nommé pharmacien pour l'hôpital militaire de Barèges, en l'an 4; et exerce depuis ce tems, en cette qualité, à Barèges.

Nota. Les noms des signataires de la commission du c. Pagès sont omis; mais le cit. Latour, Maire de Barèges, qui a vu les pièces originales, en garantit l'authenticité. Le cit. Pagès a servi pendant 3 ans à l'armée des Pyrénées Orientales en qualité de pharmacien de première et deuxième classe.

PELLÉ (*Jacques*), natif de Rably, âgé de 25 ans, nommé officier de santé pour l'hôpital militaire d'Angera, en l'an 4; ont signé sur sa commission les cit. Mirau et Laroche, officiers de santé en chef; et exerce à Saint-Léger, département de la Vienne.

Périchon (*Léonard*), natif de Châtelus, nommé officier de santé à l'armée d'Italie, en l'an 2, à Paris; a signé sur sa commission, l'adjoint du ministre de la guerre Gauthier; et exerce depuis l'an 9 à Châtelus, département de la Creuse.

Nota. Le cit. Périchon a reçu une seconde commission d'officier de santé en l'an 8, signée du ministre Carnot, et a demandé lui-même son liceneiement, que le même ministre lui a accordé le 30 floréal an 9.

Prévost (*Louis-Joseph*), natif de Torny-le-Grand, âgé de 33 ans, nommé officier de santé pour l'armée du Nord, en l'an 3, à Paris; ont signé sur sa commission les cit. Pelletier, Bertholet, Bayen, Vergez, *etc.*; et exerce à Longueville, département de la Seine-Inférieure.

Regodl, natif de Bourbourg, âgé de 31 ans, nommé pharmacien pour l'hôpital militaire de Bourbourg, en l'an 3, à Paris; ont signé sur sa commission, les cit. Coste, Heurteloup, Parmentier, Vergez, etc.; et exerce à Bourbourg, département du Nord.

Nota. Le cit. Regodl a été confirmé dans cet emploi, par le directoire exécutif et par le ministre de la guerre. Sa commission est datée du 15 vent. de l'an 3.

Rousset (*Jean-Baptiste*), natif de Vallière, âgé de 28 ans, reçu officier de santé pour l'armée de l'Océan, en l'année 1793, par le conseil de santé de Paris; ont signé sur sa commission, les cit. Vergez, Liego, Pelletier, Biron, etc.; et exerce depuis 4 ans à Vallière, département de la Creuse.

Roustant (*Jean-Antoine*), natif de Baume, âgé de 30 ans, nommé officier de santé pour l'armée d'Italie, en l'an 3; ont signé sur sa commission, les cit. Guillaume, Bourgine, Velut, membres du comité central du service de santé de l'armée; et exerce depuis l'an 7 à Vaison, département de Vaucluse.

SALVAIRE (*Pierre-Mamert*), natif de Belesta, âgé de 33 ans, nommé officier de santé en l'année 1793, au Mont-Libre; ont signé sur ses lettres, les cit. Vernet, chirurgien en chef de l'armée du centre, et Mailhot, commissaire-ordonnateur des guerres; et exerce à Belesta, département de l'Arriège.

SAUGIER (*Jos.-Hubert*), natif de Chevency, âgé de 40 ans, nommé officier de santé en l'an 4, à Strasbourg, departem. du Haut-Rhin; a signé sur sa commission, le cit. Reveilhas, chirurgien en chef provisoire de l'armée du Rhin; et exerce à Chevency, même département.

TISSERAND-DELANGE (*Nicolas-Dominique*), natif de Tours, âgé de 28 ans; admis à exercer la pharmacie à Voiron, par les cit. Aribert, médecin, Martin et Mauclerc, chirurgiens; et exerce à Voiron, département de l'Isère.

TOULSA (*Antoine-François*), natif de Toulouse, âgé de 42 ans, nommé officier de santé en l'an 4, à l'armée des Alpes; a signé sur sa commission, le cit. Deniée; et exerce depuis 1789, tant à Roibon qu'à Vienne, département de l'Isère.

Nota. Le citoyen Toulsa avait précédemment servi en qualité de chirurgien aide-major dans le régiment d'Enghien.

TRONSSON (*Nicolas-Michel-Léonard*), natif de Chartres, nommé pharmacien en l'année 1793, à l'armée de l'Ouest; ont signé sur sa commission, les cit. Dergny, pharmacien; Fayeau et Chapelain, médecins, et Lasserre, commissaire-ordonnateur des guerres; et exerce depuis l'an 4, à Fontenay-le-Peuple, département de la Vendée.

CHIRURGIENS

ET PHARMACIENS FRANÇAIS.

GRADES NON PRÉCISÉS.

Nous avons cru devoir placer sous ce titre les extraits d'officiers de santé qui, d'après l'attestation des maires, paraissent avoir occupé un emploi dans les armées ou hôpitaux militaires : on les aurait placés dans les classes auxquelles ils appartiennent, s'ils l'eussent fait connaître. Cette erreur sera corrigée dans la deuxième édition, qui paraîtra au 1er. janvier prochain, s'ils donnent de nouveaux renseignemens.

ALIX (*Franç.-Xavier*), natif de Frasne, âgé de 26 ans, nommé officier de santé pour l'armée du Rhin, en l'an 7, à Strasbourg, département du Haut-Rhin ; a signé sur sa commission le cit. Percy, officier de santé en chef des armées ; et exerce depuis l'an 10, que le cit. Alix a obtenu son licenciement, à Frasne, même département.

ANGUILLE (*Jean-Baptiste*), natif de Cavanac, âgé de 36 ans, nommé officier de santé pour l'armée des Pyrénées orientales, sur la présentation des cit. Boisot et Dubois, chirurgiens consultans, et inspecteurs de cette armée; a signé sur sa commission le cit. Boisclair, commissaire-ordonnateur des guerres; et exerce depuis à Cavanac, département de l'Aude.

Besnard (*Jean-Baptiste*), âgé de 31 ans, nommé chirurgien de la marine en l'année 1790; et exerce depuis l'an 6, qu'il a obtenu son licenciement, à Rambouillet, département de Seine et Oise.

Nota. Les noms des signataires de la commission du cit. Besnard sont omis, mais son authenticité est garantie par le maire de Rambouillet.

Bessin (*Louis*), natif de Quelaines, âgé de 33 ans, nommé officier de santé pour l'armée des Ardennes, sur la présentation des officiers de santé en chef de cette armée, en l'an 4; a signé sur sa commission le ministre de la guerre; et exerce à Château-Gontier, département de la Mayenne.

Les noms des officiers de santé en chef qui ont présenté le cit. Bessin au ministre sont omis, mais les maire et adjoint de Château-Gontier garantissent l'authenticité de sa commission.

Blanc (*Jean*), natif de Taurinya, âgé de 30 ans, nommé officier de santé en l'an 2 pour l'armée des Pyrénées orientales; a signé sur sa commission le cit. Boizot, chirurgien en chef de cette armée; et exerce à Vinça, département des Pyrénées orientales.

Boilley (*François*), natif de Commercy, âgé de 30 ans, nommé officier de santé, sur la présentation du conseil de santé de Paris, en l'an 4, à l'armée du Nord; ont signé sur sa commission les cit. Petiet, ministre de la guerre; et Malus, commissaire-ordonnateur de l'armée du Nord; et exerce à Commercy, département de la Meuse.

Bordas (*Jean*), natif de Saint-Yrieix, âgé de 31

ans, nommé officier de santé en l'an 3, à Paris, par le conseil de santé ; ont signé sur sa commission les cit. Villard, Parmentier, Coste, Heurteloup, Ruffin, etc. ; et exerce à Saint-Yrieix, département de la Haute-Vienne.

Bourgade, natif de Ligardes, âgé de 32 ans, nommé officier de santé en l'an 3, à Paris ; ont signé sur sa commission les membres du conseil de santé, les cit. Heurteloup, Coste, Sabatier, Saucerotte, Vergez, etc. ; et exerce depuis à Ligardes, département du Gers.

Boyer (*Guillaume*), natif de Nontron, âgé de 31 ans, nommé pharmacien en l'année 1793, à Paris ; ont signé sur sa commission, les cit. Coste, Biron, Heurteloup et Imbert de Lonnes ; et exerce à Nontron, département de la Dordogne.

Calmon (*Jacques*), natif de Vinca, âgé de 24 ans, nommé officier de santé en l'an 3, pour l'armée des Pyrénées-Orientales ; a signé sa commission, le cit. Boizot, chirurgien en chef de cette armée ; et exerce à Vinca, département des Pyrénées-Orientales.

Chambige (*François*), natif de Vassel, âgé de 31 ans, nommé pharmacien en l'an 2, pour l'armée des Pyrénées-Orientales ; a signé sur sa commission, le cit. Flamant, pharmacien en chef dudit corps ; et exerce depuis six ans à Billom, département du Puy-de-Dôme.

Christ (*Antoine*), natif de Dannemarie, âgé de 48 ans, nommé officier de santé en l'année 1792 ; a signé sur sa commission, le cit. Prieur, commissaire-ordonnateur des guerres ; et exerce depuis l'an 4, à Dannemarie, département du Haut-Rhin.

Dalbavie (*Jean*), natif de Saint-Léon, âgé de 28 ans, nommé pharmacien en l'année 1793, à Sarre-Libre, département de la Mozelle, pour l'armée du même nom ; ont signé sur sa commission, les cit. Gueret, pharmacien en chef, et Archier, commissaire-général de cette armée ; et exerce à Sarlat, départem. de la Dordogne.

Dalieu (*Joseph*), natif de la Garde, âgé de 37 ans, nommé officier de santé par le comité de Salut public ; a signé sur sa commission, le cit. Dermiau ; et exerce à Jumincourt, près Mirecourt, département des Vosges.

Daruty (*Ambroise*), natif de Villedieu, âgé de 33 ans, nommé officier de santé en l'an 2, sur la présentation du conseil de santé de Paris ; ont signé sur sa commission, les membres du même conseil, les cit. Antoine Dubois, Thierry, Bayen, etc. ; et exerce à Villedieu, département de Vaucluse.

Dernez (*Xavier*), natif de l'Echelle, âgé de 29 ans, nommé officier de santé pour l'armée du Nord, en l'an 1, à Lille, département du Nord ; a signé sur sa commission, le cit. Lagresie, chirurgien en chef de l'armée du Nord ; et exerce depuis 5 ans dans la ville de Guise, département de l'Aisne.

Nota. Le cit. Dernez est chirurgien de l'hospice civil et militaire de Guise.

Destouy (*Antoine*), natif de Canouel, âgé de 28 ans, nommé officier de santé pour l'armée d'Egypte ; ont signé sur sa commission, les cit. Villard, Parmentier, Vergez, etc., inspecteurs-généraux du service de santé des armées, et le ministre des relations étrangères, Tailleyrand ; et exerce depuis l'an 8 à Coucy-le-Château, département de l'Aisne.

Deydier (*Simon*), natif de Mauriac, âgé de 32 ans, nommé officier de santé pour l'armée du Rhin et Mozelle, en l'an 2, à Paris ; ont signé sur sa commission, les cit. Villard, Coste, Lepreux, Sabatier et Biron, membres du conseil de santé, et

Percy, officier de santé en chef de cette armée; et exerce depuis six ans à Mauriac, département du Cantal.

Nota. Le cit. Deydier a demandé lui-même son licenciement.

Dupertuis (*Pierre*), nommé officier de santé en l'an 2; a signé sur sa commission, le cit. Noël, chirurgien en chef des armées; et exerce depuis l'an 6, à Poissac, département de l'Indre.

Duvivien (*Nicolas*), natif de Metz, âgé de 31 ans, nommé officier de santé pour l'armée de la Mozelle, en l'an 2; a signé sur sa commission, le citoyen Percy, chirurgien en chef; et exerce à Hellimer, département de la Mozelle.

Fasmant (*Antoine*), natif de Mariembourg, âgé de 22 ans, commissionné chirurgien près l'armée, en l'an 7, à Paris; a signé sur sa commission, le cit. Bernadotte, ministre de la guerre; et exerce depuis trois ans à Mariembourg, département des Ardennes.

Favre (*Clément*), natif de Martigné-Briand, âgé de 28 ans, nommé officier de Santé en l'an 4, à Paris; ont signé sur sa commission les cit. Heurteloup, Bayen, Coste, Cartagneux, Saucerotte, Vergez, etc. et exerce depuis l'an 7, à Martigné, département de Maine et Loire.

Fayolle fils, (*Jean-Pierre*), natif de Bessancourt, âgé de 28 ans, nommé officier de santé en l'an 5, à Paris; a signé sur sa commission, le cit. Gauthier, adjoint du ministre de la guerre; et exerce à Guéret, département de la Creuse.

Fernagu (*Charles*), natif de Saumur, âgé de 31 ans, nommé officier de santé pour l'armée de l'Ouest, en l'an 2; ont signé sur sa commission, les cit. Departy, chirurgien en chef de l'armée de l'Ouest, et Richard, commissaire général; et exerce depuis trois ans à Châtillon, département des Deux-Sèvres.

Nota. Dans la même année, le cit. Fernagu a été de nouveau nommé offficier de santé pour l'armée du Rhin et Mozelle par le comité de salut public, et a obtenu sa demission du cit. Percy, officier de santé en chef de cette armée.

Fontaine (*Hyppolite-Joseph*), natif de Mons, âgé de 32 ans, reçu pharmacien en l'an 3, à Mons, département de Jemmappes; ont signé sur ses lettres, les cit. Carez, pharmacien, Bonnier, commissaire-général des armées de Sambre et Meuse, et Dumesnil, commissaire des guerres; et exerce depuis 7 ans à Bavay, département du Nord.

Gassier (*Hyacinthe-Antoine-Joseph*), natif de Cavaillon, âgé de 30 ans, nommé officier de santé pour l'armée d'Italie, en l'année 1793; a signé sur sa commission, le cit. Eyssautier, commissaire-ordonnateur; et exerce depuis l'an 3, que le cit. Gassier a obtenu son licenciement, à Vavaillon, département de Vaucluse.

Goiran (*Joseph-Honoré*), natif du Muy, âgé de 36 ans, nommé officier de santé pour l'armée d'Italie, en l'an 3, à Nice, département des Alpes Maritimes; ont signé sur sa commission, les cit. Eyssautier, commissaire-ordonnateur, Bourgine et Bouguiere, chirurgiens en chef; et exerce au Muy, département du Var.

Gouriet (*Nicolas*), natif de Maré-sur-Tille, nommé officier de santé en l'an 2, pour l'armée des Alpes; ont signé sur sa commission, le cit. Alexandre, commissaire-ordonnateur, et exerce à Chambéry, département du Mont-Blanc.

Nota. Le cit. Gouriet a été confirmé dans le même grade par deux commissions; la première en l'an 4, signée du du cit. Denicé, commissaire-ordonnateur en chef de la seconde classe, en l'an six, et signée du cit. Aubernon, commissaire-ordonnateur.

Goursaud (*Pierre-Joseph*), natif de Rochechouart, âgé 33 ans, nommé officier de santé en l'an 4, pour l'armée de Brest; ont signé sur sa commission les cit. Parulliac, chirurgien en chef de l'armée de Brest, et Brunel, commissaires des guerres; et exerce à Rochechouart, département de la Haute-Vienne.

Huard (*Paul*), natif de Vire, nommé officier de santé en l'an 4, sur la présentation du conseil de santé; ont signé sur sa commission, les cit. Petiet, ministre de la guerre, Heurteloup, Parmentier, Vergez, etc.; et exerce à Bayeux, département du Calvados.

Jouvet (*Philippe-Gabriel*), natif de Saint-Aubin, âgé de 31 ans, nommé officier de santé en l'an 3, par le conseil de santé de Paris; ont signé sur sa commission, les cit. Bayen, Pelletier, Villars, Berthollet, Vergez, etc.; et exerce depuis l'an 5, à Saint-Sébastien de Ruids, département de la Manche.

Kviller (*Jean-Marie*), natif de Vannes, âgé de 36 ans, nommé chirurgien entretenu de la marine, en l'année 1787, à Brest, département du Finistère; ont signé sur sa commission, les cit. Daignan, Sabatier, Heurteloup, Saucerote, Vergez, etc., membres du conseil de santé de Paris; et exerce depuis cinq ans à Sarzeac, département du Morbihan.

Lambert (*Antoine*), natif de Claviers, âgé de 33 ans, nommé officier de santé en l'an 2, pour l'armée d'Italie; a signé sur sa commisson, le cit. Eyssautier, commissaire-général des guerres; et exerce depuis l'an 6, que le cit. Lambert a obtenu son licenciement à Luc.

Lemallier, nommé officier de santé pour l'armée de l'Océan, en l'an 4, sur la présentation du conseil de santé; a signé sur sa commission, le citoyen Clapiet, commissaire-ordonnateur des guerres à la même armée; et exerce à Carenta, déparment de la Manche.

LEROUX (*François-Nicolas*), natif de Crevecœur, âgé de 35 ans, nommé officier de santé en l'an 2, à Paris; ont signé sur sa commission, les cit. Antoine Dubois, Noël Parmentier, Daignan, Berthollet, etc.; et exerce depuis à Crevecœur, département de l'Oise.

LESCARDÉ (*César-Auguste*), natif de Merville, âgé de 29 ans, nommé officier de santé en l'an 4, par le conseil de santé de Paris; ont signé sur sa commission, les cit. Coste, Parmentier, Saucerotte, Vergez, etc.; et exerce à Roye, département de la Somme.

LINASSET (*Louis*), nommé pharmacien pour l'armée des Pyrénées-Orientales, en l'an 3; a signé sur sa commission, le cit. Boileau, commissaire-ordonnateur; et exerce à Roquemaure, département du Gard.

LORNE (*Louis*), natif de Saint-Maurice, âgé de 27 ans, nommé successivement officier de santé en l'an premier, deuxième et troisième; ont signé sur ses commissions, les cit. Antoine Dubois, Pelletier et Bayen, membres du conseil de santé, Cambacérès, Rabaud, Treilhard, membres du comité de salut public; et exerce à Rigny-le-Ferron, département de l'Aube.

MASSET (   ), nommé officier de santé de la marine en l'an 3, par le conseil de santé de Paris; ont signé sur sa commission les cit. Heurteloup, Saucerote, Parmentier, Ruffin, Vergez, etc.; et exerce à Saint-Pierre-d'Albigny, départem. du Mont-Blanc.

Nota. Le cit. Masset n'a reçu sa commission qu'après avoir répondu aux questions qui lui avaient été adressées par le conseil de santé.

MENNESSON (*Louis-Joseph*), natif de Braine, âgé de 29 ans, nommé officier de santé en l'an 2, par le conseil de santé de Paris; ont signé sur sa commission les cit. Bayen, Coste, Parmentier, Antoine Dubois, et Noël; et exerce depuis l'an six, à Roucy, département de l'Aisne.

Nota. Dans la même année, le cit. Mennesson a été confirmé dans son grade par le ministre de la guerre, qui l'a breveté.

Menou (*Dominique*), natif d'Ossun, âgé de 38 ans, nommé officier de santé pour l'armée des Pyrénées Occidentales, en l'an 2; et exerce depuis 7 ans à Ossun, département des Hautes-Pyrénées.

Nota. Les noms des signataires de la commission du cit. Menou sont omis, mais l'authenticité en est garantie par l'adjoint de la commune d'Ossun.

Millet (*Laurent*), natif de Saint-Pierre-le-Moutier, nommé officier de santé en l'année 1793, à Paris; a signé sur sa commission le cit. Gauthier, de division, en l'absence de l'adjoint du ministre; et exerce dans la ville de Brie, département de Seine et Marne.

Nota. Le cit. Millet a reçu une seconde commission du conseil de santé de Paris, et signée du cit. Bayen, Grossier, Berthollet, Antoine Dubois, Hégo et Biron, secrétaire.

Monestié (*J.-Jacques*), natif de Beziers, âgé de 29 ans, nommé officier de santé, qualité qu'il a conservée jusqu'en l'an six; et exerce depuis quatre ans, à Beziers.

Nota. Les noms des signataires de la commission du cit. Monestié sont omis, mais son authenticité est garantie par le maire de Beziers.

Pillot (*François*), natif de Tragny, âgé de 29 ans, nommé pharmacien en l'an 3, pour l'hôpital de Morhange, département de la Mozelle; ont signé sur sa commission, les cit. Parmentier, Lepreux, Bayen, Ruffin, Biron, etc. membres du conseil de santé de Paris; et exerce à Aracau, département de la Meurthe.

Poma, natif d'Epinal, âgé de 30 ans, nommé officier de santé en l'année 1790; et exerce à Nancy, département de la Meurthe.

Nota. Le cit. Poma a pris ses douze inscriptions en médecine, mais il n'est point dit qu'il soit reçu docteur.

PRÉVOST (*Louis-Joseph*), natif de Torny-le-Grand, âgé de 33 ans, nommé officier de santé en l'an 3, à Paris; ont signé sur sa commission, les cit. Hego, Bertholet, Pelletier, Becut, Bayen, etc.; et exerce à Longueville, département de la Seine.

SIMONIN (*Nicolas-Amable*), natif de Montel-aux-Moines, âgé de 32 ans, nommé offic. de santé en l'année 1793, par le conseil de santé de Paris; ont signé sur sa com., les cit. Pelletan, Ant. Dubois, sec.; et exerce depuis six ans, à Montel-aux-Moines, département de l'Allier.

STOCH (*Michel*), natif de Leyvillez, âgé de 27 ans, nommé officier de santé en l'an 5, à Metz, département de la Mozelle; ont signé sur sa commission, les cit. Ybrilisle, et Charmeil, chirurgien en chef de l'hôpital militaire; et exerce dans la ville de S.-Avol, département de la Mozelle.

Nota. Le cit. Stoch s'est retiré du service avec le même grade.

TRUNEL (*Joseph*), natif de Billon, âgé de 30 ans, nommé officier de santé en l'année 1790, pour le régiment de Port-au-Prince; a signé sur sa commission, le cit. Carré, chirurgien en chef de ce régiment, et Peyré, médecin; et exerce à Billon, département du Puy-de-Dôme.

Nota. Le cit. Truel est revenu en France sur le navire *la Révolution*, en qualité de chirurgien en chef.

VIGLAN (*Jean-Christophe*), natif de Ville-Dieu, âgé de 38 ans, nommé officier de santé en l'année 1793, à Paris; ont signé sur sa commission, les cit. Vergez et autres membres du conseil; et exerce depuis quatre ans, dans la ville des Andelys, département de l'Eure.

VIGNOLA (*Jacques*), nommé pharmacien en l'an 2, par le ministre de la guerre sur la présentation du conseil de santé; ont signé sur sa commission, les cit. Heurteloup, Coste, Bayen, Lepreux, Parmentier, Vergez, *etc.*; et exerce depuis l'an 6, à Lombz, département du Gers.

Nota. Le cit. Vignola a été examiné deux fois par les cit. ci-dessus dénommés.